国家卫生健康委员会"十四五"规划教材

全国高等中医药教育教材

供护理学类专业用

护理综合技能

第2版

护理

主　编　张翠娣　陈　燕

副主编　何贵蓉　赵　红　郭　红

编　委　（按姓氏笔画排序）

丁艳萍（中国医科大学）	邸英莲（上海中医药大学）
马改红（湖南中医药大学）	汪国建（浙江中医药大学）
王永红（河北中医学院）	张　琼（河南中医药大学）
王红云（天津中医药大学）	张翠娣（上海中医药大学）
邓丽金（福建中医药大学）	陈　燕（湖南中医药大学）
代培方（黑龙江中医药大学）	赵　红（安徽中医药大学）
吕利明（山东中医药大学）	徐　然（成都中医药大学）
李　瑜（广州中医药大学）	郭　红（北京中医药大学）
何贵蓉（南京中医药大学）	鲍梦婕（江西中医药大学）

人民卫生出版社

·北　京·

图书在版编目（CIP）数据

护理综合技能 / 张翠娣，陈燕主编 . —2 版 . —北京：人民卫生出版社，2022.1（2023.8 重印）
ISBN 978-7-117-31599-9

Ⅰ.①护…　Ⅱ.①张…②陈…　Ⅲ.①护理学 – 高等学校 – 教材　Ⅳ.①R47

中国版本图书馆 CIP 数据核字（2021）第 231187 号

| 人卫智网 | www.ipmph.com | 医学教育、学术、考试、健康，购书智慧智能综合服务平台 |
| 人卫官网 | www.pmph.com | 人卫官方资讯发布平台 |

护理综合技能
Huli Zonghe Jineng
第 2 版

主　　编：张翠娣　陈　燕
出版发行：人民卫生出版社（中继线 010-59780011）
地　　址：北京市朝阳区潘家园南里 19 号
邮　　编：100021
E - mail：pmph @ pmph.com
购书热线：010-59787592　010-59787584　010-65264830
印　　刷：人卫印务（北京）有限公司
经　　销：新华书店
开　　本：850×1168　1/16　印张：24
字　　数：629 千字
版　　次：2016 年 8 月第 1 版　　2022 年 1 月第 2 版
印　　次：2023 年 8 月第 2 次印刷
标准书号：ISBN 978-7-117-31599-9
定　　价：78.00 元

◇◇◇ 数字增值服务编委会 ◇◇◇

主　编　张翠娣　陈　燕

副主编　何贵蓉　赵　红　郭　红

编　委　（按姓氏笔画排序）

丁艳萍（中国医科大学）　　　　邸英莲（上海中医药大学）

马改红（湖南中医药大学）　　　汪国建（浙江中医药大学）

王永红（河北中医学院）　　　　张　琼（河南中医药大学）

王红云（天津中医药大学）　　　张翠娣（上海中医药大学）

邓丽金（福建中医药大学）　　　陈　燕（湖南中医药大学）

代培方（黑龙江中医药大学）　　赵　红（安徽中医药大学）

吕利明（山东中医药大学）　　　徐　然（成都中医药大学）

李　瑜（广州中医药大学）　　　郭　红（北京中医药大学）

何贵蓉（南京中医药大学）　　　鲍梦婕（江西中医药大学）

修订说明

为了更好地贯彻落实《中医药发展战略规划纲要(2016—2030年)》《中共中央国务院关于促进中医药传承创新发展的意见》《教育部 国家卫生健康委 国家中医药管理局关于深化医教协同进一步推动中医药教育改革与高质量发展的实施意见》《关于加快中医药特色发展的若干政策措施》和新时代全国高等学校本科教育工作会议精神,做好第四轮全国高等中医药教育教材建设工作,人民卫生出版社在教育部、国家卫生健康委员会、国家中医药管理局的领导下,在上一轮教材建设的基础上,组织和规划了全国高等中医药教育本科国家卫生健康委员会"十四五"规划教材的编写和修订工作。

为做好新一轮教材的出版工作,人民卫生出版社在教育部高等学校中医学类专业教学指导委员会、中药学类专业教学指导委员会和第三届全国高等中医药教育教材建设指导委员会的大力支持下,先后成立了第四届全国高等中医药教育教材建设指导委员会和相应的教材评审委员会,以指导和组织教材的遴选、评审和修订工作,确保教材编写质量。

根据"十四五"期间高等中医药教育教学改革和高等中医药人才培养目标,在上述工作的基础上,人民卫生出版社规划、确定了第一批中医学、针灸推拿学、中医骨伤科学、中药学、护理学5个专业100种国家卫生健康委员会"十四五"规划教材。教材主编、副主编和编委的遴选按照公开、公平、公正的原则进行。在全国50余所高等院校2 400余位专家和学者申报的基础上,2 000余位申报者经教材建设指导委员会、教材评审委员会审定批准,聘任为主编、副主编、编委。

本套教材的主要特色如下:

1. 立德树人,思政教育 坚持以文化人,以文载道,以德育人,以德为先。将立德树人深化到各学科、各领域,加强学生理想信念教育,厚植爱国主义情怀,把社会主义核心价值观融入教育教学全过程。根据不同专业人才培养特点和专业能力素质要求,科学合理地设计思政教育内容。教材中有机融入中医药文化元素和思想政治教育元素,形成专业课教学与思政理论教育、课程思政与专业思政紧密结合的教材建设格局。

2. 准确定位,联系实际 教材的深度和广度符合各专业教学大纲的要求和特定学制、特定对象、特定层次的培养目标,紧扣教学活动和知识结构。以解决目前各院校教材使用中的突出问题为出发点和落脚点,对人才培养体系、课程体系、教材体系进行充分调研和论证,使之更加符合教改实际、适应中医药人才培养要求和社会需求。

3. 夯实基础,整体优化 以科学严谨的治学态度,对教材体系进行科学设计、整体优化,体现中医药基本理论、基本知识、基本思维、基本技能;教材编写综合考虑学科的分化、交叉,既充分体现不同学科自身特点,又注意各学科之间有机衔接;确保理论体系完善,知识点结合完备,内容精练、完整,概念准确,切合教学实际。

4. 注重衔接,合理区分 严格界定本科教材与职业教育教材、研究生教材、毕业后教育教材的知识范畴,认真总结、详细讨论现阶段中医药本科各课程的知识和理论框架,使其在教材中得以凸显,既要相互联系,又要在编写思路、框架设计、内容取舍等方面有一定的区分度。

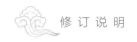

5. **体现传承,突出特色** 本套教材是培养复合型、创新型中医药人才的重要工具,是中医药文明传承的重要载体。传统的中医药文化是国家软实力的重要体现。因此,教材必须遵循中医药传承发展规律,既要反映原汁原味的中医药知识,培养学生的中医思维,又要使学生中西医学融会贯通,既要传承经典,又要创新发挥,体现新版教材"传承精华、守正创新"的特点。

6. **与时俱进,纸数融合** 本套教材新增中医抗疫知识,培养学生的探索精神、创新精神,强化中医药防疫人才培养。同时,教材编写充分体现与时代融合、与现代科技融合、与现代医学融合的特色和理念,将移动互联、网络增值、慕课、翻转课堂等新的教学理念和教学技术、学习方式融入教材建设之中。书中设有随文二维码,通过扫码,学生可对教材的数字增值服务内容进行自主学习。

7. **创新形式,提高效用** 教材在形式上仍将传承上版模块化编写的设计思路,图文并茂、版式精美;内容方面注重提高效用,同时应用问题导入、案例教学、探究教学等教材编写理念,以提高学生的学习兴趣和学习效果。

8. **突出实用,注重技能** 增设技能教材、实验实训内容及相关栏目,适当增加实践教学学时数,增强学生综合运用所学知识的能力和动手能力,体现医学生早临床、多临床、反复临床的特点,使学生好学、临床好用、教师好教。

9. **立足精品,树立标准** 始终坚持具有中国特色的教材建设机制和模式,编委会精心编写,出版社精心审校,全程全员坚持质量控制体系,把打造精品教材作为崇高的历史使命,严把各个环节质量关,力保教材的精品属性,使精品和金课互相促进,通过教材建设推动和深化高等中医药教育教学改革,力争打造国内外高等中医药教育标准化教材。

10. **三点兼顾,有机结合** 以基本知识点作为主体内容,适度增加新进展、新技术、新方法,并与相关部门制订的职业技能鉴定规范和国家执业医师(药师)资格考试有效衔接,使知识点、创新点、执业点三点结合;紧密联系临床和科研实际情况,避免理论与实践脱节、教学与临床脱节。

本轮教材的修订编写,教育部、国家卫生健康委员会、国家中医药管理局有关领导和教育部高等学校中医学类专业教学指导委员会、中药学类专业教学指导委员会等相关专家给予了大力支持和指导,得到了全国各医药卫生院校和部分医院、科研机构领导、专家和教师的积极支持和参与,在此,对有关单位和个人表示衷心的感谢!希望各院校在教学使用中,以及在探索课程体系、课程标准和教材建设与改革的进程中,及时提出宝贵意见或建议,以便不断修订和完善,为下一轮教材的修订工作奠定坚实的基础。

人民卫生出版社

2021 年 3 月

前　言

　　护理综合技能是护理学专业教育中的重要课程,以培养学生过硬的临床技能和实践应用能力为目标,对护理学专业学生建立护理专业思维、养成科学工作态度、体验积极的职业情感,初步具备合格护士的综合素质起到推动作用。本教材作为全国高等中医药教育(本科)国家卫生健康委员会"十四五"规划教材,以国务院办公厅印发的《关于加快医学教育创新发展的指导意见》为指导,以高等护理教育人才培养目标为依据,在编写中注重将护理学专业理论知识与临床实践有机结合,并渗透人文精神,融入思政元素,全面培养学生分析问题、解决问题的临床实践能力及爱岗敬业、救死扶伤的职业素养。

　　本教材在1版教材基础上,紧紧围绕教育教学改革方向,坚持"科学、规范、全面、前沿、综合"的宗旨。教材共由6章组成,在内容上根据临床护士应具备的专业知识、专业能力和人文修养等要素进行优选整合,概览中、西医护理技能及专科护理技能、健康评估、临床决策能力等,同时关注临床实践中不断更新的技术标准及正在应用的护理新技术。编写中注重学生临床思维和实践应用能力培养,引入临床真实案例,基于真实工作任务的情景模拟,护理综合知识的应用,充分体现其综合性、应用性和发展性的特点。教材结构上注重护理与人文结合、知识与技能紧密联系。为便于教学,教材引入案例导入、教师微课堂等多种教学手段,正文中还穿插内容丰富的知识链接、思政元素等,章后附有综合实验与思考,有助于提高学生自主学习的兴趣。

　　教材由来自全国16所高等院校的18位护理专业教师及临床专家合力编写而成。编写人员具有丰富的护理教学经验和临床护理实践经历。在编写过程中,团队严谨、认真、敬业,为教材高质量的编写奠定了坚实的基础。同时,教材编写得到了各编委所在单位相关领导和同事的大力支持,借此机会表达对各位参与者深深的敬意。

　　由于能力和学识有限以及临床各类标准的不断更新和完善,教材难免会有疏漏之处。真诚地希望所有使用本教材的教师、学生及临床护理人员发现问题能够不吝赐教,及时给予批评指正。

编者

2021 年 3 月

◇◇◇ 目 录 ◇◇◇

第一章　绪论 ⋯⋯⋯⋯⋯⋯⋯⋯⋯⋯⋯⋯⋯⋯⋯⋯⋯⋯⋯⋯⋯⋯⋯⋯⋯⋯⋯⋯⋯⋯⋯⋯ 1
　第一节　概述 ⋯⋯⋯⋯⋯⋯⋯⋯⋯⋯⋯⋯⋯⋯⋯⋯⋯⋯⋯⋯⋯⋯⋯⋯⋯⋯⋯⋯⋯⋯⋯ 1
　第二节　护理技能训练目标与任务 ⋯⋯⋯⋯⋯⋯⋯⋯⋯⋯⋯⋯⋯⋯⋯⋯⋯⋯⋯⋯⋯ 3
　　一、训练目标 ⋯⋯⋯⋯⋯⋯⋯⋯⋯⋯⋯⋯⋯⋯⋯⋯⋯⋯⋯⋯⋯⋯⋯⋯⋯⋯⋯⋯⋯ 4
　　二、训练任务 ⋯⋯⋯⋯⋯⋯⋯⋯⋯⋯⋯⋯⋯⋯⋯⋯⋯⋯⋯⋯⋯⋯⋯⋯⋯⋯⋯⋯⋯ 5
　第三节　护理技术操作原则与一般规范 ⋯⋯⋯⋯⋯⋯⋯⋯⋯⋯⋯⋯⋯⋯⋯⋯⋯⋯⋯ 5
　　一、操作原则 ⋯⋯⋯⋯⋯⋯⋯⋯⋯⋯⋯⋯⋯⋯⋯⋯⋯⋯⋯⋯⋯⋯⋯⋯⋯⋯⋯⋯⋯ 5
　　二、一般规范 ⋯⋯⋯⋯⋯⋯⋯⋯⋯⋯⋯⋯⋯⋯⋯⋯⋯⋯⋯⋯⋯⋯⋯⋯⋯⋯⋯⋯⋯ 6

第二章　基本护理技术 ⋯⋯⋯⋯⋯⋯⋯⋯⋯⋯⋯⋯⋯⋯⋯⋯⋯⋯⋯⋯⋯⋯⋯⋯⋯⋯⋯⋯ 7
　第一节　舒适与安全护理 ⋯⋯⋯⋯⋯⋯⋯⋯⋯⋯⋯⋯⋯⋯⋯⋯⋯⋯⋯⋯⋯⋯⋯⋯⋯ 7
　　一、铺床法 ⋯⋯⋯⋯⋯⋯⋯⋯⋯⋯⋯⋯⋯⋯⋯⋯⋯⋯⋯⋯⋯⋯⋯⋯⋯⋯⋯⋯⋯⋯ 7
　　二、卧位与约束 ⋯⋯⋯⋯⋯⋯⋯⋯⋯⋯⋯⋯⋯⋯⋯⋯⋯⋯⋯⋯⋯⋯⋯⋯⋯⋯⋯⋯ 14
　　三、清洁护理 ⋯⋯⋯⋯⋯⋯⋯⋯⋯⋯⋯⋯⋯⋯⋯⋯⋯⋯⋯⋯⋯⋯⋯⋯⋯⋯⋯⋯⋯ 23
　　四、运送患者法 ⋯⋯⋯⋯⋯⋯⋯⋯⋯⋯⋯⋯⋯⋯⋯⋯⋯⋯⋯⋯⋯⋯⋯⋯⋯⋯⋯⋯ 31
　　五、冷热应用技术 ⋯⋯⋯⋯⋯⋯⋯⋯⋯⋯⋯⋯⋯⋯⋯⋯⋯⋯⋯⋯⋯⋯⋯⋯⋯⋯⋯ 35
　　六、拓展 ⋯⋯⋯⋯⋯⋯⋯⋯⋯⋯⋯⋯⋯⋯⋯⋯⋯⋯⋯⋯⋯⋯⋯⋯⋯⋯⋯⋯⋯⋯⋯ 39
　　七、综合实验与思考 ⋯⋯⋯⋯⋯⋯⋯⋯⋯⋯⋯⋯⋯⋯⋯⋯⋯⋯⋯⋯⋯⋯⋯⋯⋯⋯ 40
　第二节　无菌与感染控制 ⋯⋯⋯⋯⋯⋯⋯⋯⋯⋯⋯⋯⋯⋯⋯⋯⋯⋯⋯⋯⋯⋯⋯⋯⋯ 40
　　一、手卫生 ⋯⋯⋯⋯⋯⋯⋯⋯⋯⋯⋯⋯⋯⋯⋯⋯⋯⋯⋯⋯⋯⋯⋯⋯⋯⋯⋯⋯⋯⋯ 41
　　二、无菌技术 ⋯⋯⋯⋯⋯⋯⋯⋯⋯⋯⋯⋯⋯⋯⋯⋯⋯⋯⋯⋯⋯⋯⋯⋯⋯⋯⋯⋯⋯ 43
　　三、隔离技术 ⋯⋯⋯⋯⋯⋯⋯⋯⋯⋯⋯⋯⋯⋯⋯⋯⋯⋯⋯⋯⋯⋯⋯⋯⋯⋯⋯⋯⋯ 48
　　四、综合实验与思考 ⋯⋯⋯⋯⋯⋯⋯⋯⋯⋯⋯⋯⋯⋯⋯⋯⋯⋯⋯⋯⋯⋯⋯⋯⋯⋯ 56
　第三节　经口、鼻、气道、食道护理技术 ⋯⋯⋯⋯⋯⋯⋯⋯⋯⋯⋯⋯⋯⋯⋯⋯⋯⋯ 56
　　一、氧气疗法 ⋯⋯⋯⋯⋯⋯⋯⋯⋯⋯⋯⋯⋯⋯⋯⋯⋯⋯⋯⋯⋯⋯⋯⋯⋯⋯⋯⋯⋯ 57
　　二、排痰法 ⋯⋯⋯⋯⋯⋯⋯⋯⋯⋯⋯⋯⋯⋯⋯⋯⋯⋯⋯⋯⋯⋯⋯⋯⋯⋯⋯⋯⋯⋯ 60
　　三、给药法 ⋯⋯⋯⋯⋯⋯⋯⋯⋯⋯⋯⋯⋯⋯⋯⋯⋯⋯⋯⋯⋯⋯⋯⋯⋯⋯⋯⋯⋯⋯ 64
　　四、胃管置管 ⋯⋯⋯⋯⋯⋯⋯⋯⋯⋯⋯⋯⋯⋯⋯⋯⋯⋯⋯⋯⋯⋯⋯⋯⋯⋯⋯⋯⋯ 70
　　五、拓展 ⋯⋯⋯⋯⋯⋯⋯⋯⋯⋯⋯⋯⋯⋯⋯⋯⋯⋯⋯⋯⋯⋯⋯⋯⋯⋯⋯⋯⋯⋯⋯ 77
　　六、综合实验与思考 ⋯⋯⋯⋯⋯⋯⋯⋯⋯⋯⋯⋯⋯⋯⋯⋯⋯⋯⋯⋯⋯⋯⋯⋯⋯⋯ 77
　第四节　排泄护理技术 ⋯⋯⋯⋯⋯⋯⋯⋯⋯⋯⋯⋯⋯⋯⋯⋯⋯⋯⋯⋯⋯⋯⋯⋯⋯⋯ 78
　　一、导尿术 ⋯⋯⋯⋯⋯⋯⋯⋯⋯⋯⋯⋯⋯⋯⋯⋯⋯⋯⋯⋯⋯⋯⋯⋯⋯⋯⋯⋯⋯⋯ 78

二、灌肠法 …………………………………………………………………………………… 84
三、拓展 ……………………………………………………………………………………… 91
四、综合实验与思考 ………………………………………………………………………… 91
第五节 注射技术 …………………………………………………………………………… 92
一、皮内注射法 ……………………………………………………………………………… 92
二、皮下注射法 ……………………………………………………………………………… 94
三、肌内注射法 ……………………………………………………………………………… 96
四、静脉治疗 ………………………………………………………………………………… 99
五、拓展 ……………………………………………………………………………………… 116
六、综合实验与思考 ………………………………………………………………………… 117
第六节 标本采集 …………………………………………………………………………… 117
一、排泄物标本采集 ………………………………………………………………………… 118
二、呼吸道标本采集 ………………………………………………………………………… 122
三、血标本采集 ……………………………………………………………………………… 126
四、综合实验与思考 ………………………………………………………………………… 132
第七节 护理文书处理 ……………………………………………………………………… 132
一、护士工作站 ……………………………………………………………………………… 132
二、护理电子病历系统 ……………………………………………………………………… 142
三、综合实验与思考 ………………………………………………………………………… 152

第三章 健康评估技术 ……………………………………………………………………… 153
第一节 身体评估 …………………………………………………………………………… 153
一、常用评估技术 …………………………………………………………………………… 153
二、神经反射评估 …………………………………………………………………………… 164
三、脑膜刺激征 ……………………………………………………………………………… 170
四、综合实验与思考 ………………………………………………………………………… 170
第二节 监测技术 …………………………………………………………………………… 171
一、生命体征测量 …………………………………………………………………………… 171
二、心电监护 ………………………………………………………………………………… 182
三、综合实验与思考 ………………………………………………………………………… 186

第四章 中医护理技术 ……………………………………………………………………… 187
第一节 常用中医护理技术 ………………………………………………………………… 187
一、穴位注射 ………………………………………………………………………………… 187
二、耳穴贴压 ………………………………………………………………………………… 189
三、灸法 ……………………………………………………………………………………… 191
四、经穴推拿 ………………………………………………………………………………… 195
五、刮痧法 …………………………………………………………………………………… 198
六、拔罐法 …………………………………………………………………………………… 199
七、拓展 ……………………………………………………………………………………… 201
八、综合实验与思考 ………………………………………………………………………… 202
第二节 中药外治 …………………………………………………………………………… 202

一、中药熏蒸 ·· 202
二、中药泡洗 ·· 205
三、中药外敷 ·· 206
四、中药热疗 ·· 211
五、中药离子导入 ·· 215
六、拓展 ·· 216
七、综合实验与思考 ·· 217

第五章　专科护理技术 ·· 218
第一节　急救技术 ·· 218
一、心肺复苏术 ·· 218
二、外伤急救术 ·· 223
三、气道畅通急救技术 ··· 239
四、其他急救仪器使用 ··· 247
五、拓展 ·· 250
六、综合实验与思考 ··· 251
第二节　内科护理技术 ··· 252
一、一般技术 ··· 252
二、拓展 ·· 261
三、综合实验与思考 ··· 267
第三节　外科护理技术 ··· 268
一、一般技术 ··· 268
二、拓展 ·· 290
三、综合实验与思考 ··· 292
第四节　妇产科护理技术 ··· 293
一、一般技术 ··· 293
二、拓展 ·· 306
三、综合实验与思考 ··· 310
第五节　儿科护理技术 ··· 310
一、一般技术 ··· 310
二、拓展 ·· 325
三、综合实验与思考 ··· 329

第六章　临床决策训练 ·· 330
一、初级案例 ··· 330
二、中级案例 ··· 339
三、高级案例 ··· 350

主要参考书目 ··· 367

第一章

绪　论

📐 学习目标

1. 掌握护理综合技能与护理基础技能和专科护理技能的区别。
2. 熟悉护理技术操作的一般原则和规范。
3. 了解护理技术操作的训练目标与任务。

第一节　概　述

"技术"一词源于古希腊语,有技艺、技能之意,泛指根据生产实践经验和自然科学原理而发展起来的各种工艺操作方法与技能,以及与此相适应的生产工具、物质设备和生产的工艺过程或作业程序、方法。但随着人类认识和改造自然深度和广度的不断扩展,技术的含义早已超出了这个范围,以致现在已很难对技术做出一个为人们所共同认可的统一的定义。英国的布朗诺夫斯基将技术定义为"人类用以改变环境的各种不同技能的整体"。德国哲学家戴沙沃认为"技术是最终塑造定型的现实存在和对现实自然的改造"。日本在第二次世界大战前后围绕技术定义曾出现过两次大的学术争论,形成了关于技术定义的"体系说"(劳动手段的体系)和"应用说"(生产实践中对客观规律有意识地应用)。中国学术界有观点认为,技术活动涉及作为技术主体的人和客体的自然和社会,技术本身则作为人类在生产、文化及社会活动中主客体的中介而存在。

护理学作为一门古老而又年轻的学科,在长期的发展与实践中逐步形成了其独特的理论与技术体系。与我们通常所指的"技术"有所不同,护理技术活动涉及的技术主体和客体均为人,它是护理工作者为满足人类身心健康需求所必须掌握的一系列与护理相关的技术;是临床护理工作中常见的操作技术,是构成护理学科领域的重要组成部分。与之密切相关的另一个重要概念是护理技能,护理技能是指护理人员掌握和运用护理理论和护理技术的能力,是在医疗实践过程中所涉及的护理操作、护理技术、护理知识等的综合内容,也是护理职业能力中相当重要的一部分。护理技能有别于护理技术操作,前者的内涵和外延要大于后者,虽然目前在国内大部分专业书籍中尚存在着将护理技能与护理技术操作互通解释的现象,但仅从词语的定义上分析,"护理技能"比"护理技术"涵盖了更多的专业要求。

护理技能主要包括基础护理基本技能、专科护理技能、健康评估技能、语言沟通技能、心理护理技能、健康教育技能以及临床决策能力等。由于护理技术的客体即护理的服务对象是人,人自然成为护理活动中最为关注的因素,根据人的整体与系统理论思想,护理中我们认为人是生理、心理、社会、精神、文化的统一整体,同时人类又是一个开放的系统,无时无

笔记栏

刻不与周围环境发生着关系,因此,在护理活动中,护士不仅要着眼于局部或当前的病变,而且要更多地考虑到外部环境对人的影响以及疾病的动态变化。因此,临床护理活动实质是护士不断决策与综合运用各项护理技术的过程,基于这一指导思想,我们提出了护理综合技能的概念。护理综合技能以"全面、前沿、规范"为特色,概览中、西医护理基础技能及专科护理技能、健康评估、临床决策能力等。同时也关注临床实际不断更新的技术标准及正在应用的护理新技术,这是因为一方面临床护理发展迅速,新技术或新设备不断涌现,对护理技能提出了新的挑战;另一方面护理技术开始朝着规范化、标准化方向发展。2013年,国家卫生计生委首次以行业标准的形式发布《静脉治疗护理技术操作规范(WS/T433-2013)》,在全国范围内将护理操作技术标准化。2016年,国家卫生计生委发布《全国护理事业发展规划(2016—2020年)》强调不断完善相关服务指南和规范的必要性,切实提升护理服务水平。2019年,多项政策要求结合医学技术发展和患者护理需求加强医疗机构护理工作、护士专科护理能力建设,将"三市三省"作为"互联网+护理服务"试点省份规范新时代护理技术标准,保障医疗质量和安全,助力实施健康中国战略。

　　广义地说,护理技术有着极为悠久的历史,其起源可以追溯到原始人类。远古人在与自然的搏斗中,经受了野兽的伤害和恶劣自然环境的摧残,自我保护成为第一需要,比如在生活中通过观察动物疗伤的方法加以仿效,如用舌头舔伤口,或用溪水冲掉血污,防止伤口恶化。巴甫洛夫说:"有了人类就有了医疗活动。"同样的道理,也可以说,自从有了人类就有了护理活动和护理技术。原始人创造了"砭石"和"石针",以之作为解除病痛的工具。北京猿人在火的应用中,逐步认识到烧热的石块、砂土不仅可以给局部供热,还可以消除疼痛。另外,在中国、印度、埃及、希腊等古老国家,很早就出现了泥敷、包扎、骨折固定等多项护理技术。被古希腊誉为"医学之父"的希波克拉底(Hippocrates)就很重视护理,他教患者漱洗口腔,指导精神病患者欣赏音乐,调节心脏病、肾脏病患者的饮食——从现代观点看,这些都是有益于患者康复的护理理论和技术。

　　中国自古就有丰富的针灸、推拿、拔罐、刮痧等防病治病的技术。虽然在我国古代没有形成专门的护理学科,但一些护理理论和护理技术都散见于历代医学文献中。我国最早的医学经典著作《黄帝内经》中记载着"不治已病,治未病"的保健思想,以及"闭户塞牖系之病者,数问其情,以从其意"的整体观点,还记载了针灸、推拿、刮痧、敷贴等中医护理技术。东汉末年张仲景著述的《伤寒杂病论》记载了丰富的护理操作技术,首创了猪胆汁灌肠法,在急救护理方面提出了对自缢、溺水者的抢救措施。三国时期,名医华佗以发明麻醉术而闻名于世,还创造了模仿虎、鹿、猿、熊、鸟动作姿态的"五禽戏",以活动关节,增强体质,预防疾病。晋代葛洪所著《肘后方》中有筒吹导尿术的记载:"小便不通,土瓜捣汁,入少水解之,筒吹入下部(筒是导尿工具)。"唐代,孙思邈改进了筒吹导尿术,采用细葱管进行导尿,并首创了蜡疗法、热熨法等。明代中药学巨著《本草纲目》的作者李时珍,虽然是著名的药学家,也能医善护,为患者煎药、喂药,被传为佳话。明、清时代为防治瘟病而采用的燃烧艾叶、喷洒雄黄酒消毒空气和环境,用蒸汽消毒法处理传染病患者的衣物等护理技术,至今仍不失其科学意义。随着社会的进步和医学科学的发展,中医护理经验也被不断挖掘和整理,总结和创新,并逐步系统化、规范化、理论化,形成了现有的中医护理技术。

　　19世纪之前没有护理专业,现代护理是在中世纪之后生物医学发展的基础上起步的。比利时人维萨里(Vesalius,1514—1561年)医生解剖尸体,用直接观察法写出了第一部人体解剖学;英国医生威廉·哈维(William Harvey,1578—1657年)以实验法发现了血液循环;随之,细菌学、消毒法、麻醉术等一系列的医学发明和重大突破,为建立现代护理学奠定了理论基础,提供了实践发展的条件。19世纪中叶,南丁格尔(Florence Nightingale,1820—1910年)

首创了科学的护理专业,为护理成为一门科学、一种专业,做出了重大贡献。此后护理开始步入健康稳步发展的轨迹,护理技术也迎来了日新月异的变化,特别是19世纪70年代第二次工业革命以后。一方面,随着科学技术的发展,医疗器械更新换代加速,越来越多的护理新技术、新设备、新用品应用于临床,更加为护理人员提出了新的挑战。如血压、心、肺、脑等电子监护系统的临床应用,使临床病情观察和危重患者的监护技术向微细、精确的方向发展,促进了ICU的发展,使护理工作能及时准确地为疾病的诊断、治疗提供依据,改善了对危重患者抢救的质量;内镜技术的改进,大大减轻了呼吸、循环、消化和泌尿系统疾病患者诊疗时的痛苦,提高了诊断的精准度;血液透析、腹膜透析等血液净化技术的不断改进,心脏介入性诊断和治疗技术的进展,促进了相应的术前、术中、术后护理方案的完善。护理岗位的知识与技术含量大大增加。另一方面,护理新的工作领域需要开拓新技能。随着社会的进步,物质生活水平的提高,人类对健康的需求也日益提高,加之老年社会的到来,老年病、慢性疾病日益增多,人们对社区和家庭护理需求逐渐增多。未来护理工作必然向社区拓展,护理工作范围也将从医院走向社区、家庭,临床护士则应走出医院深入社区、家庭开展护理工作,使服务对象从患者扩展到正常人群,护理内容扩展到出院后的后续治疗、康复护理和正常人群的健康保健。为适应卫生改革与社会发展需要,专科护士应运而生。专科护士的概念最早由美国提出,是指特殊或专门的护理领域具有较高水平和专家型临床护士。美国专科护士涉及134个护理专科领域,数量达75万人,这些高素质人才在医疗机构、社区保健、家庭护理等方面发挥着重要的作用。如糖尿病专科护士、重症监护专科护士、伤口造口专科护士、静脉治疗专科护士、急救专科护士、肿瘤专科护士等。一方面,护士专科化发展需要更多的掌握并能运用本专业成熟、规范护理技术的高素质护理人才,另一方面护理技术的发展是促进护士专科化发展的助动力。《全国护理事业发展规划(2016—2020)》提出要建立专科护理岗位培训制度,并在"十三五"期间设定我国卫生计生人才发展总体目标到2020年每千人口护士数3.14以上。护理人员要面临从传统医院科室到专科执业护理门诊、社区的转变,时代要求护理人员无论在知识上、技术上还是个人修养上都具有更高的素质,需要护士以临床工作任务为导向,按照临床护理岗位工作的要求,对患者实施整体的、连续的、科学的护理。护理工作范围的扩大,又需要护士提高专业临床判断和决策能力、处理复杂临床问题能力、评判性思维能力和自主学习能力等。护理界公认的21世纪护理人才应具备的首要核心能力就是实际操作能力。因此,如何将护理程序运用于操作过程,如何规范操作的流程,如何使临床操作达到预期的效果,一直是从事护理教育、护理临床及医院管理者面临的难题。同时在医学领域不断取得突破性成果的趋势下,对护理人员的学科知识和综合实践能力提出了更高的挑战。

第二节 护理技能训练目标与任务

护理学是一门实践性很强的综合性应用学科,其以自然科学和社会科学理论为基础,主要研究维护、促进、恢复人类健康的护理理论、知识、技能及发展规律,因此在护理技能教学方面要注重培养学生的临床实践能力与岗位胜任力,应以培养学生的评估与干预能力、沟通能力、评判性思维能力、人际交往能力、知识综合能力、临床决策能力等为目标。其任务是搭建学校教育和临床实践之间的重要桥梁,培养适合社会需求的合格护理人才。护理综合技能课程是学生在初步掌握医学基础理论和护理基本知识的基础上,进行基本技能及综合能力训练的过程,是一门操作性很强的课程。它是学生学习临床专业课程的基础,也是护理专业的核心课程之一。依据技能应用目的一致性原理,按模块化构建技能知识体系,以模块设

笔记栏

章,涵盖基础护理技能、健康评估技能、专科护理技能、中医护理技能及临床决策训练等几大模块,有利于发挥知识迁移影响、组织教学资源和教学管理。课程目标是培养学生临床应用能力,让学生掌握临床一线岗位基本技能,并为护理对象服务。主要学习对象为护理本科学生,建议学时为:理论144学时,实践160学时。编写原则以岗位能力需求为导向:以学生临床应用能力反求知识结构,构建知识与实用性融合和学生需求与认同的教材,突出本科学生"知识、能力"叠合结构。同时,紧扣临床、紧扣实用、紧扣国家相关标准,关注临床实际不断更新的技术标准正在应用的护理新技术。其特色为:遵循学生学习规律,重点关注技能运用;采用模块化、流程图、口诀表等,帮助学生清晰记忆并能尽快实现熟练操作;增加案例分析,提高学生解决问题与技巧应用能力;内容从简单走向全面,从服务于理论教学到服务于学生临床能力发展;教材在内容编写和结构编排上力求做到既能清楚地介绍技术基本原理、原则,又能将重点放在技术流程规范上。

一、训练目标

护理综合技能有别于传统的护理学基础课程,本课程立足于培养学生循证护理的能力及强化其护理操作技能,有助于学生获得和提高技能实战经验。课程以"护理是诊断和处理对现存和潜在的健康问题的反应"这条主线,确立"以人为本"的整体护理思想,贯穿护理程序工作方法的应用,突出护理实践教学的科学性、人文性、社会性、综合性、整体性。在学生有一定医学基础课、护理专业课基础之后,通过护理综合技能训练,进一步培养学生动手技能、解决临床实际问题能力,树立良好的专业行为和职业态度。

(一)知识目标

在学习过程中,要求学生不仅要掌握护理操作技术,而且要理解每一操作步骤的理论基础和原理,用娴熟的基础护理操作技术,结合护理理论知识,为患者提供优质服务,满足患者的生理需求,提高其生活质量,帮助服务对象向最佳健康状态发展。

(二)能力目标

培养学生综合运用护理技术为患者解决临床专科实际问题的能力,在学习过程中,要求学生着重分析和研究患者的基本需要,学习评估和满足患者基本需要所需要的基本知识和基本技能。在技能训练过程中强调学生要以患者为中心,以护理程序为主线,模拟临床真实情景对患者进行护理,培养学生发现问题、分析问题和解决问题的能力。设置综合实验或拓展实验,培训学生临床应用决策能力;设置实验流程与用具改革等活动,培养学生创新意识与创新能力。

(三)态度目标

1. 慎独意识 "慎独"是中国儒家的道德修养术语。《礼记·中庸》曾论及"莫见乎隐,莫显乎微,故君子慎其独也"。郑玄注:"慎独者,慎其闲居之所为",意谓在闲居独处时,对自己的行为尤其谨慎,自觉遵守儒家的伦理道德原则。《辞海》把慎独解释为"在独处无人注意时,自己的行为也要谨慎不苟"。作为医护人员经常有独立工作的机会,在独立进行护理操作时,时刻谨慎自己的行为。不做违反职业操守的事,是每位护士的基本行为规范。

2. 隐私保护意识 患者隐私是患者心中不愿意告诉他人的秘密,主要包括个人身体的秘密、身世及历史秘密、家庭生活秘密等。美国健康问题隐私机构指出,没有足够的隐私保护,患者在担心他们的健康信息被不合理使用的同时,健康指数也会受到明显的影响。目前在医疗卫生服务领域,患者的法律保护意识正在逐步增强,对个人隐私也有一定的认识,虽然医护人员对涉及患者病史的隐私有知晓的权利,但更应该强化对患者隐私保护的意识,避免因隐私泄露而对患者造成身心伤害。在护理操作过程当中,应为患者遮挡,避免其他人甚至家属在场,虽然医学教学离不开临床实践教学,但患者的隐私保护权利是应该首先被保护和满足的。

为患者保守医疗秘密,实行保护性医疗,不泄露患者的隐私。对异性患者实施隐私部位处置时,应有异性医护人员或家属陪伴。为患者处置时要拉帘或关闭治疗室的门。进行暴露性治疗、护理、处置等操作时,应加以遮挡或避免无关人员探视。

3. 安全防护意识 护理人员面临着严重的职业暴露危险,针刺伤、锐器伤和血液直接接触污染是医务人员感染血液传播疾病的主要途径,美国疾病与预防控制中心检测报道:每年至少发生 100 万次意外针刺伤,引起 20 余种血源性疾病的传播,每年因血源性传播疾病造成医护人员死亡人数达数百人。因此医护人员要安全处理已使用过的针头,防止和减少意外针刺伤的发生。在接触血液性传播疾病如乙肝、丙肝和艾滋病等患者的血液、分泌物时,一定要注意个人防护,戴手套,必要时穿隔离衣、戴护目镜。各种挥发性化学消毒剂如甲醛、过氧乙酸、次氯酸钠消毒液等对人体的皮肤、黏膜、呼吸道均有一定程度的影响,轻者刺激皮肤,引起接触性皮炎、鼻炎、哮喘;重者中毒或致癌。护理人员接触此类消毒剂时也应戴口罩或手套。在护理工作中加强职业安全防护教育,规范操作规程,增加自我防护意识,把职业暴露发生率降到最低限度。一旦发生,应及时干预,以降低职业暴露后发生职业感染的概率。

二、训练任务

护理操作能力通常指护士的动手能力,它是护理职业活动中不可缺少的重要能力。操作技能训练是提高护士动手能力的重要途径与保障。护理操作技能训练的常用方法有:模块化训练、流程图、口诀表、重点原则示意框等,帮助学生清晰记忆并能尽快熟练掌握操作要领;增加案例分析,提高学生解决问题与技巧应用能力;制定标准化操作流程、拍摄操作视频、现场操作演示、集中培训、实施考核及结果反馈等动作记忆强化培训法。综合操作技能是基础操作技能在临床某专科方向上的高度发展,体现在操作技能上即为熟练的操作能力,同时也包括循证护理能力、临床决策能力和医护配合能力等多个方面。本课程训练任务具体要求如下:

1. 基础操作技能任务 以护理学基础训练为主,掌握每项实验的目的、用物准备、操作步骤和注意事项。能够在教师指导下完成基本技能的训练任务。

2. 健康评估技能任务 收集患者各方面基本资料,评估患者症状及心理等,通过系统化学习,掌握客观分析并归纳评估结果的基础上提出具体化护理诊断的能力,进一步制定各项护理方案及护理措施。

3. 专科理论知识及应用培养的能力 通过理论学习和操作训练,学生能够掌握内、外、妇、儿、急救、中医特色等临床专科最常用的技能。

4. 临床综合决策 模拟临床病案真实情景,在牢固掌握专科理论和技能下,能够实施以人为本的整体护理。巩固和丰富理论知识,做到理论联系实际。重视小组合作。

5. 职业素养培养任务 培养护理工作的严谨作风、慎独精神。

第三节 护理技术操作原则与一般规范

一、操作原则

1. 查对原则 实施护理操作前后应严格遵守查对制度。

（1）查对内容：做到"三查八对"。三查：指操作前、操作中、操作后均须进行查对；"八对"：核对床号、姓名（包括性别、年龄）、药名、规格（浓度）、剂量（数量）、用法、时间、有效期（批号）。

（2）查对方式：如查姓名，需经两种以上的方式核对（如查看床头卡和患者手腕识别带）；询问患者姓名时要采用反问式。输血或查对毒麻药品时须经双人核对。

2. 知情同意原则　尊重患者的知情同意权，能有效地避免护患纠纷。执行护理操作前应向患者/家属解释实施护理操作的目的、程序、并发症和风险，操作中可能出现的不适及合作的方法等。在可能的情况下，征得患者/家属的同意，向患者提供实施护理技术的多种方法、材料。必要时与患者/家属签定知情同意书。

3. 无菌原则　医务人员必须时刻保持无菌观念，正确熟练掌握无菌技术，严格遵守无菌操作规程，以确保患者安全，防止医源性感染发生。

4. 动态观察原则　护理操作前、中、后均要严格观察患者的反应，发现异常应及时报告、处理和记录。尤其是危重患者，其病情瞬息万变，时刻都有可能发生变化而影响生命，作为患者的守护神，护士应该密切观察，能在第一时间发现病情变化，并采取合适的护理措施进行抢救。氧气吸入疗法、吸痰法、洗胃术等均为抢救危重患者时常用的技术。护士应熟练掌握相应的知识和抢救技术，以便面对危重患者时，能够无误地做出判断，提高抢救成功率。

5. 及时记录原则　护理记录是护理病历的重要组成部分，它记载了患者治疗护理的全过程，反映了患者病情的演变，是处理医疗纠纷的法律依据。护士应根据具体需要将护理及操作实施情况记载在相应的护理记录单上。

二、一般规范

1. 操作前

（1）根据实验项目、内容和要求，复习相关知识。

（2）认真预习临床护理实验教程及临床护理实验指导，了解实验的目的、用物和步骤，为实验做充分准备。

（3）严格遵守实验室规章制度，保证实验课顺利进行。

2. 操作中

（1）提前进入实验室，穿护士服，戴护士帽，穿护士鞋，保持室内安静。

（2）认真检查护理操作器材、设备是否完好，了解器材的性能和用途，掌握正确的使用方法。

（3）仔细观看教师演示，在教师指导下，按照护理操作程序进行护理操作。实验中不断思考，勇于创新。

（4）爱护实验器材，节约实验用物，确保实验安全。

3. 操作后

（1）对使用过的操作物品，应根据其性质和类别，及时清点和整理。

（2）做好操作过程的有关记录，及时完成实验报告。

（3）利用课余时间进行反复操作练习，直到熟练掌握。

（4）垃圾分类科学处置，医疗垃圾根据要求处理。

（陈　燕）

第二章

基本护理技术

02章01节PPT

PPT 课件

第一节　舒适与安全护理

舒适与安全是人类的基本需要,当个体处于最佳健康状态时,会通过自身调节来满足这方面的需要。一旦患病,受生理、心理、精神、社会及环境等多种因素的影响,安全感消失,个体常处于不舒适的状态。因此,促进患者舒适与安全是临床护理工作的重要内容。我国卫生部印发的《医院实施优质护理服务工作标准(试行)》中明确提出为患者护理时应首先满足患者安全的需要。护士应通过密切观察,发现、分析影响患者舒适与安全的各种因素,并提供适当的护理措施,满足患者舒适与安全的需要。

一、铺床法

患者床单位(patient's unit)是指医疗机构提供给患者使用的家具和设备。卧床患者的休息、睡眠、饮食、运动、治疗、护理等几乎都在病床上进行。因此,病床必须保持清洁、舒适、安全,床上用物需定期更换。铺床法的基本要求是舒适、平整、紧扎、安全、实用。常用的铺床法有铺备用床(图 2-1)、铺暂空床(图 2-2)、铺麻醉床(图 2-3)和卧床患者更换床单法(图 2-4)。

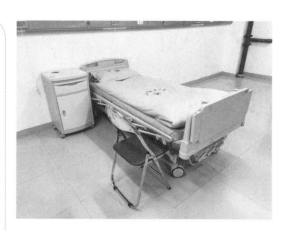

图 2-1 备用床

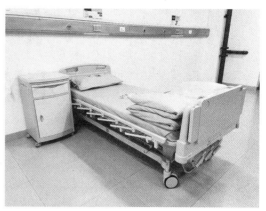

图 2-2 暂空床

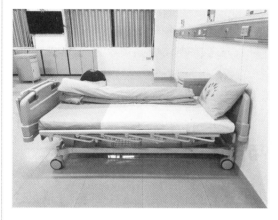

图 2-3 麻醉床

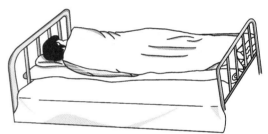

图 2-4 卧床患者更换床单法

实验1 铺备用床

【目的】

1. 保持病室整洁。

2. 准备接收新患者。

【操作资源】

1. 用物(以被套法为例) 治疗车、床、床垫、床褥、大单或床褥罩、被套、棉胎或毛毯、枕套、枕芯。

2. 环境与设施 病室内无患者进行治疗或进餐,病室清洁、通风。

【操作程序】

1. 操作前准备 评估病室环境是否符合铺床要求,病床及床旁设施是否完好;护士衣帽整洁,修剪指甲,洗手,戴口罩;备齐用物。

2. 将用物按操作顺序放于治疗车上,推至患者床旁,距床尾 15cm;检查床的稳定性,必要时固定床的脚轮闸;移开床旁椅至床尾,将用物放于椅面上。

3. 移开床旁桌,距床约 20cm。

4. 检查床垫,根据需要翻转床垫。

5. 将床褥齐床头平铺于床垫上。

6. 铺大单或床褥罩

（1）大单法

1）将大单的横、纵中线对齐床面横、纵中线，放于床褥上，分别向床头、床尾打开。

2）将近侧大单下拉打开，将对侧大单向对侧展开。

3）一手将床头的床垫托起，另一手伸过床头中线，将大单包塞入床垫下，用塞大单的手扶持床头角（图2-5A）。

4）在距床头约30cm处向上提起大单边缘，使其同床边沿垂直，侧看呈等边三角形平铺于床面，将下半三角平整地塞于床垫下，再将上半三角拉下塞入床垫下（图2-5B~F）。

5）移至床尾，同步骤（3）~（4）铺好近侧床尾。

6）移至床中间，两手将中部下垂的大单拉紧平塞于床垫下（图2-5G）。

7）转至床对侧，同法铺好对侧大单。

（2）床褥罩法

1）将床褥罩的横、纵中线对齐床面横、纵中线，放于床褥上展开。

2）从床头向床尾依次将床褥罩四个角套在床褥及床垫的四个角上。

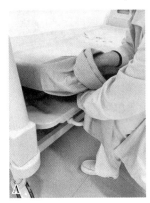
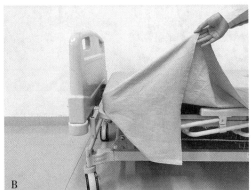
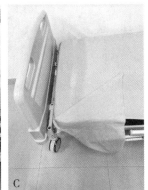
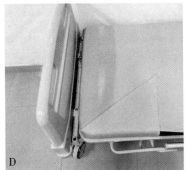
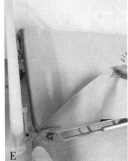
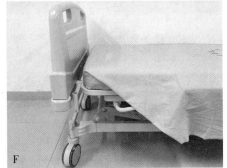
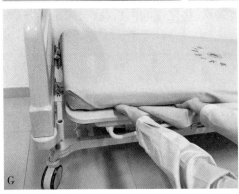

图2-5 铺床角法

7. 套被套

（1）"S"式

1）将被套的横、纵中线对齐床面横、纵中线，由床头向床尾展开平铺于床上，使被套上端距床头 15cm。

2）将被套尾部开口端的上层打开至 1/3 处（图 2-6A），再将"S"形折叠的棉胎放于被套开口处，棉胎尾端与被套开口边缘平齐（图 2-6B）。

3）拉棉胎上缘中部至被套被头中部，充实远侧棉胎角于被套顶角处，展开远侧棉胎，平铺于被套内。

4）充实近侧棉胎角于被套顶角处，展开近侧棉胎，平铺于被套内（图 2-6C）。

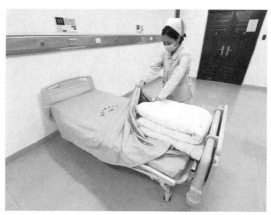

A. 打开尾部开口端的上层至1/3

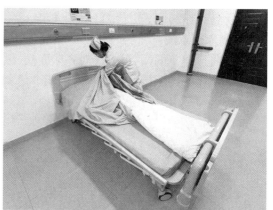

B. 放棉胎

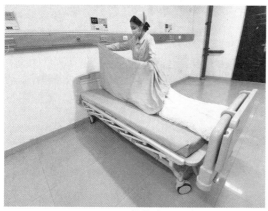

C. 拉棉胎

图 2-6 "S"型套被套

5）移至床尾，逐层拉平盖被，系好盖被尾端开口处系带。

6）将盖被左右两侧平齐两侧床缘向内折叠成被筒状，将尾端向内折叠，与床尾平齐（或塞于床垫下）。

（2）卷筒式

1）将被套正面向内平铺于床上，开口端向床尾。

2）将棉胎平铺于被套上，上端与被套头端平齐。

3）将棉胎同被套上层一并自床尾卷至床头，自被套尾端开口处翻转拉出。至床尾，拉平各层后系好系带；余同上（图 2-7）。

8. 于床尾处将枕套套于枕芯上，使四角充实，系带，开口端背门平放于床头。

9. 移回床旁桌、床旁椅。

10. 推治疗车离开病室。

11. 洗手。

【注意事项】

1. 符合铺床的实用、耐用、舒适、安全原则。铺床要求平整、美观。

2. 操作动作轻稳、流畅，注意省时、节力。正确运用人体力学原理，双下肢左右分开，双膝稍弯曲，保持身体平衡，减少来回走动。

3. 根据需要翻转床垫，避免床垫局部受压而凹陷；铺大单顺序：先床头，后床尾；先近侧，后对侧。在患者进餐或做治疗时应暂停铺床。

4. 掌握操作要领（表2-1）。

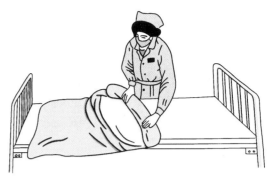

图2-7 卷筒式套被套

表2-1 铺备用床

易错环节	正确动作要点
1. 用物准备	铺床用物要按正确方法折叠、备齐，并按使用顺序放置（由下而上放置枕芯、枕套、棉胎、被套、大单、床褥），以方便操作
2. 铺床	床褥、大单、盖被中线要与床面中线对齐；大单四角要紧扎、平整；盖被两侧边缘向内折，与床沿平齐，被头距床头15cm；枕头开口端要背门放置

实验2 铺暂空床

【目的】

1. 迎接新患者入院。

2. 供暂时离床的患者使用。

3. 维持病室的整洁、美观。

【操作资源】

1. 用物 同备用床，必要时备橡胶单、中单。

2. 环境与设施 病室内无患者进行治疗或进餐，病室清洁、通风。

【操作程序】

1. 同铺备用床步骤1~7。

2. 将备用床的盖被上端向内折1/4，然后扇形三折于床尾，并使之平齐（也可直接将备用床的盖被三折于床尾）。

3. 同铺备用床步骤8~11。

【注意事项】

1. 同铺备用床注意事项1~3。

2. 用物准备符合患者需要。

3. 掌握操作要领（表2-2）。

表2-2 铺暂空床

易错环节	正确动作要点
铺暂空床	如患者病情需要铺橡胶单和中单，则先铺近侧大单、橡胶单、中单，再同法铺对侧，盖被铺好后直接三折于床尾，以方便患者上下床活动

笔记栏

实验3 铺麻醉床

【目的】

1. 便于接受和护理麻醉术后的患者。

2. 使患者安全、舒适,预防并发症。

3. 避免床上用物被污染,便于更换。

【操作资源】

1. 用物

(1) 床上用物:床褥、棉胎或毛毯、大单、一次性中单2条(或者橡胶单、中单各2条)、被套、枕套、枕芯,按顺序放于治疗车上。

(2) 麻醉护理盘:①治疗盘内:开口器、舌钳、通气导管、牙垫、治疗碗、输氧管、吸痰管、压舌板、平镊、棉签、纱布;②治疗盘外:手电筒、心电监护仪(或血压计、听诊器)、治疗巾、弯盘、胶布、护理记录单、笔。

(3) 另备输液架,必要时备好吸痰装置、吸氧装置、胃肠减压器、热水袋等。

2. 环境与设施 病室内无患者进行治疗或进餐,病室清洁、通风。床旁设施(如供氧及负压吸引设备)完好。

【操作程序】

1. 同铺备用床步骤1~6,铺好近侧大单。

2. 铺橡胶单和中单

(1) 于床中部距床头45~50cm,约一臂长左右,铺一条一次性中单(或者一橡胶单和中单),边缘部分平整地塞入近侧床垫下。

(2) 于床头铺另一条一次性中单(或者另一橡胶单和中单),下端压在中部的一次性中单(或橡胶单和中单)上,边缘平整地塞入近侧床垫下。

3. 转至对侧,同法铺好大单、一次性中单(或橡胶单和中单)。

4. 同铺备用床步骤7套好被套。

5. 将盖被两侧内折与床边缘对齐,被尾内折与床尾平齐,然后将盖被三折叠于背门一侧。

6. 套好枕套,将枕头横立于床头,开口背门。

7. 移回床旁桌,将床旁椅放在接收患者对侧床尾(盖被折叠侧)。

8. 将麻醉护理盘放置于床旁桌上,其他物品按需要放置妥当。

9. 推治疗车离开病室。

10. 洗手。

【注意事项】

1. 同备用床。

2. 保证用物齐全,确保术后患者能及时得到抢救和护理。

3. 掌握操作要领(表2-3)。

表2-3 铺麻醉床

易错环节	正确动作要点
1. 铺一次性的中单 (或橡胶单和中单)	根据患者的麻醉方式和手术部位铺一次性的中单(或橡胶单和中单):腹部手术铺在床中部,下肢手术铺在床尾;若需铺在床中部,则一次性中单(或橡胶单和中单)的上缘应距床头45~50cm,若使用橡胶单则中单应完全遮盖橡胶单;一次性中单(或橡胶单和中单)的纵中线与床单纵中线要对齐

续表

易错环节	正确动作要点
2. 盖被与枕头放置	盖被上端距床头 15cm,三折叠于背门一侧,外侧齐床沿 枕头开口端背门,横立于床头

实验 4　卧床患者更换床单法

患者因疾病或治疗的原因需长期卧床,为保持床单位清洁、平整、舒适,预防压力性损伤等并发症,护士应定期更换床单,或根据患者被服的污染情况及时更换床单。

【目的】

1. 保持床铺清洁、干燥、平整,使患者舒适,预防压力性损伤等并发症。

2. 保持病室整洁美观。

【适用指征】

因疾病原因或治疗需要(如石膏固定、牵引及应用夹板等)而导致长期卧床的患者。

【操作资源】

1. 用物　护理车、大单、一次性中单(中单)、被套、枕套、床刷及床刷套。需要时备清洁衣裤。

2. 环境与设施　病室内无患者进行治疗或进餐。酌情关闭门窗,按季节调节室温。必要时用屏风遮挡患者。

【操作程序】

1. 操作前准备　核对患者的身份信息,评估病室环境及患者病情、意识状态、活动能力、配合程度等,向患者解释操作的目的、方法、注意事项及配合要点,取得患者的理解与配合;询问患者是否需要使用便器,酌情关闭门窗;护士衣帽整洁,修剪指甲,洗手,戴口罩;备齐用物。

2. 将用物按使用顺序放于护理车上,推至患者床旁,再次核对并解释。

3. 放平床头和膝下支架,必要时安放对侧床档。

4. 移开床旁桌,距床 20cm 左右;移床旁椅至对侧床尾。

5. 松开床尾盖被,将患者枕头移向对侧,并协助患者身体移向对侧,翻身侧卧,背向护士。

6. 从床头至床尾松开近侧各层大单、一次性中单(或中单、橡胶单),上卷中单至床中线处(污染面向内),塞于患者身下。

7. 必要时,扫净橡胶单上的渣屑,然后将橡胶单搭于患者身上。

8. 将大单污染面向内卷至床中线处,塞于患者身下,从床头向床尾扫净床褥。

9. 将清洁大单的纵中线与床的纵中线对齐,展开近侧半幅,将对侧半幅大单清洁面向内卷起塞于患者身下;按床头、床尾、中间顺序铺好近侧大单。

10. 铺一次性中单(或放下橡胶单,铺清洁中单于橡胶单上),对齐床中线,近侧部分下拉至床缘,对侧部分清洁面向内卷至床中线处,塞于患者身下。将近侧一次性中单(或橡胶单、中单)边缘一同拉紧、拉平塞入床垫下。

11. 协助患者平卧,将枕头移向近侧,并协助患者移向近侧,面向护士,侧卧于已铺好床单的一侧。

12. 护士转至床对侧,自床头至床尾松开各层床单。将污中单内卷至中线处,取出污中单,放于护理车的污衣袋内(或治疗车下层)。

13. 必要时,扫净橡胶单,搭于患者身上。

14. 将污大单自床头污面向内卷至床尾处,取出污大单,放于护理车污衣袋内(或治疗车下层)。

15. 扫净床褥,从患者身下拉出清洁大单铺好。将患者身下的一次性中单拉平、拉紧并塞入床垫下(或放平橡胶单,拉出患者身下的清洁中单铺于橡胶单上,将橡胶单和中单拉平、拉紧一并塞入床垫下)。

16. 将枕头移向床中间,协助患者平卧。

17. 打开被套尾端开口,从污被套内取出棉胎放于床旁椅上,铺清洁被套于盖被上,将棉胎放于被套,展平棉胎,套好被套,将污被套撤出,放于护理车的污衣袋内(或治疗车下层)。

18. 系好被尾系带,折成被筒,床尾余下部分塞入床垫下。

19. 更换枕套。

20. 移回床旁桌、椅,根据患者病情需要摇起床头和膝下支架,打开门窗。

21. 推护理车离开病室。

22. 洗手。

【注意事项】

1. 操作中注意观察和保护患者,使患者感觉安全、舒适。

2. 操作中应与患者进行有效沟通,了解并满足患者身心需要。

3. 如为单人操作,务必将对侧床栏拉起,防止患者坠床。

4. 掌握操作要领(表 2-4)。

表 2-4　卧床患者更换床单法

易错环节	正确动作要点
1. 扫床	从床头扫至床尾,从床中线扫至床外侧
2. 更换一次性中单(或中单)和大单	更换顺序为先近侧再对侧;更换近侧脏污的中单、大单时,污染面向内翻卷塞入患者身下;铺近侧清洁的中单、大单时,清洁面向内翻卷塞入患者身下;协助患者侧卧时要注意卧位安全,防止坠床
3. 更换被套	被筒不可折得太紧,勿使患者足部受压,以防足下垂

二、卧位与约束

案例导入

刘某,男,68 岁。因"癫痫大发作"入院。入院后给予地西泮等镇静药后大发作得到控制。现患者神志清醒,表情淡漠,不愿意与医护人员交流。夜间突然出现躁动,并挣扎要离开病床。

请问:该患者存在哪些安全问题? 护理该患者时应采取哪些措施以保障患者安全?

卧位(lying position)是指患者休息和适应医疗护理的需要时所采取的卧床姿势。正确的卧位对减少疲劳、增进舒适、治疗疾病、减轻症状、预防并发症等均能起到良好的作用。因此,护士在临床护理工作中应熟悉各种卧位的基本要求,协助或指导患者采取舒适、安全、正确的卧位。对于因疾病或治疗的限制而需长期卧床的患者,护士应定时为患者变换卧位,以预防压力性损伤、坠积性肺炎等并发症的发生;对于意识模糊、躁动、行动不便等具有潜在安全隐患的患者,在严格掌握适应证的基础上,可采用必要的约束措施,以确保患者的安全。

实验 5　变换卧位法

患者因疾病或治疗的限制需长期卧床,容易出现精神萎靡、消化不良、便秘、肌肉萎缩等症状;由于局部组织持续受压,血液循环障碍,容易发生压力性损伤;呼吸道分泌物不易咳出,易发生坠积性肺炎。因此,护士应定时为患者变换卧位,以保持舒适与安全,预防并发症的发生。变换卧位法包括协助患者移向床头、协助患者翻身侧卧等。

（一）协助患者移向床头

【目的】

帮助患者恢复舒适而安全的卧位。

【适用指征】

适用于自理能力下降或完全不能自理的患者,如昏迷、危重、大手术后、年老体弱、活动受限等患者。

【操作资源】

1. 用物　根据病情准备好枕头等物品。

2. 环境与设施　病室环境整洁、安静,温度适宜,光线充足。

【操作程序】

1. 操作前准备　核对患者的身份信息,评估患者年龄、体重、病情、治疗情况、心理状态及合作程度等,向患者及家属解释操作的目的、过程及配合事项,取得患者的理解与合作;护士衣帽整洁,洗手,视患者情况决定护士人数;备好用物。

2. 至患者床旁,核对患者的身份信息并解释。

3. 固定床脚轮,将各种导管及输液装置安放妥当,必要时将盖被折叠至床尾或一侧。

4. 根据患者病情放平床头支架或靠背架,将枕头横立于床头,避免移动时撞伤患者。

5. 移动患者

（1）一人协助患者移向床头法(图 2-8):适用于体重较轻,且生活可部分自理的患者。协助患者仰卧屈膝,双手握住床头栏杆,也可搭在护士肩部或抓住床沿;护士靠近床侧,两腿适当分开,一手托在患者肩背部,另一手托住臀部。护士在托起患者的同时,嘱患者双臂用力,双脚蹬床面,与护士同时用力向床头方向移动。

（2）二人协助患者移向床头法:适用于生活不能自理的患者。协助患者双手交叉放于腹前,双腿屈膝,两名护士分别站在床的两侧,交叉托住患者颈肩部和臀部,或两人站于同侧,一人托住颈肩及腰部,另一人托住臀部及腘窝,两人同时用力,将患者抬

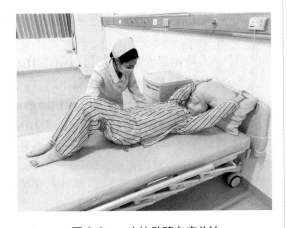

图 2-8　一人协助移向床头法

起移向床头。

6. 放回枕头,视病情需要支起靠背架,适当摇高床尾或在患者双膝下垫软枕,维持患者舒适卧位,整理床单位。

【注意事项】

1. 护士动作要轻稳、协调,防止患者损伤。

2. 掌握操作要领(表2-5)。

表2-5 协助患者移向床头法

易错环节	正确动作要点
1. 移动前准备	固定好床脚轮防止病床滑动;妥当安置患者身上各种导管和输液装置以防脱落;枕头需横立于床头,以免移动时撞伤患者头部
2. 移动患者	移动时不可拖、拉,以免擦伤皮肤,注意保护患者的头部

(二)协助患者翻身侧卧法

【目的】

1. 变换卧位,增进患者舒适。

2. 便于更换床单或整理床单位。

3. 适应治疗护理的需要,如背部皮肤护理。

4. 预防压力性损伤、坠积性肺炎等并发症。

【适用指征】

适用于不能自行变换卧位的患者。

【操作资源】

1. 用物 视病情准备好枕头、床档。

2. 环境与设施 整洁、安静,温度适宜,光线充足,必要时进行遮挡。

【操作程序】

1. 操作前准备 核对患者的身份信息,评估患者年龄、体重、病情、治疗情况、心理状态及合作程度等,向患者及家属解释操作的目的及注意事项,取得理解与配合;护士衣帽整洁,洗手,视患者情况决定护士人数;备好用物。

2. 携用物至床旁,核对患者的身份信息并解释。

3. 固定床脚轮,将各种导管及输液装置安置妥当,松开床尾盖被,必要时将盖被折叠至床尾或一侧。

4. 协助患者取仰卧位,两手放于腹部,两腿屈曲。

5. 翻身

(1)一人协助患者翻身侧卧法(图2-9):适用于体重较轻的患者。

1)将患者肩、臀部移向护士侧床沿,再移近患者双下肢,协助或嘱患者屈膝。

2)护士一手托肩,一手托膝,轻轻将患者推向对侧,使其背向护士。

(2)二人协助患者翻身侧卧法(图2-10):适用于体重较重或病情较重的患者。

1)两名护士站在床的同一侧,一人托住患者颈肩部和腰部,另一人托住臀部和腘窝处,两人同时抬起患者移向近侧。

2)两人分别托扶患者的肩、腰、臀、膝等部位,轻轻将患者转向对侧。

(3)轴线翻身法

1)二人协助患者轴线翻身法:适用于脊椎受损或脊椎手术后患者。①两名护士站于床

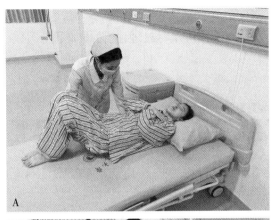

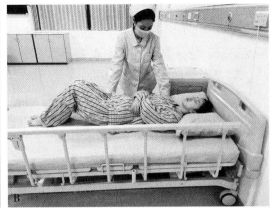

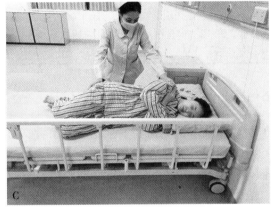

图2-9　一人协助翻身侧卧法

的同侧,将大单置于患者身下,分别抓紧靠近患者肩、腰背、髋部、大腿等处的大单,将患者拉至近侧并拉起床档;②护士绕至对侧,将患者近侧手臂置于头侧,远侧手臂置于胸前,两膝间放一软枕;③护士二人双手分别抓紧患者肩、腰背、髋部、大腿等处的远侧大单,一名护士发口令,两人动作一致地将患者整个身体以圆滚轴式翻转至侧卧。

2) 三人协助患者轴线翻身法:适用于颈椎损伤的患者。①一名护士固定患者头部,沿纵轴向上略加牵引,使头、颈随躯干一起慢慢移

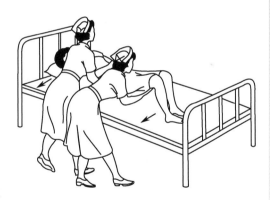

图2-10　二人协助翻身侧卧法

动;②第二名护士双手分别置于患者肩部、背部;③第三名护士双手分别置于患者腰部、臀部,使患者头、颈、腰、髋保持在同一水平线上;④三人同步,先将患者移至近侧,再翻转至侧卧位,翻转角度不超过60°。

6. 按侧卧位的要求,将一软枕放于患者背部支持身体,另一软枕放于两膝之间,使患者安全舒适。必要时使用床档。

7. 检查并安置患者肢体各关节处于功能位,保持各种管道通畅。

8. 观察背部皮肤并进行护理,记录翻身时间及皮肤状况,做好交接班。

【注意事项】

1. 翻身时应注意节力原则,同时保持自身身体平衡。如尽量让患者靠近护士,缩短重力臂以省力,同时使重力线通过支撑面来保持自身平衡。

17

2. 根据患者病情及皮肤受压情况,确定翻身间隔时间。一般情况下,至少每 2 小时翻身一次,必要时 30 分钟翻身一次。如发现皮肤发红或破损应及时处理,酌情增加翻身次数,同时记录于翻身卡上,并做好交接班。

3. 掌握操作要领(表 2-6)。

表 2-6　协助患者翻身侧卧法

易错环节	正确动作要点
1. 翻身	移动患者时动作应轻稳,协调一致,避免拖、拉,以免擦伤皮肤;轴线翻身时应注意维持躯干的正常生理弯曲,勿让患者身体屈曲,以防加重脊柱骨折、脊髓损伤和关节脱位,翻身角度不可超过 60°;颈椎和颅骨牵引的患者,翻身时不放松牵引,并使头、颈、躯干保持在同一水平位翻转
2. 翻身后的处理	检查并安置患者肢体各关节处于功能位;检查导管是否脱落、扭曲;检查伤口是否受压,颅脑手术者应卧于健侧或平卧;牵引者要检查牵引方向、位置及牵引力是否正确;石膏固定者要检查翻身后患处位置及局部肢体血运情况

实验 6　保护具的应用

临床护理工作中,经常遇到意识模糊、躁动、行动不便等具有潜在安全隐患的患者。为了保护患者的安全和进行正常的检查、治疗,护士应综合考虑患者及其家属的生理、心理、社会等因素,采用必要的安全措施,如床档、约束带等保护具,为患者提供全面的健康维护,提高患者的生活质量。

【目的】

1. 预防患者意外损伤,确保患者安全。

2. 确保治疗和护理工作的顺利进行。

【适用指征】

1. 坠床发生概率高的患者　如麻醉后未清醒者、意识不清、躁动不安、痉挛、失明或年老体弱患者。

2. 儿科患者　因认知及自我保护能力尚未发育完善,尤其是未满 6 岁的儿童,易发生坠床、撞伤、抓伤或不配合治疗等行为。

3. 实施某些眼科特殊手术的患者　如白内障摘除术后患者。

4. 精神病患者　如躁狂症、自我伤害者。

5. 皮肤瘙痒者　包括全身或局部瘙痒难忍的患者。

6. 压力性损伤易发者　包括长期卧床、极度消瘦、虚弱者。

【操作资源】

1. 用物　根据需要准备床档、约束带及棉垫等。

2. 环境与设施　必要时移开床旁桌椅。

【操作程序】

1. 核对患者的身份信息,评估患者年龄、病情、意识状态、肢体活动度、约束部位皮肤色泽、温度及完整性等,评估需要使用保护具的种类和时间;向患者和家属解释约束的必要性,保护具作用及使用方法,取得配合;护士衣帽整齐,洗手,戴口罩;备齐用物。

2. 携用物至床旁,再次核对患者的身份信息并解释。

3. 操作要点

(1) 床档:主要用于预防患者坠床。

1）多功能床档（图 2-11）：平时插于床尾，使用时可插入两边床缘。

2）半自动床档（图 2-12）：平时插于两侧床缘，可按需升降。

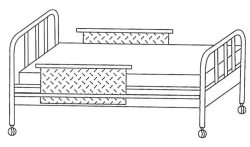

图 2-11 多功能床档

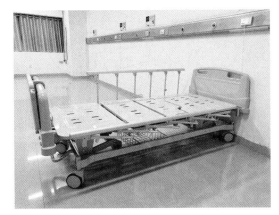

图 2-12 半自动床档

3）围栏式床档（图 2-13）：使用时将床档稳妥固定于两侧床边。床档中间为活动门，操作时将门打开，平时关闭。

（2）约束带：主要用于保护躁动的患者，限制身体或肢体活动，防止患者自伤或坠床。

1）宽绷带：常用于固定手腕及踝部。使用时，先用棉垫包裹手腕或踝部，再用宽绷带打成双套结（图 2-14），套在棉垫外，稍拉紧，确保肢体不脱出（图 2-15），松紧以不影响血液循环为宜，然后将绷带系于床缘。

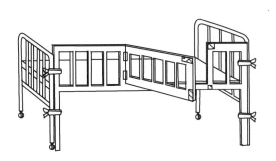

图 2-13 围栏式床档

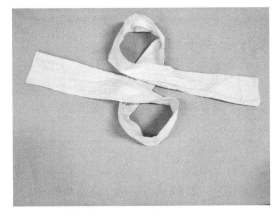

图 2-14 双套结

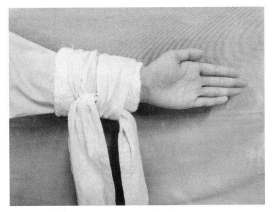

图 2-15 宽绷带约束法

2）肩部约束带：用于固定肩部，限制患者坐起。肩部约束带用宽布制成，宽 8cm，长 120cm，一端制成袖筒（图 2-16）。使用时，患者两侧肩部套上袖筒，腋窝衬棉垫，两袖筒上的细带在胸前打结固定，把两条较宽的长带尾端系于床头（图 2-17），必要时将枕头横立于床头。亦可将大单斜折成长条，作肩部约束（图 2-18）。

19

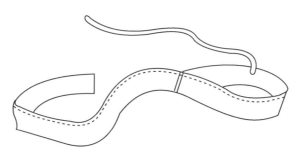

图 2-16 肩部约束带

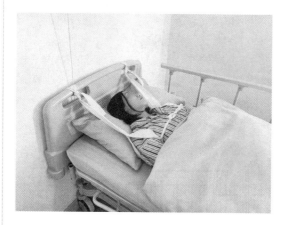

图 2-17 肩部约束带固定法

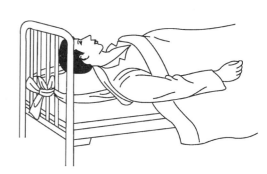

图 2-18 肩部大单固定法

3）膝部约束带：用于固定膝部，限制患者下肢活动。膝部约束带用布制成，宽 10cm，长 250cm，宽带中部相距 15cm 分别钉两条两头带（图 2-19）。使用时，两膝衬棉垫，将约束带横放于两膝上，两头带各缚住一侧膝关节，然后将宽带两端系于床缘（图 2-20）。亦可用大单进行固定（图 2-21）。

4）尼龙搭扣约束带：用于固定手腕、上臂、踝部及膝部。操作简便、安全，便于洗涤和消毒。约束带由宽布和尼龙搭扣制成（图 2-22）。使用时，在被约束部位衬棉垫，将约束带放于关节处，对合约束带上的尼龙搭扣，松紧适宜，然后将带子系于床缘。

5）其他：随着材料和设计的改进，约束带等保护具也变得更加简便、实用。如根据使用部位不同，临床使用的约束带还包括手肘约束带（图 2-23）或肘部保护器（图 2-24）、约束手套（图 2-25）、约束衣（图 2-26）等。

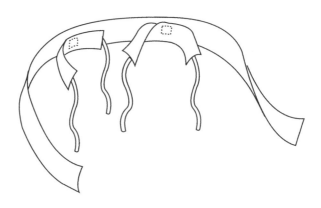

图 2-19 膝部约束带

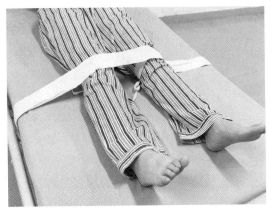

图 2-20　膝部约束带固定法

图 2-21　膝部大单固定法

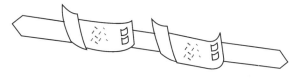

图 2-22　尼龙搭扣约束带

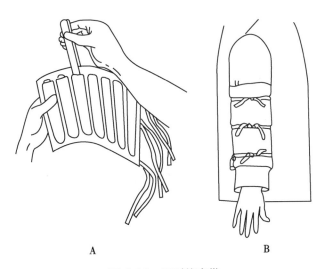

A   B

图 2-23　手肘约束带

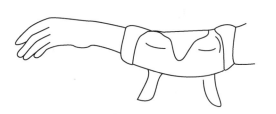

图 2-24　肘部保护器

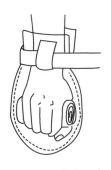

图 2-25　约束手套

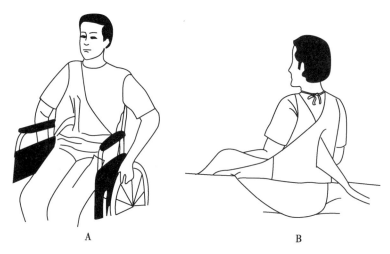

图 2-26 约束衣

【注意事项】

1. 使用保护具时应遵循知情同意、短期使用、随时评价原则,以达到维护患者安全与治疗效果的目的。

2. 严格掌握保护具应用的适用指征和使用时间。如非必要,则尽可能不用。

3. 应确保患者能随时与医护人员取得联系,如将呼叫器置于患者手边,告知使用方法等,保障患者的安全。

4. 使用约束带时,每 2 小时放松一次。注意观察受约束部位的血液循环情况,每 15 分钟观察一次,必要时进行局部按摩以促进血液循环;发现肢端变冷、颜色苍白、麻木、皮肤肿胀、破损等异常情况,应及时报告医生处理。

5. 使用保护具的原因、时间、观察结果、相应的护理措施及解除约束的时间等应做好记录。

6. 掌握操作要领(表 2-7)。

表 2-7 保护具的应用

易错环节	正确动作要点
使用约束带	应保持肢体及各关节处于功能位,并协助患者经常变换卧位;约束带下应垫衬垫,固定松紧适宜,并定时松解,每 2 小时放松一次

知识链接

身体约束管理

澳大利亚循证卫生保健中心(Joanna Briggs Institute,JBI)在实施身体约束的管理中指出:开始约束前必须进行评估和决策。2016 年美国一项基于循证医学的身体约束指南同样指出,为患者进行身体约束前需对患者的生理、心理以及周围环境进行评估。我国身体约束的评估与决策主要基于护士的临床经验及工作强度等因素。用一定的评估工具来衡量患者是否有使用身体约束的指征,可以降低约束具的使用率。目前国内外关于身体约束评估工具的研究尚不多见,其主要工具有:治疗干预计划(treatment interference protocol,TIP)、ICU 身体约束决策等级、ICU 住院患者身体约束量表。

三、清洁护理

案例导入

> 张某,女,65岁。因"左髋部疼痛不能站立1天"入院,入院拍X线显示:左股骨颈骨折头下型。3天前在联合硬膜外麻醉下行"左髋关节置换术",术后生命体征平稳,自理能力评分15分。
>
> 请问:护士应如何协助患者做好清洁护理?

良好的清洁卫生是人类基本的生理需要之一,维持个体清洁卫生是确保个体舒适、安全和健康的重要保证。患者因疾病原因导致自理能力降低,常常无法满足自身清洁的需要。因此,护士应及时评估患者的卫生状况,并结合患者个人习惯协助患者进行卫生护理,确保患者清洁和舒适,预防感染和并发症的发生。清洁护理内容包括口腔护理、头发护理、皮肤护理、会阴部护理等。护士在为患者提供清洁卫生护理时,应注意保护患者隐私,尊重患者并促进患者身心舒适。

实验7 特殊口腔护理

【目的】
1. 保持口腔清洁、湿润,预防口腔感染等并发症。
2. 预防或去除口臭、牙垢,增进食欲,保证患者舒适。
3. 观察口腔黏膜、舌苔及牙龈的变化,提供患者病情动态变化的信息。

【适用指征】
高热、昏迷、危重、禁食、鼻饲、大手术后、口腔疾患及血液病等口腔清洁自理能力存在缺陷的患者。

【操作资源】
1. 用物
(1) 治疗盘内备:治疗碗(内盛漱口溶液浸湿的无菌棉球数个、镊子、弯血管钳、压舌板)、弯盘、纱布、水杯(或治疗碗)、吸水管、棉签、液体石蜡、治疗巾、手电筒。必要时备开口器。目前很多医院使用一次性护理包,里面包含了治疗碗及碗内用物、弯盘、纱布等物品,可直接使用,减少了护士用物准备及处理的时间。
(2) 治疗盘外备:漱口溶液(根据患者口腔状况和漱口液药理作用选用,常用漱口溶液见表2-8)、口腔外用药(按需准备,常用的有口腔溃疡膏、西瓜霜、维生素 B_2 粉末、锡类散等)、手消毒液。治疗车下层备生活垃圾桶、医用垃圾桶。
2. 环境与设施 环境宽敞,光线充足或有足够的照明。

【操作程序】
1. 操作前准备 核对患者的身份信息,评估患者病情、意识、心理状态、配合程度及口腔卫生状况等,向患者及家属解释口腔护理的目的、方法、注意事项及配合要点,取得患者配合;护士衣帽整洁,修剪指甲,洗手,戴口罩;备齐用物。
2. 携用物至患者床旁,再次核对患者的身份信息并解释。
3. 协助患者侧卧或仰卧,头偏向护士一侧。

表 2-8 口腔护理常用溶液

溶液名称	浓度	作用及适用范围
生理盐水		清洁口腔,预防感染
复方硼酸溶液(朵贝尔溶液)		轻度抑菌、除臭作用
过氧化氢溶液	1%~3%	防腐、防臭,适用于口腔感染有溃烂、坏死组织者
碳酸氢钠溶液	1%~4%	属碱性溶液,适用于真菌感染
氯己定溶液	0.02%	清洁口腔,广谱抗菌
呋喃西林溶液	0.02%	清洁口腔,广谱抗菌
醋酸溶液	0.1%	适用于铜绿假单胞菌感染
硼酸溶液	2%~3%	酸性防腐溶液,有抑制细菌作用
甲硝唑溶液	0.08%	适用于厌氧菌感染

4. 取治疗巾围于颈下,置弯盘于患者口角旁(图 2-27)。

5. 先用湿棉签湿润口唇,再协助患者漱口,将漱口水吐入弯盘内。

6. 嘱患者张口,护士一手持手电筒,一手持压舌板,观察口腔情况。昏迷患者可用开口器协助张口。

7. 用弯血管钳夹取含有漱口溶液的棉球,拧干棉球,嘱患者咬合上、下齿,用压舌板轻轻撑开左侧颊部,擦洗左侧牙齿外面,沿牙齿纵向擦洗,按顺序由臼齿擦向门齿。同法擦洗右侧牙齿的外面。

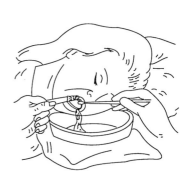

图 2-27 特殊口腔护理

8. 嘱患者张开上、下齿,擦洗牙齿左上内侧面、左上咬合面、左下内侧面、左下咬合面,以弧形擦洗左侧颊部。同法擦洗右侧牙齿。

9. 擦洗硬腭部、舌面及舌下。

10. 协助患者用吸水管再次漱口,用纱布擦净口唇。

11. 再次观察口腔情况,口腔黏膜如有溃疡,酌情涂抹药物;口唇干裂者涂液状石蜡或润唇膏。

12. 撤去弯盘及治疗巾,协助患者取舒适卧位,整理床单位。

13. 整理用物。

14. 洗手,记录口腔卫生状况及护理效果。

【注意事项】

1. 擦洗过程中动作应轻柔,特别是对凝血功能障碍的患者,应防止碰伤黏膜和牙龈。

2. 有活动义齿者,擦洗前应取下义齿并用冷水刷洗,浸于冷水中备用。

3. 昏迷患者禁止漱口,以免引起误吸;需用开口器协助张口时,开口器应从臼齿处放入,牙关紧闭者不可使用暴力使其张口,以免造成损伤。

4. 长期应用抗生素和激素者应观察其口腔内有无真菌感染。

5. 传染病患者的用物按消毒隔离原则进行处理。

6. 掌握操作要领(表 2-9)。

表2-9　特殊口腔护理

易错环节	正确动作要点
擦洗过程	棉球应包裹止血钳尖端,防止钳端直接触及口腔黏膜和牙龈;棉球不可过湿,以不能挤出液体为宜;防止因水分过多造成误吸;注意夹紧棉球勿遗留在口腔内;每次更换一个棉球,一个棉球只擦洗一个部位;擦洗舌面及硬腭部勿过深,以免触及咽部引起不适

实验 8　床 上 洗 头

头发护理是维持患者舒适的重要护理内容之一。对于病情较重、自我护理能力受限的患者,护士应予以适当协助。目前临床上采用的床上洗头法有马蹄形垫法、扣杯法或洗头车法等,护士可根据医院现有条件选择合适的床上洗头法。

【目的】

1. 去除头皮屑及污物,清洁头发,减少感染机会。

2. 按摩头皮,促进头部血液循环及头发的生长代谢。

3. 促进患者舒适,增加身心健康。

【适用指征】

适用于长期卧床、关节活动受限、肌肉张力降低或共济失调等生活自理能力缺乏的患者。

【操作资源】

1. 用物

(1) 治疗盘内备:大小橡胶单各一张、浴巾、毛巾、别针、眼罩(或纱布)、耳塞(或棉球,以不吸水棉球为宜)、量杯、洗发液、梳子。

(2) 治疗盘外备:橡胶马蹄形垫或自制马蹄形垫、水壶(盛热水,水温略高于体温,以不超过40℃为宜或按患者习惯调制)、污水桶或脸盆、手消毒液,需要时备电吹风。扣杯式洗头法另备搪瓷杯、橡胶管。

2. 环境与设施　移开床头桌、椅,关好门窗,调节好室温。

【操作程序】

1. 操作前准备　核对患者的身份信息,评估患者的年龄、病情、意识、心理状态、配合程度及头发卫生状况,向患者及家属解释洗头的目的、方法、注意事项及配合要点,取得患者配合;护士衣帽整洁,修剪指甲,洗手,戴口罩;备齐用物。

2. 携用物至患者床旁,再次核对患者的身份信息并解释。

3. 将衣领松开向内折,将毛巾围于颌下,用别针固定。

4. 铺小橡胶单和浴巾于枕上。

(1) 马蹄形垫床上洗头法(图2-28):协助患者取仰卧位,上半身斜向床边,将枕头垫于患者肩下。置马蹄形垫于患者后颈下,使患者头部置于马蹄形卷内。马蹄形垫下端置于脸盆或污水桶中。如无马蹄形垫,可自制马蹄形卷(图2-29)替代:用大橡胶单包裹马蹄形卷置于患者头下,开口朝外,将大橡胶单下端放于污水桶内。

(2) 扣杯式床上洗头法(图2-30):协助患者取仰卧位,将枕头垫于患者肩下。铺大橡胶单和浴巾于患者头部位置。取脸盆一只,盆底放一条毛巾,倒扣搪瓷杯于盆底,杯上垫一折好的毛巾,将患者头部枕于毛巾上,脸盆内放一橡胶管,下接污水桶。

(3) 洗头车床上洗头法(图2-31):协助患者取仰卧位,上半身斜向床边。头部枕于洗头车的头托上,将接水盘置于患者头下。

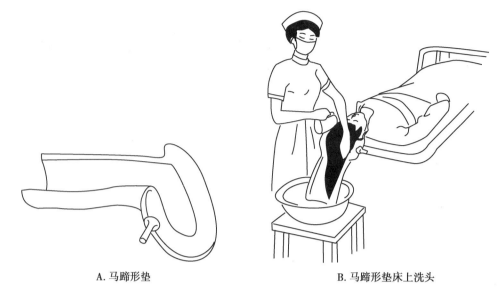

A. 马蹄形垫　　　　　　　　　　　　　　B. 马蹄形垫床上洗头

图 2-28　马蹄形垫床上洗头法

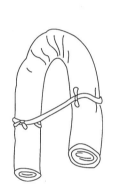

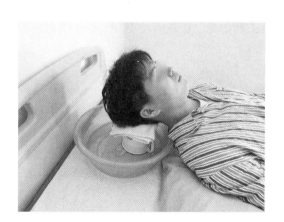

图 2-29　马蹄形卷　　　　　　　图 2-30　扣杯式床上洗头法

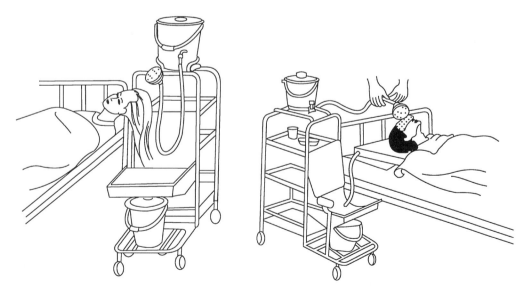

图 2-31　洗头车床上洗头法

5. 用棉球或耳塞堵塞双耳,用纱布或眼罩遮盖双眼。

6. 松开头发,手背试水温,用温水充分浸湿头发,取适量洗发液于掌心,均匀涂遍头发,由发际到后枕部反复揉搓,并用指腹轻轻按摩头皮。用温水冲洗头发,直至冲净。

7. 解下颈部毛巾,擦干头发上的水分。取下眼部的纱布(或眼罩)和耳内的棉球(或耳塞)。用毛巾包好头发,擦干面部。

8. 撤去洗发用物,将枕头移至床头,协助患者取舒适体位。

9. 解下包头的毛巾,用浴巾擦干头发,用梳子梳理整齐。用电吹风吹干头发,梳理成型。

10. 协助患者取舒适卧位,整理床单位。

11. 整理用物,洗手,记录执行时间及护理效果。

【注意事项】

1. 正确运用人体力学原理,身体尽量靠近床边,保持良好姿势,避免疲劳。

2. 操作过程中注意调节水温和室温,避免打湿衣服和床铺,防止患者着凉;注意保持患者舒适体位,保护伤口及各种管路,防止水流入眼和耳;注意观察患者病情变化,如面色、脉搏及呼吸的改变,如有异常,应立即停止操作。

3. 洗发时间不宜过久,避免引起患者头部充血或疲劳不适。病情危重和极度衰弱患者不宜洗发。

4. 掌握操作要领(表 2-10)。

表 2-10 床上洗头法

易错环节	正确动作要点
洗发	揉搓力度要适中,避免用指甲搔抓损伤患者头皮;洗发过程可适当配合按摩,以促进头部血液循环;洗完后要冲净头发上的残余洗发液,避免遗留刺激头发和头皮

实验 9 床 上 擦 浴

【目的】

1. 去除皮肤污垢,保持皮肤清洁,增进患者舒适。

2. 促进血液循环,增强皮肤的排泄功能,预防感染和压力性损伤等并发症的发生。

3. 观察患者的一般情况,活动肢体,防止肌肉挛缩和关节僵硬等并发症发生。

【适用指征】

适用于病情较重、长期卧床、制动或活动受限(如使用石膏、牵引)及身体衰弱而无法自行沐浴的患者。

【操作资源】

1. 用物 脸盆 2 个、水桶 2 个(一桶盛 50~52℃热水,并按年龄、季节和生活习惯调节水温;另一桶接盛污水用)、浴巾 2 条、毛巾 2 条、浴皂、小剪刀、梳子、50% 乙醇、护肤用品(爽身粉、润肤剂)、清洁衣裤和被服、手消毒液。必要时备便盆、便盆巾及屏风。

2. 环境与设施 调节室温在 24℃以上,关好门窗,拉上床帘或用屏风遮挡。

【操作程序】

1. 操作前准备 核对患者的身份信息,评估患者的年龄、病情、意识、心理状态、自理能力及皮肤卫生状况,向患者及家属解释床上擦浴的目的、方法、注意事项及配合要点,取得患者合作;护士衣帽整洁,修剪指甲,洗手,戴口罩;备齐用物。

2. 携用物至患者床旁,再次核对患者的身份信息并解释。

3. 关好门窗,拉上床帘或用屏风遮挡患者;按需要给予便盆。

4. 根据病情放平床头及床尾支架,松开床尾盖被;协助患者移近床旁,尽量靠近护士,取舒适卧位,保持身体平衡。

5. 将脸盆和浴皂放于床旁桌上,脸盆内倒入热水约 2/3 满,测试水温。

6. 擦洗面部及颈部

(1) 将一条浴巾铺于患者枕上,另一条浴巾盖于患者胸部。将小毛巾叠成手套状,包于护士手上(图 2-32),将包好的毛巾放入水中,彻底浸湿。

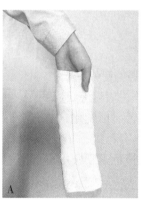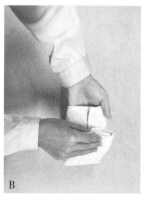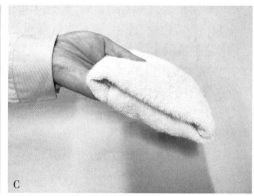

图 2-32 包毛巾法

(2) 先由内眦到外眦擦洗眼部,使用毛巾不同部位轻轻擦干眼部。

(3) 询问患者面部擦洗是否使用浴皂。按顺序洗净并擦干前额、鼻翼、面颊、耳后、下颌直至颈部。

7. 擦洗上肢和手

(1) 为患者脱去上衣,将浴巾纵向铺于患者上肢下面。

(2) 将毛巾涂上浴皂,擦洗患者上肢,由远心端向近心端,直至腋窝,然后用清水擦净皂液,并用大浴巾擦干。同法擦洗对侧上肢。

(3) 将浴巾对折,放于患者床边,置脸盆于患者床边浴巾上,协助患者将双手浸于盆内热水中,洗净并擦干。

8. 擦洗胸、腹部

(1) 根据需要换水,测试水温。

(2) 将浴巾盖于患者胸、腹部,护士一手掀起浴巾,用另一包有毛巾的手依次擦洗患者胸部及腹部。擦洗女性患者乳房时应环形用力,注意擦净乳房下的皮肤皱褶处。最后用浴巾擦干胸、腹部皮肤。

9. 擦洗背部

(1) 协助患者侧卧,背向护士,揭盖被置于一侧,暴露背部,将浴巾纵向铺于患者身下。

(2) 依次擦洗患者后颈、背部、臀部。

(3) 擦洗后进行背部按摩(图 2-33):两手掌蘸少许 50% 乙醇,用手掌大、小鱼际以环形方式按摩。从骶尾部开始,沿脊柱两侧向上按摩至肩部,按摩肩胛部位时应用力稍轻;再从上臂沿背部两侧向下按摩至髂

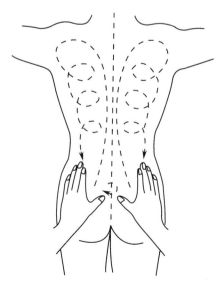

图 2-33 背部按摩

嵴部位,如此有节律地按摩数次;用拇指指腹蘸少许 50% 乙醇,由骶尾部开始沿脊柱旁按摩至肩部、颈部,再继续向下按摩至骶尾部;用手掌大小鱼际蘸 50% 乙醇紧贴皮肤按摩其他受压处,按向心方向按摩,由轻至重,再由重至轻;背部轻叩 3 分钟。

(4) 协助患者穿好清洁上衣。将盖被盖于患者胸、腹部。换水。

10. 擦洗下肢、足部及会阴部

(1) 协助患者平卧,脱去裤子,将盖被盖于患者上身及远侧腿部,将浴巾纵向铺于近侧腿部下面,依次擦洗踝部、膝关节、大腿,洗净后用浴巾彻底擦干。移盖被盖于患者近侧下肢。转至对侧,同法擦洗对侧下肢。

(2) 将浴巾折叠于床尾,将盆置于浴巾上,将患者双足浸泡于盆内温水中,浸泡后洗净、擦干。

(3) 换盆换水、换毛巾、换脸盆,暴露会阴部,洗净并擦干会阴部(见会阴部护理)。

(4) 协助患者穿上清洁裤子。

11. 协助患者取舒适体位,根据情况为患者梳头,修剪指(趾)甲,使用润肤剂。

12. 整理床单位,按需更换床单。整理用物,放回原处。

13. 洗手,记录执行时间及护理效果。

【注意事项】

1. 操作时应遵循人体力学原理,注意节时省力。

2. 操作时动作要轻柔,通常在 15~30 分钟内完成。

3. 擦浴过程中注意保暖,控制室温,随时调节水温,防止感冒;注意保护患者隐私,尽可能减少暴露;注意保护伤口和管路,避免伤口受压、管路打折或扭曲;注意观察患者病情变化,如出现寒战、面色苍白、脉速等征象,应立即停止擦洗,并给予适当处理。

4. 休克、心力衰竭、心肌梗死、重症脑外伤、大出血等危重患者禁止擦浴。

5. 掌握操作要领(表 2-11)。

表 2-11　床上擦浴法

易错环节	正确动作要点
1. 安置患者体位	靠近护士,并确保舒适,同时避免操作中护士身体过度伸展,减少肌肉紧张和疲劳
2. 擦洗	擦洗上肢和下肢时,由远心端向近心端擦洗;为患者脱、穿衣裤时,先脱近侧后脱对侧;如有肢体外伤或活动障碍,应先脱健侧,后脱患侧;穿时,应先穿患侧,再穿健侧

实验 10　会阴部清洁护理

会阴部易于致病菌滋生、繁殖,并且容易发生交叉感染。因此,做好会阴部的清洁护理十分必要。会阴部护理往往与沐浴操作结合进行,有自理能力的患者可自行完成会阴部的清洁护理。

【目的】

1. 保持会阴部清洁、舒适,预防和减少感染。

2. 为导尿术、会阴部手术等做准备。

3. 促进会阴部伤口愈合。

【适用指征】

适用于泌尿生殖系统感染、大小便失禁、会阴部分泌物过多或尿液浓度过高导致皮肤刺激或破损、留置导尿、产后及各种会阴部术后的患者。

【操作资源】

1. 用物

(1) 治疗盘内备:小毛巾、浴巾、清洁剂或呋喃西林浸湿的棉球、治疗碗、弯盘、镊子、一次性手套、卫生纸。

(2) 治疗盘外备:橡胶单、治疗巾、水壶(内盛 50~52℃的温水)、便盆及便盆巾、手消毒液、屏风。治疗车下层备生活垃圾桶、医用垃圾桶。

2. 环境与设施 调节室温至 24℃左右。拉上床帘或使用屏风遮挡,减少暴露。

【操作程序】

1. 操作前准备 核对患者的身份信息,评估患者的年龄、病情、意识、心理状态、自理能力,以及会阴部清洁程度、皮肤黏膜情况、有无伤口、流血及流液,有无尿失禁或留置导尿管情况;向患者及家属解释会阴部护理的目的、方法、注意事项及配合要点,取得患者合作;护士衣帽整洁,修剪指甲,洗手,戴口罩;备齐用物。

2. 携用物至患者床旁,再次核对患者的身份信息并解释。

3. 关闭门窗,拉好床帘或使用屏风遮挡患者。

4. 协助患者脱去对侧裤腿盖在近侧腿部,并盖上浴巾,对侧腿用盖被遮盖。患者取仰卧屈膝位,两腿略外展,露出外阴。

5. 将一次性中单(或橡胶单和治疗巾)垫于患者臀下,弯盘、治疗碗置于外阴旁。戴一次性手套。

6. 擦洗会阴部

(1) 男性:一手用纱布包住阴茎并提起,另一手用镊子夹取棉球由上而下、环形擦洗阴茎头部、下部和阴囊(图 2-34);擦洗肛门时,可协助患者取侧卧位,一手将臀部分开,一手用毛巾或擦拭纸巾擦洗干净。

(2) 女性:右手用镊子夹取棉球由外向内、自上而下,依次擦拭阴阜、大阴唇(图 2-35)。而后用左手分开大阴唇,同样顺序擦拭小阴唇、尿道口、阴道口和肛门,污棉球置弯盘内;如使用温水冲洗法,则置便盆于患者臀下,一手持水壶,另一手用镊子夹取棉球,按相同顺序边冲边擦洗。冲洗后擦干会阴部,撤去便盆。

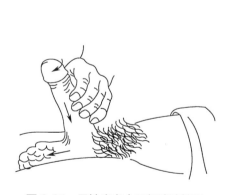

图 2-34 男性患者会阴部清洁护理

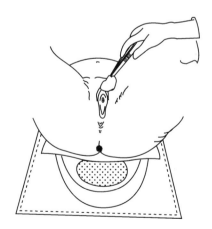

图 2-35 女性患者会阴部清洁护理

7. 撤出患者臀下的一次性中单(或橡胶单和治疗巾),放于治疗车下层。

8. 脱去一次性手套,协助患者穿好衣裤。

9. 协助患者取舒适卧位,整理床单位。

10. 整理用物,洗手,记录执行时间及护理效果。

【注意事项】

1. 操作时应符合人体力学原则,保持良好身体姿势,注意省时节力。

2. 操作中注意遮挡,减少暴露,保护患者的隐私;擦洗外阴时,动作应轻柔,并注意擦净皮肤皱褶处;如患者有会阴部或直肠手术,应使用无菌棉球擦净手术部位及会阴部周围。

3. 留置导尿管者,由尿道口处向远端依次用消毒棉球擦洗。

4. 女性患者月经期间宜采用会阴冲洗,冲洗时注意水温(低于擦洗温度)。

5. 掌握操作要领(表 2-12)。

表 2-12　会阴部清洁护理

易错环节	正确动作要点
1. 安置患者体位	靠近护士,并确保舒适,同时避免操作中护士身体过度伸展,减少肌肉紧张和疲劳
2. 擦洗	擦洗男性阴茎头部时由尿道口向外环形擦洗,注意擦净冠状沟皱褶处皮肤;擦洗女性外阴部时从会阴部向肛门方向擦洗,防止细菌向尿道口传播;留置导尿管者,由尿道口处向远端依次用消毒棉球擦洗

四、运送患者法

案例导入

李某,男,42 岁,体重 75kg。户外作业中因高处坠落导致颈腰椎骨折,由"120"救护车转运至医院急诊科就诊。

请问:该名患者适合采用哪一种搬运方法?

实验 11　平　车　法

【目的】

运送不能起床的患者入院,做各种特殊检查、治疗、手术或转运。

【适用指征】

适用于运送不能自行下床活动的患者。

【操作资源】

1. 用物　平车,带套的毛毯或棉被。如为骨折患者,应准备木板垫于平车上,并将骨折部位固定稳妥;如为颈椎、腰椎骨折患者或病情较重的患者,应备有帆布中单或布中单。

2. 环境与设施　环境宽敞,便于操作。

【操作程序】

1. 洗手,检查平车性能是否良好,将平车推至患者床旁。

2. 核对患者床号、姓名、手腕带,评估患者的年龄、体重、意识状态、病情与躯体活动能力、损伤部位及合作程度等,向患者或家属解释操作目的及过程,取得患者的配合。

3. 备齐用物,安置好患者身上的导管。

4. 搬运患者

(1) 挪动法:适用于病情许可、可以适当配合动作的患者。

1）移开床旁桌椅,嘱患者自行移至床边。

2）将平车与床平行并紧靠床缘,大轮靠近床头,将制动闸制动。

3）协助患者将上身、臀部、下肢依次向平车移动,使患者的头部卧于大轮端,并根据病情需要给患者安置舒适卧位。

（2）一人搬运法:适用于上肢活动自如,体重较轻的患者。

1）推平车至床尾,使平车头端(大轮端)与床尾呈钝角,将制动闸制动。

2）松开盖被,协助患者穿好衣服。

3）搬运者一手自患者腋下插至对侧肩外侧,另一手插至对侧大腿下;屈曲手指,嘱患者双臂交叉依附于搬运者颈部,抱起患者(图 2-36),稳步移动将患者放于平车中央,盖好盖被。

（3）二人或三人搬运法:适用于不能自行活动,体重较重或超重的患者。

1）同一人搬运法 1）~2）。

2）搬运者二人或三人站于床的同侧,协助患者将上肢交叉于胸前。

①二人法:搬运者甲一手托住患者头颈部及肩部,另一手托住腰部;搬运者乙一手托住患者臀部,另一手托住腘窝处(图 2-37)。

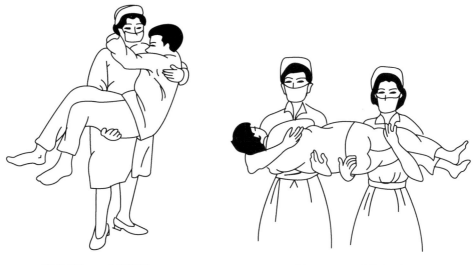

图 2-36　一人搬运法　　　　　　　　图 2-37　二人搬运法

②三人法:搬运者甲双手托住患者的头、肩胛、胸部;搬运者乙双手托住患者背、腰、臀部;搬运者丙双手托住患者腘窝及小腿处(图 2-38)。

3）合力抬起,同时移步转向平车,将患者放于平车中央,盖好盖被。

（4）四人搬运法:用于颈椎、腰椎骨折或病情较重的患者。

1）同挪动法 1）~2）。

2）搬运者甲、乙分别站于床头和床尾;搬运者丙、丁分别站于病床和平车一侧。

3）将中单放于患者腰、臀部下方。

4）搬运者甲抬起患者的头、颈、肩;搬运者乙抬起患者的双足;搬运者丙、丁分别抓住中单四角,由一人喊口令,四人合力同时抬起患者(图 2-39),将患者放于平车中央,盖好盖被。

5. 整理床单位,将床改铺成暂空床。

6. 松开平车制动闸,将平车两边护栏立起,将患者运送至目的地。

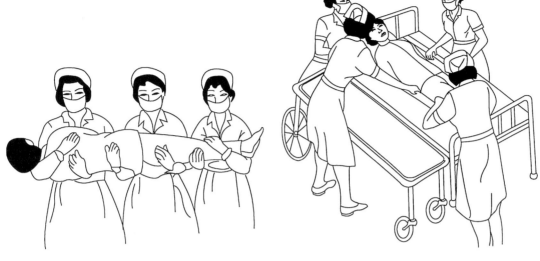

图 2-38　三人搬运法　　　　　　　图 2-39　四人搬运法

教师微课堂

【记忆口诀】

搬运法:一人搬运:病情轻,能活动(上肢);二三人搬运:不能活动,体重较重或超重;四人搬运:颈、腰椎骨折或病重。

【实验理解】

学生可以互相配合,分组练习一人、二人、三人、四人搬运法的操作要点。

【注意事项】

1. 多名护士同时搬运患者时,应注意相互配合、动作轻稳、协调一致,确保患者安全。
2. 保持输液管道、引流管道通畅,保证患者的持续性治疗不受影响。
3. 推送患者时,护士应位于患者头部一侧,随时注意观察患者的病情变化。
4. 掌握操作要领(表 2-13)。

表 2-13　平车法

易错环节	正确动作要点
1. 搬运患者	挪动法协助患者离开平车回床上时,先移动下肢,再移动上肢;一人搬运时,搬运者双下肢前后分开站立,扩大支撑面;略屈膝、屈髋,降低重心,便于转身;二人、三人搬运时,甲应使患者头部处于较高位置,减轻不适;抬起患者时,应尽量使患者靠近搬运者身体,节力;搬运骨折患者,平车上应放置木板,固定好骨折部位;颅脑损伤、颌面部外伤以及昏迷患者,应将头偏向一侧;搬运颈椎损伤的患者时,头部应保持中立位
2. 运送患者	运送过程中,平车小轮端在前,转弯灵活;速度不可过快;上、下坡时,患者头部应位于高处,减轻患者不适,并嘱患者抓紧扶手,保证患者安全;进、出门时,避免碰撞房门

思政元素

落日余晖下的温暖

2020 年 3 月 5 日,在武汉大学人民医院东院,上海复旦大学附属中山医院支援湖北医疗队队员刘凯医生在护送患者做 CT 的途中,停下来,让已经住院近一个月的 87 岁老先生欣赏了一次久违的日落。落日余晖下的两个身影,患者和医生,这个温暖人心的瞬间被拍下来后,感动无数网友。

医疗护理工作从来不是冰冷技术的合集,更应该是具有仁心仁术的医务工作者一项项仁爱举措的汇聚。给患者以援助,是医学的经常性行为,也是医学的繁重任务,其社会意义大大超过了"治愈"。希望每一位学生在步入临床工作后也都能牢记当初许下的誓言,保持学医的初心,将精湛的技术与充满人性化关怀的服务完美的结合,使患者体验到全程、全面优质的医疗护理服务。

实验 12　轮　椅　法

【目的】

1. 护送不能行走但能坐起的患者入院、出院、检查、治疗或室外活动。

2. 协助患者下床活动,促进血液循环和体力恢复。

【适用指征】

不能行走但能坐起的患者。

【操作资源】

1. 用物　轮椅(各部件性能良好),根据季节酌情准备毛毯、别针。

2. 环境与设施　移开障碍物,保证环境宽敞,便于操作。

【操作程序】

1. 洗手,检查轮椅性能是否良好。

2. 核对患者的身份信息,评估患者的年龄、体重、意识状态、病情与躯体活动能力、合作程度等,向患者或家属解释操作目的及过程,取得患者的配合。

3. 将轮椅推至床旁,将椅背与床尾平齐,椅面朝向床头,翻起脚踏板,扳起制动闸制动。

4. 患者上轮椅前的准备

(1) 扶患者坐起,协助穿衣、鞋。

(2) 嘱患者用手掌撑住床面以维持坐姿。

5. 协助患者上轮椅

(1) 嘱患者将双手置于护士肩上,护士双手环抱患者腰部,协助患者下床。

(2) 协助患者转身,嘱患者用手扶住轮椅把手,坐于轮椅中(图 2-40),嘱患者尽量向后坐,勿向前倾斜或自行下轮椅,根据季节采取保暖措施(图 2-41)。

(3) 翻下脚踏板,协助患者将双足置于脚踏板上,必要时安全带绑于胸前。

(4) 整理床单位,铺暂空床。

(5) 观察并询问患者,确定无不适后,放松制动闸,将患者运送至目的地。

6. 协助患者下轮椅

(1) 将轮椅推至床尾,使椅背与床尾平齐,患者面向床头。

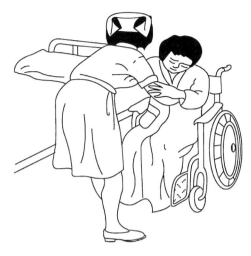

图 2-40 协助患者坐轮椅

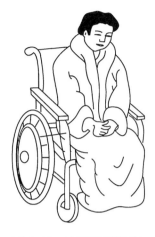

图 2-41 轮椅患者保暖法

（2）扳制动闸将轮椅制动，翻起脚踏板，向患者解释下车过程。

（3）站在患者面前，两腿前后放置，并屈膝，让患者双手放于护士肩上，双手扶住患者腰部并最好用膝盖顶住患者的膝部，协助患者慢慢转向床沿，坐于床缘。

（4）协助患者脱去鞋子及保暖外衣，躺卧舒适，盖好盖被。

（5）整理床单位，观察病情。

7. 推轮椅至原处放置，必要时做记录。

【注意事项】

1. 保证患者安全，运送前仔细检查轮椅各部件性能。

2. 根据室外温度适当增加衣服、毛毯，以免患者着凉。

3. 患者进、出门口时，嘱患者双手放在胸前，以免碰撞。

4. 运送过程中系好安全带，应密切观察患者病情变化。

5. 掌握操作要领（表 2-14）。

表 2-14 轮椅法

易错环节	正确动作要点
1. 患者上轮椅前的准备	身体虚弱者，坐起后，应适应片刻，无特殊情况方可移动，以免发生直立性低血压
2. 运动过程	推轮椅过门槛时，翘起前轮，避免过大震动 下坡时，运送者在前，倒推轮椅，嘱患者抓紧扶手，保证患者安全

五、冷热应用技术

案例导入

李某，男，23 岁。因"高热、意识障碍 5 小时"入院。入院查体：T 41℃，P 132 次 /min，BP 100/70mmHg，深昏迷。入院诊断为：高温中暑。护士为其进行乙醇拭浴。

请问：

1. 乙醇拭浴溶液的浓度和温度是多少？

2. 在实施乙醇拭浴时应注意什么？

冷热疗法是临床常用的物理治疗方法。其作用原理是利用低于或高于人体温度的物质,作用于人体的局部或全身,达到止痛、止血、退热、消炎、增进舒适和减轻症状的目的。

实验 13　冷　湿　敷

【目的】

消肿、止痛、止血、消炎。

【适用指征】

早期扭伤、挫伤的消肿、止痛。

【操作资源】

1. 用物　脸盆、纱布、卵圆钳、橡胶单、凡士林、一次性治疗巾、干毛巾、棉签、屏风(必要时)。

2. 环境与设施　室温适宜,酌情关闭门窗,必要时屏风或床帘遮挡。

【操作程序】

1. 洗手,备齐用物,携用物至床旁。

2. 核对患者的身份信息,评估患者的年龄、病情、意识、体温、治疗情况、局部皮肤情况、活动能力、心理状态和合作程度,向患者或家属解释操作目的及过程,取得配合。

3. 指导或协助患者取舒适卧位,必要时用屏风或床帘遮挡。暴露患处,铺橡胶单、治疗巾于受敷部位下方,用棉签在受敷部位涂上凡士林,再盖上一层纱布。

4. 冷敷

(1) 将敷布浸入冰水中浸透,再用长钳夹起拧至不滴水,抖开敷于患处(图 2-42);高热患者降温敷于前额部。

(2) 每 3~5 分钟更换一次敷布,持续 15~20 分钟。

5. 密切观察局部皮肤变化及患者反应。

6. 操作后处理

(1) 冷敷完毕,撤去纱布与敷布,擦掉凡士林,擦干冷敷部位,撤去橡胶单与治疗巾。

(2) 协助患者穿好衣服,取舒适体位,整理床单位。

7. 整理用物,洗手,记录冷敷的部位、时间、效果、患者的反应等。

【注意事项】

1. 注意检查敷布的温度变化,及时更换,同时密切观察局部皮肤情况及患者反应,防止冻伤。

2. 若为降温,应在冷湿敷 30 分钟后测量体温,并将体温记录在体温单上。

3. 掌握操作要领(表 2-15)。

表 2-15　冷湿敷

易错环节	正确动作要点
冷敷	涂凡士林范围大于冷敷面积,保护皮肤免受过冷刺激;若为开放性伤口,须按无菌技术处理。控制时间,每 3~5 分钟更换一次敷布,持续 15~20 分钟,既保证冷敷效果又防止产生继发效应

实验 14　乙醇(或温水)拭浴

乙醇是一种挥发性的液体,拭浴时在皮肤上迅速蒸发,吸收和带走机体大量的热,同时乙醇又具有刺激皮肤血管扩张的作用,因而散热能力较强。或使用低于患者皮肤温度的温

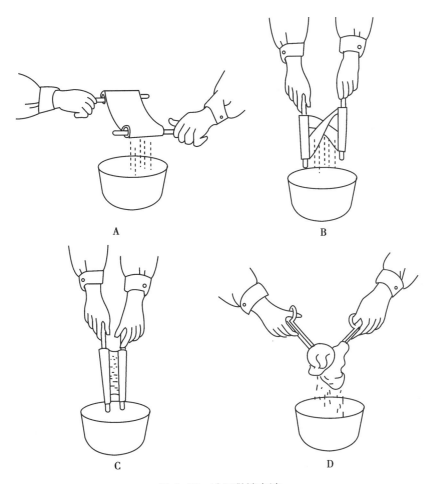

图 2-42　冷湿敷拧布法

水拭浴,可使机体的热量通过传导发散;另外,拭浴时应用按摩手法刺激血管被动扩张,可更加促进散热作用。

【目的】

通过全身用冷,为高热患者降温。

【适用指征】

应用于高热患者降温。

【操作资源】

1. 用物　30℃ 25%~35% 乙醇溶液 200~300ml(或盆内盛放 32~34℃温水、2/3 满),大毛巾、小毛巾、热水袋及套、冰袋及套,必要时备干净衣裤、屏风、便器。

2. 环境与设施　室温适宜,酌情关闭门窗,必要时屏风或床帘遮挡。

【操作程序】

1. 洗手,备齐用物,携用物至床旁。

2. 核对患者的身份信息,评估患者的年龄、病情、意识、体温、治疗情况、有无乙醇过敏史、皮肤情况、活动能力、心理状态和合作程度,向患者或家属解释操作目的及过程,取得配合。

3. 用床帘或屏风遮挡患者,揭开盖被。

4. 置冰袋于患者头顶部,以助降温并防止头部充血而致头痛;置热水袋于足底部,以促进足底血管扩张而减轻头部充血。

5. 拭浴

(1) 方法:患者取仰卧位,协助患者脱去衣裤,将大毛巾垫于擦拭部位的下面,将小毛巾浸入乙醇溶液(或温水)中,再拧至半干,缠于手上成手套状,按顺序以离心方向拭浴,拭浴毕,用大毛巾擦干皮肤。

(2) 顺序

1) 双上肢:协助患者脱去上衣,按顺序擦拭:①颈外侧→肩→上臂外侧→前臂外侧→手背;②侧胸→腋窝→上臂内侧→前臂内侧→手心。

2) 腰背部:患者取侧卧位,从颈下肩部→臀部。擦拭毕,更换上衣。

3) 双下肢:协助患者脱下裤子,患者取仰卧位,按顺序擦拭:①外侧:髂骨→下肢外侧→足背;②内侧:腹股沟→下肢内侧→内踝;③后侧:臀下→大腿后侧→腘窝→足跟。全部擦拭完毕,更换裤子。

(3) 时间:每侧(四肢、背腰部)拭浴 3 分钟,全过程不超过 20 分钟。

6. 擦拭过程中,应注意观察患者的病情变化。

7. 操作后处理

(1) 擦拭浴毕,取下热水袋,协助患者取舒适体位。

(2) 整理床单位,拉开床帘或撤去屏风。

(3) 用物清洁消毒后备用。

8. 洗手,记录拭浴时间、效果、患者的反应。

【注意事项】

1. 拭浴过程中,注意观察局部皮肤情况及患者反应,如出现寒战、面色苍白、脉搏、呼吸异常等情况,应立即停止拭浴,与医生联系,给予相应处理。

2. 胸前区、腹部、后颈、足底为拭浴的禁忌部位,因心前区用冷可导致反射性心率减慢、房室传导阻滞等;腹部用冷可导致腹泻;足底用冷可导致一过性冠状动脉收缩或反射性末梢血管收缩影响散热。婴幼儿及血液病高热患者禁用乙醇拭浴。因血液病患者用乙醇拭浴可导致或加重出血,对婴幼儿实施乙醇拭浴易造成中毒,甚至导致昏迷和死亡,故也禁忌使用。

3. 拭浴后 30 分钟,测量体温并记录于体温单上;如果体温低于 39℃,应取下头部冰袋。

4. 掌握操作要领(表 2-16)。

表 2-16　乙醇拭浴

易错环节	正确动作要点
拭浴	擦至腋窝、肘窝、手心、腹股沟、腘窝处稍用力并延长停留时间,以促进散热;全程不超过 20 分钟,防止产生继发效应

实验 15　热　水　袋

【目的】

保暖、解痉、镇痛、舒适。

【操作资源】

1. 用物　热水袋及套、水温计、毛巾、盛水容器、热水。

2. 环境与设施　室温适宜,酌情关闭门窗,避免对流风直吹患者。

【操作程序】

1. 洗手,准备用物,测量水温,并调节至所需温度。

2. 将热水袋去塞、放平,一只手持热水袋袋口的边缘,另一只手持热水壶,边灌边提高热水袋;灌至热水袋容积的 1/2~2/3 满时,逐渐放平热水袋,驱尽袋内空气并拧紧塞子,用毛巾擦干热水袋,倒提并轻轻抖动,检查有无漏水(图 2-43)。

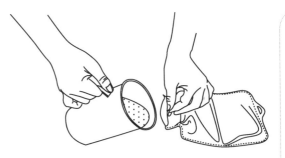

图 2-43 灌热水袋法

3. 携用物至床旁,核对患者的身份信息,评估患者的年龄、病情、意识、体温、治疗情况、局部皮肤情况、活动能力、心理状态和合作程度,向患者或家属解释操作目的及过程,取得配合。

4. 将热水袋放在所需部位,袋口朝身体外侧。

5. 根据不同目的,掌握使用时间:用于治疗,放置时间不超过 30 分钟;用于保暖可持续使用。

6. 注意观察治疗效果与患者反应、热水温度等。

7. 用毕,撤去热水袋;将热水倒空,热水袋倒挂、晾干后向袋内吹入少量空气,旋紧塞子,放阴凉处;布袋洗净以备用。

8. 洗手,记录使用部位、时间、效果、患者的反应。

【注意事项】

1. 意识不清、感觉迟钝的患者使用热水袋时应再包一块大毛巾或放于两层毯子之间,并定时检查用热部位皮肤情况,以防烫伤。严格执行交接班制度,并嘱患者及家属不得自行调节热水袋水温。

2. 热水袋灌水过多会导致膨胀,影响接触面积,使患者不适,故只能灌水 1/2~2/3 满;如果炎症部位热敷,只能灌水 1/3 满,以免压力过大,引起疼痛。

3. 掌握操作要领(表 2-17)。

表 2-17 热水袋

易错环节	正确动作要点
1. 测量、调节水温	成人 60~70℃,对感觉迟钝,循环不良等患者,如昏迷、老人、婴幼儿等,水温应低于 50℃
2. 观察	如皮肤潮红、疼痛,应停止使用,并在局部涂凡士林以保护皮肤 保持热水温度,保证达到治疗效果

六、拓展

(一)医用过床器

医用过床器又叫医用过床易、医用转移板,是采用高科技材料之间的平滑滚动来实现患者平稳安全的过床或移动,常用于病床、平车、手术台、CT 台、X 线检查台之间的过床。医用过床器分为常规型和高落差型。

常规型:通过床板与过床板外套之间的摩擦滑动而使过床板外套循环滚动,从而使躺在过床器的患者轻松转移到另外一张床上或台面上。尺寸一般为 170cm×50cm,能对折,携带操作方便,不足之处是床与其他设备之间落差不超过 10cm。

高落差型:采用树脂材料制造,具备担架功能,当床与手术台、平车、病床、CT 台等出现高落差时,利用自身独特的韧性、适中的弹性使患者平稳、安全地过床。

使用医用过床器的目的是使患者的颈部及全身都被平移,避免了过床中产生的意外,也可减轻患者被搬动的痛苦;还大大降低了医护人员转移患者的劳动强度,可避免医护人员长期过床操作引起的腰肌劳损、腰椎间盘突出、下背痛等问题。适用于肥胖、全麻、危重手术后、骨折大手术后等患者使用。

　　(二)多功能程控自动翻身床

　　基于人体睡眠生理设计的自动翻身床。其特点:与以往通过推动人躯体位置改变实现翻身的机理不同,它是通过不同部位床板预定设计的变形程序来实现。整个床板可因电机的动力和减速机构作用及合适的速度匀速自动旋转,及时改变使用者的身体背部、左侧和右侧躯体与地面重力相应的位置,从而改变身体受压部位,达到翻身效果。可提前设置"被动翻身模式"在睡眠过程中实现定时自动翻身。该翻身床的优点是患者睡眠中实现翻身,对使用者的躯体影响小,翻身过程舒缓、自然,能实现 90°左右侧翻,翻身的同时实现屈膝。

　　适用于不能自主翻身的失能患者使用。

　　(三)冰毯机

　　又叫医用冰毯全身降温仪,包括单纯降温法及亚低温治疗法两种。单纯降温法适用于高热患者;亚低温治疗适用于重型颅脑损伤患者。其工作原理是采用半导体制冷,利用主机将水箱内冷却的蒸馏水与冰毯内的水进行循环交换,通过毯面与皮肤持续接触进行冷热交换,进而达到降温的目的。

　　使用时,毯面上覆盖一层中单,患者脱去上衣,将整个背部置于冰毯上,根据需要盖薄毛毯或毛巾被。使用过程中,注意保持毯面、背部的干燥、清洁,密切观察腋温或肛温变化情况;为防止温度显示不准确引起低温情况,应确保腋温或肛温传感器妥善固定、患者的身体不离开毯面。

七、综合实验与思考

　　1. 张某,女,56 岁。因意外事故导致颈椎骨折而急诊入院。请问:

　　(1)护士应为该患者做好哪些方面的入院护理工作?

　　(2)患者术后送往病房时全麻尚未清醒,护士应采用何种方式运送患者? 运送过程中应注意哪些问题?

　　(3)为保证患者的安全与舒适,护士应采取哪些护理措施?

　　2. 王某,男,42 岁,73kg。左下肢骨折收治入院。入院第 2 日,遵医嘱对骨折部位进行CT 检查,入院第 3 日,手术。请问:

　　(1)运送该患者 CT 检查时,应采用哪种转运工具?

　　(2)患者手术后运回病房,应采用哪种转运工具?

　　(3)患者手术后适合采用哪种搬运法?

02章02节PPT

PPT 课件

第二节　无菌与感染控制

　　医院是患者聚集的场所,医院感染伴随着医院的存在而产生。医院感染预防与控制日益引起医院管理者的关注和重视,它是保障患者安全、提高医疗质量以及维护医务人员职业健康的一项重要工作。世界卫生组织向全球推荐的医院感染控制 5 类措施包括无菌操作、消毒、隔离、合理使用抗菌药物、监测医院感染控制效果等。医院感染预防与控制技术是临床护士广泛使用的重要基础技术。

一、手卫生

手卫生是医务人员在从事职业活动过程中的洗手、卫生手消毒和外科手消毒的总称。医务人员手卫生规范,由国家卫生健康委员会制定颁布,是国家卫生行业标准,医务人员应当严格遵照执行。

实验1　六步洗手法

洗手(washing hands)是指医务人员用流动水和洗手液(肥皂)揉搓冲洗双手,去除手部皮肤污垢,碎屑和部分微生物的过程。根据国家最新(WS/T 313—2019)行业标准,医护人员采用六步洗手法。

【目的】

1. 去除手部皮肤污垢和大部分暂居菌,切断通过手传播感染的途径。

2. 避免护理操作过程中污染无菌物品或清洁物品。

3. 防止感染和交叉感染。

【适用指征】

1. 接触患者前。

2. 清洁、无菌操作前,包括进行侵入性操作前。

3. 暴露患者体液风险后,包括接触患者黏膜、破损皮肤或伤口、血液、体液、分泌物、排泄物、伤口敷料等之后。

4. 接触患者后。

5. 接触患者周围环境后,包括接触患者周围的医疗相关器械,用具等物品表面后。

【操作资源】

1. 用物　洗手液、肥皂等。

2. 环境与设施　流动水洗手池设备、擦手纸或干手器。

【操作程序】

1. 摘除手部饰物,修剪指甲,卷袖过肘,打开水龙头,调节水流(最好采用"非手触式开关"),在流动水下使双手充分淋湿。关上水龙头,取适量洗手液均匀涂抹于整个手掌、手背、手指、指缝表面。

2. 六步揉搓双手(揉搓过程至少15秒)

(1) 洗手掌:两手掌心相对,手指并拢,一手从另一手掌根部向指尖部搓移。两手交替进行(图2-44)。

(2) 洗手背与背侧指缝:一手手心叠盖于另一手手背,手指交叉,沿指缝相互揉搓。两手交替进行(图2-45)。

(3) 洗掌侧指缝:两手掌心相对,手指交叉,沿手指缝搓移。两手交替进行(图2-46)。

(4) 洗指背:一手弯曲手指关节成半握拳状,另一手掌心覆盖指背并旋转搓擦。两手交替进行(图2-47)。

(5) 洗拇指:一手握住另一手拇指,旋转搓擦拇指与拇指缝。两手交替进行(图2-48)。

(6) 洗指尖:弯曲各手指关节,把指尖合拢在另一手掌心旋转搓擦。两手交替进行(图2-49)。

3. 用流动水冲净手上的洗手液(或肥皂),用纸巾擦干双手。

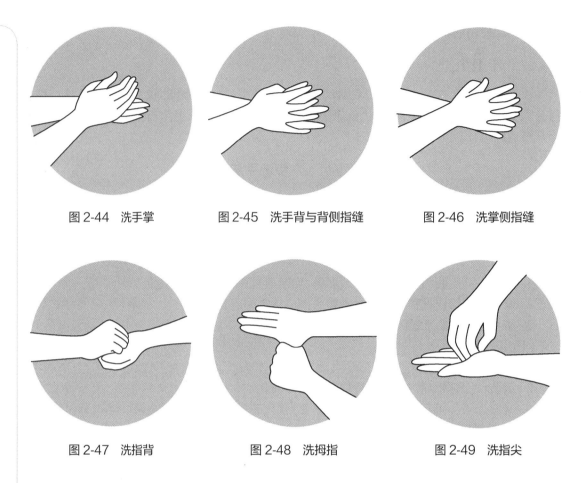

图 2-44 洗手掌　　　　图 2-45 洗手背与背侧指缝　　　　图 2-46 洗掌侧指缝

图 2-47 洗指背　　　　图 2-48 洗拇指　　　　图 2-49 洗指尖

教师微课堂

【记忆口诀】
洗手顺序:一搓、二背、三擦、四扭、五转、六揉。

【实验理解】
学生双手涂胶水,沾满米粒(模拟细菌),感受六步洗手的步骤,加深理解操作。

【注意事项】

1. 明确选择洗手方法的原则。当手部有血液或者其他体液等肉眼可见污染时,或者可能接触到对速干手消毒剂不敏感的病原微生物时,应使用洗手液和流动水洗手。当医务人员接触传染病患者的血液、体液和分泌物以及被传染病病原微生物污染的物品后,或者直接为传染病患者进行检查、治疗、护理或者处理其污物后应先洗手,再进行卫生手消毒。

2. 遵循洗手流程,揉搓面面俱到。遵照洗手流程和步骤,调节合适的水温、水流,避免污染周围环境;如水龙头为手触式的,注意随时清洁水龙头开关。揉搓时各个部位都需洗到,尤其要认真清洗指背、指甲、指尖、指缝、指关节等易污染的部位;冲洗双手时注意指尖向下。

3. 牢记洗手时机,掌握洗手指征。

4. 手部不佩戴戒指、手链等饰物。

5. 建议使用一次性纸巾擦干双手。

6. 掌握操作要领(表2-18)。

表2-18 手的清洗与消毒法

易错环节	正确动作要点
1. 准备	充分暴露洗手范围,卷袖过肘
2. 洗手	洗手范围:双手手掌、手背(必要时洗手腕) 按六步洗手法的顺序揉搓双手,每个步骤来回3次,持续15秒以上。避免遗漏某个面,洗手时遵循所学顺序
3. 冲手	使用流水冲净洗手液(或肥皂),洗净双手不可再次接触水龙头,避免手的二次污染,若非感应水龙头,可用纸包裹龙头将其关闭

二、无菌技术

案例导入

王某,男,50岁,患2型糖尿病10年。两周前因穿新鞋导致足跟处磨出水疱,自行在家挤破水疱后未处理,后发现伤口扩大并有脓液渗出。患者入院后,护士查体时发现其足跟部有4cm×5cm溃疡,深达皮下组织,有坏死组织形成,渗液较多。医嘱:创口换药。

请问:护士应如何准备换药用物?

无菌技术是预防医院感染的一项基本而重要的技术。其基本操作方法根据科学原则制订,每个医务人员都必须熟练掌握并严格遵守,任何一个环节都不能违反,以保证患者的安全。

实验2 无菌技术操作

无菌技术操作(aseptic technique operation)是指在执行医疗、护理操作过程中,防止一切微生物侵入人体和保持无菌物品及无菌区域不被污染的技术。在临床中,护士操作频率较高的无菌技术有无菌持物钳(镊)、无菌包、无菌容器、无菌溶液及无菌手套的使用。

【目的】

1. 取用或传递无菌物品。

2. 保持无菌物品处于无菌状态。

3. 避免无菌环境污染。

【适用指征】

进行各项护理技术操作、手术、伤口换药等无菌操作时。

【操作资源】

1. 用物　根据患者伤口情况准备治疗盘、无菌治疗巾、换药碗、小镊子、无菌溶液、无菌手套、无菌持物钳或持物镊、无菌镊子罐、敷料罐(内有纱布块、棉球、棉签、安尔碘、弯盘、污物桶、伤口敷料等。物品摆放合理,便于操作,避免污染。

2. 环境与设施　光线适宜,清洁车或清洁台整洁、宽敞。无菌操作前30分钟通风,停止清扫地面,减少走动,以降低室内空气中的尘埃。

【操作程序】

1. 无菌持物钳(镊)的使用　无菌持物钳(镊)是用于夹取和传递无菌物品的器械。

(1) 查对:检查无菌持物钳包有无破损、潮湿,消毒指示胶带及指示卡是否变色,是否在有效期内。湿式保存法消毒液面要浸没持物钳轴节以上 2~3cm 或镊子长度的 1/2,每个容器内只能放置一把无菌持物钳;消毒液应每周更换 2 次,特殊科室如手术室、门诊注射室、换药室等使用较多的部门则应每天更换。容器及持物钳每周更换消毒灭菌。干燥保存法 4~8 小时更换一次。

(2) 取钳:打开容器盖,手心向下持无菌持物钳上 1/3,将钳移至容器中央,钳端闭合,垂直取出。钳端不可触及容器边缘及液面以上的容器内壁(图 2-50)。

(3) 用钳:使用时保持钳端向下,在肩以下腰部以上视线范围内操作。如需到远处夹取无菌物品,应连同容器一起搬移,就地取出使用,防止持物钳在空气中暴露过久而污染;用无菌钳夹取所需物品,放在准备好的无菌区内,不可跨越无菌区。

(4) 放回钳:用后需立即放回容器中,减少在空气中暴露的时间。放回时先闭合钳端,垂直放入容器中,然后松开轴节,使钳端分开,盖好容器盖。

2. 打开无菌包法　无菌包应选用质厚、致密、未脱脂棉布制成的双层包布或无纺布,并用封包胶带包扎。

(1) 查对:检查无菌包名称、灭菌日期、灭菌效果,检查包的干燥性、完好性。如超过有效期,有潮湿或破损不可使用。

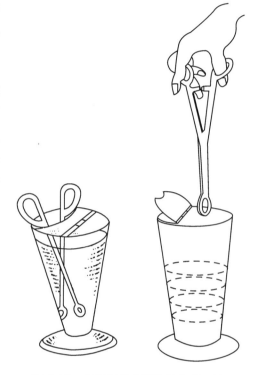

图 2-50　无菌持物钳的浸泡与使用法

(2) 打开包布:将无菌包平放在清洁、干燥、平坦的操作处,打开封包胶带,依次打开包的上角和左右角,最后打开下角。内层包布用无菌持物钳打开。

(3) 取巾:用无菌持物钳夹取治疗巾放于清洁治疗盘内。

(4) 包无菌包:无菌包内剩余物品按原折痕包好,贴好封包胶带。注明开包日期、时间,并签名。所剩物品 24 小时内可使用。

3. 铺无菌盘法　无菌盘是将无菌巾铺在清洁干燥的治疗盘内,形成一无菌区,以放置无菌物品,供治疗之用。

(1) 单巾铺盘法

1) 铺巾

① 单层底铺巾法:双手捏住无菌巾一边外面两角,轻轻抖开,双折铺于治疗盘上,将上层向近端呈扇形折叠,开口边向外(图 2-51)。

② 双层底铺巾法:双手捏住无菌巾一边外面两角,轻轻抖开,从远到近折成双层底,将上层扇形折叠,开口边向外(图 2-52)。

2) 覆盖:放入无菌物品后,拉平扇形折叠层,盖于物品上,上下层边缘对齐。将开口处向上翻折两次,两侧边缘向下(或向上)翻折一次。

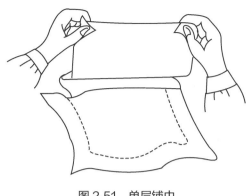

图 2-51　单层铺巾

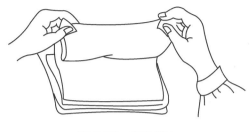

图 2-52　双层铺巾

3) 记录:记录铺盘时间、内容物、并签名。

(2) 双巾铺盘法:夹取无菌巾一块,双手持巾的近身一面的两角,由对侧向近侧平铺在盘上,无菌面向上,夹好所需物品。依法夹取另一无菌巾,由近侧至对侧覆盖于盘上,无菌面朝下,两巾边缘对齐,两侧多余部分向上翻折,注意不暴露无菌面。

(3) 三巾铺盘法:同二巾法放入无菌物品,取第三块治疗巾,同法打开,自近而远,无菌面向下盖于物品上,边缘对齐,按近、远、两侧顺序向上整齐翻折。准备好的无菌盘若不立即使用,应注明铺盘时间。

4. 无菌容器使用法　经灭菌处理的盛放无菌物品的器具称为无菌容器,如无菌盒、贮槽、罐等。

(1) 查对:核对无菌容器消毒指示卡、灭菌日期。

(2) 开盖:打开容器盖,平移离开容器,内面向上置于稳妥处或拿在手中(图 2-53)。盖子不得在无菌容器上方翻转,以防灰尘落于容器内造成污染。取盖时,手不可触及盖的边缘及内面,防止盖内面触及桌面或任何非无菌区域。

(3) 取物:用无菌持物钳从无菌容器内垂直夹取无菌物品。

(4) 盖盖:取物后立即将盖翻转,使内面向下,由近向远或从一侧向另一侧盖严。

(5) 持无菌容器:手持无菌容器时(如无菌碗)应托住容器底部。(图 2-54)

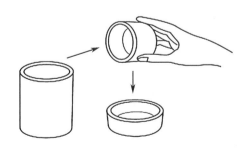

图 2-53　打开无菌容器

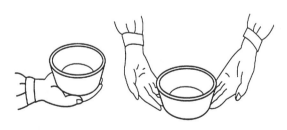

图 2-54　手持无菌容器

5. 取用无菌溶液法

(1) 查对:核对无菌溶液的名称、浓度、剂量、有效期,检查瓶盖有无松动,瓶身有无裂痕,对光检查溶液质量。

(2) 冲洗瓶口:用启瓶器打开密封瓶外盖。从瓶签一侧用拇指和示指或双手拇指将橡胶盖边缘向上翻起,再用示指和中指套住橡胶塞或捏住边缘将其拉出。手不可触及瓶口及瓶塞的塞入部分,瓶塞可套在示指和中指上或反转置于桌面稳妥处。手握溶液瓶的标签面,倒出少量溶液于弯盘内。

（3）倒溶液：由冲洗瓶口原处倒出所需溶液于无菌容器中。（图2-55）

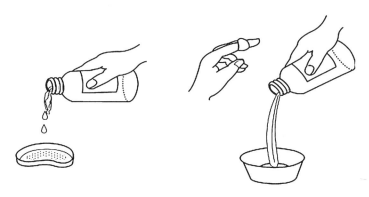

图2-55　倒无菌溶液

（4）盖瓶塞：倒溶液后立即塞上橡胶塞，以瓶签侧面位置为起点旋转消毒瓶盖及瓶口边缘后翻下盖好。

（5）记录：在瓶签上注明开瓶日期、时间，并签名。

6. 戴无菌手套法

（1）查对：检查手套型号、灭菌日期，有无潮湿及破损。

（2）戴手套（图2-56）

1）分次取戴法：一手掀起手套袋开口处外层，另一手捏住手套翻折部分（即手套内面），取出手套，对准五指戴上；同法掀起另一袋口，已戴无菌手套的手指插入另一手套的翻折内面（即手套外面），取出手套，同法将手套戴好。

2）一次取戴法：两手同时掀起手套袋开口处外层，持手套翻折部分同时取出一双手套戴上。将两手套五指对准，一手捏住手套翻折部分，一手对准手套五指戴上；再以戴好手套的手指插入另一手套的翻折内面，同法将手套戴好。

（3）调整：双手对合交叉调整手套位置，使指端充实。然后将手套的翻折扣套在工作衣

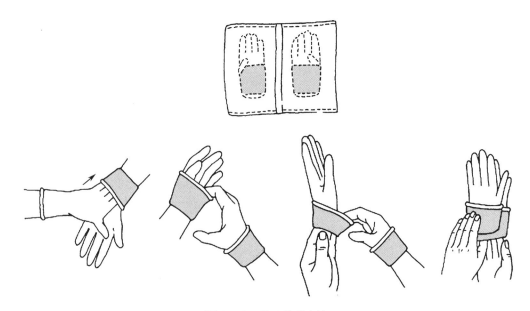

图2-56　戴无菌手套法

袖外面,手套外面的滑石粉须用无菌生理盐水冲净。

(4) 脱手套:操作完毕洗净手套外污物,一手捏住另一手套腕部外面,翻转脱下,再以脱下手套的手插入另一只手套内,清洁面向外翻转脱下(图2-57),弃入医用垃圾袋内。

7. 整理

(1) 用物分类处理。

(2) 洗手,脱口罩,记录。

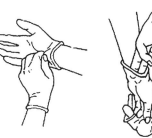
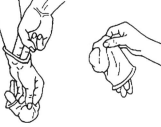

图 2-57 脱无菌手套法

教师微课堂

【记忆口诀】

核签开袋掀开口,慎持手套防污染,对准五指轻巧戴,腕边翻压袖口外。

"内外授受不亲",即未戴手套的手不可触及手套的外面(无菌面)。已戴手套的手不可触及未戴手套的手或另一手套的内面(非无菌面)。

【实验理解】

学生两人一组,互相观察对方戴无菌手套的细节。

【注意事项】

1. 操作中严格遵守无菌操作原则及查对制度。换药时,用物选择合理、齐全,明确物品的无菌区和非无菌区。

2. 准确记录无菌包、无菌盘、无菌容器和无菌溶液的使用时间。

3. 操作中,戴、脱手套时避免污染、强行拉扯手套边缘,如发现有破洞,应当立即更换;无菌持物钳不能夹取未灭菌的物品,也不能夹取油纱布;无菌巾放置的位置要恰当;放入无菌物品后上、下两层边缘要整齐;无菌区内物品放置有序,取用方便;手臂不可跨越无菌区。

4. 掌握操作要领(表2-19)。

表 2-19 无菌技术法

易错环节	正确动作要点
1. 无菌持物钳	保持钳端向下,如倒转向上,消毒液倒流而污染钳端也视为被污染
2. 打开无菌包	如包内用物未用完,按原折痕包起,包扎成"一字形","一字形"表示此包已打开过,应尽快用完。打开的无菌包内物品有效期为24小时
3. 铺无菌盘	上下层无菌巾边缘对齐后翻折以保持无菌。保持盘内无菌,4小时内有效。操作时,先打开反折部分,再打开盖巾一侧的1/4,戴手套后,抓好无菌面将无菌巾打开取物
4. 使用无菌容器	从无菌容器内取出的物品即使未用也不能放回原处。防止容器内物品在空气中暴露过久,防止跨越无菌区。手指不可触及容器边缘及内面
5. 取用无菌溶液	手不可触及瓶口及瓶塞的塞入部分,避免沾湿标签,少量溶液冲洗瓶口。瓶口不能接触容器,液体流出处应小于冲洗处以防污染。打开的无菌溶液有效期为24小时
6. 戴无菌手套	未戴手套的手不可触及手套的外面(无菌面)。已戴手套的手不可触及未戴手套的手或另一手套的内面。脱手套时,勿使手套外面(污染面)接触到皮肤

三、隔离技术

隔离技术（isolation technique）是将传染病患者、高度易感人群安置在指定地方，暂时避免和周围人群接触，对前者采取传染病源隔离，防止病原体向外传播；对后者需采取保护性隔离，使其免受感染。穿、脱医用防护服是隔离的重要措施之一。广义的医用防护服指医疗环境下医务人员穿着的各类服装。根据医用防护服的不同使用场合以及功能特性，可将医用防护服分为手术衣、隔离衣和医用一次性防护服等。

案例导入

王某，男，29岁，汽车司机。因疲劳驾驶与前车追尾，造成车祸，方向盘挤压其胸部导致外伤。胸痛、痰多、呼吸困难、心悸、口渴。无昏迷、咳血、无腹痛、血尿，无肢体活动障碍。1小时后送达医院紧急手术抢救。

请问：手术护士应如何准备以配合医生完成手术？

实验3 穿无菌手术衣

洗手方法不能完全消灭皮肤深处的细菌，因此，医务人员洗手并消毒后必须穿上无菌手术衣，戴上无菌手套，方可进行手术。

【目的】

保护患者和手术人员，防止污染手术野和手术中交叉传染。

【适用指征】

无菌手术前。

【操作资源】

1. 用物 洗手液或肥皂、消毒液或消毒洗手液、无菌手刷、无菌小毛巾、外科手消毒液、无菌手术衣包。

2. 环境与设施 光线适宜，整洁、宽敞。

【操作程序】

1. 穿对开式手术衣法（图2-58）

（1）从已打开的无菌衣包内取出无菌手术衣，看清衣服的上下和正面。

（2）双手提起衣领的两角，在较空旷处，充分抖开手术衣，正面朝前。

（3）将手术衣轻轻上抛，双手顺势同时插入袖筒，两臂向前平举伸直。

（4）巡回护士在背后协助从袖笼内向后拉直露出双手，并系住衣领后带。

（5）双手交叉，身体略向前倾，用手指夹起腰带递向后方，由巡回护士接住腰带下方协助系好腰带。

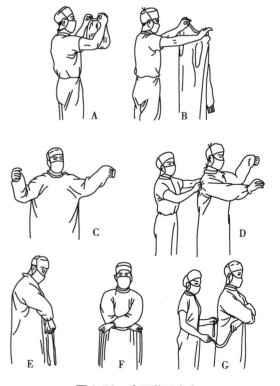

图2-58 穿无菌手术衣

2. 穿遮盖式手术衣法(图 2-58)

(1)~(4) 同穿对开式手术衣法。

(5) 戴好无菌手套后,提起腰带,由巡回护士用无菌持物钳接取。

(6) 巡回护士将腰带由洗手护士身后绕到前面。

(7) 洗手护士系腰带于腰部前方。

【注意事项】

1. 穿无菌手术衣前必须进行严格外科洗手。

2. 掌握操作要领(表 2-20)。

表 2-20 穿无菌手术衣

易错环节	正确动作要点
1. 取衣	注意衣服上下和正反面,勿碰触其他物品
2. 穿衣	穿无菌手术衣须在手术间内比较空旷的地方进行,避免两臂过度外展或过高
3. 操作	穿好手术衣后,肩以上、背部、腰以下均视为污染区不可接触。如手术不能立即开始,应将双手插入胸前特制的衣袋中,并选择手术间内较空旷处站立等待。若发现手术衣有破损、潮湿,及时更换

实验 4　穿、脱隔离衣

为切断传染途径或保护易感人群,医院采取相应的隔离技术将传染病患者和高度易感人群安置在指定地点和特殊环境中,暂时避免和周围人群接触。医务人员进入隔离室需戴口罩、帽子、穿隔离衣,只能在规定范围内活动。

【目的】

保护患者和医务人员,避免病原微生物传播,减少感染和交叉感染的发生。

【适用指征】

1. 接触感染性疾病,如传染病、多重耐药菌感染患者时。

2. 对患者实行保护性隔离时,如大面积烧伤患者、骨髓移植患者的诊疗、护理时。

3. 可能受到患者血液、体液、分泌物、呕吐物喷溅时。

【操作资源】

1. 用物　洗手液、消毒手刷、消毒小毛巾、盛放毛巾的容器、外科手消毒液、隔离衣及衣架、污衣袋。

2. 环境与设施　光线适宜,整洁、宽敞。

【操作程序】

1. 穿隔离衣(图 2-59)

(1) 戴好帽子、口罩,取下手表,洗手,卷袖过肘。

(2) 查对隔离衣,手持衣领取下隔离衣,清洁面向自己。将衣领两端向外折齐,露出肩袖内口。

(3) 一手持衣领,另一手伸入袖内,举手抖袖至前臂中上部,换手持领同法穿好另一袖。

(4) 两手持衣领由衣领中央顺边缘向后将领扣系(扣)好。

(5) 袖口边缘对齐扣好扣子或系带。

(6) 将隔离衣一边(约在腰下 5cm 处)渐向前拉,见到边缘则捏住衣外面边缘,同法捏住另一侧边缘。双手在背后将边缘对齐,向一侧折叠。以手按住折叠处,另一手将腰带拉至

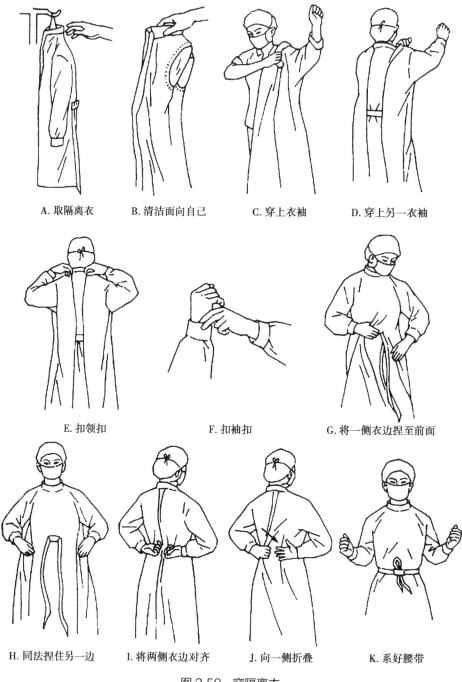

A. 取隔离衣   B. 清洁面向自己   C. 穿上衣袖   D. 穿上另一衣袖

E. 扣领扣   F. 扣袖扣   G. 将一侧衣边捏至前面

H. 同法捏住另一边   I. 将两侧衣边对齐   J. 向一侧折叠   K. 系好腰带

图 2-59 穿隔离衣

背后,压住折叠处,将腰带在背后交叉,回到前面打一活结。扣上隔离衣后缘下部边缘的扣子。

2. 脱隔离衣(图 2-60)

(1) 解开隔离衣后缘下部边缘的扣子,松开腰带在前面打活结。

(2) 解开袖扣或带,将衣袖轻轻向上拉,在肘部将部分衣袖塞入工作服衣袖内,露出双手。

(3) 彻底清洗和消毒双手并用消毒小毛巾或一次性纸巾擦干。

(4) 双手由衣领中央顺边缘向后解开领扣。

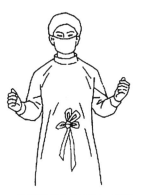

A. 松开腰带在前面打一活结

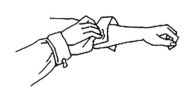

B. 将衣袖向上拉，塞在上臂衣袖下

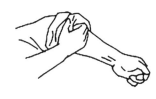

C. 用清洁手拉袖口内的清洁面

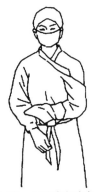

D. 将一只手放在袖内，拉另一袖的污染面

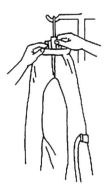

E. 提起衣领，对齐衣边挂在衣钩上

图 2-60　脱隔离衣

（5）一手伸入另一袖内拉袖过手，再用遮盖着的手握住另一衣袖子的外面，拉下袖子，双臂逐渐退出。

3. 挂衣　自两袖肩峰拉出清洁面，对好衣领，将隔离衣两边对齐，挂于衣架上（挂在半污染区清洁面向外，污染区污染面向外）。需更换的隔离衣，脱下后清洁面向外，卷好投入污衣袋中。

4. 整理　污物、用物按隔离规定处理。洗手、摘口罩。

【注意事项】

1. 严格执行隔离原则，隔离衣长短要合适，需全部遮盖工作服，有破洞时不能使用。穿隔离衣后，只能在规定的范围内活动，不得进入其他区域。

2. 穿脱隔离衣时要避免污染。隔离衣的衣领及内面为清洁面，如为保护性隔离，则内面为污染面，穿脱时需注意保持清洁面不被污染，扣领扣时袖口不可触及衣领、面部和帽子。

3. 隔离衣每24小时更换一次，接触不同病种患者时应更换，如有破损、潮湿或污染，应立即更换。

4. 隔离衣挂在半污染区时清洁面向外，挂在污染区时，污染面向外。

5. 掌握操作要领（表 2-21）。

表 2-21　穿脱隔离衣

易错环节	正确动作要点
1. 穿隔离衣	衣袖勿触及面部、衣领。污染的袖口不可触及衣领、帽子、面部和颈部。系袖扣后手已污染，不可再触及隔离衣内面。隔离衣应能遮住背面的工作服，勿使折叠处松散
2. 脱隔离衣	脱隔离衣时勿使衣袖外面塞入工作服内，保持衣领清洁

笔记栏

教师微课堂

【记忆口诀】
穿隔离衣:手提衣领穿左手,折襟系腰半屈肘。再伸右手齐上抖,系好领口扎袖口。
脱隔离衣:松开腰带解袖口,塞好衣袖消毒手。解开领口脱衣袖,对好领子挂上钩。

实验 5 穿、脱医用一次性防护服

案例导入

李某,男,21岁。2020年1月29日出现体温39℃,口服退热药后体温恢复正常,患者于2月7日行2019-nCoV核酸咽拭子检测阳性,确诊为"新型冠状病毒肺炎"。
请问:护理该患者的关键是什么?护士如何做好对该患者的各项护理工作?

医用一次性防护服是临床医务人员在接触甲类或按甲类传染病管理的传染病患者时所穿着的一次性防护用品,其主要作用是阻隔具有潜在感染性患者的血液、体液、分泌物以及空气中的微颗粒。医用一次性防护服分为分体式和连体式两种,此处介绍临床常用的连体式医用一次性防护服穿脱方法。

【目的】
1. 隔离病菌、有害超细粉尘、酸碱性溶液、电磁辐射等,保证人员的安全和保持环境清洁。
2. 避免感染,同时限制污染的扩散。

【适用指征】
1. 医务人员接触甲类或按甲类传染病管理的传染病患者时。
2. 接触经空气传播或飞沫传播的传染病患者,可能受到患者血液、体液、分泌物、排泄物喷溅时。

【操作资源】
1. 用物 消毒洗手液、医用防护口罩、一次性帽子、护目镜、防护面屏、一次性鞋套、医用连体式一次性防护服、内层手套、防水靴套、隔离衣、外层手套、清洁垃圾桶、医用黄色垃圾桶。
2. 环境与设施 防护服应在规定的区域内穿脱(清洁区、缓冲间、潜在污染区、污染区等),环境应清洁、宽敞、明亮,最好配有镜子以便有效检查防护服穿戴是否到位。并配置医疗垃圾桶及快速手消毒液和流动水。

【操作程序】
1. 穿防护服(图 2-61)
(1) 根据身高体重选择合适型号,检查防护服有效期和性能等。
(2) 手卫生:按六步洗手法揉搓双手至少15秒。
(3) 戴一次性帽子:将有松紧带的一面向后,注意头发整齐不外露、不挡眼,帽子遮住额头。

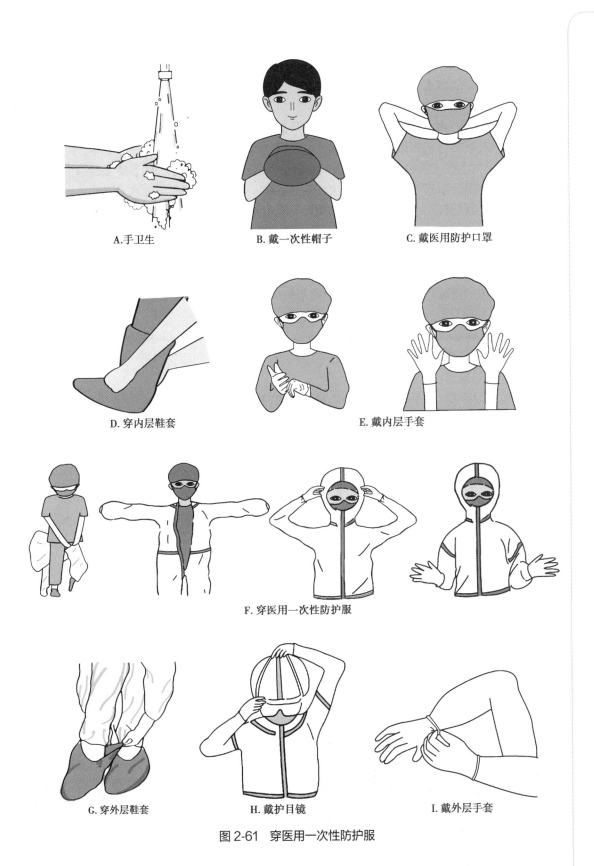

图 2-61　穿医用一次性防护服

笔记栏

(4) 戴医用防护口罩:一只手托住口罩,扣于口鼻适当位置,另一只手将下面松紧带拉至颈后双耳下方,再将口罩上端系带拉至头顶中部。压紧鼻夹,紧贴鼻梁处,口罩应完全覆盖口鼻和下颌。佩戴好后深呼吸检查(漏气实验)是否紧密。

(5) 穿内层鞋套(必要时)。

(6) 戴内层手套(必要时)。

(7) 穿防护服:取出防护服,从上向下拉开拉链抖顺防护服。先穿下衣,足背背伸,绷直足背,双腿依次伸入防护服裤腿中。上拉防护服,将双臂依次伸入防护服袖子中,戴上防护服帽子,从下向上拉上拉链,去除门襟贴条,粘贴拉链门襟。穿戴好后做下蹲和转身测试,检查防护服无破损且帽檐已完全盖住一次性帽子。

(8) 穿外层鞋套。

(9) 戴护目镜:戴上护目镜后固定好固定带,护目镜上方应压住帽檐,罩住双眼,调整至合适位置。

(10) 戴外层手套:对手套做气密性检查,戴手套至腕部,封住防护服袖口。

(11) 戴防护面屏(必要时):面屏带位放于头后,调至舒适位置,双手不接触面部。

2. 脱防护服(图 2-62)

(1) 进入一脱区(污染区与半污染区之间的缓冲区),手卫生。

(2) 摘除护目镜:闭眼,头向前倾斜,双手提拉护目镜系带摘除护目镜,不要接触到面部。

(3) 脱外层鞋套。

(4) 脱外层手套(脱手套前先解开防护服领口胶条)。

(5) 脱防护服:拉开拉链,向上提拉帽子,脱下防护服帽,脱下袖子;污染面向内侧轻轻翻转,由上至下边脱边卷成包裹状,将脱下的防护服丢入医疗废物容器中;手卫生。

(6) 进入二脱区(半污染区与清洁区之间的缓冲区),手卫生。

(7) 如戴双层手套及鞋套则先脱内层鞋套、手套手卫生后,摘除口罩、帽子。

(8) 手卫生,戴医用外科口罩。

(9) 离开缓冲区。

【注意事项】

1. 穿脱防护服过程应分区正确进行。在最接近污染区的脱衣间脱去面屏、防水鞋套、防护服、外层手套,在半污染区的脱衣间内脱去其他防护品。

2. 穿防护服全过程稳、准、轻,防护服长短大小合适,穿戴严密无暴露。

3. 脱防护服动作轻柔、熟练,确保不要将防护服上潜在的传染性病原体污染衣服、皮肤或黏膜。

4. 医务人员接触多个同类传播类病患者时,穿戴好的防护装备可连续使用。接触疑似患者时,防护装备应每个患者之间进行更换。

5. 所有脱下的物品务必放置在指定的医疗废物容器内。

6. 掌握操作要领(表 2-22)。

表 2-22　穿、脱医用一次性防护服

易错环节	正确动作要点
1. 穿防护服	选择大小适宜的帽子,充分遮盖头部及发际线的毛发。在鼻夹按压好之后,不断进行调整,并且进行呼吸测试,看口罩是否存在漏气或阻碍呼吸的情况
2. 脱防护服	护目镜或面屏外部是污染面,不可用手触及。脱靴套前,采取工字步,一脚在前一脚在后,尽量拉开距离,以防左右靴套相互污染

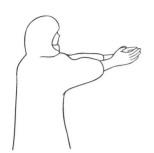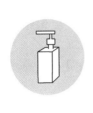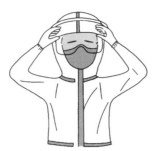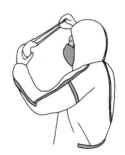

A. 手卫生，脱护目镜

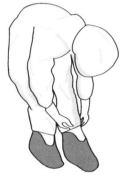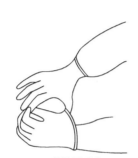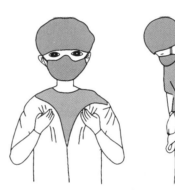

B. 脱外层鞋套　　　　　　　C. 脱外层手套　　　　　　　　D. 脱防护服

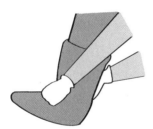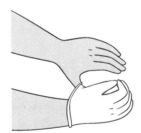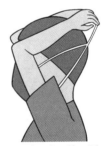

E. 脱内层鞋套　　　　　　　F. 脱内层手套　　　　　　　G. 手卫生、摘口罩

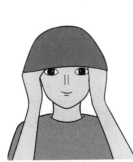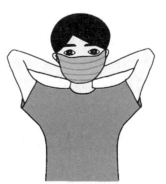

H. 脱帽子　　　　　I. 手卫生、戴医用外科口罩

图 2-62　脱医用一次性防护服

教师微课堂

【记忆口诀】

穿防护服:穿戴之前手卫生、戴好帽子及口罩;护目眼镜要戴牢;内层手套和靴套、防护面罩外手套;检查完全才算好。

脱防护服:每步操作要洗手,摘下面屏松靴套;靴套连着防护服,口罩帽子要抓牢;脱完鞋套脱手套,防护做好安全高。

知识链接

其他医用防护用品的使用

1. 护目镜的使用　佩戴护目镜时要选择贴合自己脸型的护目镜,调整系带,保持密闭。脱护目镜时建议佩戴者闭眼,头稍向前倾,松开系带,让护目镜自然脱落,这种方法可减少接触皮肤风险。

2. 医用防护面罩/面屏的使用　在配戴医用防护面罩/面屏前应检查是否有破损,配戴装置是否有松脱。正压防护面罩/面屏或电动送风过滤式呼吸器使用后应使用高水平消毒的消毒湿巾进行表面擦拭消毒。

3. 医用防护鞋套的使用　防护鞋套应具有良好的防水性能,不能使用普通无纺布制作的鞋套。医务人员从污染区回到潜在污染区前,应在缓冲间脱掉防护鞋套,避免对潜在污染区的污染。医用防护鞋套目前按一类医疗器械进行备案管理。

四、综合实验与思考

1. 李某,女,55岁。外出旅游回家后,出现发热、乏力伴有咳嗽,到医院检查:T38℃,核酸检测为阳性,入院隔离观察,经进一步检查后确诊为"新型冠状病毒肺炎"。

（1）护士个人防护的首要措施是什么？

（2）穿、脱防护服时应该注意哪些事项？

2. 万某,男,35岁。近2周来自觉乏力、食欲缺乏,间断咳白黏痰,伴有午后低热,夜间盗汗。门诊拟诊断为"肺结核"收住入院。查体:面色苍白,呼吸急促,肺部可闻及细湿啰音。胸部X线检查示"两侧肺野密布粟粒状阴影,急性粟粒性肺结核？"

（1）患者应采取何种隔离种类及哪些隔离措施？

（2）护士帮助患者输液前后,应如何进行手卫生？

第三节　经口、鼻、气道、食道护理技术

经口、鼻、气道、食道护理技术是指当患者不能自主呼吸、排痰、进食或中毒毒物不能排出时,可借助口腔、鼻腔、气道以及食道达到治疗疾病和维持患者生命体征的目的的一种护理技术,包括吸氧、吸痰、人工气道、胃管等。

02节03节PPT

PPT 课件

一、氧气疗法

案例导入

李某,男,77岁。因"呼吸困难"由"120"收入急诊科。患者主诉有窒息感,端坐呼吸,现面色苍白、脉搏细速、烦躁不安、双下肢水肿、咳粉红色泡沫痰、双肺闻及湿啰音。血气分析显示 PaO_2 45mmHg, $PaCO_2$ 40mmHg, SaO_2 75%。遵医嘱给与镇静、吸氧、利尿、扩血管治疗。

请问:该护士在实施氧气疗法时重点评估哪些内容?

氧气是生命活动所必需的物质,人体的各项生理活动必须有氧气的参与。正常情况下,体内氧的储备量十分有限,健康人包括功能残气量在内的存氧量仅 1 500ml 左右。成人在静息状态下每分钟耗氧量约 250ml,运动时则达 2 500ml,因此人体必须从体外不断地获得氧气。如组织得不到足够的氧气或不能充分利用氧气,组织的代谢、功能甚至形态结构都可能发生异常改变,出现缺氧。氧气疗法是改善缺氧状况的重要方法之一,因其效果肯定、方法简单和价格低廉,已成为临床中应用最为广泛的呼吸疗法。

实验1 氧 气 疗 法

氧气疗法(oxygenic therapy)是指通过给氧,提高动脉血氧分压(PaO_2)和动脉血氧饱和度(SaO_2),增加动脉血氧含量(CaO_2),纠正各种原因造成的缺氧状态,促进组织的新陈代谢,维持机体生命活动的一种治疗方法。

【目的】

纠正各种原因造成的缺氧状态,提高动脉血氧分压(PaO_2)和动脉血氧饱和度(SaO_2),增加动脉血氧含量(CaO_2),促进组织的新陈代谢,维持机体生命活动。

【适用指征】

1. 肺活量减少。

2. 心肺功能不全。

3. 各种中毒引起的呼吸困难。

4. 昏迷患者。

5. 某些外科手术前后患者、大出血休克患者、分娩时产程过长或胎儿心音不良等。

【操作资源】

1. 用物 管道氧气装置(中心供氧装置)和氧气筒及氧气表装置(图 2-63),必要时备扳手。治疗盘内备治疗碗(内盛冷开水)、湿化瓶、鼻导管、纱布、弯盘、胶布、橡皮管、玻璃接管、棉签。根据不同的方法增加鼻塞、面罩、氧气枕等。用氧记录单、笔。

2. 环境与设施 防震、防热、防火、防油。氧气筒周围禁放烟火和易燃品。

【操作程序】

氧气疗法根据供氧装置可以分为氧气筒供氧和中心供氧两种方式。

1. 氧气筒供氧

(1) 核对医嘱,评估

1) 评估患者:重点评估患者呼吸、口唇、面色、氧饱和度、理解合作程度、鼻腔是否通畅。

笔记栏

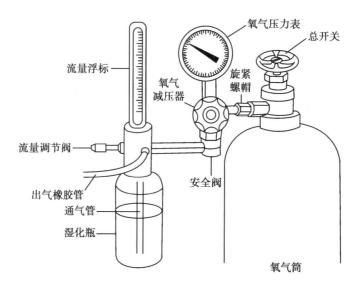

图 2-63 氧气筒及氧气表

2）评估环境：室内无明火热源等。

（2）准备

1）氧气筒：氧气筒是一圆柱形无缝钢桶，桶内可耐高压达 14.7MPa（150kg/cm²）的氧，容纳氧气 6 000L。氧气筒的顶部有一总开关，控制氧气的进出。氧气筒顶部的侧面，有一气门与氧气表相连，是氧气自筒中输出的途径。

2）氧气表：由以下几部分组成：

a. 压力表：可测知压力筒内的压力，以 MPa（kg/cm²）表示。

b. 减压器：是一种弹簧自动减压装置，将来自氧气筒内的压力减至 2~3kg/cm²（0.2~0.3MPa），使流量平稳，保证安全。

c. 流量表：用来测量每分钟氧气的流出量，流量表内有浮标，从浮标上端平面所指的刻度，可测知每分钟氧气的流出量。

d. 湿化瓶：内装 1/3~1/2 蒸馏水或冷开水，通气管浸入水中，湿化瓶出口接橡胶管和鼻塞或鼻导管相连。

e. 安全阀：作用是当氧流量过大、压力过高时，安全阀内部活塞自行上推，过多的氧气由四周小孔流出，以确保安全。

3）装表：将氧气筒置于氧气架上，打开总开关，使小量气体从气门处流出，随即迅速关闭，达到清洁的目的，避免灰尘吹入氧气表。然后将氧气表稍向后倾置氧气筒气门上，用手初步旋紧，再用扳手拧紧，使氧气表直立氧气筒旁。接湿化瓶，湿化瓶内盛 1/3~1/2 的冷蒸馏水，若为急性肺水肿的患者应加入 20%~30% 乙醇；将橡胶管接氧气表。检查氧气流出是否通畅，氧气装置是否漏气，关紧流量开关，将一次性吸氧导管与氧气表连接。检查有无漏气，是否通畅。推至病房备用。

（3）给氧（双侧鼻氧管给氧）：给氧方法包括鼻塞法、鼻氧管给氧法、面罩法、氧气头罩法、氧气枕法，其中双侧鼻氧管给氧法比较简单，患者感觉舒适，易接受，是目前临床常用的给氧方法之一。

1）护士衣帽整齐、洗手、戴口罩，携用物至床旁，核对患者身份信息。

2）用湿棉签清洁鼻腔。

3）调节氧流量:轻度缺氧氧流量为 1~2L/min;中度缺氧 2~4L/min;重度缺氧 4~6L/min。

4）湿润鼻塞部分,并检查氧气流出是否通畅,轻轻将鼻导管插入鼻腔。

5）导管环固置于耳后,调节松紧,固定稳妥。

6）记录开始用氧时间、流量,整理用物。告知患者用氧注意事项。

7）观察患者用氧后的反应及缺氧状况是否改善,有无氧疗副作用。

2. 管道氧气装置(中心供氧装置,双侧鼻氧管给氧法) 医院氧气集中由供氧站负责供给,设管道至病房、门诊、急诊。供应站有总开关控制,各用氧单位配氧气表,打开流量表即可使用(图 2-64)。

（1）核对医嘱,评估患者:同氧气筒供氧(1)评估。

（2）准备:氧气流量表、湿化瓶、冷开水。

（3）护士衣帽整齐、洗手、戴口罩,携用物至床旁,核对患者身份信息。

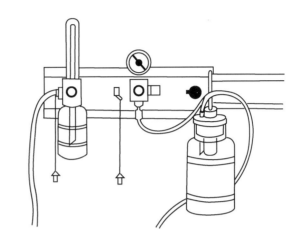

图 2-64 氧气管道和中心负压吸引装置

（4）用湿棉签清洁鼻腔。

（5）将湿化瓶和流量表安装到中心供氧装置上,检查是否漏气,连接鼻导管。

（6）调节氧流量:方法同氧气筒供氧(3)3)。

（7）插管固定观察记录:同氧气筒供氧(3)4)~7)。

停止用氧时,先取下鼻导管,再关闭流量表,关闭总开关,再开流量表放出余气后,关闭流量表。安置患者,体位舒适。护士记录停止用氧时间及效果。如果是氧气筒供氧,按规范卸表,用物分类处理。

【注意事项】

1. 严格遵守操作规程,注意用氧安全,做好四防:防火、防热、防油、防震。

2. 使用时,应先调节流量后再使用,停止时应先拔出鼻导管再关闭氧气开关。

3. 用氧过程中密切观察患者缺氧状态是否改善,用氧装置是否完好。

4. 氧气筒内的氧气不可用尽,压力指针在 $5kg/cm^2$ 时即不可再用,以防灰尘进入筒内,再次充氧时引起爆炸。

5. 对未用或已用空的氧气筒,应分别标"满"或"空"标志,以免用时搬错,延误抢救时间。

6. 对于 24 小时长期用氧的患者,需注意保护鼻腔黏膜,可用无色无味的润肤油涂擦,每日 2~3 次。

7. 掌握操作要领(表 2-23)。

笔记栏

表2-23　氧气吸入法

易错环节	正确动作要点
1. 调节氧流量	先调节好氧流量,再轻轻插入鼻导管,避免大量氧气进入呼吸道,引起肺组织损伤。轻度缺氧、Ⅱ型呼衰、肺源性心脏病、小儿氧流量为 1~2L/min;中度缺氧 2~4L/min;重度缺氧 4~6L/min
2. 停止用氧	先取下鼻导管,再关闭氧流量表,关闭总开关,再开流量表放出余气后,关闭流量表

🔍 知识链接

成人慢性肺病的家庭氧疗临床实践指南

　　长期氧疗(long-term oxygen therapy,LTOT)作为慢性阻塞性肺疾病(chronic obstructive pulmonary disease,COPD)患者稳定期管理的治疗措施之一,可以纠正由于病程进展而导致的重度低氧血症,提高患者的生活质量,延长患者的生存期。2020 年 11 月,美国胸科学会(American Thoracic Society,ATS)发布了成人慢性阻塞性肺疾病患者家庭氧疗指南,对于患有重度慢性低氧血症(休息时、呼吸室内空气)的成人 COPD 患者[以下任一标准即为重度低氧血症:PaO_2<55mmHg(7.3kPa)或脉搏血氧仪测得的氧饱和度(SpO_2)<88%;PaO_2=56~59mmHg(7.5~7.9kPa)或 SpO_2=89%,加上以下情况之一:水肿,红细胞压积 >55%,或心电图上出现肺性 P 波],指南推荐开具至少 15h/d 的 LTOT 处方(强烈推荐,中等质量证据)。对于患有中度慢性低氧血症(休息时、呼吸室内空气;动脉血氧饱和度为 89%~93%)的成人 COPD 患者,指南建议不要开具 LTOT 处方(有条件推荐,低质量证据)。对于患有重度劳力性低氧血症(呼吸室内空气)的成人 COPD 患者,指南建议开具动态供氧处方(有条件推荐,中等质量证据)。对于患有重度慢性低氧血症(休息时、呼吸室内空气)的成人 COPD 患者,指南推荐开具至少 15h/d 的 LTOT 处方(强烈推荐,中等质量证据)

二、排痰法

🩺 案例导入

　　张某,男,72 岁。因"高血压、脑出血"急诊来院就诊。患者呼吸急促,嘴唇发绀,听诊喉部闻及大量痰鸣音,双肺可闻及散在干、湿啰音,检查意识状态,强刺激后醒来,询问患者状况,答非所问,刺激除去又迅速入睡。测量生命体征:T 37.3℃,P 78 次 /min,R 28 次 /min,BP 190/100mmHg。双侧瞳孔 3mm,等大等圆,对光反射灵敏。医嘱:必要时吸痰。

　　请问:护士为避免吸痰时患者血氧饱和度迅速下降应采取哪些操作? 如何评价吸痰效果?

　　吸痰术(aspiration of sputum)是指利用负压作用,用吸痰导管经口、鼻、人工气道将呼吸道分泌物或误吸的呕吐物吸出,以保持呼吸道通畅,预防吸入性肺炎、肺不张、窒息等并发症的一种护理技术。适用于危重、年老体弱、昏迷或全身麻醉后因咳嗽无力或反射迟钝,不能将痰液咳出或呕吐物误吸入气管的患者。当患者不能自主的排出痰液时,可通过吸痰术帮助患者保持呼吸道通畅。

吸痰装置有中心负压装置(中心吸引器)、电动吸引器两种,利用负压吸引原理,连接导管吸出痰液。现各大医院均设中心负压装置,吸引器管道连接到各病床床单位,使用时只需接上吸痰导管,开启开关,即可吸取,简洁方便。电动吸引器由马达、偏心轮、气体过滤器、压力表、安全瓶、贮液瓶组成(图2-65)。安全瓶和贮液瓶可贮液1 000ml,瓶塞上有两个玻璃管,并通过橡胶管相互连接。接通电源后马达带动偏心轮,从吸气孔吸出瓶内空气,并由排气孔排出,不断循环转动,使瓶内产生负压,将痰液吸出。

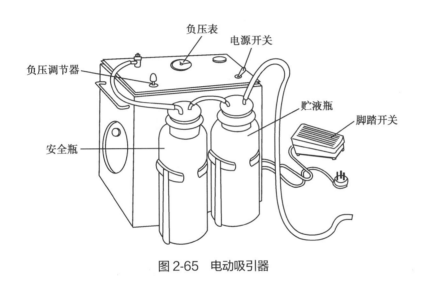

图 2-65 电动吸引器

实验 2 经鼻/口腔吸痰法

经鼻/口腔吸痰是指用吸痰管从鼻腔或口腔吸出痰液的方法,以去除鼻腔、口腔或气道的痰液。

【目的】

1. 清除鼻腔、口腔、气道分泌物,保持呼吸道通畅。

2. 促进呼吸功能,改善肺通气。

3. 预防并发症发生。

【适用指征】

患者不能自主排痰,但鼻腔、口腔情况良好,无息肉、红肿、鼻骨骨折等情况。

【操作资源】

1. 用物 治疗盘内盛放物品:有盖罐2只(1只盛无菌生理盐水,1只盛已消毒的吸痰管数根)或一次性吸痰管、弯盘、无菌纱布、无菌血管钳及镊子、无菌碗1个、无菌手套1副、治疗巾、痰标本容器(按需要备)。治疗盘外盛放物品:电动吸引器或中心吸引器,溶液瓶(内盛消毒液,可消毒吸引器上连接管,置于床栏处)、手电筒、听诊器、必要时备压舌板、张口器、舌钳、电插板等。

2. 环境与设施 环境宽敞明亮。

笔记栏

【操作程序】

1. 核对医嘱,评估患者

(1) 有效核对患者身份信息、年龄、病情、意识及有无活动性义齿等情况。

(2) 评估患者呼吸、痰量、鼻腔情况、痰液黏稠度和部位、患者心理状态及合作程度。

(3) 解释吸痰的目的、方法。

2. 护士衣帽整齐、洗手、戴口罩。在备物室连接各部件并检查电动吸引器的性能,备齐用物携至床旁,核对患者,有活动义齿取下,将患者头部转向一侧,面向操作者。

3. 接通电源,打开开关,检查吸引器性能并调节负压,连接吸痰管,试吸少量生理盐水。

4. 护士一手反折吸痰导管末端,另一手戴一次性无菌手套直接拿吸痰管,插入患者口咽部,然后松导管末端,先吸净口咽部分泌物,再更换吸痰管,在患者吸气时将吸痰管插入气管 10~15cm,吸尽气管内的分泌物。吸痰动作宜轻柔,将吸痰管左右旋转,从深部向上提拉,吸净痰液。一次性吸痰管可用左手大拇指控制吸引阀门。

5. 退出吸痰管后,用生理盐水抽吸冲洗,以防导管被痰液阻塞。

6. 吸痰过程中注意观察患者的反应,如面色、呼吸、心率、血压等;吸出液的颜色、性质和量,吸痰后再次评估患者的呼吸情况。

7. 吸痰完毕,关闭吸引器,拭净患者脸部分泌物,吸痰管统一处理后丢弃,为下次吸引做准备,脱手套,洗手。

8. 协助患者取舒适的体位。整理用物回治疗室,记录。

【注意事项】

1. 严格执行无菌操作,每次吸痰应更换吸痰管。

2. 建议吸痰前的 30~60 秒,给予患者高流量吸氧,以免吸痰时患者血氧饱和度明显下降。

3. 吸引器负压不可过大,一般成人 300~400mmHg(40.0~53.3kPa);儿童 <300mmHg (40.0kPa)。

4. 吸痰手法左右旋转,向上提拉;动作轻柔,避免呼吸道黏膜损伤,送入吸痰管时阻断负压,抽吸时不要将导管上下移动或固定一处不动。

5. 及时倾倒贮液瓶内液体,不宜超过贮液瓶的 2/3。

6. 如自口腔吸痰有困难,可由鼻腔插入,颅底骨折患者禁用。

7. 掌握操作要领(表 2-24)。

表 2-24 经鼻 / 口腔吸痰法

易错环节	正确动作要点
1. 接管调压	连接吸引器各管道,检查吸引器性能,调节负压:一般成人 40.0~53.3kPa,儿童 <40.0kPa,负压过大可引起呼吸道黏膜损伤 无负压插管,负压吸痰
2. 插管吸痰	吸痰动作要轻柔,每次吸痰时间 <15 秒,以免造成缺氧 鼻咽吸引插入导管长度为患者鼻尖至耳垂的距离,成人约为 16cm,儿童 8~12cm,婴幼儿 4~8cm。经鼻气管内吸引时,插入导管的长度成人约为 20cm,儿童 14~20cm,婴幼儿 8~14cm
3. 吸痰手法	左右旋转,向上提出;避免来回提插

笔记栏

实验3 经气管插管/气管切开吸痰法

经气管插管/气管切开吸痰法,是指在无法通过鼻腔、口腔吸痰时,可将吸痰管直接插入口鼻腔或切开的气管所建立的人工气道中吸痰,达到清除呼吸道分泌物,保持呼吸道通畅的目的。

【目的】

1. 充分吸出积聚在患者气道的痰液。

2. 清除呼吸道分泌物,保持呼吸道通畅和患者的有效通气。

3. 防止发生坠积性肺炎、肺不张。

4. 预防感染。

【适用指征】

1. 当患者口腔、鼻腔严重破损不能经口、鼻腔吸痰时,可用此法。

2. 患者有人工气道时。

【操作资源】

1. 用物 一般用物按本节实验2经口/鼻腔吸痰法准备;吸痰管粗细选择小于气管套管/插管内径的1/2,长度约为30cm。

2. 环境与设施 保持病房清洁、安静、空气流通,室温20~22℃,湿度60%~70%。室内每日用紫外线灯照射2次,每次30分钟,消毒时注意保护患者眼角膜,避免皮肤暴露。严格限制陪床探视人员,室内禁烟。

【操作程序】

1. 评估患者、用物准备、环境准备及核对,同经鼻/口腔吸痰法。

2. 倒无菌生理盐水,检查打开一次性吸痰管,暴露末端,右手戴上无菌手套。

3. 右手持吸痰管,左手持吸引管并连接妥当,放入无菌生理盐水中试吸。

4. 右手持吸痰管插入气管内10~15cm,左手拇指压紧阀门,右手边吸边左右旋转向上提拉。

5. 分泌物黏稠时可滴入湿化液、配合叩击、雾化吸入等,提高吸痰效果。

6. 吸痰毕,分离吸痰管,将吸引管浸入消毒液中,手套及吸痰管按一次性物品处理。

7. 安置患者,取舒适体位,整理床单位。

8. 洗手,记录痰液性质、量及患者的呼吸情况。

【注意事项】

1. 严格按照无菌原则进行操作。使用前应确保吸引器性能良好,处于备用状态。

2. 气管切开患者吸痰时应先吸气管切开处,再吸口鼻处。吸痰前后可加大氧流量或用呼吸气囊加 100% 氧气加压呼吸。

3. 使用人工呼吸机患者吸痰后与呼吸机连接,并注意观察各参数情况。

4. 吸痰过程中要观察患者面色和呼吸情况,吸出物的性状、量、颜色及黏膜有无损伤。

知识链接

新生儿气管切开吸痰的吸引时间与重复吸引次数

在新生儿重症监护室(neonatal intensive care unit,NICU),机械通气时进行气道内吸引是常见且必要的侵入性操作。2020 年新生儿机械通气时气道内吸引操作指南给出推荐:尽可能在最短的时间内完成吸引过程(A 级证据,强推荐)。大多数研究者建议将负压吸引时间限制在 10~15 秒,因为持续时间越长,发生低氧血症、黏膜损伤和肺容量损失的风险越大。为了防止低氧血症、黏膜损伤和相关损伤,重复吸引的次数应尽可能少。每次吸引时,导管的尺寸和设置压力的大小都会影响重复吸引的次数。一般来说,1~2 次的吸引可以有效清除分泌物。有专家建议将重复吸引次数限制 3 次以内,以减少对黏膜的损伤,在两次吸引的间隔,需要给患者一定恢复时间,让其氧合回到基线。

三、给药法

案例导入

李某,男,75 岁。诊断为高血压合并冠状动脉粥样硬化性心脏病(简称冠心病),收入心内科。患者小学文化,耳背,眼花,记忆力下降,健忘,平时靠助听器才能进行外界交流。入院第一天中午,责任护士 A 在与同事核对药物信息无误后,为其发放口服药。

请问:护士 A 发药时应注意哪些事项?

药物护理是最常用的一种护理手段。临床护理工作中,护士在备药、给药、观察患者用药后的反应和药品的管理等方面承担着重要的职责。通过给药可以帮助患者治疗疾病,减轻症状,达到预防疾病、协助诊断及维持机体正常生理功能的目的。

实验 4 口服给药法

口服给药(administering oral medication)是最常采用的给药方法,药物经口服被胃肠道黏膜吸收,给药方便且较安全。但口服给药吸收较慢,不适用于急救,意识不清、呕吐频繁等患者不宜采用。药效易受胃肠功能及胃肠内容物的影响。

【目的】

1. 减轻症状,治疗疾病,维持正常生理功能。

2. 协助诊断、预防疾病。

【适用指征】

1. 清醒、意识清楚的患者。

2. 急、慢性病患者。

3. 药效不易受胃肠功能及胃肠内容物影响的药物。

【操作资源】

1. 用物　服药本、药卡、所用药品、小水壶(备温开水)、发药盘或发药车、纱布或小毛巾等,必要时备药匙、药杯、量杯、滴管、研钵。

2. 环境与设施　环境宽敞明亮,清洁卫生。

【操作程序】

1. 遵医嘱备药

(1) 药物准备:患者所需口服药物由中心药房负责准备,病区护士负责把服药车、医生处方送至中心药房,中心药房药剂师配好药后,由专人送至病房。

(2) 用物准备:发药车、服药本、药卡、水壶(内盛温开水)等。

2. 发药

(1) 在规定时间携带服药本、发药盘、温开水,按病床号顺序送药到病床前。

(2) 核对患者信息、药卡、药名、剂量、浓度、时间、用法,核对无误后方可进行发药。核对患者姓名时要呼唤患者的名字,并得到准确的应答后才发药,避免发药错误。

(3) 协助患者取舒适卧位,解释用药的目的及注意事项。

(4) 协助患者服药,确认服下,再次核对无误后方可离开。不能自行服药者应喂服,鼻饲者将药物碾碎,用水溶解后按鼻饲法喂服。因故未服者,将药带回保存,适时再发或交班。

(5) 根据药物特性进行用药指导。

3. 整理床单位,清理用物,药杯按要求分类处理。洗手,观察患者服药后的反应,必要时记录。

【注意事项】

1. 严格执行查对制度,防止出现取药、发药差错。

2. 发药前应收集患者有关资料,如因特殊检查或行手术而需禁食者,暂不发药,并做好交班。

3. 发药时,若患者询问应耐心解释,以满足其安全需要;并按药物性能,做好患者服药中的健康指导。

(1) 对牙齿有腐蚀作用和使牙齿染色的药物,如酸类、铁剂等可用饮水管吸入药液,以免药物与牙齿接触,服药后及时漱口;服用铁剂禁忌饮茶,因铁剂与茶叶中的鞣酸结合,形成难溶性铁盐,妨碍吸收。

(2) 健胃药宜在饭前服,因其刺激味觉感受器,促进胃液分泌,可促进食欲;对胃有刺激性的药物宜饭后服,以使药物与食物均匀混合,减少药物对胃黏膜的刺激;助消化的药物宜饭后服,有助于食物的消化。

(3) 抗生素需在血液内保持有效浓度,应准时服药。

(4) 磺胺类药物经肾脏排出,尿少时易析出结晶堵塞肾小管,服药后应鼓励患者多饮水。

(5) 服用对呼吸道黏膜有安抚作用的药物和止咳药,不宜立即饮水以免冲淡药物,降低疗效。

(6) 服强心苷类药物者需加强心率、节律监测,脉率低于 60 次 /min 或节律不齐时应暂停服用,并告知医生。

(7) 有配伍禁忌的药物不宜同时或在短时间内服用;合理安排服药时间,使药物充分发挥疗效。

4. 发药后,及时观察服药效果及不良反应。

实验 5　雾化吸入疗法

雾化吸入疗法是指将挥发性药物或气体经口、鼻吸入,由呼吸系统吸收,从而达到局部或全身治疗目的的方法。由于雾化吸入疗法具有发挥药效快、药物用量较小而不良反应较轻的优点,故应用日渐广泛。其中超声雾化吸入法、氧气雾化吸入法是临床常用的雾化吸入方法,而手压式雾化吸入法是家居常用的雾化吸入法。

(一) 超声雾化吸入法

【目的】

1. 治疗呼吸道感染　消除炎症,减轻咳嗽,稀释痰液,协助祛痰。

2. 改善通气功能　解除支气管痉挛,使气道通畅。

3. 预防呼吸道感染　通过吸入温暖、潮湿的气体,减少呼吸道的刺激,减轻呼吸道的炎症和水肿。

4. 间歇吸入抗癌药物　治疗肺癌。

5. 湿化气道　常用于呼吸道湿化不够,痰液黏稠,气道不畅者。也可用于气管切开术后常规治疗手段。

【适用指征】

1. 肺癌患者。

2. 痰液黏稠、支气管痉挛的患者。

3. 全身麻醉手术后、呼吸道烧伤、胸科手术前后或配合人工呼吸器使用的患者。

【操作资源】

1. 用物　超声波雾化吸入器(图 2-66);治疗车上放置指定药液、冷蒸馏水、水温计及治疗巾一块;按医嘱备药。

(1) 超声波雾化吸入器的结构、原理及特点

1) 结构:①超声波发生器通电后输出高频电能,雾化器面板上操纵调节器有电源开关、定时开关和雾量调节旋钮;②水槽:盛蒸馏水,水槽下方有一晶体换能器,接受发生器发生的高频电能,将其转化为超声波声能;③雾化罐(杯):盛药液,雾化罐底部是半透明膜,称透声膜,声能可透过此膜与罐内药液作用,产生雾滴喷出;④螺纹管和口含嘴或面罩。

2) 原理:超声波发生器通电后输出高频电能,使水槽底部晶体换能器发出超声波声能,声能透过雾化罐底部的透声膜,作用于罐内的液体,使药液表面的张力和惯性受到破坏,成为微细雾滴喷出,通过导管随患者吸气而进入呼吸道。

3) 特点:雾量大小可以调节;雾滴小而均匀(直径 5μm 以下);药液随着深而慢的吸气可到达终末支气管及肺泡;因雾化器电子部分发热,能对雾化液轻度加温,使患者吸入温暖、舒适的气雾。

(2) 雾化吸入常用药物:吸入性糖皮质激素(ICS)如丙酸倍氯米松;短效 β2 受体激动剂(SABA)如沙丁胺醇、特布他林;短效胆碱 M 受体拮抗剂(SAMA)如异丙托溴铵;黏液溶解剂如氨溴索、乙酰半胱氨酸等几大类。

2. 环境与设施　环境宽敞明亮,清洁卫生。

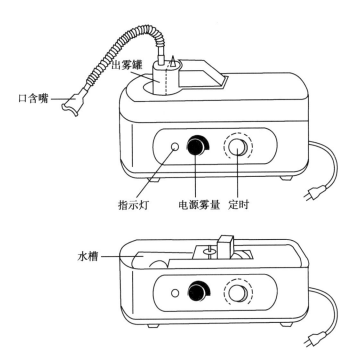

图 2-66 超声波雾化吸入器

【操作程序】

1. 评估患者的病情、治疗情况及合作程度等。向患者解释目的和注意事项以取得合作。

2. 检查雾化器各个部件,接好口含管或面罩。

3. 水槽中加入冷蒸馏水 250ml,水槽内水温勿超过 60℃,液面浸没雾化罐底部的透声膜,以免损坏机件。

4. 将指定药液稀释到 30~50ml,放入到雾化罐内,旋紧盖,将雾化罐放入水槽内,水槽盖盖紧。

5. 用物携至患者床旁,核对患者身份信息,药名、浓度、剂量、给药时间、给药方法等。

6. 协助患者取坐位、半坐位或侧卧位,患者颌下铺治疗巾。

7. 接通电源,打开电源开关,预热 3~5 分钟,再打开雾化器开关,根据需要调节雾量。

8. 协助患者将口含嘴或面罩位置放好,面罩应遮住患者口鼻,口含嘴放入患者口中,每次治疗时间为 15~20 分钟。

9. 治疗结束后,先关雾化开关,再关电源开关。为患者擦干面部,取舒适体位。

10. 观察并记录治疗效果与反应。整理用物,放掉水槽内的水并擦干,面罩或口含管浸泡消毒,冲净、擦干、备用。

【注意事项】

1. 严格执行查对制度和消毒隔离原则。

2. 水槽内无水,雾化罐内无药液不能开机;水槽及雾化罐内禁忌加入温水或热水。

3. 水槽内水温超过 60℃时应及时更换冷蒸馏水。

4. 水槽底部的晶体换能器和雾化罐底部的透声膜薄而质脆易损坏,操作时不可用力过猛。

5. 连续使用时,中间应间隔 30 分钟。

(二) 氧气雾化吸入法

氧气雾化吸入法(又称射流式雾化器)是利用高速氧气气流使药液形成雾状,随吸气进入呼吸道而达到治疗的目的。其原理是借助高速气流通过毛细管并在管口产生负压,将药液由接邻的小管吸出;所吸出的药液又被毛细管口高速的气流撞击成细小的雾滴,成气雾喷出。

【目的】

1. 治疗呼吸道感染,消除炎症、稀化痰液以利排出。

2. 解除支气管痉挛,改善通气功能。

【适用指征】

痰液黏稠、支气管痉挛的患者。

【操作资源】

1. 用物　雾化吸入器(图 2-67)、指定药液、氧气装置一套。

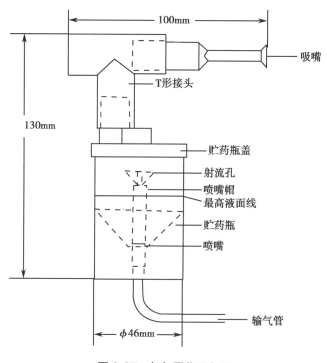

图 2-67　氧气雾化吸入器

2. 环境与设施　环境宽敞明亮,清洁卫生。

【操作程序】

1. 评估患者的病情、治疗情况及合作程度等。向患者解释目的和注意事项以取得合作。

2. 核对药液并将所需的药液注入储药瓶内,将 T 形管、吸入嘴安装好,连接氧气输气管与雾化器底部的进气口。

3. 取下氧气装置上的湿化瓶,调整氧气流量 6~8L/min。

4. 携用物至患者床旁,核对患者身份信息,药名、浓度、剂量、给药时间、给药方法等。

5. 协助患者取合适体位并漱口,指导其手持雾化器,把吸入嘴放入口中,紧闭口唇深吸气,屏气 1~2 秒,再用鼻呼气,如此反复进行,直至药液雾化吸入完毕。

6. 治疗结束,移去雾化器,再关闭氧气开关。

7. 协助患者漱口,观察并记录治疗效果与反应。

8. 整理用物,清洁雾化器,并在消毒液中浸泡30分钟后,冲净擦干备用。观察并记录。

【注意事项】

1. 使用前检查雾化器连接是否完好,有无漏气。

2. 药液应为水溶性,黏液度低,对呼吸道无刺激、无过敏反应的药物。

3. 吸入过程中,喷管口应放在舌根部,尽可能深长吸气,屏气1~2秒,以发挥疗效。

4. 使用氧气筒时应注意安全,氧气筒上的湿化瓶应取下,以防湿化瓶内的水进入到雾化器内,稀释药液。

(三) 手压式雾化吸入法

手压式雾化器主要适用于解除支气管痉挛的药物,将药液预置于雾化器内的送雾器中。由于送雾器内腔为高压,将其倒置,用拇指按压雾化器顶部时,其内的阀门即打开,药液便从喷嘴喷出、雾滴平均直径为2.8~4.3μm,其喷出速度甚快,80%雾滴会直接喷洒到口腔及咽部黏膜,药物经黏膜吸收。

【目的】

此给药法主要用于吸入拟肾上腺素类药、氨茶碱或沙丁胺醇等支气管解痉药,适用于支气管哮喘和喘息性支气管炎的对症治疗。

【适用指征】

痰液黏稠、支气管痉挛的患者,尤其是哮喘急性发作或缓解期。

【操作资源】

1. 用物　手压式雾化吸入器(图2-68)、指定药物。

2. 环境与设施　环境宽敞明亮,清洁卫生。

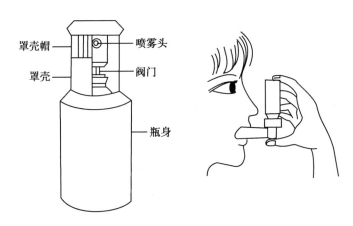

图2-68　手压式雾化吸入器

【操作程序】

1. 评估患者的病情、治疗情况及合作程度等。向患者解释目的和注意事项以取得合作。

2. 根据医嘱准备用物及药液。

3. 备齐用物携至床边,核对患者身份信息,药名、浓度、剂量、给药时间、给药方法等。

4. 协助患者取舒适卧位,教会患者使用雾化器。

5. 取下雾化器保护盖,充分摇匀药液。将雾化器倒置,接口端放入双唇间,平静呼气;吸气开始时按压气雾瓶顶部,每次喷1~2下,尽可能延长屏气(最好能坚持10秒左右),然后呼气。

6. 雾化吸入药物后漱口,观察与记录疗效。喷雾器塑料外壳用温水清洁后放阴凉处保存。

【注意事项】

1. 各种吸入装置在呼气时注意避开喷嘴,以免药池中药物受潮。

2. 用药过程中,应注意观察患者有无心动过速、头痛、头晕等不良反应。

3. 不可随意增加药量,两次喷雾间隔时间不少于 3~4 小时,以免加重不良反应。

4. 每次吸药后及时漱口,以减少药物在口咽部的滞留引起声音嘶哑、真菌感染等不良反应。

四、胃管置管

案例导入

郝某,男,56 岁。以"食管癌"收入胸外科。患者完善相关检查后于全麻下行食管 - 胃颈部吻合术,术中行胃管置管术。

请问:责任护士日常护理中重点观察内容有哪些?

胃管置管术是临床常用的护理操作技术,为特殊患者提供胃肠内营养、胃肠减压及洗胃。可用于解除或缓解肠梗阻所致的症状;进行胃肠道手术的术前准备,减少胃肠胀气;术后可用于减轻腹胀,减少缝线张力和伤口疼痛,促进伤口愈合,改善胃肠壁血液循环;促进消化功能的恢复;胃管置管用于洗胃时还可通过吸出物来观察病情变化和协助诊断。

实验 6 鼻 饲 法

鼻饲法(nasogastric gavage)是将导管经鼻腔插入胃内,从管内灌注流质食物、水分和药物的方法,以达到补充营养和治疗的目的。

【目的】

对不能自行经口进食者以鼻胃管供给食物和药物,以维持患者营养和治疗的需要。

【适用指征】

1. 昏迷患者或不能经口进食者。

2. 口腔疾患、口腔手术后患者。

3. 不能张口患者,如破伤风患者。

4. 其他患者,如早产儿、病情危重者、拒绝进食者等。

【操作资源】

1. 用物 无菌鼻饲包:内备治疗碗、胃管、镊子、止血钳、纱布、治疗巾。治疗盘内:液状石蜡、无菌棉签、胶布、安全别针、夹子或橡皮圈、压舌板、50ml 注射器、手电筒、听诊器、弯盘、鼻饲流食(38~40℃)、温开水、水温计。其他物品:按需准备漱口或口腔护理用物及松节油。手消毒液。

2. 环境与设施 保持病室安静、光线充足、环境清洁、无异味。

【操作程序】

1. 插管

(1) 备齐用物至床边,核对患者信息,向患者及 / 或家属解释操作的目的、方法、注意事项和配合要点,以取得合作。

(2) 协助患者取坐位或半坐卧位,不能坐起者取右侧卧位,昏迷患者取去枕平卧位,头向后仰。

(3) 铺治疗巾于患者颌下,弯盘放于便于取用处。如患者有义齿,应先取下。

(4) 检查并用棉签蘸生理盐水清洁一侧鼻腔。检查胃管是否通畅,倒少许液体石蜡于纱布上,润滑胃管前端,以减少插管时的阻力。

(5) 插入长度一般为前额发际至胸骨剑突处,或由鼻尖经耳垂至胸骨剑突处的距离,一般成人长度为 45~55cm,应根据患者的身高等确定个体化长度,为防止反流、误吸,插管长度可在 55cm 以上,若需经胃管注入刺激性药物,可将胃管再向深部插入 10cm。

(6) 一手持纱布托住胃管,另一手持镊子夹住胃管头端,沿选定的一侧鼻腔轻轻插入。插管时先稍向上平行再向后下缓缓插入至 10~15cm(咽喉部)时嘱患者做吞咽动作,当患者吞咽时,顺势将胃管向前推进,直至预定长度。若是昏迷患者,插管前先协助患者去枕、头后仰,当胃管插入 15cm 时,左手将患者头部托起,使下颌靠近胸骨柄,以增大咽喉部通道的弧度,便于胃管插入。

(7) 确认胃管在胃内有三种方法:①连接注射器于胃管末端,回抽时见有胃液;②置听诊器于胃部,用注射器快速将 10ml 空气从胃管注入,听到气过水声;③将胃管末端放入盛水的碗中,无气泡逸出。如有大量气泡逸出,表示误入气管。证实胃管在胃内后,用胶布固定胃管于鼻翼及面颊部。

2. 灌食

(1) 连接注射器于胃管末端,先回抽,见有胃液抽出,同时观察胃内是否有潴留及其他反应。

(2) 先注入少量温开水,再缓慢灌注流质饮食或药液。鼻饲完毕后,再注入少量温开水冲洗胃管,避免鼻饲液存积在胃管中变质,造成胃肠炎或管腔堵塞。

(3) 将胃管末端反折,用纱布包裹管口,用橡皮圈系紧或夹子夹紧,如果胃管末端有塞子直接塞紧,用安全别针固定于床旁或患者的衣领上。

(4) 协助患者取舒适体位,最好保持 20~30 分钟,整理床单位,清理用物。

(5) 洗手,记录鼻饲液的种类、量以及患者的反应。

3. 拔管

(1) 核对解释:核对身份信息,向患者解释,告知拔管的原因。

(2) 放弯盘于患者颌下,揭去固定的胶布,夹紧胃管末端,并放于弯盘内。

(3) 用纱布包裹近鼻孔处的胃管,嘱患者做深呼吸,在患者缓慢呼气时拔管,边拔边擦净胃管。到咽喉处快速拔出,以免液体吸入气管。

(4) 置胃管于弯盘中,移出患者视线外。清洁患者口鼻、面部,擦去胶布痕迹,协助患者漱口,取舒适的卧位,整理床单位,清理用物。

(5) 洗手,记录拔管的时间和患者的反应。

【注意事项】

1. 严格掌握禁忌证,如食管静脉曲张、食管梗阻、新生儿和乳儿、胃肠功能不全或出血、小肠广泛切除或短肠综合征患者、空肠瘘、严重吸收不良综合征等。

2. 插管时动作轻柔,以免损伤鼻腔和食管黏膜,尤其是通过食管三个狭窄部位时。

3. 插管中问题处理

（1）遇有恶心、呕吐时，可暂停插入，嘱患者做深呼吸。

（2）如插入不畅时，检查口腔，了解胃管是否盘在口咽部；或将胃管抽回一小段，再慢慢插入。如患者出现呛咳、呼吸困难、发绀等现象，表明胃管误入气管，应立即拔管，休息片刻后再插入。

4. 鼻饲液温度保持在 38~40℃，每次灌食前确定胃管在胃内；并用温开水湿润管腔，防止喂食溶液黏附于管壁。

5. 鼻饲药物应尽可能使用液体制剂，或可以将固体片剂药物捣碎和水混合后，用注射器将鼻饲液推入胃肠道内。但要注意有些药物不能研碎，如缓释、控释片（胶囊）、肠溶衣片、胶囊或胶丸、双层糖衣。在使用一种以上的药物通过鼻饲管灌入时，应分开注入。在注入两药之间，至少用 5ml 温开水冲洗鼻饲管。

6. 临床上空腹给药，一般指饭前 1 小时或饭后 2 小时；饭前给药指饭前 30~60 分钟服用；而饭后给药一般指饭后 15~30 分钟服用。

7. 必要时患者应先翻身或吸痰后，再行喂食，以免引起呕吐或呛咳。首次喂食应量少、速度慢，使患者逐渐适应。鼻饲灌食时速度不可过快，每次灌食量不超过 200ml，间隔时间不少于 2 小时。若灌新鲜果汁，应与奶液分开灌入，防止发生凝块。鼻饲过程中，避免灌入空气，以免造成腹胀。

8. 对于造口患者，每次管饲喂养前后都应冲洗造口管（用 50ml 注射器将 30ml 净水通过通用型漏斗连接头注入冲洗）。切勿向造口管内注入酸性液体，特别是果汁等，因其可导致营养制剂中的蛋白凝固。如造口管堵塞，则需更换，切勿用高压冲洗或导丝再通，这样有可能会损坏导管，伤及患者，甚至引发腹膜炎。

9. 长期鼻饲者应每天进行口腔护理 2 次；鼻饲用物应每天更换消毒；胃管一般每周更换一次，硅胶胃管可适当延长留置时间。一般应于末次灌入饮食后晚间拔管，次晨再从另一侧鼻腔插入。

10. 掌握操作要点（表 2-25）。

表 2-25　鼻饲法

易错环节	正确动作要点
1. 患者准备	患者根据病情可以采取坐位、半坐卧位或右侧卧位
2. 插管吞咽	沿着选定润滑好的一侧鼻孔先稍上平行再向后下缓缓插入胃管，至咽喉部时，嘱患者做吞咽动作，同时顺势将胃管轻轻插入至预定长度
3. 鼻饲灌液	接注射器于胃管末端，先回抽胃内容物，注入少量温开水以润滑管腔。缓慢灌注流质或药物，鼻饲后再次注入少量温开水以冲净胃管
4. 反折固定	反折胃管末端，用纱布包好，夹子夹紧

实验 7　胃 肠 减 压

胃肠减压术（gastrointestinal decompression）是利用负压吸引和虹吸作用的原理，将胃管经鼻腔插入胃内，外接胃肠减压器，将积聚于胃肠道内的气体及液体吸出的一种治疗方法。

【目的】

1. 减低胃肠道内压力，解除或避免腹胀，改善胃肠壁的血液循环，促进胃肠功能恢复。

2. 术前准备,预防腹部手术中呕吐、窒息及腹胀,利于手术操作。

3. 术后减轻吻合口或伤口的张力,促进愈合。

4. 通过对胃肠减压吸出物的判断,可观察病情变化,协助诊断。

【适用指征】

1. 肝、胆、胰、脾、胃肠道手术,外科急腹症。

2. 腹部手术特别是胃肠手术的术前准备及术后。

3. 急腹症的非手术治疗或观察过程中,需要通过胃肠减压管向胃肠道灌注中药;同时在腹胀严重,频繁呕吐时,通过胃肠减压促进胃肠排空,帮助内服药物的输注吸收。

【操作资源】

1. 用物　鼻饲包内盛治疗碗、胃管、镊子、止血钳、纱布、治疗巾。无菌治疗盘、无菌棉签、胶布、液体石蜡、压舌板、50ml 注射器、安全别针、手电筒、听诊器、弯盘、负压引流盒或胃肠减压器。

2. 环境与设施　保持病室安静、光线充足。

【操作程序】

1. 同鼻饲法操作程序 1。

2. 用注射器抽尽胃内容物,正确连接管道和负压引流盒或胃肠减压器。

3. 检查负压引流和引流无异常后,用安全别针固定于枕旁或患者衣领处。

4. 清洁患者鼻孔、口腔;病情允许的情况下,协助患者取半坐卧位。

5. 整理床单位,清理用物。

6. 洗手,并做好记录。

【注意事项】

1. 食管梗阻、严重的食管静脉曲张、支气管哮喘、胃出血等,均不宜插胃管。

2. 保持有效引流

(1) 经常检查管道和胃肠减压器的通畅情况,避免导管曲折、堵塞、漏气。

(2) 保证负压,负压吸力不可过强。应用电动胃肠减压器时,负压不要超过 6.67kPa,否则引起消化道黏膜损伤或胃管孔堵塞。

(3) 为防止管腔被内容物堵塞或导管屈曲,每 4 小时用生理盐水冲洗胃管 1 次。

3. 持续胃肠减压时,每日口腔护理 2 次,每日给予雾化吸入以保护口咽部黏膜,减少对咽喉的刺激。

4. 监测引流液的性质、颜色、量及胃肠减压的效果,并详细记录。判断有无并发症,如感染、出血、吻合口瘘等;有无因引流量过多而造成水、电解质、酸碱平衡紊乱等表现。如有鲜血引出,应暂停吸引,及时通知医生处理。

5. 胃肠减压期间应禁食,必须经胃管给药者,先确定胃管在胃内且通畅,再将药片碾碎充分溶解后注入,并用温开水 20~40ml 冲洗胃管,夹管暂停减压 30 分钟至 1 小时,以免药物被吸出。

6. 做好拔管准备和拔管前护理。拔管时间遵医嘱,普通腹部手术一般术后 2~3 天,食管及胃肠道手术一般术后 5~7 天。当胃肠引流量减少、肠蠕动恢复、肛门排气后可考虑拔管。如系双腔管先将气囊内空气抽尽,但双腔管仍留在肠内以备反复施行胃肠减压术,直至腹胀无复发的可能时,方可将胃管拔出。

7. 拔管后注意观察患者有无腹痛、腹胀、恶心、呕吐及鼻腔黏膜有无因胃管压迫致损伤等。

8. 长期置管患者,根据胃管使用期限及胃管的材质,定期更换胃管。

📖 **知识链接**

确定胃管在胃内的检测方法

确定胃管在胃内的检测方法除了听诊气过水声、回抽胃液、气泡试验,还包括 pH 值检测法、X 线检查及超声检查等。X 线检查是判断鼻胃管位置的金标准,但该方法会产生辐射,因此临床常结合 pH 值检测。有指南指出,pH 值检测是确定鼻胃管位置的第一道防线;可以作为临床一线检查的手段。不能获得抽出物或 pH 值判断失败的情况下推荐使用 X 线检查。有研究者利用决策分析模型对 pH 值界值 1~9 进行了分析,认为界值为 5 是最安全的,排除呼吸道异位的同时能够将 X 线检查的使用降到最低。超声检查可用于检测金属重力头鼻胃管的位置。超声检查方法是在超声直视下可见鼻胃管通过食管胃交界处、胃底及胃窦,使用 50ml 生理盐水注入后形成动态薄雾可以确认鼻胃管在胃内,超声检测操作简便、省时,实施 X 线检查有困难时,可以使用超声检测技术。

实验 8 洗 胃 术

洗胃术(gastric lavage)是口服或将胃管插入胃内,反复注入和吸出一定量的溶液,以冲洗并排出胃内容物,减轻或避免吸收中毒的胃灌洗方法。

洗胃一般包括四种方法:口服催吐法、胃管洗胃(漏斗灌注)法、电动吸引器洗胃法、全自动洗胃机洗胃法。其中口服催吐法因简便易行,对于服毒物不久,且意识清醒的急性中毒患者,是一种现场抢救有效的自救、互救措施;而对于胃管洗胃,口服毒物的患者有条件时应尽早插胃管洗胃,对于服大量毒物在 4~6 小时之内患者,因排毒效果好且并发症相对少,故应首选此种洗胃方法。

【目的】

1. 解毒 清除胃内毒物或刺激物,减少毒物吸收,还可利用不同灌洗液进行中和解毒,用于非腐蚀性毒物中毒,如有机磷农药、安眠药、重金属类与生物碱及食物中毒等。

2. 减轻胃黏膜水肿 幽门梗阻患者,通过洗胃将胃内滞留食物洗出,减轻潴留物对胃黏膜的刺激,减轻胃黏膜水肿和炎症。

3. 手术或检查前准备 如胃、十二指肠术前准备等。

【适用指征】

1. 非腐蚀性毒物中毒,如有机磷、安眠药、重金属类、生物碱及食物中毒等情况下可用此方法。

2. 幽门梗阻患者,胃肠道术前准备。

【操作资源】

1. 用物

(1) 洗胃包内备胃管 1 根、纱布数块、治疗碗、压舌板、牙垫、液状石蜡、镊子。洗胃溶液:温度为 25~38℃,液量为 10 000~20 000ml,毒物性质不明时,可备温开水或等渗盐水。治疗盘内盛弯盘 1 只、50ml 注射器 1 副、水温计 1 支、听诊器、手电筒、一次性手套、胶布、别针、塑料围裙或橡胶单、治疗巾。必要时备标本容器或试管、屏风、开口器、拉舌钳(昏迷患者)。

(2) 带有刻度的桶(进液桶、排污桶各 1 只)。

(3) 漏斗胃管洗胃法:另备漏斗洗胃管。

（4）电动吸引器洗胃法：另备电动吸引器（包括安全瓶及 500ml 容量的贮液瓶）、Y 型三通管、调节夹或止血钳、输液架、输液器、输液导管。

（5）全自动洗胃机洗胃法：另备全自动洗胃机。

2. 环境与设施　床单位周围空间宽阔便于操作。

【操作程序】

1. 评估　①详细评估患者中毒情况：如摄入毒物的种类、剂型、浓度、量、中毒时间、途径等，来院前的处理措施。②患者生理情况：如有无洗胃禁忌证，患者生命体征、意识状态及瞳孔变化、口鼻腔黏膜情况、口中异味。如遇患者病情危重，应首先进行维持呼吸循环的抢救，然后再洗胃。③患者的心理状态及合作程度。

2. 备齐用物至床旁，向患者或家属核对并做好解释工作。

3. 协助患者取合适卧位。若口服催吐法，取坐位；胃管洗胃法，取坐位或半坐卧位；中毒较重者取左侧卧位；昏迷者取平卧位，头偏向一侧，并用压舌板、开口器撑开口腔，置牙垫与上下磨牙之间，如有舌后坠用舌钳将舌拉出。

4. 围好围裙或铺好一次性中单，弯盘放于口角旁，污物桶置座位前或床旁。

5. 洗胃

（1）口服催吐法：嘱患者自饮洗胃液，一次饮液量为 500ml，然后吐出，必要时可用压舌板压其舌根催吐。反复进行，直至吐出的液体澄清无味为止。

（2）全自动洗胃机洗胃法（图 2-69）：①接通电源，检查全自动洗胃机性能。②润滑胃管前端，插管，并证实在胃内后固定。③将已配好的洗胃液倒入水桶中，将 3 根橡胶管分别与机器的药管（进液管）、胃管、污水管（出液管）相连，药管的另一端放入空水桶中，胃管的另一端与已插好的患者胃管相连，调节药量流速。注药管管口必须始终浸没在洗胃液的液面下。④按"手吸"键，吸出胃内容物，再按"自动"键，机器即开始对胃进行自动冲洗。必要时将吸出物送检。⑤若发现有食物阻塞导管，水流速慢、不流或发生故障时，可交替按"手冲"和"手吸"键重复冲洗数次，直到管路通畅，再按"手吸"键，将胃内残留液体吸出后，按"自动"键，恢复自动洗胃，直至洗出液澄清无味为止。⑥洗胃完毕，反折胃管拔出。⑦协助患者漱口，洗脸，必要时更衣，整理床单位。⑧将药管、胃管和污水管同时放入清水中，按"清洗"键清洗各管腔，清洗毕，将各管同时取出，待机器内水完全排尽后，按"停机"键。⑨整理用物，洗手，记录。

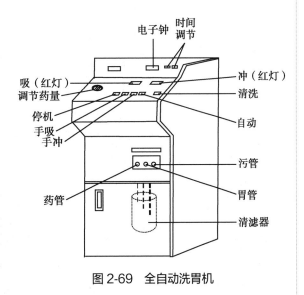

图 2-69　全自动洗胃机

【注意事项】

1. 急性中毒患者应尽早催吐，必要时洗胃。如毒物不明，应留首次胃液送检，并用生理盐水或温开水洗胃，待毒物性质明确后再采用合适的洗胃溶液。口服催吐法用于服毒量少的清醒合作者。

2. 强酸、强碱等腐蚀性物质中毒时禁忌洗胃，以免造成穿孔。可给予牛奶、豆浆、蛋清、米汤以保护胃黏膜。

3. 洗胃禁忌证包括上消化道出血、上消化道溃疡、胃癌、食管阻塞、肝硬化及食管胃底

笔记栏

静脉曲张、胸主动脉瘤患者。昏迷患者洗胃应谨慎。

4. 幽门梗阻患者洗胃在餐后 4~6 小时或睡前进行,记录胃内潴留量,以便了解梗阻情况供补液参考。

5. 每次灌入量和洗出量应基本相等。灌入量以 300~500ml 为宜,过多易导致:①胃容量增大,引起急性胃扩张;②如胃内压明显大于十二指肠内压,促使胃内容物进入十二指肠,加速毒物的吸收;③引起液体反流,导致呛咳、误吸或窒息;④刺激迷走神经兴奋致反射性心搏骤停。过少则洗胃液无法与胃内容物充分混合,不利于彻底洗胃,延长了洗胃时间。

6. 洗胃过程中,应随时观察洗出液的颜色、性质、气味、量及患者面色、脉搏、呼吸、血压的变化,如发现患者感到腹痛,洗出血性液体或出现休克现象应立即停止洗胃,与医生共同采取相应的急救措施。

7. 向患者讲述操作中可能会出现的不适,如恶心等,告知患者和家属有误吸的可能与风险,取得理解;向其介绍洗胃后的注意事项。

8. 操作人员根据毒物性质准备洗胃溶液(表 2-26)。

表 2-26 常用洗胃溶液

毒物种类	常用溶液	禁忌药物
酸性物	镁乳、蛋清水、牛奶	强酸药物
碱性物	5% 醋酸、白醋、蛋清水、牛奶	强碱药物
氰化物	3% 过氧化氢溶液引吐后,1:15 000~1:20 000 高锰酸钾溶液洗胃	
敌敌畏	2%~4% 碳酸氢钠溶液、1% 盐水,1:15 000~1:20 000 高锰酸钾溶液	
1605、1059、4049(乐果)	2%~4% 碳酸氢钠溶液	高锰酸钾
敌百虫	1% 盐水或清水、1:15 000~1:20 000 高锰酸钾溶液	碱性药物
DDT(灭害灵)666	温开水或生理盐水洗胃,50% 硫酸镁导泻	油性泻药
酚类	50% 硫酸镁导泻,用温开水,植物油洗胃至无酚味为止,洗胃后多次服用牛奶、蛋清保护胃黏膜	液体石蜡
河豚、生物碱、毒蕈	1%~3% 鞣酸	
苯酚(石炭酸)	1:15 000~1:20 000 高锰酸钾	
巴比妥类(安眠药)	1:15 000~1:20 000 高锰酸钾,硫酸钠导泻	硫酸镁
异烟肼	1:15 000~1:20 000 高锰酸钾,硫酸钠导泻	
灭鼠药		
1. 磷化锌	1:15 000~1:20 000 高锰酸钾、0.5% 硫酸铜洗胃 0.5%~1% 硫酸铜溶液每次 10ml,每 5~10 分钟口服 1 次,配合用压舌板等刺激舌根引吐	鸡蛋、牛奶、脂肪及其他油类食物
2. 抗凝血类(敌鼠钠等)	催吐、温水洗胃、硫酸钠导泻	碳酸氢钠溶液
3. 有机氟类(氟乙酰胺等)	0.2%~0.5% 氯化钙或淡石灰水洗胃,硫酸钠导泻,饮用豆浆、蛋白水、牛奶等	
发芽马铃薯	1% 活性炭悬浮液	

知识链接

误食毒蕈自救方法

据 Hawksworth(1991 年)估计,全世界的真菌大约有 150 万种,大型有毒真菌亦称毒蘑菇、毒菌、毒蕈,是相对于食用菌的概念,一般是指大型真菌中子实体被食用后对人或畜禽产生中毒反应的物种,它不是生物分类中的 1 个自然类群,而是有毒蘑菇种类的总称。我国是世界上毒蕈最丰富的国家之一,目前包括怀疑有毒在内的毒蕈有 400余种,大多数属担子菌纲、伞菌目,少数属于子囊菌纲。其中极毒和严重中毒的有 40 多种。当误食毒蕈后,施行自我救治是争取抢救成功的有效措施:

首先应保留样品供专业人员救治参考。立即呼叫救护车赶往现场急救。中毒者要大量饮用温开水或稀盐水,然后把手指伸进咽部进行催吐,以减少毒素的吸收。

等待救护车期间,为防止患者反复呕吐发生的脱水,嘱患者饮用加入少量食盐和食用糖的“糖盐水”,补充体液的丢失,防止休克的发生。但对已发生昏迷的患者不要强行向其口内灌水,防止窒息。为患者加盖毛毯保温。

五、拓展

全自动发药机

全自动发药机改变了传统纯人工配药、发药的模式,由智能发药设备配合人工完成处方调配,实现门诊药房工作智能化。全自动发药机具备以下功能:

1. 快速发药系统　可存放 1 200 个品种或品规的药品,可根据处方信息进行盒装药品的自动调配发送。

2. 智能调配系统　针对异形包装药品的调剂。系统接收处方信息后,自动将药品送至药师面前,并提示所在位置。实现了药房调剂模式由“人找药品”到“药品找人”的转变,记录药品的进药时间、批号、效期和包装信息,进行信息化管理。

3. 智能发药系统　利用射频无线传输技术,实现门诊处方自动“找寻药筐”,快速定位,减轻药师工作量,减少差错。

4. 直发传送系统　通过传送带把快发顶部出药口的药品传送到药师前台,再利用螺旋滑药槽把药品滑落到药师方便领取的地方。

5. 门诊自动发筐机　处方自动“找寻药筐”,快速定位。

6. 麻精药品管理系统　全程跟踪取药过程,五专信息化(专人、专柜、专账、专册、专用处方)、自动化管理,“双人双锁”,多级安全防护提高麻精药品的管理方式。

7. 自动排号系统　患者自助排队叫号系统,自动打印配药清单,提示患者取药窗口。

取药时,窗口药师用电脑刷取患者取药单上的条形码,患者信息随即输入“智慧药房”系统,全自动发药机内的机器臂自动将药品配送出来。药品通过运送轨道传至窗口,待药师复核后发至患者手中。据测算,机器调配一张处方时间只需不到 15 秒时间,研究报道,全自动发药机提高药品调剂工作效率,发药快速、准确、改善就医体验,降低药师工作量,提升药师服务质量。

六、综合实验与思考

1. 李某,男,55 岁。主诉:吞咽阻塞感 1 个月。3 天前行“胸腹联合切口食管癌根治术"。术后伤口痛,咳嗽无力,痰液不易咳出。检查:T 37.9℃,P 90 次 /min,R 22 次 /min,BP 130/78mmHg,SpO$_2$89%,神志清楚,听诊双肺可闻及痰鸣音,血常规示:WBC 12.8×10^9/L,N%75.2%。诊断食管癌,肺部感染。遵医嘱:吸痰,prn。请问:

(1) 操作前评估内容有哪些?

(2) 吸痰过程中的注意事项有哪些?

(3) 吸痰时,痰液黏稠如何处理?

2. 李某,男,32 岁。因脑外伤入院。检查:神志不清,意识昏迷,T 37.9℃,P 82 次 /min,R 20 次 /min。请问:

(1) 患者不能由口进食,可采取哪种饮食护理?

(2) 如何测量胃管的长度?

(3) 如何配合医生,为患者提高插管的成功率?

PPT 课件

第四节 排泄护理技术

排泄是机体将新陈代谢所产生的废物排出体外的生理活动过程,是人体的基本生理需要之一,也是维持生命的必要条件。人体排泄废物的途径有皮肤、呼吸道、消化道及泌尿道,其中消化道和泌尿道是主要的排泄途径。许多因素可能直接或间接的影响人体的排泄活动,而每个个体的排泄形态及影响因素也不尽相同。因此,护士应掌握与排泄有关的护理知识和技术,帮助或指导人们维持正常的排泄活动,满足其排泄的需要,使之获得最佳的健康和舒适状态。

一、导尿术

案例导入

刘某,女,45 岁。行胃大部切除术后第 5 天拔除导尿管,拔除导尿管后 5 小时未排尿,焦虑,自诉下腹胀痛,有尿意,但不能排泄。体检发现,耻骨联合上膨隆,可触及一囊性包块,叩诊浊音。

请问:患者出现了什么情况? 如何解决?

实验1 导 尿 术

导尿术(urethral catheterization)是指在严格无菌操作下,用导尿管经尿道插入膀胱引流出尿液的方法。随着护理技术的运用与发展,导尿术还可用于膀胱内用药和化疗等。导尿分为留置性导尿和间歇性导尿两种。在临床工作中,护士在工作中要密切观察患者的排泄状况,了解患者的身心需要,提供相应的护理措施,解决患者存在的排尿问题,促进其身心健康。

【目的】

1. 为尿潴留患者引流出尿液以减轻痛苦。

2. 协助临床诊断;留取未受污染的尿标本做细菌培养;测量膀胱容量、压力及检查残余尿,进行尿道或膀胱造影等。

3. 膀胱内用药或为膀胱肿瘤患者进行膀胱内化疗。

【适用指征】

1. 尿潴留患者。

2. 需收集尿标本做细菌培养,协助临床诊断者。

3. 膀胱肿瘤需进行膀胱内化疗患者。

【操作资源】

1. 用物　一次性导尿包(为生产厂商提供的灭菌导尿用物包,包括初步消毒用物、再次消毒用物和导尿用物。初步消毒用物有:小方盘、内盛数个消毒液棉球袋、镊子、纱布、手套。再次消毒及导尿用物有:手套、孔巾、弯盘、气囊导尿管、内盛4个消毒液棉球袋、镊子2把、自带无菌液体的10ml注射器、润滑油棉球袋、标本瓶、纱布、集尿袋、方盘、外包治疗巾)(图2-70),手消毒液,弯盘,治疗巾,浴巾。

2. 环境与设施　室内温度符合操作要求。流动洗手池设备、擦手纸或无菌擦手巾或干手器。

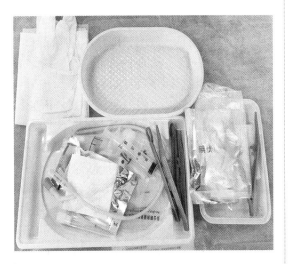

图2-70　一次性导尿包

【操作程序】

1. 评估解释

(1) 认真核对医嘱。

(2) 评估患者的年龄、病情、意识状况、心理状态、自理能力及配合程度,膀胱充盈程度、会阴部皮肤黏膜情况及清洁度。

(3) 向患者及家属解释导尿术的目的、方法、注意事项及配合要点。请患者自行清洗会阴;如果患者没有自理能力,应协助其清洗会阴。

2. 护士着装整齐,洗手,戴口罩。

3. 消毒前准备

(1) 携用物至患者床旁,再次核对患者床号、姓名和腕带。

(2) 关闭门窗,拉上床帘或用屏风遮挡患者。

(3) 协助患者脱去对侧裤腿,盖在近侧腿部并盖上浴巾,对侧腿用盖被遮盖。

(4) 协助患者取屈膝仰卧位,两腿略外展,露出外阴。铺一次性中单和治疗巾于患者臀下。

4. 根据男、女患者尿道的解剖特点进行消毒、导尿。

5. 导尿

(1) 女性患者

1) 初步消毒:在患者两腿间打开外阴消毒包,弯盘置于外阴旁。右手持镊子夹棉球消毒阴阜和大阴唇,另一戴手套的手分开大阴唇,消毒小阴唇及尿道口;污棉球置于弯盘;消毒完毕脱下手套置于弯盘内,弯盘移至床尾。

2) 打开导尿包,铺孔巾:洗手消毒液消毒双手后,将导尿包放在患者两腿之间,打开导尿包;戴无菌手套铺孔巾,使孔巾和导尿包包布内层形成一无菌区。

3) 整理用物,润滑尿管:按操作顺序整理好用物,检查导尿管是否通畅。用石蜡油棉球润滑导尿管前端,根据需要将导尿管和集尿袋的引流管连接。取消毒棉球放于弯盘内。

4)再次消毒:弯盘置于外阴处,一手分开并固定小阴唇,一手持镊子夹消毒棉球分别消毒尿道口、双侧小阴唇,最后尿道口再加强消毒一次。用过的镊子、棉球放于床尾弯盘内。

5)导尿:一手固定小阴唇,一手将方盘置于孔巾口旁。嘱患者张口呼吸,用镊子夹持导尿管插入尿道口 4~6cm,见尿液后再插入 1~2cm,将尿液引入集尿袋(图 2-71)。

(2)男性患者

1)初步消毒:一手持镊子夹消毒棉球消毒阴阜、阴茎、阴囊。另一戴手套的手用无菌纱布裹住并提起阴茎,将包皮向后推,露出尿道口,自尿道口向外向后旋转擦拭尿道口、龟头、冠状沟。污棉球、纱布置于弯盘内;消毒完毕将小方盘、弯盘移至床尾,脱下手套。

2)打开导尿包,铺孔巾:洗手消毒液消毒双手后,将导尿包放在患者两腿之间,打开导尿包;戴无菌手套铺孔巾,使孔巾和导尿包包布内层形成一无菌区。

3)整理用物,润滑尿管:按操作顺序整理好用物,检查导尿管是否通畅。用石蜡油棉球润滑导尿管前端,根据需要将导尿管和集尿袋的引流管连接。取消毒棉球放于弯盘内。

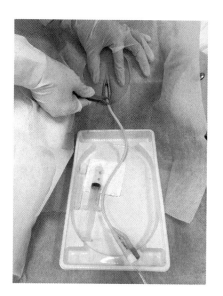

图 2-71 女患者导尿

4)再次消毒:弯盘移至近阴处,一手用纱布包住阴茎将包皮向后推,暴露出尿道口,另一手持镊子夹消毒棉球再次消毒尿道口、龟头及冠状沟。污棉球、镊子放于床尾弯盘内。

5)导尿:一手继续持无菌纱布固定阴茎并提起,使之与腹壁成 60° 角,嘱患者张口呼吸,用另一镊子夹持导尿管,插入尿道口 20~22cm,见尿液流出,至少再插入 1~2cm。将尿液引入集尿袋内。

6. 夹管、倒尿　将尿液引流入集尿袋内至合适量。

7. 取标本　若需做尿培养,用无菌标本瓶接取中段尿液 5ml,盖好瓶盖放至合适处。

8. 操作后处理

(1)导尿完毕,轻轻拔出导尿管,撤下孔巾,擦净外阴。

(2)脱手套,撤出一次性中单和治疗巾,放在治疗车下层;协助患者穿好裤子,整理床单位,清理用物。测量尿量,尿标本贴标签后及时送检。

(3)洗手,记录导尿时间、尿量、尿液颜色及性质,患者反应等情况。

【注意事项】

1. 严格执行无菌操作原则,防止泌尿系统感染。

2. 保护患者隐私,耐心解释,操作环境要遮挡;尽量少暴露患者,注意保暖。

3. 选择型号适宜的导尿管,成人选择 10~12 号导尿管,小儿选择 8~10 号导尿管;男性尿道有 2 个弯曲和 3 个狭窄处,具有细、长、弯曲的特点;必须根据解剖特点进行导尿,以免造成尿道损伤和导尿失败;当插管受阻时,应稍停片刻嘱患者深呼吸,再徐徐插入导尿管,切忌用力过猛而损伤尿道。插管动作应轻柔,以免损伤尿道黏膜。

4. 老年女性尿道口回缩,插管时应仔细辨认;如误入阴道,应更换导尿管重新插入。

5. 若膀胱高度充盈且又极度虚弱的患者,第一次放尿不应超过 1 000ml,防止虚脱和血尿。

6. 掌握操作要领(表 2-27、表 2-28)。

表 2-27　女患者导尿

易错环节	正确动作要点
1. 初次消毒	消毒阴阜、双侧大阴唇、双侧小阴唇和尿道口;顺序为由外向内,自上而下;每个棉球限用一次
2. 再次消毒	消毒尿道口、双侧小阴唇、尿道口;每个棉球限用一次
3. 插导尿管	将导尿管插入尿道口 4~6cm,见尿液后再插入 1~2cm
4. 留取标本	接取中段尿 5~10ml,第一次放尿量不超过 1 000ml

表 2-28　男患者导尿

易错环节	正确动作要点
1. 初次消毒	消毒阴阜、阴茎、阴囊;提起阴茎,露出尿道口,消毒尿道口、龟头、冠状沟数次;每个棉球限用一次
2. 再次消毒	包裹阴茎,露出尿道口;消毒尿道口、龟头、冠状沟;每个棉球限用一次
3. 插导尿管	提起阴茎与腹壁成 60°角,将导尿管插入尿道口 20~22cm,见尿液后至少再插入 1~2cm

实验 2　留置导尿管术

留置导尿管术(retention catheterization)是在导尿后,将导尿管保留在膀胱内,引流尿液的方法。

【目的】

1. 抢救危重患者时准确记录每小时尿量,测量尿比重,以密切观察患者的病情变化。

2. 在盆腔脏器手术中,保持膀胱空虚,避免术中损伤。

3. 某些泌尿系统疾病手术后留置导尿管,便于引流和冲洗,并可减轻手术切口的张力,有利于愈合。

4. 为尿失禁或会阴部有伤口的患者引流尿液,保持会阴清洁干燥。

5. 为尿失禁患者行膀胱功能训练。

【适用指征】

1. 尿失禁或会阴部有伤口患者。

2. 危重患者。

3. 将要进行盆腔脏器手术者、泌尿系统疾病手术后患者。

【操作资源】

1. 用物　同导尿术。

2. 环境与设施　同导尿术。

【操作程序】

1. 评估解释

(1) 认真核对医嘱。

(2) 评估患者年龄、病情、意识状况、心理状态、自理能力及配合程度、膀胱充盈程度、会阴部皮肤黏膜情况。

(3) 向患者解释留置导尿术的目的、方法、注意事项及配合要点。请患者自行清洗会阴;如果患者没有自理能力,应协助其清洗会阴。

2. 护士着装整齐,洗手,戴口罩。

3. 按男、女性患者导尿术操作步骤进行操作。见尿液后再插入 7~10cm。

4. 夹紧导尿管末端,向气囊内注入无菌溶液。轻拉导尿管有阻力感,证实导尿管已固定于膀胱内。

5. 固定集尿袋于床旁。

6. 整理记录

(1) 擦净外阴,撤去洞巾。

(2) 脱手套,撤出一次性中单和治疗巾,协助患者穿好裤子,整理床单位,清理用物。将尿标本贴标签后及时送检。

(3) 洗手,记录导尿时间、尿量、尿液颜色及性质,患者反应等情况。

【注意事项】

1. 严格执行无菌操作原则,防止泌尿系统感染。

2. 保护患者隐私,耐心解释,操作环境要遮挡。

3. 选择型号适宜的导尿管,插管动作应轻柔,以免损伤尿道黏膜。插管前应检查双腔气囊导尿管是否通畅,气囊是否完好。

4. 膨胀的气囊不宜卡在膀胱下口(尿道内口),应向内推约 2cm,以免气囊压迫造成损伤和不适。

5. 保持引流通畅,避免导尿管受压、扭曲和堵塞。

6. 女患者每日用消毒液棉球擦拭外阴和尿道口,男患者擦净尿道口、龟头及包皮,每天 1~2 次。

7. 每日更换集尿袋,定时排空集尿袋,并记录尿量。普通导尿管每周更换 1 次,硅胶导尿管可酌情延长更换时间。

8. 长期留置导尿管的患者,应采用间歇性夹管方式训练膀胱功能。夹闭导尿管,每 3~4 小时开放 1 次,使膀胱定时充盈和排空。

9. 集尿袋位置应低于耻骨联合,以防尿液逆流。如果患者卧床休息,应将集尿袋挂在床旁;患者离床活动前,应将导尿管远端固定在大腿上,集尿袋位置不得超过膀胱高度。

10. 倾听患者主诉,并观察尿液。若发现尿液浑浊、沉淀等,应做膀胱冲洗,尿常规检查 1 次 / 周。

📖 知识链接

导尿管相关性尿路感染

导尿管相关性尿路感染(catheter-associated urinary tract infection,CAUTI)是指患者留置导尿管后,或者拔除导尿管 48 小时内发生的泌尿系统感染。在美国卫生保健相关感染体系中,CAUTI 感染率高达 34%;在我国,尿路感染约占全部医源性感染的 40%,成为医院感染最常见的感染之一。尿路感染是留置导尿管患者最重要的并发症,不仅会增加患者的痛苦,甚至会使病情恶化,延长住院时间,增加住院费用。尿管留置时间是尿路感染的一个最重要的危险因素。长期留置的导尿管表面会形成生物膜,其为微生物、有机物以及无机物聚集、繁殖形成的微菌落。生物膜的形成使常规细菌培养困难、对抗生素敏感性降低、病程延长且容易复发,易导致难治性持续性感染。导尿管对于尿道膀胱来说是较大的异物,长期留置破坏了尿道及膀胱的正常生理环境,使黏膜屏障被破坏,细菌易进入尿道内,引起感染。研究显示,导尿管留置时间与尿路感染呈正相关,留置时间越长尿路感染的发生率越高。

实验 3 膀胱冲洗术

膀胱冲洗术（bladder irrigation）通过留置导尿管或耻骨上膀胱造瘘管,将药液输入膀胱内,然后再经导尿管排出体外,如此反复多次将膀胱内残渣、血液、脓液等冲出,防止感染或堵塞尿路。

【目的】

1. 对留置导尿管的患者,保持其尿液的引流通畅。

2. 清除膀胱内的血凝块、黏液、细菌等异物,预防感染。

3. 治疗某些膀胱疾病,如膀胱炎、膀胱肿瘤。

【适用指征】

1. 留置导尿管患者。

2. 膀胱内有血凝块、黏液、细菌等异物需要清除的患者。

3. 膀胱炎、膀胱肿瘤等膀胱疾病患者。

【操作资源】

1. 用物　同留置导尿术。另备无菌治疗盘(治疗碗、消毒液棉球、镊子和纱布)、无菌膀胱冲洗装置、输液调节器、输液架、开瓶器、便盆及便盆巾。按医嘱备冲洗液。常用冲洗溶液:生理盐水,0.02% 呋喃西林溶液,3% 硼酸液,氯己定溶液和 0.1% 新霉素溶液。冲洗液温度为 38~40℃。

2. 环境与设施　室内温度符合操作要求。流动洗手池设备、擦手纸或无菌擦手巾或干手器。

【操作程序】

1. 评估解释

(1) 认真核对医嘱。

(2) 评估患者的年龄、病情、意识状况,心理状态、自理能力及配合程度;膀胱充盈程度、会阴部皮肤黏膜情况。

(3) 向患者解释膀胱冲洗的目的、方法、注意事项及配合要点。请患者自行清洗会阴;如果患者没有自理能力,应协助其清洗会阴。

2. 护士着装整齐,洗手,戴口罩。

3. 将用物携至患者床旁,再次核对患者床号、姓名和腕带。

4. 关闭门窗,拉上床帘或用屏风遮挡患者。

5. 按导尿术为患者插入导尿管,按留置导尿术固定导尿管。

6. 排空膀胱。

7. 冲洗前准备

(1) 启开冲洗液瓶盖中心部分,消毒瓶塞。打开膀胱冲洗装置,将冲洗导管针头插入瓶塞,将冲洗液瓶倒挂于输液架上(冲洗瓶内液面距床面约 60cm),排气后关闭导管。

(2) 分开导尿管与集尿袋引流管接头连接处,消毒导尿管口和引流管接头,将导尿管和引流管与“Y”形管的 2 个分管相连接,“Y”形管的主管连接冲洗导管,用无菌纱布包裹引流管的接头。

8. 冲洗膀胱

(1) 间断冲洗法

1) 夹闭引流管,开放冲洗管,使溶液滴入膀胱。调节滴速;滴速为 60~80 滴 /min。待患者有尿意或滴入溶液 200~300ml 后,关闭冲洗管,放开引流管,将冲洗溶液全部引流出来后,再关闭引流管。

2）按需要反复冲洗。冲洗过程中，询问患者感受，观察患者反应及冲洗液性状。

（2）持续冲洗法

1）去除三腔导尿管侧腔的保护帽，用碘伏消毒侧腔末端腔内，待干。将冲洗管与三腔导尿管侧腔连接。

2）打开冲洗管路的开关和尿管，持续冲洗膀胱。调节滴速；滴速为60~80滴/min。冲洗过程中，询问患者感受，观察患者反应及冲洗液性状。

9. 冲洗完毕，取下冲洗管，消毒并连接导尿管口与引流管接头。

10. 清洁外阴部，固定导尿管，位置低于膀胱。

11. 协助患者取舒适卧位，整理床单位，清理物品。

12. 洗手，记录冲洗液名称、冲洗量、引流量、引流液性质、冲洗过程中患者的反应。

【注意事项】

1. 严格执行无菌操作原则，防止泌尿系统感染。

2. 保护患者隐私，耐心解释，操作环境要遮挡。

3. 遵医嘱准备冲洗液。除特殊需要外，冲洗液应加温至38~40℃，以防低温刺激膀胱。

4. 冲洗前需排空膀胱，便于冲洗液顺利滴入膀胱，也有利于药液与膀胱内壁充分接触，保持有效浓度。

5. 冲洗瓶内液面距床面约60cm，以便产生一定的压力，使液体能顺利滴入膀胱；滴速不宜过快，以免患者尿意强烈，膀胱收缩，迫使冲洗液从导尿管侧溢出尿道外；如滴入治疗用药，须在膀胱内保留30分钟后再引流出体外。

6. 若流出液量少于注入量，可能系导尿管内有脓块或血块阻塞，可增加冲洗次数或更换导尿管；若患者出现不适或有出血情况，应立即停止冲洗，并告知医生；每天冲洗3~4次，每次500~1 000ml。

7. 冲洗时观察患者反应，有鲜血流出或剧烈疼痛、引流量少于输注量等异常情况应停止冲洗。

8. 掌握操作要领（表2-29）。

表2-29　膀胱冲洗术

易错环节	正确动作要点
1. 插导尿管	按导尿术插入并固定导尿管，排空尿液
2. 冲洗前准备	挂冲洗液，排气；将导尿管和引流管与"Y"形管的2个分管相连接
3. 冲洗膀胱	开放冲洗管，调节滴速；待患者有尿意或滴入溶液200~300ml后，关闭冲洗管，放开引流管；反复冲洗

二、灌肠法

案例导入

张某，女，65岁。主诉腹胀、腹痛，3天未解大便，触诊腹部较硬实且紧张，可触及包块，肛诊可触及粪块。医嘱大量不保留灌肠1次。

请问：护士如何正确实施灌肠操作？操作过程中的注意事项有哪些？

灌肠法(enema)是将一定量的溶液通过肛管由肛门经直肠灌入结肠的技术,以帮助患者清洁肠道、排便、排气或由肠道供给药物,达到确定诊断和治疗目的。根据灌肠的目的可分为不保留灌肠和保留灌肠。不保留灌肠又根据灌入的液量不同分为大量不保留灌肠、小量不保留灌肠和清洁灌肠。

实验4　大量不保留灌肠

【目的】

1. 刺激肠蠕动,软化和清除粪便,排出肠内空气,减轻腹胀,解除便秘。

2. 清洁肠道,为手术、诊断性检查和分娩做准备。

3. 稀释和清除肠道内有害物质,减轻中毒。

4. 灌入低温溶液,为高热患者降温。

【适用指征】

1. 便秘患者。

2. 手术、诊断性检查和分娩前需进行肠道准备患者。

3. 中毒患者。

4. 高热患者。

【操作资源】

1. 用物　治疗盘内备一次性灌肠包(灌肠装置包括一次性灌肠袋、引流管道、一次性肛管、调节夹、镊子、石蜡油棉球)、弯盘、水温计、一次性手套、无菌棉签、笔、记录单、一次性治疗巾、输液架、卫生纸、便盆及便盆布。根据医嘱准备灌肠溶液:0.1%~0.2%肥皂水,生理盐水;成人每次用量500~1 000ml,小儿200~500ml,1岁以下小儿50~100ml;温度39~41℃,降温用28~32℃,中暑患者用4℃。必要时备屏风。

2. 环境与设施　室内温度符合操作要求。流动洗手池设备、擦手纸或无菌擦手巾或干手器。

【操作程序】

1. 评估解释

(1) 认真核对医嘱。

(2) 评估患者的年龄、病情、意识状况、心理状态、自理能力及配合程度、治疗情况、饮食、睡眠和排便情况、腹痛、腹胀的部位、肛周皮肤情况。

(3) 向患者解释灌肠法目的、注意事项及配合要点。嘱患者排尿。

2. 护士着装整齐,洗手,戴口罩。

3. 将用物推至患者床边,核对患者的床号、姓名和腕带。

4. 关闭门窗,拉上床帘或用屏风遮挡患者。

5. 协助患者取左侧卧位,双腿弯曲。脱裤至膝部,移臀至床沿。铺一次性治疗巾于患者臀下。不能自我控制排便患者可取仰卧位,臀下垫便盆。盖好盖被,只暴露臀部。

6. 灌肠准备

(1) 将灌肠液倒入灌肠袋。将灌肠袋挂于输液架上,筒内液面距肛门40~60cm(图2-72)。

(2) 戴一次性手套。润滑肛管前端,排尽管内气体,用调节夹夹紧灌肠管道。放弯盘于患者臀旁。

7. 一手垫卫生纸分开臀部,暴露肛门,嘱患者张口深慢呼吸,另一手将肛管轻轻插入直肠(成人7~10cm,小儿4~7cm)。

8. 灌入溶液

（1）固定肛管，松开调节夹，让溶液缓慢流入。

（2）观察液面下降情况及患者反应。若液体流入受阻，可前后旋转移动肛管或挤捏肛管；如患者感到腹胀或便意，可告诉患者是正常感觉，同时嘱患者张口深慢呼吸，并适当降低灌肠筒的高度，减慢流速或者夹管，暂停灌肠 30 秒，再缓慢进行灌肠。

9. 待灌肠液即将流尽，夹闭肛管；一手持卫生纸抵住肛门，另一手用卫生纸包裹肛管，轻轻拔出肛管。擦净肛门。

10. 灌肠后整理

（1）脱手套。协助患者穿好裤子，处于平卧位。

（2）嘱患者尽量保留 5~10 分钟后再排便。降温灌肠时，液体要保留 30 分钟，排便后 30 分钟，测量体温并记录。如为不能下床者，给予便盆，将卫生纸、呼叫器置于患者易取处。如需收集大便标本，让患者使用便盆。

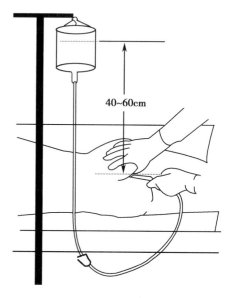

40~60cm

图 2-72　大量不保留灌肠

（3）排便后取出一次性治疗巾，整理床单位。撤去屏风，开窗通风。清理用物。

11. 洗手，记录溶液种类、保留时间、排出粪便的量、颜色和性状、腹胀的解除情况等。必要时留取大便标本送检。

【注意事项】

1. 保护患者隐私，维护患者自尊。

2. 选择合适型号的肛管，一般 24~26 号；插管动作应轻柔。

3. 选择合适的灌肠溶液，准确掌握灌肠溶液的温度、浓度、灌入速度、压力和液体量。

4. 妊娠、急腹症、消化道出血、严重心血管疾病等患者禁忌灌肠。肝性脑病患者禁用肥皂液灌肠，充血性心力衰竭和水钠潴留患者禁用 0.9% 氯化钠溶液灌肠。伤寒患者灌肠时溶液不得超过 500ml，灌肠袋内液面不高于肛门 30cm。

5. 插管时如有阻力，应稍停片刻，嘱患者张口深慢呼吸，阻力消失再继续插入。如果阻力仍然存在，患者主诉疼痛，应立即拔管，并通知医生。

6. 灌肠时，如患者有腹胀或便意，适当放低灌肠筒位置，并嘱患者作张口深慢呼吸，以减轻腹压。如溶液流入受阻，可挤压或旋转肛管。

7. 灌肠过程中，应随时观察患者的病情变化。如患者出现面色苍白、出冷汗、剧烈腹痛、心慌气促、脉速，应立即停止灌肠并及时与医生联系，采取紧急措施。

8. 在体温单"大便"栏处记录灌肠结果。记录方法是：灌肠为"E"，如灌肠后排便一次，用 1/E 表示；如灌肠后未排便，则用 0/E 表示；如自行排便一次，灌肠后又排便一次，则用 $1^1/E$ 表示，以此类推。

9. 掌握操作要领（表 2-30）。

表 2-30　大量不保留灌肠

易错环节	正确动作要点
1. 插管灌液	成人肛管插入长度 7~10cm，缓慢灌入溶液
2. 灌肠后处理	保留 5~10 分钟后再排便；降温灌肠时，液体要保留 30 分钟；排便后 30 分钟，测量体温并记录

知识链接

灌肠技术的发展和应用

灌肠的灵感最早来源于对动物的观察。埃及人观察到他们视为神鸟的朱鹭常常用它的长嘴巴取水后伸入自己的肛门将肠道中的废物排泄出去,如此反复进行。于是,他们效仿朱鹭从肛门注入水对肠道进行清洗。约在公元前1500年,埃及便开始经由直肠给药,其中就用到灌肠。我国对灌肠疗法也非常重视,东汉时张仲景的《伤寒杂病论》中就有记载。到18世纪中期,灌肠设备有了较大改进。在19世纪,为了深度清洁人体肠道,大肠水疗法风靡欧洲。进入20世纪后,灌肠在医学中得以继续应用,其主要目的是排空肠道,在产科用于刺激子宫收缩,加快产程。近年来随着中医技术的改良,中药灌肠现已在临床上应用于内外妇儿等多专科并取得了良好的效果,在临床广泛地应用和推广。

实验5 小量不保留灌肠

【目的】

1. 软化粪便,解除便秘。

2. 排出肠道内的气体,减轻腹胀。

【适用指征】

由于灌入溶液量小,对肠道刺激小,常用于腹部或盆腔手术后患者、危重患者、年老体弱患者、小儿、孕妇等。

【操作资源】

1. 用物 如使用一次性灌肠包,用物同大量不保留灌肠;如使用消毒注洗器,需准备灌肠包(小容量灌肠筒、橡胶管和玻璃接管全长120cm、肛管、血管钳1把、纱布数块、弯盘2个、石蜡油棉球、调节夹)。另备温开水5~10ml,根据医嘱选择灌肠溶液:"1.2.3"溶液(50%硫酸镁30ml、甘油60ml、温开水90ml),甘油50ml加等量温开水,各种植物油120~180ml。温度38℃。必要时备屏风。按方便操作的原则放好所需用物。

2. 环境与设施 室内温度符合操作要求。流动洗手池设备、擦手纸或无菌擦手巾或干手器。

【操作程序】

1. 评估准备工作同大量不保留灌肠1~5。

2. 灌肠准备

(1) 戴一次性手套。

(2) 将灌肠液倒入灌肠袋,灌肠袋距肛门30cm;或用注洗器抽吸药液,连接肛管(图2-73)。

(3) 润滑肛管前端,排尽管内气体,用调节夹夹紧肛管。弯盘置于患者臀旁。

3. 垫卫生纸分开臀部,暴露肛门;嘱患者深呼吸,将肛管前端轻轻插入直肠7~10cm。

4. 固定肛管,松开调节夹,缓慢注入溶液。待灌肠液即将流尽,夹闭肛管;或用注洗器再吸取药液灌注,反复直至溶液注完。

5. 注入温开水5~10ml,抬高肛管尾端,使溶液全部灌入,夹管或反折肛管,按大量不保留灌肠拔管,擦净肛门。

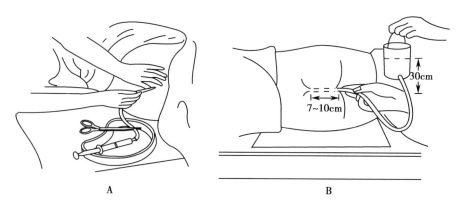

图 2-73 小量不保留灌肠

6. 灌肠后整理。按大量不保留灌肠步骤 10 进行操作,嘱其尽量保留溶液 10~20 分钟再排便。

7. 洗手,记录灌肠结果,包括溶液种类、保留时间,以及排出粪便的量、颜色和性状、腹胀的解除情况等。

【注意事项】

1. 保护患者隐私,维护患者自尊。

2. 选择合适型号的肛管,一般 22~24 号;插管动作应轻柔。

3. 选择合适的灌肠溶液,准确掌握灌肠溶液的温度、浓度、灌入速度、压力和液量。

4. 灌注溶液时,速度不能过快过猛,以免刺激肠黏膜引起排便反射,造成溶液难以保留。灌肠后应尽量保留溶液 10~20 分钟再行排便,使灌肠液有足够的作用时间软化粪便。

5. 掌握操作要领(表 2-31)。

表 2-31 小量不保留灌肠

易错环节	正确动作要点
1. 灌肠准备	倒入或抽吸灌肠液;润滑肛管前端,排尽管内气体
2. 插管灌液	轻轻插入直肠 7~10cm;缓慢灌入溶液;注毕,注入温开水 5~10ml
3. 灌肠后处理	嘱患者尽量保留 10~20 分钟后再排便

实验 6 保 留 灌 肠

【目的】

灌入药液,保留在直肠或结肠内,通过肠黏膜吸收,达到治疗肠道感染、镇静和催眠的作用。

【适用指征】

肠道炎症患者,需进行镇静、催眠患者。

【操作资源】

1. 用物　同小量不保留灌肠,选择 20 号以下肛管,另备小枕。根据医嘱选择灌肠溶液:10% 水合氯醛,剂量遵医嘱;肠道杀菌剂,如 2% 小檗碱,0.5%~1% 新霉素或其他抗生素溶液。量不超过 200ml,温度 38℃。必要时备屏风。按方便操作的原则放好所需用物。

2. 环境与设施　室内温度符合操作要求。流动洗手池设备、擦手纸或无菌擦手巾或干手器。

【操作程序】

1. 评估准备工作同大量不保留灌肠步骤 1~4。

2. 据病情协助患者处于适宜卧位(左侧或右侧卧位),双腿弯曲。脱裤至膝部,移臀至床沿。铺一次性治疗巾于患者臀下,垫小枕以抬高臀部 10cm。

3. 灌肠准备同小量不保留灌肠步骤 2。

4. 垫卫生纸分开臀部,暴露肛门;嘱患者深呼吸,将肛管前端轻轻插入直肠 15~20cm。按小量不保留灌肠注入药液。

5. 灌肠液注入完毕,夹闭肛管。轻轻拔出肛管。擦净肛门,脱手套。

6. 灌肠后整理

(1) 协助患者穿好裤子,嘱患者卧床休息,尽量忍耐,保留药液在 1 小时以上。

(2) 排便后取出治疗巾,整理床单位,撤去屏风。

(3) 开窗通风,清理用物。

7. 洗手,记录灌肠结果,包括溶液种类、保留时间以及患者反应和治疗效果等。

【注意事项】

1. 肛门、直肠和结肠等手术后或大便失禁患者,不宜保留灌肠。

2. 保护患者隐私。

3. 插管动作应轻柔。

4. 操作前先了解患者的病变部位,掌握灌肠的卧位和肛管插入深度,一般视病情而定。为了提高疗效,慢性细菌性痢疾病变部位多在直肠或乙状结肠,溃疡性结肠炎病变多在乙状结肠或降结肠,宜取左侧卧位;阿米巴痢疾病变多在回盲部,宜取右侧卧位。抬高臀部 10cm 可防止药液溢出,利于保留药物,提高疗效。

5. 为减轻肛门刺激,宜选用小号肛管,压力宜低,药量宜小,注入速度宜慢;为促进药物吸收,肛管插入不能太浅。液面距肛门的高度不超过 30cm。操作前需嘱患者排空大便,必要时先做不保留灌肠。

6. 患者排便后休息 30~60 分钟,再进行灌肠。如为慢性肠道疾病,以晚间睡前灌肠为宜,灌肠后药液保留时间应长并减少活动,有利于药液的保留和吸收。药液应保留在 1 小时以上,以便于充分吸收。

7. 一般用量 200ml 以内,小剂量药液灌肠时应加倍稀释,以增加吸收率。

8. 掌握操作要领(表 2-32)。

表 2-32 保留灌肠

易错环节	正确动作要点
1. 摆放卧位	左侧或右侧卧位,双腿弯曲,垫小枕以抬高臀部 l0cm
2. 灌肠准备	倒入或抽吸灌肠液;润滑肛管前端,排尽管内气体
3. 插管灌液	轻轻插入直肠 15~20cm;缓慢灌入溶液
4. 灌肠后处理	嘱患者尽量保留药液在 1 小时以上才排便

实验 7 肛管排气法

肛管排气术(flatulence decreasing through the rectal tube)是将肛管从肛门插入直肠以排出肠腔内积气的技术。

【目的】

排出肠腔积气,减轻腹胀。

【适用指征】

肠道胀气,需进行排气患者。

【操作资源】

1. 用物　治疗盘内备肛管(26 号)、橡胶管、玻璃接头、润滑油、弯盘、玻璃瓶(内盛水 3/4 满)、系带、一次性手套、无菌棉签、卫生纸、胶布、别针、笔、记录单、治疗巾、必要时备屏风。按方便操作的原则放好所需用物。

2. 环境与设施　室内温度符合操作要求。流动洗手池设备、擦手纸或无菌擦手巾或干手器。

【操作程序】

1. 评估解释

(1) 认真核对医嘱。

(2) 评估患者的年龄、病情、意识状况,心理状态、自理能力及配合程度,治疗情况,饮食和排便情况、腹胀的部位,肛周皮肤情况。

(3) 向患者解释肛管排气目的、注意事项及配合要点。嘱患者排尽大小便。

2. 护士着装整齐,洗手,戴口罩。

3. 将用物推至患者床边,核对患者的身份信息。

4. 关闭门窗,拉上床帘或用屏风遮挡患者。

5. 协助患者取侧卧位或平卧位,盖好盖被,暴露肛门。

6. 戴一次性手套。将玻璃瓶系于床边,橡胶管一端与肛管相连,另一端插入玻璃瓶液面下。

7. 插管排气

(1) 润滑肛管前端,嘱患者张口呼吸,将肛管轻轻插入直肠 15~18cm(图 2-74)。

(2) 用胶布将肛管固定于臀部,橡胶管留出足够长度用别针固定在床单上。

(3) 观察排气情况,如排气不畅可协助患者更换体位或按摩腹部。保留肛管不超过 20 分钟。

8. 拔管整理

(1) 拔出肛管,清洁肛门。脱手套。

(2) 协助患者取舒适的体位,询问患者腹胀是否缓解,整理床单位。消毒、整理用物。

9. 洗手,记录患者反应和排气效果等。

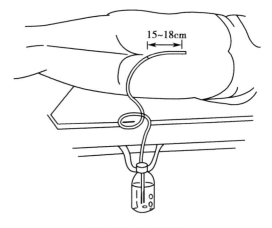

图 2-74　肛管排气

【注意事项】

1. 保护患者隐私,维护患者自尊。

2. 插管动作应轻柔。

3. 将橡胶管一端插入玻璃瓶液面下,可防止空气进入直肠内,加重腹胀。

4. 如排气不畅,可协助患者更换体位或按摩腹部,以助气体排出。

5. 保留肛管不超过 20 分钟。因为长时间留置肛管,会降低肛门括约肌的反应,甚至导致肛门括约肌永久性松弛。必要时 2~3 小时后,再行肛管排气。

笔记栏

6. 掌握操作要领(表 2-33)。

表 2-33　肛管排气法

易错环节	正确动作要点
1. 排气准备	橡胶管一端与肛管相连,另一端插入玻璃瓶液面下
2. 插管排气	润滑肛管前端,将肛管插入直肠 15~18cm;肛管保留不超过 20 分钟

思政元素

医 者 仁 心

2019 年 11 月 19 日,在从广州飞往纽约的南航 CZ399 航班上,一位老人无法自主排尿,膀胱可能胀破,痛苦难忍。由于飞机上医疗设备不足,来自广州和海南的两位医生乘客自制装置,用仅有的两个 2ml 的小注射器针头,接上吸氧的管道。由于吸氧管道较粗,约有 1cm,无法从尿管中导尿,肖医生做了一个带针头的引流管。随后引导患者平卧在地板上,经皮进行膀胱穿刺。患者由于长时间膀胱膨胀,膀胱没有什么张力,虽然肖医生对患者的膀胱进行了轻轻的按摩,但是压力还是不足以让尿引出。紧急情况下,暨南大学附属第一医院张医生用嘴吸尿 37 分钟,帮助老人吸出约 800ml 尿液,最终排除险情。两位医生救人的胆识和技术获众人点赞,他们的救人行为诠释着医者仁心的崇高精神。

三、拓展

间歇性清洁导尿

【内容介绍】

间歇性清洁导尿(clean intermittent catheterization,CIC)是指在清洁条件下可以由非医护人员(患者或家属)定时将尿管经尿道插入膀胱内排空膀胱的方法。优点:间歇性清洁导尿技术于 20 世纪 60 年代首次在临床上应用,目前已经被认为辅助逼尿肌无反射或低反射患者膀胱排空的"金标准",是目前公认的、科学的尿路管理方法。患者处于相对不带尿管的状态,有利于预防因尿潴留而引起进一步的膀胱与肾损害,减少泌尿系统的感染。

【适用指征】

间歇性清洁导尿术在临床推广应用,在国际上已经较普遍应用于脊髓损伤、神经瘫痪等排空障碍的患者。

【操作要点】

根据膀胱充盈情况每隔 3~4 小时由患者或陪护进行的导尿术,膀胱排空后拔除导尿管。该技术不将导尿管留置于膀胱内,其通过定时排空膀胱内尿液,使膀胱周期性扩张与排空,可以改善膀胱壁的血液循环,有利于促进膀胱功能的恢复。

【注意事项】

正确选择型号大小合适的导尿管,插管时动作轻柔,防止损伤尿道。

四、综合实验与思考

1. 王某,男,38 岁。入院后诊断:慢性胆囊炎伴胆囊结石。今日在全麻下行"腹腔镜胆囊切除术"。手术后返回病房。术后第二天下午,患者诉排尿困难。体格检查:耻骨联合上呈圆形,叩诊浊音。采用按摩,听流水声后效果不佳。请问:

(1) 该患者出现了什么问题?

(2) 护士应该采用何种护理技术?

(3) 操作中应注意哪些事项?

2. 张某,女,30岁。因反复黏液血便2年,加重伴左下腹疼痛2周收入院。患者便血每天6~8次。体格检查:T 37.4℃,BP 110/70mmHg,P 98次/min,律齐,无杂音。下腹部有压痛,无反跳痛及肌紧张,肠鸣音6~8次/min,双下肢无水肿。诊断:溃疡性结肠炎。医嘱:0.9%氯化钠150ml+地塞米松磷酸钠注射液5mg+美沙拉嗪缓释颗粒1g,每晚保留灌肠。请问:

(1) 保留灌肠的目的是什么?

(2) 操作中的注意事项有哪些?

(3) 操作结束后应嘱患者注意哪些事项?

PPT 课件

第五节 注射技术

注射给药法是将一定量的无菌药液、溶液或生物制剂注入人体内,以达到预防、诊断、治疗疾病目的的一种方法。注射给药的特点是药物吸收快,吸收量准确,血药浓度迅速升高,适用于需要药物迅速发挥作用或因各种原因不能经口服给药的患者。常用的注射技术包括皮内注射、皮下注射、肌内注射、静脉注射、静脉输液、静脉输血等。

一、皮内注射法

案例导入

王某,女,36岁。因咳嗽,咳痰,发热1周入院,诊断为:大叶性肺炎。医嘱予以青霉素400万U+生理盐水100ml静脉滴注,2次/d。

请问:用青霉素前需要评估哪些内容?对该患者进行过敏试验,需要注意什么?

临床上使用某些药物时,常可引起过敏反应,有的甚至会发生过敏性休克而危及生命。因此,在使用某些药物前,除须详细询问用药史、过敏史、家族史外,还须做药物过敏试验。皮内注射法(intradermal injection)是将少量药液注入表皮和真皮之间的方法,主要用于药物过敏试验,预防接种和局部麻醉的起始步骤。

实验1 青霉素过敏试验法

青霉素是目前常用的抗生素之一,具有疗效高、毒性低的特点,但易发生不同程度的过敏反应。因此使用各种青霉素制剂前,停用青霉素药物3天后再用或者使用过程更换青霉素批号时,均须先做过敏试验,试验阴性者方可用药。

【目的】

通过青霉素过敏试验,确定患者对青霉素是否过敏,保证用药安全。

【适用指征】

使用各种青霉素制剂前。

【操作资源】

1. 用物 注射盘、1ml 和 5ml 一次性注射器、4$\frac{1}{2}$~5 号针头、注射卡、80 万 U 青霉素、生理盐水、75% 乙醇、棉签、无菌容器（内放无菌纱布垫）、纱布、弯盘、启瓶器、手消毒剂；治疗车下层放锐器盒。另备 0.1% 盐酸肾上腺素 1ml、呼吸兴奋剂、氧气、吸痰器等急救药物和设备。

2. 环境与设施 环境保持整洁、舒适、安全,光线充足。

【操作程序】

1. 评估患者病情、用药情况、注射部位皮肤情况及合作程度,询问用药史、过敏史和家族史；是否正在使用青霉素,是否已停药 3 天后再使用,或在使用中更换批号。向患者解释过敏试验的目的和注意事项并取得配合。

2. 护士着装整齐,洗手、戴口罩；用物备齐并进行质量检查；配制皮试溶液（表 2-34）,放入无菌容器中。经两人核对无误。

表 2-34 青霉素皮试溶液配制方法

青霉素钠	加 0.9% 氯化钠溶液（ml）	每毫升药液青霉素钠含量（U/ml）	备注
80 万 U	4	20 万	用 5ml 注射器
取 0.1ml 上述溶液	0.9	2 万	以下用 1ml 注射器
取 0.1ml 上述溶液	0.9	2 000	每次配制时需将溶液混匀
取 0.1ml 上述溶液	0.9	200	配制液应现配现用

3. 携用物至患者处,核对患者床号、姓名、手腕带；核对药名、浓度、剂量、给药时间、给药方法；与患者沟通取得配合。

4. 选择前臂掌侧下段为注射部位,以 75% 乙醇消毒注射部位皮肤。

5. 再次核对,并排尽注射器内的空气。

6. 左手绷紧局部皮肤,右手以平执式持注射器,针头斜面向上,与皮肤呈 5° 刺入皮内。待针头斜面全部进入皮内后,放平注射器,用左手拇指固定针栓,右手轻轻推注药液 0.1ml,使局部隆起形成一皮丘,皮肤变白并显露毛孔（图 2-75）。

7. 注射完毕,迅速拔出针头,处理针头。

8. 操作后核对；20 分钟后观察结果。指导患者不要按揉针孔,且暂勿离开注射室或病房,如有不适立即告知。

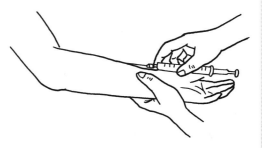

图 2-75 皮内注射法

9. 整理床单位,协助患者取舒适卧位。按垃圾分类原则处理污物,清理用物。

10. 观察反应,两人同时判断试验结果。

（1）阴性:皮丘无改变,周围不红肿,无红晕,无自觉症状。

（2）阳性:局部皮丘隆起,出现红晕硬结,直径大于 1cm,或周围有伪足、有痒感。严重时可出现过敏性休克。

11. 如阴性可使用青霉素。如试验结果为阳性,禁用青霉素；并记录在体温单、医嘱单、病历卡、床头卡、门诊卡、注射卡、护理记录单上,要求用红笔标明"青霉素阳性";将结果告知患者及家属。

【注意事项】

1. 严格执行查对制度和无菌操作原则。皮试液应现配现用,配制的皮试液浓度及注入皮内的剂量均应准确。

2. 做皮试前,应详细询问用药史、过敏史及家族史,如患者对需要注射的药物过敏,则不可作皮试。

3. 忌用碘类消毒剂消毒,避免按揉注射局部,进针勿过深,以免影响对结果的观察。

4. 须在规定的时间内观察,20 分钟内不可随意走动,如有不适立即告知医护人员。

5. 对可疑阳性患者,应在对侧手臂相同部位皮内注入 0.1ml 生理盐水做对照试验,20分钟后观察。如出现同样结果,说明前者不是阳性。如在同侧手臂做对照试验,两个皮丘间距须大于 5cm。确认青霉素结果阴性后方可用药。

6. 掌握操作要领(表 2-35)。

表 2-35　青霉素过敏试验

易错环节	正确动作要点
1. 询问评估	询问用药史、过敏史和家族史;是否正在使用青霉素,是否已停药 3 天后再使用,或在使用中更换批号
2. 注射操作	选择部位:前臂掌侧下段 消毒皮肤:一般用 75% 乙醇 操作手法:针头斜面向上,进针 5°,斜面进入皮内,固定针栓,注入药液 0.1ml,呈圆形皮丘,快速拔针
3. 观察判断	计时观察 20 分钟,交代注意事项,嘱患者勿离开病房;两人判断结果;如有可疑结果可做对照试验

二、皮下注射法

案例导入

李某某,6 月龄,由家长带至社区医院注射乙肝疫苗第三针。

请问:注射前需要评估哪些内容? 常用的注射部位是哪里? 注射后的注意事项有哪些?

某些不能或不宜口服给药,且需在一定时间内发挥药效的小剂量药物、某些疫苗、麻醉用药在注射时采用皮下注射法。皮下注射法(hypodermic injection)是将少量药液或生物制剂注入皮下组织的方法。常用注射部位为上臂三角肌下缘、上臂外侧、两侧腹部、后背及大腿外侧方。

实验 2　皮下注射法

【目的】

不能或不宜口服给药,且需在一定时间内发生药效的小剂量药物注射;预防接种;局部麻醉。

【适用指征】

1. 不能经口服用的药物,要求在一定时间内发生疗效(如胰岛素治疗)。

2. 各种菌苗、疫苗的预防接种。

3. 局部麻醉给药。

【操作资源】

1. 用物 注射盘、1~2ml 注射器、$5\frac{1}{2}$~6 号针头、注射卡、医嘱用药、皮肤消毒液、无菌棉签、无菌容器(内放无菌纱布垫)、砂轮或启瓶器、弯盘、手消毒剂;治疗车下层放锐器盒。

2. 环境与设施 环境保持整洁、舒适、安全,光线充足。

【操作程序】

1. 评估患者病情、治疗情况、合作程度及注射部位皮肤,询问药物过敏史。向患者解释目的和注意事项以取得合作。

2. 护士着装整齐,洗手、戴口罩;用物备齐并进行质量检查。按医嘱吸取药液,放入无菌容器中。经两人核对无误。

3. 携用物至患者处,核对患者床号、姓名、手腕带;核对药名、浓度、剂量、给药时间、给药方法;与患者沟通取得配合。

4. 结合治疗目的选择合适的注射部位(图 2-76):上臂三角肌下缘、上臂外侧、两侧腹部、后背、大腿外侧等。常规消毒皮肤,待干。

5. 再次核对,排尽注射器内空气。

6. 左手绷紧局部皮肤,右手持注射器,示指固定针栓,针头斜面向上与皮肤呈 30°~40°角,迅速刺入针梗的 1/2~2/3,用左手抽动活塞无回血后,缓慢推注药液(图 2-77)。

7. 注射完毕快速拔针,并用干棉签轻压针刺处片刻。

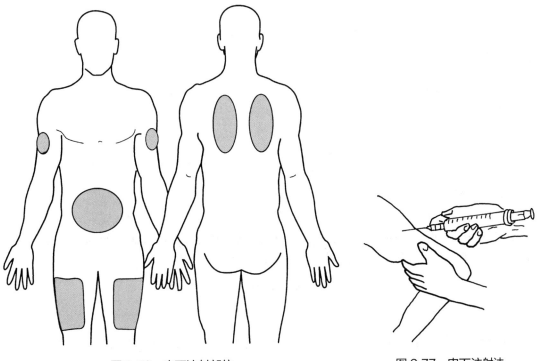

图 2-76 皮下注射部位   图 2-77 皮下注射法

8. 操作后核对,协助患者取舒适卧位。观察患者反应,嘱患者不要按揉针孔,交代注意事项,如有不适即时告知。

9. 按垃圾分类原则处理污物,清理用物,整理床单位,洗手记录。必要时需在护理记录单上记录注射的时间、药名、浓度、剂量和反应。

【注意事项】

1. 严格执行查对制度和无菌操作原则。

2. 对过于消瘦者,可捏起注射部位组织,穿刺角度适当减小。

3. 回抽无回血后,方可注入药液。针头刺入角度不宜超过 45°,以免刺入肌肉层。注射药液少于 1ml 时,必须用 1ml 注射器抽吸药液,以保证注入药物剂量准确。

4. 对皮肤有刺激作用的药液一般不用皮下注射。对需长期反复皮下注射的患者,应有计划地更换注射部位,以增加药液吸收。

5. 掌握操作要领(表 2-36)。

表 2-36 皮下注射法

易错环节	正确动作要点
1. 核对内容	双人核对医嘱无误
	核对药物无误:药名、浓度、剂量、给药时间、给药方法、药物有效期、药物质量等无误
	操作前、中、后注意再次核对
2. 注射关键环节	选择部位:上臂三角肌下缘、上臂外侧、两侧腹部、后背、大腿外侧
	消毒皮肤:常规消毒皮肤,消毒范围直径 >5cm
	注射流程:左手绷紧局部皮肤,右手持注射器,示指固定针栓,针头斜面向上与皮肤呈 30°~40°,不宜超过 45°,迅速刺入针梗的 1/2~2/3,用左手抽动活塞无回血后,缓慢推注药液。

三、肌内注射法

案例导入

张某,女,63 岁。因肠癌接受化疗,应用化疗药物 24 小时后患者出现恶心呕吐,不思饮食症状,医嘱予以甲氧氯普胺 10mg 肌内注射。

请问:如何实施肌内注射? 肌内注射注意事项有哪些?

肌内注射(intramuscular injection)是一种常用的药物注射治疗方法,是将一定量的药液注入肌肉组织的方法。它与皮下注射的区别在于,所注射的药液刺激性较强,药量较大,要求比皮下注射更迅速发生疗效。通常选用肌肉较厚、远离大神经大血管的部位。最常用的部位为臀大肌,其次为臀中肌、臀小肌、股外侧肌及上臂三角肌。

实验 3 肌内注射法

【目的】

用于不宜或不能口服或静脉注射,且要求比皮下注射更迅速发生疗效时,通过肌内注射给患者实施药物治疗。

【适用指征】

1. 不宜采用口服给药和静脉注射,要求比皮下注射更迅速发生疗效时。

2. 药物刺激性较强或药量较大,不适于皮下注射时。

【常用注射部位】

常用的注射部位有:臀大肌、臀中肌、臀小肌、股外侧肌、上臂三角肌。

1. 臀大肌注射定位法

(1) 十字法(图 2-78):从臀裂顶点向左或向右作一水平线,然后从髂嵴最高点作一垂线,将一侧臀部分为四个象限,其外上象限避开内角(髂后上棘与股骨大转子连线的内侧)为注射部位。

(2) 连线法(图 2-79):取髂前上棘与尾骨连线的外上 1/3 处。

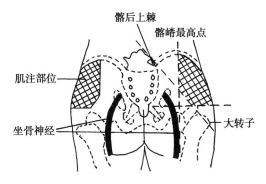

图 2-78 臀大肌注射定位法——十字法   图 2-79 臀大肌注射定位法——连线法

2. 臀中肌、臀小肌注射定位法

(1) 三角形法:以示指尖和中指尖分别置于髂前上棘和髂嵴下缘处,在髂嵴、示指、中指之间便构成一个三角形区域,此区域即为注射部位(图 2-80)。

(2) 三横指法:髂前上棘外侧三横指处(以患者自己手指的宽度为标准)。

3. 股外侧肌注射定位法(图 2-81) 部位为大腿中段外侧,一般成人可取髋关节下 10cm 至膝关节上 10cm 范围。此处大血管、神经干很少通过,且注射范围较广,可供多次注射,尤其适宜于 2 岁以下幼儿。

4. 上臂三角肌注射定位法(图 2-82) 部位为上臂外侧,自肩峰下 2~3 横指。此处肌肉较薄,只可作小剂量注射。

【操作资源】

1. 用物 注射盘、医嘱用药、2ml 或 5ml 注射器、6~7 号针头、注射卡、皮肤消毒剂、无菌棉签、砂轮或启瓶器、无菌容器(内放无菌纱布垫)、弯盘、手消毒剂;治疗车下层放锐器盒。

2. 环境与设施 环境保持整洁、舒适、安全,光线充足。

【操作程序】

1. 评估患者病情、治疗情况、合作程度及注射部位局部皮肤状况。询问用药史和过敏史,向患者解释目的和注意事项以取得配合。

2. 护士着装整齐、洗手、戴口罩;用物备齐并进行质量检查;按医嘱吸取药液,放入无菌容器中。经两人核对无误。

3. 携用物至患者床边,核对患者床号、姓名、手腕带;核对药名、浓度、剂量、给药时间、给药方法;与患者沟通取得配合。

4. 协助患者取舒适体位,给予遮挡,暴露注射部位。臀部肌内注射可取侧卧位、俯卧位、

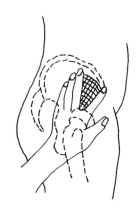

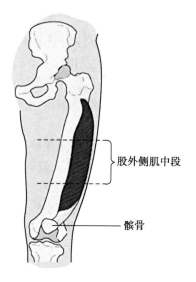

股外侧肌中段

髌骨

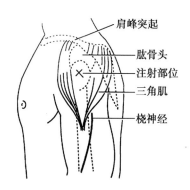

肩峰突起
肱骨头
注射部位
三角肌
桡神经

图 2-80 臀中肌、臀小肌注射定位法　　图 2-81 股外侧肌注射定位法　　图 2-82 上臂三角肌注射定位法

仰卧位和坐位。股外侧肌、上臂三角肌肌内注射可取坐位或仰卧位。根据治疗目的选择合适的注射部位,评估皮肤。

5. 常规消毒注射部位皮肤,待干。再次核对,并排尽注射器内空气。

6. 注射药物(图 2-83)

(1) 左手拇指和示指绷紧局部皮肤,右手以执笔式持注射器,以中指固定针栓,针头和皮肤呈 90°,用手臂带动腕部力量,快速刺入肌肉内,一般进针 2.5~3cm(针梗的 2/3)。

(2) 右手固定针头,松开左手,抽动活塞,如无回血,以匀速缓慢注入药液。

7. 注射完毕,用干棉签轻压针眼处迅速拔针并继续按压至无出血。

8. 注射药液后,再次核对药物及患者信息,告知相关注意事项。

9. 协助患者穿衣裤,取舒适卧位,整理床单位,按垃圾分类原则处理污物,清理用物,洗手记录。必要时需在护理记录单上记录注射的时间、药名、浓度、剂量和反应。

【注意事项】

1. 严格执行查对制度和无菌操作原则,注意保护患者隐私。

2. 熟练运用无痛注射方法,分散患者的注意力,放松肌肉。侧卧位时,嘱患者下腿弯曲,上腿伸直;俯卧位时患者足尖相对,足跟分开。

3. 定位准确,选择肌肉丰厚,距大血管、大神经较远的部位。避免在瘢痕、硬结、炎症、皮肤病、淤血及血肿部位注射。确定无回血时方可注射,若见回血,应拔出针头重新消毒、注射。

4. 2 岁以下婴幼儿不宜选用臀大肌注射,因幼儿在未能独立行走前,其臀部肌肉发育不好,臀大肌注射有损伤坐骨神经的危险,应选用臀中肌、臀小肌注射。

5. 切勿将针梗全部刺入,以防针梗从根部衔接处折断,难以取出。一旦发生断针,应保持局部和下肢制动,尽快用止血钳将断端取出;若断端全部埋入肌肉,即请外科医师处理。

6. 根据药液的量、黏稠度和刺激性的强弱选择合适的注射器和针头。需长期注射的患者,注射部位应交替更换,以利于药物吸收,减少硬结的发生。需要两种药液同时注射时,应注意配伍禁忌,应先注射刺激性弱的药物。多次注射后,局部可出现硬结,可用热水袋或热湿敷理疗方法处理。

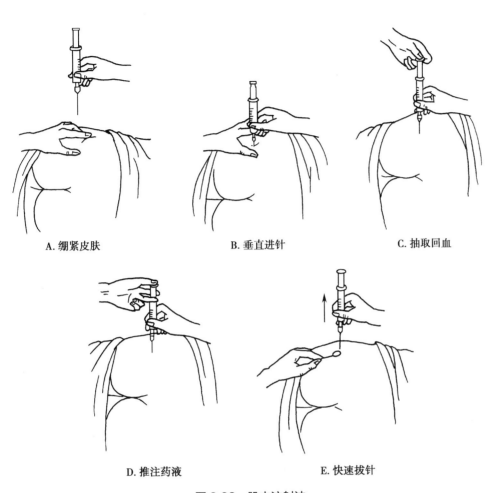

图 2-83　肌内注射法

7. 掌握操作要领(表 2-37)。

表 2-37　肌内注射法

易错环节	正确动作要点
1. 注射关键环节	选择合适注射部位:常用有臀大肌、臀中肌、臀小肌、股外侧肌、上臂三角肌等 消毒皮肤:常规消毒皮肤,消毒范围直径 >5cm 注射流程:暴露注射部位,定位,消毒皮肤,排气,绷紧皮肤,进针角度与皮肤呈 90°快速进针,迅速刺入针梗的 2/3,固定针栓,抽动活塞无回血后,缓慢注入药液,快速拔针
2. 无痛注射	分散患者的注意力,切勿紧张,姿势自然。侧卧位时,嘱患者下腿弯曲,上腿伸直;俯卧位时患者足尖相对,足跟分开。要求进针拔针快,推注药液慢

四、静脉治疗

案例导入

林某,女,38 岁。全身因不明原因出现风团状皮疹伴瘙痒,遵医嘱使用 25% 葡萄糖溶液 20ml+10% 葡萄糖酸钙 10ml 静脉推注治疗。

请问:

1. 在护理操作前需与患者进行哪些方面的沟通?

2. 葡萄糖酸钙的作用机制有哪些? 临床上常用于哪些疾病的治疗?

3. 推注药物的过程中需注意什么?

　　静脉治疗是临床治疗和抢救的重要措施之一。通过静脉治疗能够及时、有效地补充机体丧失的体液和电解质,增加血容量,纠正水、电解质、酸碱平衡失调,恢复内环境稳定。此外,通过静脉治疗还可输注药物和血液,达到治疗疾病和抢救患者的目的。静脉治疗包括静脉注射、静脉输液和静脉输血等方法。

实验 4　静脉注射法

　　静脉注射法(intravenous injection,IV)是指自静脉注入无菌药液的方法。常用的静脉包括:①四肢浅静脉:上肢常用肘部浅静脉(肘正中静脉、头静脉、贵要静脉)及腕部、手背静脉;下肢常用大隐静脉、小隐静脉及足背静脉(图 2-84);②头皮静脉:小儿头皮静脉极为丰富,分支甚多,互相沟通交错成网且静脉表浅易见,易于固定,方便患儿肢体活动,故患儿静脉注射多采用头皮静脉(图 2-85);③股静脉:股静脉位于股三角内,在股神经和股动脉的内侧(图 2-86)。

【目的】

1. 注入药物。

2. 做诊断性检查。

3. 静脉营养治疗。

【适用指征】

1. 用于不宜口服、皮下或肌内注射,需要迅速发挥药效的药物。

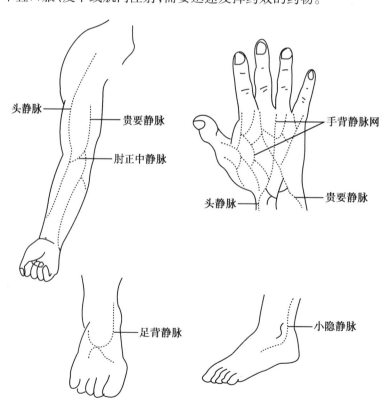

图 2-84　四肢浅静脉

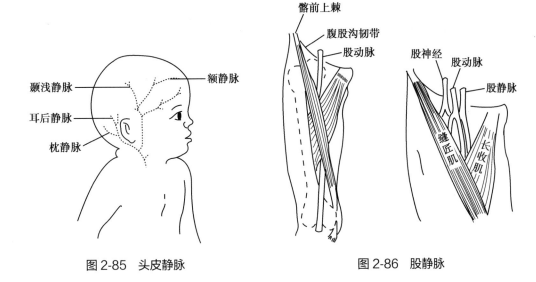

图 2-85 头皮静脉　　　　　　　　　图 2-86 股静脉

2. 肝、肾、胆囊等部位的 X 线摄片检查前用药。

3. 用于静脉补充营养液。

【操作资源】

1. 用物　①治疗车上层:注射盘内放皮肤消毒液、无菌棉签、医嘱用药、注射器、砂轮、止血带、头皮针、敷贴、无菌容器(内放无菌纱布垫)、弯盘;注射卡、小垫枕、手消毒液。②治疗车下层:生活垃圾桶、医用垃圾桶、锐器盒。

2. 环境与设施　环境保持整洁、舒适、安全,光线充足。

【操作程序】

1. 评估患者病情、用药史及注射部位皮肤情况等,向患者解释操作目的和注意事项并取得配合。环境清洁、安静,有足够的照明。

2. 护士洗手,戴口罩,用物准备齐全,在治疗室按医嘱抽取药液,放入无菌容器内。经两人核对无误。

3. 携用物至床旁,核对床号、姓名,手腕带。

4. 选择合适的静脉,在穿刺部位下方放小垫枕。

5. 在穿刺点上方(近心端)约 6cm 处系止血带,嘱患者握拳,常规消毒皮肤,消毒范围直径大于 5cm,待干。

6. 再次核对药液,排尽注射器内空气。

7. 以左手拇指绷紧静脉下端皮肤,右手持注射器,示指固定针栓或拇指、示指、中指固定头皮针针柄(图 2-87),针尖斜面向上,与皮肤呈 15°~30°角,自静脉上方或侧方刺入皮下,再沿静脉走向潜行刺入静脉,见回血后再顺静脉进针少许。

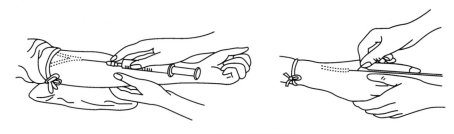

图 2-87 静脉注射进针法

101

8. 松止血带,嘱患者松拳,用输液贴固定针头,缓慢推注药液(图 2-88)。

9. 注射毕,用无菌干棉签(输液贴)轻压针刺处,快速拔针、按压。

10. 再次核对。协助患者取舒适体位。

11. 清理用物。洗手,记录。

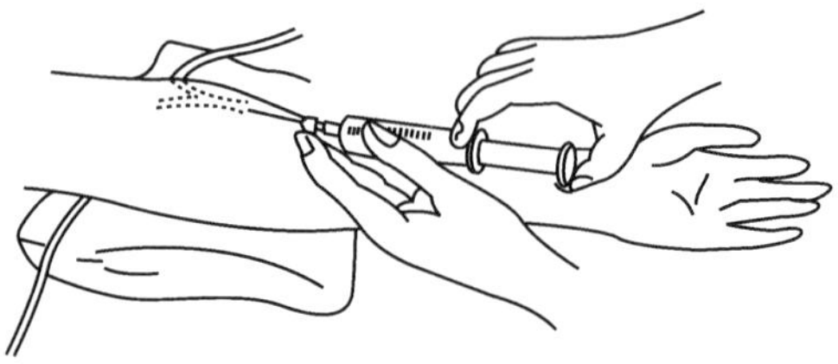

图 2-88 静脉注射推药法

【注意事项】

1. 严格执行查对制度和无菌操作原则。

2. 静脉注射时宜选择粗直、弹性好、易于固定的静脉,避开关节和静脉瓣;对需长期注射者,应有计划地由小到大、由远心端到近心端选择静脉。

3. 根据患者年龄、病情及药物性质,掌握推注药液的速度,并随时听取患者的主诉,观察局部情况、病情变化和患者反应。

4. 静脉注射刺激性强的药物,须确认针头在血管内才能推注药物,以免药物外溢导致局部组织坏死。

5. 在股静脉穿刺时如抽出血液为鲜红色,提示针头进入股动脉,应立即拔出针头,用无菌纱布紧压穿刺处 5~10 分钟,直至无出血为止。

6. 掌握操作要领(表 2-38)。

表 2-38 静脉注射法

易错环节	正确动作要点
1. 排气	排气要对光检查无气泡
2. 穿刺	穿刺时沉着冷静、沿静脉走向进针,防止刺破血管 如未见回血,可平稳地将针头退至刺入口,稍改变方向再次穿刺,一旦出现局部血肿,应立即拔出针头,按压片刻,另选其他静脉重新穿刺
3. 推注药液	根据患者年龄、病情及药物性质,掌握推注药液的速度,并随时听取患者的主诉,观察局部情况、病情变化和患者反应 钙剂等刺激性较强的药物禁止从头皮静脉注射,防止因药物外渗引起头皮坏死;注射对组织有强烈刺激的药物,应首先用抽有生理盐水的注射器和针头(或头皮针)进行穿刺,穿刺成功后先注入少量生理盐水,证实针头确实在静脉内,再接抽有药液的注射器进行推药,以免药液外渗。注射过程中定期抽回血,以确认针头是否在血管内

教师微课堂

【记忆口诀】

操作顺序:一评估,二排气,三穿刺,四固定,五推注,六整理,七记录。

【实验理解】

在实验室模拟手臂上练习穿刺,感受静脉注射的步骤,加深理解操作。

实验 5　密闭式静脉输液

案例导入

　　王某,男,65 岁。因"头痛 3 天伴恶心呕吐 1 小时"来院就诊,平车入病房,既往有高血压史,平时服药不规律,急查 CT 示"左侧额顶叶脑内血肿",入院时:神志清,精神萎,BP 200/105mmHg,P90 次/min,医嘱予"25% 甘露醇 125ml"静脉输注。

　　请问:如你是责任护士应如何执行输液操作? 输液过程应注意什么?

　　静脉输液(intravenous infusion)是利用大气压与液体静压形成的输液系统内压高于人体静脉压的原理,将一定量的无菌溶液或药液直接输入静脉的治疗方法。

【目的】

　　1. 补充水分和电解质,预防和纠正水、电解质和酸碱平衡紊乱。

　　2. 输入药物,治疗疾病。

　　3. 增加循环血量,改善微循环,维持血压及微循环灌注量。

　　4. 补充营养,供给热量,保持正氮平衡,促进组织修复,增加体重。

【适用指征】

　　1. 用于因剧烈呕吐、腹泻、大手术后等原因引起的脱水或酸碱平衡紊乱者。

　　2. 用于各种需要经静脉输入药物的治疗,如输入抗生素控制感染;输入脱水剂降低颅内压;输入解毒药物发挥解毒作用等。

　　3. 用于严重烧伤、大出血、休克患者的抢救和治疗。

　　4. 用于慢性消耗性疾病、胃肠道吸收障碍及不能经口进食者,如恶性肿瘤、吸收不良综合征、昏迷及口腔疾病等患者。

【操作资源】

　　1. 用物

　　(1) 治疗车上层:注射盘一套、输液液体及药物(按医嘱准备)、加药用注射器、输液器、输液贴、止血带、瓶套、瓶签、启瓶器、砂轮、小垫枕、治疗巾、输液卡、皮肤消毒液、棉签、手消毒液。

　　(2) 治疗车下层:生活垃圾桶、医用垃圾桶、锐器盒。

　　(3) 输液架,必要时备输液泵、小夹板及绷带。

　　2. 环境与设施　环境保持整洁、舒适、安全,光线充足。

【操作程序】

　　1. 双人核对医嘱无误。

　　2. 评估患者病情、用药史及注射部位皮肤情况等,向患者解释操作目的和注意事项并取得配合。环境清新、安静,光线充足。

　　3. 护士着装整齐,洗手,戴口罩。

　　4. 备齐用物,核对药物名称、剂量、浓度、给药时间和方法,检查药液质量。

　　5. 按医嘱填写输液瓶签并倒贴于输液瓶(袋)上,根据需要套上瓶套,开启液体瓶盖,常规消毒瓶塞后(若溶液为袋装式,拉盖后可不消毒),按医嘱加入药物。

　　6. 检查并打开输液器,将完好的输液器针头垂直插入瓶塞达到针头根部,关闭调节器。

笔记栏

7. 携用物至患者床旁,核对患者床号、姓名、手腕带、药物,协助取舒适体位。

8. 将输液瓶倒挂于输液架上,打开调节器,倒置茂菲氏滴管,待液面达滴管 1/2~2/3 时,迅速放正滴管,使液平面缓缓下降,直至排尽导管和针头之间的空气,第一次排气溶液不排出,关闭调节器待用(图 2-89)。

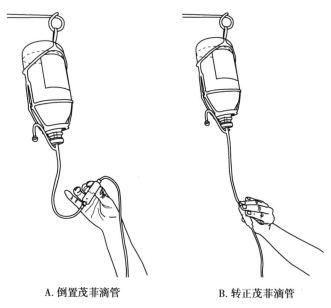

A. 倒置茂菲滴管   B. 转正茂菲滴管

图 2-89 静脉输液排气法

9. 将治疗巾、小垫枕置于穿刺肢体下,选择静脉,在穿刺点上方约 6~8cm 处扎止血带,常规消毒穿刺部位,消毒范围直径大于 5cm,待干,备输液贴。

10. 穿刺前再次核对患者床号、姓名、手腕带及药液。

11. 取下护针帽再次排气,嘱患者握拳,绷紧患者皮肤,按静脉注射法行静脉穿刺,见回血后,将针头再平行送入少许,固定针柄,松开止血带,嘱患者松拳,打开调节器。

12. 待液体滴入通畅、患者无不适后,用无菌输液贴先固定针柄,再固定进针部位,最后将针头附近输液管环绕后固定(图 2-90)。必要时用夹板固定关节,以防针头滑出。

13. 根据患者年龄、病情及药物性质调节输液速度。

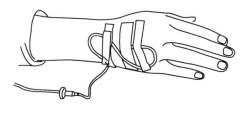

图 2-90 胶布固定法

14. 再次核对患者床号、姓名及药物名称、浓度、剂量、给药时间和方法。

15. 告知家属及患者不可随意调节滴速,若输液部位有疼痛、肿胀或全身不适及时告知医护人员,并置呼叫器于患者易取之处。

16. 撤去治疗巾,取出止血带和小垫枕,整理床单位,清理用物。

17. 洗手,在输液观察记录卡上记录药液种类、输入时间、滴速、患者反应等,签全名。

18. 如果需连续输入多瓶药液,在第一瓶药液输尽前,准备好第二瓶液体;更换药液瓶时,常规消毒第二瓶液体盖,拔出第一瓶内输液管尖端后,插入第二瓶内,待输液通畅,调节适宜输液速度后并在输液记录卡上记录时间、药名、滴速并签全名后方可离开。

19. 确认输液完毕后,除去输液贴,关闭调节器,将无菌干棉签置于穿刺点上方快速拔出针头,按压 2~3 分钟至无出血为止。

20. 整理床单位,协助患者取舒适卧位。

21. 分类处理用物,洗手,记录输液结束时间、液体和药物滴入的总量及患者反应。

【注意事项】

1. 严格执行无菌操作原则及查对制度,预防感染及用药差错的发生。

2. 依据患者情况、治疗原则、药物特性合理安排输液顺序。

3. 穿刺静脉应选择粗直、弹性好及相对固定的血管,避开关节和静脉瓣。长期输液患者,应合理使用和保护静脉,一般从远心端小静脉开始穿刺。

4. 注意药物的配伍禁忌,对于刺激性强或特殊药物,应先用生理盐水进行静脉穿刺输液,待确定针头在血管内再输入药物。

5. 不可在输液侧肢体采集血液标本或测量血压,尽量避免下肢静脉输液。

6. 需连续输液者,应每 24 小时更换输液器。

7. 输液过程中应加强巡视,注意倾听患者主诉,密切观察患者局部及全身反应,及时发现输液故障或输液反应,并给予及时处理。

8. 掌握操作要领(表 2-39)。

表 2-39 密闭式静脉输液

易错环节	正确动作要点
1. 输液瓶签	输液瓶签倒贴于输液瓶上,不覆盖原有标签
2. 排气	打开调节器,倒置茂菲氏滴管,待液面达滴管 1/2~2/3 时,迅速放正滴管,使液平面缓缓下降,直至排尽导管到针头之间的空气,第一次排气无液体排出,关闭调节器待用
3. 穿刺	右手持针柄沿静脉走向进针,防止刺破血管 如未见回血,可平稳的将针头退至刺入口,稍改变方向再次穿刺,一旦出现局部血肿,应立即拔出针头,按压片刻,另选其他静脉重新穿刺,穿刺成功后"三松",即松拳、松止血带、松调节器
4. 调节滴速	根据患者年龄、病情及药物性质调节输液速度;告知患者及家属不可随意调节滴速
5. 添加液体	注意药物配伍禁忌,合理安排输液顺序

🔍 **知识链接**

静脉输液发展史

静脉输液的发展经历了漫长的过程。1628 年英国医生哈维发现血液循环,奠定了静脉输液的基础;1656 年英国医生克里斯朵夫(Christopher Wren)用羽毛管将药物注入狗的静脉内,开创了静脉注射的先河;1831 年,霍乱肆虐西欧,在这样的紧急时候,苏格兰医生托马斯·拉塔(Thomas Latta)将煮沸过的盐水注入患者的静脉血管,补充丢失的体液,取得了意想不到治疗效果。因此,Thomas Latta 医生被认为是第一位成功奠定了人体静脉输液治疗模式的医生。从此,静脉输液开始逐渐应用于临床,20 世纪 40 年代以后静脉输液技术得到迅速发展,诞生了一次性输液物品,静脉输液液体种类和给药方式多样化,输液工具不断改进,精尖技术在静脉输液中应用,并成立相关静脉输液学会。

教师微课堂

【记忆口诀】

操作顺序：一评估、二排气、三穿刺、四固定、五调速、六整理、七记录

穿刺要领：穿刺前"三紧"：止血带扎紧、调节器关紧、患者皮肤绷紧；穿刺时"三动作"：一上（置于穿刺静脉上方）二进（15°~30°角进针），三见回血；穿刺后"三松"：松止血带、松拳、松调节器。

【实验理解】

1. 在实验室模拟手臂上练习穿刺，熟悉静脉输液的步骤，加深理解操作。

2. 实施真人静脉输液，体会静脉穿刺的要点及培养学生爱伤观念。

实验 6 静脉留置针输液

静脉留置针输液是使用静脉套管针静脉穿刺后留置于血管内的一种输液方法。

【目的】

适用于需长期输液、静脉穿刺困难者。可保护静脉，减少因反复穿刺造成的血管损伤和痛苦；保持静脉通道畅通，便于抢救和治疗。

【适用指征】

1. 静脉输液、静脉输血者。

2. 进行血液净化疗法者。

3. 进行完全胃肠外营养者。

【操作资源】

1. 用物

（1）治疗车上层：注射盘一套、输液液体及药物（按医嘱准备）、静脉留置针、无菌透明敷贴、2~5ml注射器内抽无菌生理盐水或稀释肝素溶液（封管液）、输液器、止血带、瓶套、瓶签、启瓶器和砂轮（必要时）、小垫枕、治疗巾、输液卡、皮肤消毒液、棉签、橡胶手套；手消毒液、记号笔。

（2）治疗车下层：生活垃圾桶、医用垃圾桶、锐器盒。

（3）输液架，必要时备输液泵、小夹板及绷带。

2. 环境与设施 环境保持整洁、舒适、安全，光线充足。

【操作程序】

1. 同密闭式静脉输液操作程序1~8。

2. 备透明敷贴和胶布，并在敷贴上注明留置日期和时间。打开静脉留置针外包装，将肝素帽或可来福接头打开。

3. 在穿刺点下方放小垫枕，穿刺点上方10cm处扎止血带，常规消毒皮肤，范围大于8cm，待干。

4. 戴手套，取出留置针，将输液器与留置针、肝素帽或可来福接头连接，排尽留置针内空气，关闭调节器，去除针套，旋转松动外套，调整针头斜面向上（图2-91）。

5. 嘱患者握拳并用左手绷紧皮肤，右手持留置针针翼，针尖斜面向上，与皮肤呈15°~30°角进针，见回血后，将针放平再送入0.2cm，左手持Y接口，右手将针芯撤出0.5cm，再持针座将外套管与针芯一同送入静脉，左手固定Y接口，右手将针芯全部撤出。

6. 松开止血带，嘱患者松拳，松调节器，液体滴入通畅后，用无菌透明贴进行密闭式固

定留置针,用注明置管日期和时间的胶布固定留置针,用胶布固定插入肝素帽的针头及输液管(图 2-92)。

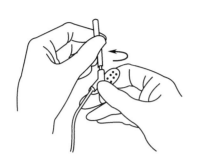

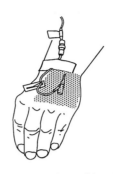

图 2-91　旋转松动外套管　　　　图 2-92　静脉留置针固定法

7. 脱手套。根据患者年龄、病情及药物性质调节输液速度。

8. 再次核对患者床号、姓名及药物名称、浓度、剂量、给药时间和方法。

9. 撤去治疗巾,取出止血带和小垫枕,清理用物。

10. 协助患者取舒适卧位,整理床单位,告知家属及患者不可随意调节滴速,若出现任何异常情况及时告知医护人员,并置呼叫器于患者易取之处。

11. 洗手,输液观察。记录药液种类、输入时间、滴速、患者反应等,签全名。

12. 输液完毕需封管。关闭输液管调节器,拔出输液器针头。常规消毒留置针肝素帽,用注射器插入肝素帽内注入封管液,边推注边拔针,直至针头完全退出为止,以确保正压封管。

13. 再次输液:按静脉输液法准备液体和排气,常规消毒肝素帽后,将输液头皮针插入肝素帽完成操作,必要时可先冲洗留置针管道再连接输液器输液。

14. 输液毕(或更换留置针)处理:关闭调节器,揭开胶布及无菌敷贴,拔出套管后,局部按压时间较头皮针时间长,至无出血为止。

15. 协助患者取舒适卧位,整理床单位,清理用物。

16. 洗手,记录。

【注意事项】

1. 严格执行无菌操作原则及查对制度,穿刺者应具备熟练的穿刺技巧。

2. 保持导管的通畅,做好每次的冲管和封管工作,防止堵管发生,严密观察有无脱管现象。

3. 注意观察静脉走向有无红肿现象,发现异常及时处理。

4. 静脉留置针留置时间可参照产品说明。一般可保留 3~5 天,不超过 7 天,如疑有污染、出现并发症时,应立即拔除。

5. 掌握操作要领(表 2-40)。

表 2-40　静脉留置针输液

易错环节	正确动作要点
1. 备透明敷贴	备透明敷贴和胶布,并在敷贴上注明留置日期和时间
2. 穿刺	针尖斜面向上,与皮肤呈 15°~30° 角进针,见回血后,将针翼放平再送入少许,左手持 Y 接口,右手持针翼将针芯撤出 0.5cm,再持针座将外套管与针芯一同送入静脉,左手固定 Y 接口。右手后撤针芯。避免针芯刺穿血管,保证外套管在血管内。

续表

易错环节	正确动作要点
3. 冲管封管	用注射器向肝素帽内注入封管液，边推注边拔针，直至针头完全退出为止，以确保正压封管。
4. 再次输液	按静脉输液法准备液体和排气，常规消毒肝素帽后，将输液头皮针插入肝素帽，并用胶布交叉固定，防止活动时头皮针与肝素帽分离。完成操作，必要时可先冲洗留置针管道再连接输液器输液。

实验 7 输液泵/微量泵静脉输液

输液泵（infusion pump）是机械或电子的输液控制装置，它通过作用于输液导管达到控制输液速度的目的。

【目的】

控制输液速度。

【适用指征】

常用于需要严格控制输液速度和药量的情况，如应用升压药物、抗心律失常药物以及婴幼儿的静脉输液或静脉麻醉时。

【操作资源】

1. 用物

（1）治疗车上层：注射盘一套、输液液体及药物（按医嘱准备）、加药用无菌注射器、止血带、输液贴、输液器、瓶签、瓶套、开瓶器和砂轮（必要时）、小垫枕、治疗巾、输液卡、皮肤消毒液、棉签；手消毒液、静脉输液泵。必要时备小夹板及绷带。

（2）治疗车下层：生活垃圾桶、医用垃圾桶、锐器盒。

2. 环境与设施 整洁、舒适、安全，光线充足。病房配置输液架。

【操作程序】

输液泵的种类很多，其主要结构与功能大致相同。现以 JMS-OT-601 型（图 2-93）为例简单介绍输液泵的使用方法。

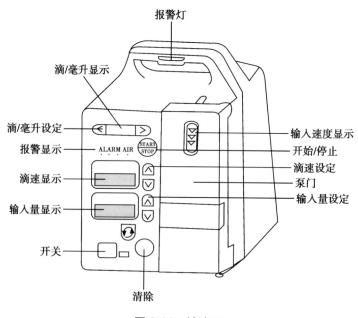

图 2-93 输液泵

1. 双人核对医嘱无误。

2. 评估患者病情、用药史及局部皮肤情况,向患者解释操作目的和注意事项并取得配合。

3. 护士洗手,戴口罩。用物准备齐全,按静脉输液要求配药,插输液器。

4. 携用物至患者床旁,核对床号、姓名、手腕带,取得配合。

5. 将输液泵固定在输液架上。接通电源,打开电源开关。

6. 按常规排尽输液管内的空气。

7. 打开"泵门",将输液管呈"S"形放置在输液泵的管道槽中,关闭"泵门"。

8. 设定每毫升滴数以及输液量限制。

9. 按"快排键"排液后,按常规穿刺静脉。

10. 确认输液泵设置无误后,按压"开始／停止"键,启动输液。

11. 当输液量接近预先设定的"输液量限制"时,"输液量显示"键闪烁,提示输液结束。

12. 结束时,再次按压"开始／停止"键,停止输液,拔出针头,按压针眼。

13. 按压"开关"键,关闭输液泵,打开"泵门",取出输液管。

14. 协助患者取舒适卧位,整理床单位,清理用物。

15. 洗手,记录。

【注意事项】

1. 护士应了解输液泵的工作原理,熟练掌握其使用方法。

2. 在使用输液泵控制输液的过程中,护士应加强巡视。如输液泵出现报警,应查找可能的原因,如有气泡、输液管堵塞或输液结束等,并给予及时的处理。

3. 使用中,如需改变输液速度,则先按停止键,重新设置后再按启动键。如需打开输液泵门,则先夹闭输液泵管。

4. 对患者进行正确的指导

(1) 告知患者,在护士不在场的情况下,一旦输液泵出现报警,应及时打信号灯求助护士,以便及时处理出现的问题;

(2) 患者、家属不要随意搬动输液泵,防止输液泵电源线因牵拉而脱落;

(3) 患者输液侧肢体不要剧烈活动,防止输液管道被牵拉脱出;

(4) 告知患者,输液泵内有蓄电池,患者如需如厕,可以打信号灯请护士帮忙暂时拔掉电源线,返回后再重新插好启动。

5. 掌握操作要领(表2-41)。

表2-41 输液泵／微量泵静脉输液

易错环节	正确动作要点
1. 检查输液泵性能	包括电源、电池及性能
2. 使用输液泵	打开"泵门",将输液管呈"S"形放置在输液泵的管道槽中,关闭"泵门"。设定每毫升滴数以及输液量限制 确认输液泵设置无误后,按压"开始／停止"键,启动输液 当输液量接近预先设定的"输液量限制"时,"输液量显示"键闪烁,提示输液结束 注意观察,及时处理

实验8 密闭式静脉输血

静脉输血(blood transfusion)是将全血或成分血(血浆、红细胞、白细胞、血小板等)通过静脉输入人体内的方法。输血是临床急救和治疗疾病的一项重要措施。

【目的】

1. 补充血容量,增加心排量,改善全身血流灌注,提升血压,促进血液循环。

2. 纠正贫血,增加血红蛋白含量,提高携氧能力。

3. 补充血浆蛋白,维持血浆胶体渗透压,减少组织渗出和水肿,保持有效循环血量。

4. 补充各种凝血因子和血小板,改善凝血功能,有助于止血。

5. 补充抗体、补体等血液成分,提高机体免疫力和抗感染能力。

6. 排出有害物质,改善组织器官缺氧状态。

【适用指征】

1. 各种原因引起的大出血为静脉输血的主要适应证。一次出血量 <500ml 时,机体可自我代偿,不必输血。失血量在 500~800ml 时,需要立即输血,一般首选晶体溶液、胶体溶液或少量血浆增量剂输注。失血量 >1 000ml 时,应及时补充全血或血液成分。对于新生儿溶血病,输注全血进行置换,可去除胆红素、抗体及抗体致敏的红细胞。值得注意的是,血或血浆不宜用作扩充血容量,晶体结合胶体溶液扩充血容量是治疗失血性休克的主要方案。血容量补足之后,输血的目的是提高血液的携氧能力,此时应首选红细胞制品。

2. 各种贫血或低蛋白血症,输注浓缩红细胞、血浆、白蛋白。

3. 严重感染,输入新鲜血以补充抗体和补体,切忌使用库存血。

4. 凝血功能障碍,输入各种凝血因子。

【操作资源】

1. 用物

(1) 同密闭式输液,仅将一次性输液器换为一次性输血器(滴管内有滤网,可去除大的细胞碎屑和纤维蛋白等微粒,而血细胞、血浆等均能通过滤网);静脉穿刺针头为 9 号针头或管径 >22G 静脉留置针;生理盐水;一次性橡胶手套。

(2) 准备血液制品:根据医嘱备好血制品如全血、血小板、红细胞等。

2. 环境与设施　环境保持整洁、舒适、安全,光线充足。病房配置输液架。

【操作程序】

1. 双人核对医嘱无误。

2. 评估患者对输血的认识,询问有无输血史和过敏史。向患者和家属解释操作目的和注意事项并取得配合。环境清洁、安静,光线充足。

3. 洗手,戴口罩。

4. 备齐用物,双人核对血液的质量、血型、交叉配血试验结果、血液种类和剂量等。

5. 检查并打开输血器,按静脉输液配药方法准备生理盐水,将输血器和通气管的针头同时插入生理盐水瓶(袋)中,关闭调节器。

6. 携用物至患者床旁,核对患者信息,协助取舒适体位。

7. 按静脉输液法输入少量生理盐水。

8. 输血前与另一位护士再次核对和检查患者信息和血液质量等,准确无误后,轻轻旋转血袋,将血液摇均匀。

9. 戴手套,打开储血袋封口,常规消毒血袋开口处,将输血器针头从生理盐水瓶上拔下,水平插入血袋接口,再缓慢将储血袋倒挂于输液架上,脱手套。

10. 调节滴速,开始时速度宜慢,以 20 滴 /min 为宜,观察 15 分钟左右,如无不良反应后再根据病情及年龄调节滴速。成人一般 40~60 滴 /min,儿童酌减。年老体弱、严重贫血、心力衰竭患者应谨慎,速度宜慢。

11. 再次核对,在输血卡上记录输血时间并两人签名。

12. 整理床单位,协助患者取舒适卧位。交代患者或家属注意事项,将呼叫器放于患者易取处,嘱患者不得随便调节滴速,如有不适,及时呼叫。密切观察局部有无肿胀、疼痛及出血,观察有无输血反应发生。

13. 整理用物,洗手。

14. 输血完毕再输入少量生理盐水,直至将输血器内血液全部输入体内再拔针。

15. 整理用物,用剪刀将输血器针头剪下置入锐器盒;将输血管道放入医用垃圾桶中;将输血袋送至输血科保留 24 小时。

16. 洗手,记录。

【注意事项】

1. 在取血和输血过程中,要严格执行无菌操作及"三查八对"制度。"三查"即查血液的有效期、血液的质量、血液包装是否完好;"八对"是对床号、姓名、住院号、血袋号、血型、交叉配血试验结果、血液种类和剂量。床边输血前,须经两名护士依据操作规范再次进行查对,避免差错事故的发生。

2. 血液内不可随意加入其他药品,如钙剂、酸性及碱性药品、高渗或低渗液体,以防血细胞凝集或溶解;血液取回后不得加温,库存血须在室温下放置 15~20 分钟后再输入。

3. 输血前后、输两袋血之间均需输入少量生理盐水。

4. 输血过程应密切观察,尤其是输血开始的 10~15 分钟内,观察有无输血反应的征象,听取患者主诉。一旦出现输血反应,应立刻停止输血,并按输血反应进行处理。

5. 严格掌握输血速度,输血开始时滴速应 <20 滴 /min。对年老体弱、严重贫血、心肺功能不良的重症患者应谨慎,滴速宜慢。大出血导致严重血容量不足者,应按照病情需要快速输血。

6. 输血袋上患者资料必须完整,输血完毕送回输血科冷藏保留 24 小时,以备患者在输血后发生输血反应时检查、分析原因。

7. 做好记录,在护理记录单上记录的内容包括:输血起止时间、血液制品的种类和量、血型、血袋号、有无出现输血反应、操作者签名。

8. 掌握操作要领(表 2-42)。

表 2-42 密闭式静脉输血

易错环节	正确动作要点
1. 输注血液	按静脉输液法输入少量生理盐水 轻轻旋转血袋,将血液摇匀 插管:打开储血袋封口,常规消毒血袋开口处,将输血器针头从生理盐水瓶上拔下,水平插入血袋接口,缓慢将储血袋倒挂于输液架上。注意插管不要刺破封口处
2. 调节滴速	开始 15 分钟内速度宜慢,以 20 滴 /min 为宜,如无不良反应后再根据病情及年龄调节滴速。 告知患者及家属不可随意调节滴速
3. 密切观察	输血过程中应密切观察有无输血反应征象,听取患者主诉,一旦出现输血反应,应立刻停止输血,并按输血反应进行处理
4. 输血完毕处理	再输入少量生理盐水冲管,输血袋送至输血科冷藏保留 24 小时

> **知识链接**
>
> **世界献血日**
>
> 每年 6 月 14 日是"世界献血者日"。这一天是发现 ABO 血型系统的奥地利医学家卡尔·兰德斯坦纳(Karl·Landsteiner)的生日。1900 年,他发现了人类的 ABO 血型系统,为此,他获得了 1930 年的诺贝尔生理学或医学奖。为广泛引起社会各界对自愿无偿献血重要性的认识,鼓励更多的人无偿献血,宣传血液安全,世界卫生组织、红十字会与红新月国际联合会、国际献血组织联合会、国际献血协会把每年的 6 月 14 日定为"世界献血者日",旨在通过这一特殊的日子感谢那些拯救数百万人生命的自愿无偿献血者。2005 年 5 月,世界卫生大会将这一天正式确立为世界卫生组织的官方法定节日。

实验 9 经外周置入中心静脉导管输液法

经外周置入中心静脉导管(peripherally inserted central venous catheter, PICC)输液法是由外周静脉穿刺置管,并将导管末端置于上腔静脉中下 1/3 或下腔静脉进行输液的方法。此法具有适应证广、创伤小、操作简单、保留时间长、并发症少等优点,常用于中、长期的静脉输液或化疗用药等,一般静脉留置导管可在血管内保留 7 天~1 年。目前临床 PICC 导管大多采用硅胶材质,柔软、有弹性;导管全长可放射显影;总长度通常为 65cm,可根据患者个体需要进行修剪。常用的 PICC 导管有两种:一种是三向瓣膜式 PICC 导管(图 2-94);另一种是末端开放式 PICC 导管(图 2-95)。三向瓣膜式 PICC 导管的三向瓣膜具有减少血液反流、防止空气进入的功能,穿刺成功后,修剪长度。末端开放式 PICC 导管可进行中心静脉压的测定,穿刺前,需预先修剪长度。

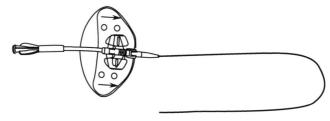

A. 导管整体观

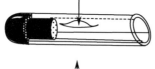

负压时,阀门向内打开,可抽血

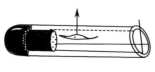

正压时,阀门向外打开,可输液

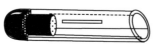

平衡时,阀门关闭,避免了空气栓塞、血液反流或凝固的风险

B. 导管末端结构图

图 2-94 三向瓣膜式 PICC 导管

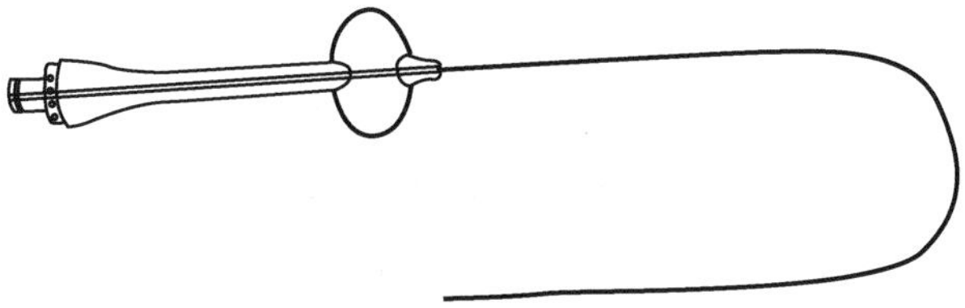

【目的】

1. 同静脉输液法目的。

2. 测量中心静脉压。

【适用指征】

1. 需要给予化疗药物等刺激性
溶液的患者。

2. 需要给予静脉营养液等高渗
溶液的患者。

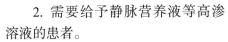

图 2-95　末端开放式 PICC 导管

3. 需要中长期静脉输液治疗的患者。

4. 外周浅静脉条件差且需要用药的患者。如穿刺部位或附近组织有感染、皮炎、蜂窝织炎、烧伤等情况的患者。

【操作资源】

1. 用物

(1) PICC 穿刺套件：PICC 导管、延长管、连接器、思乐扣、皮肤保护剂、肝素帽或正压接头。

(2) PICC 穿刺包：治疗巾 3 块、孔巾 1 块、弯盘 2 个、治疗碗 1 个、无菌钳 2 把、无菌剪刀 1 把、3cm×5cm 小纱布 3 块、6cm×8cm 纱布 6 块、大棉球 6 个。

(3) 其他用物：注射盘 1 个、无菌手套 2 副、0.9% 氯化钠溶液 500ml、20ml 注射器 3 个、10cm×12cm 透明敷贴、皮肤消毒液 (0.5% 氯己定溶液，或 75% 乙醇 + 碘伏，或 2% 碘酊 + 75% 乙醇)、抗过敏无菌胶布、皮尺 1 把、止血带 1 根、弯盘 1 个、速干消毒液 1 瓶，知情同意书。

(4) 视需要准备：2% 利多卡因、1ml 注射器、弹力或自粘绷带。

2. 环境与设施　环境保持整洁、舒适安全、光线充足，病房配置输液架。

【操作步骤】

(以三向瓣膜式导管为例)

1. 评估患者病情、用药史及局部皮肤情况，查有无放射、血管手术及血栓形成史，查相关检查结果，向患者解释操作目的和注意事项并取得配合。签署知情同意书。用物准备齐全。

2. 双人核对医嘱无误。

3. 评估并选择静脉　常选择肘部贵要静脉、肘正中静脉或头静脉，首选右侧。

4. 协助患者采取仰卧位，暴露穿刺区域，穿刺手臂外展与躯干呈 90°。

5. 根据上臂皮肤及血管的情况选择穿刺点，皮肤完整、静脉弹性佳时易于穿刺成功。自穿刺点到右胸锁关节，向下至第 3 肋间隙的长度即为预置达上腔静脉的长度，如将此长度减去 2cm 即为达锁骨下静脉的长度。在肘窝上 10cm 处测双臂臂围并记录 (图 2-96)。

6. 打开 PICC 穿刺包，戴无菌手套，将一块治疗巾铺于穿刺肢体下。用 0.5% 氯己定消毒 3 遍 (或用 75% 乙醇和碘伏分别消毒 3 遍；或用 2% 碘酊和 75% 乙醇分别消毒 3 遍)，注意消毒范围以穿刺点为中心直径 ≥20cm，两侧至臂缘，且每次消毒方向需与上次相反，待干。

7. 更换无粉无菌手套 (若为有粉手套，需先将滑石粉冲洗干净)，铺孔巾及治疗巾，并将 PICC 穿刺套件及所需无菌用物置于无菌区域中。

8. 用注射器抽吸 0.9% 氯化钠溶液 20ml 冲洗导管 (图 2-97)，检查导管是否通畅，再将导管置于 0.9% 氯化钠溶液中。

9. 由助手协助系止血带，注意止血带的末端反向于穿刺部位。

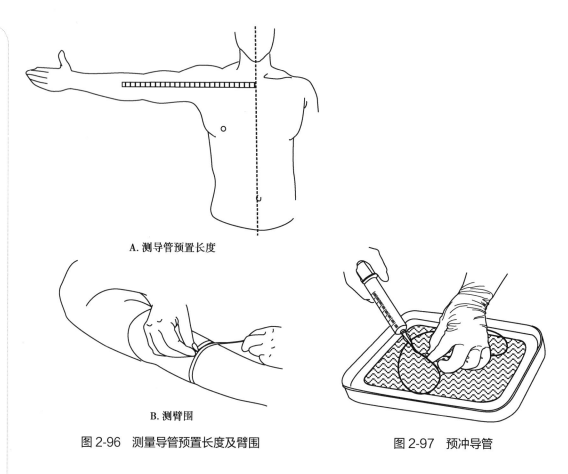

A. 测导管预置长度

B. 测臂围

图 2-96 测量导管预置长度及臂围

图 2-97 预冲导管

10. 视情况可于穿刺前先由助手用 2% 利多卡因在穿刺部位行局部麻醉。左手绷紧皮肤,右手以 15°~30° 进针,见回血后立即放低穿刺针以减小穿刺角度,再推进少许,以保持插管鞘留在血管腔内不易脱出。嘱助手松开止血带后,再用右手保持钢针针芯位置,左手单独向前推进外插管鞘并用拇指固定,再用左手示指和中指按压并固定插管鞘上方的静脉以减少出血,右手撤出针芯。

11. 将导管缓慢、匀速送入,当导管置入约 15cm 即导管尖端到达患者肩部时,嘱患者将头转向穿刺侧贴近肩部,下颌抵锁骨上缘或助手协助压迫颈内静脉以防止导管误入颈静脉,直至置入预定长度。

12. 用盛有 0.9% 氯化钠溶液的注射器抽吸回血。

13. 用无菌纱布块在穿刺点上方处按压固定导管,将插管鞘从静脉管腔内撤出,远离穿刺点。将支撑导丝与导管分离,并与静脉走向平行撤出支撑导丝。

14. 用无菌生理盐水纱布清洁导管上血迹,确认置入长度后,保留体外导管 9~11cm,用锋利的无菌剪刀与导管成直角,小心地剪断导管,注意勿剪出斜面与毛碴(图 2-98)。如果留在外面的导管长度≤5cm,应轻轻将置入的导管外拉,拉出的长度以保证减去 1cm 后体外导管长度保留 5cm 为度。

15. 将减压套筒安装在导管上,再将导管与连

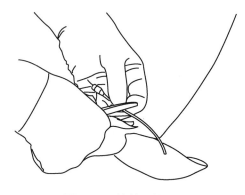

图 2-98 修剪导管长度

接器相连,并确认导管推至根部,但不可出现皱褶。

16. 连接预冲后的肝素帽或正压接头,再用 0.9% 氯化钠溶液 20ml 行脉冲式冲管。如为肝素帽即当 0.9% 氯化钠溶液推至最后 5ml 时,则需行正压封管,即边推边退针(冲净肝素帽)。

17. 用生理盐水纱布清洁穿刺点周围皮肤,然后涂以皮肤保护剂,注意勿触及穿刺点。在近穿刺点约 0.5cm 处放好白色固定护翼,导管出皮肤部分逆血管方向摆放"L"或"U"弯,使用无菌胶布横向固定连接器翼形部分,穿刺点上方放置无菌纱布块,用 10cm×12cm 透明敷贴无张力粘贴,导管蓝色部分全部固定于透明服帖内,用已注明穿刺日期、时间及操作者置入长度、外留长度、臂围的指示胶带固定透明敷贴下缘,再用无菌脱敏胶布固定延长管(图 2-99)。

18. 经 X 线确认导管末端在预置位置后即可按需要进行输液。

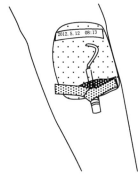

图 2-99 固定 PICC 导管

19. 操作结束后,应将相关信息记录在护理病历中,内容包括:穿刺日期、穿刺时间、操作者、导管规格和型号、所选静脉及穿刺部位、操作过程等。

20. 穿刺后 24 小时更换敷料,以后视情况每周更换敷料 1~2 次。每次进行导管维护前,先确认导管体外长度,测量臂围,并询问患者有无不适。再抽回血以确定导管位置,再将回血注入静脉。注意揭敷贴时应逆导管方向,以防止导管脱出。观察并记录导管体外刻度。消毒时以导管为中心,直径 8~10cm,用 0.5% 氯己定消毒 3 遍,或用 75% 乙醇和碘伏各消毒 3 遍,再覆盖透明敷贴。

21. 拔管时应沿静脉走向轻轻拔出,每次 1~2cm,拔出后立即压迫止血(有出血倾向的患者,压迫止血时间要超过 20 分钟),并用无菌纱布块覆盖伤口,再用透明贴粘贴 24 小时,以免发生空气栓塞和静脉炎。并对照穿刺记录观察导管有无损伤、断裂、缺损,做好记录。

【注意事项】

1. 送导管时动作应轻柔,速度不宜过快,如有阻力,不能强行置入,可将导管退出少许再行置入。

2. 勿将导管放置或滞留在右心房或右心室内,如导管插入过深,进入右心房或右心室,可发生心律失常;如导管质地较硬,还有可能造成心肌穿孔,引起心包积液,甚至发生急性心包压塞。

3. 乙醇和丙酮等物质会对导管材质造成损伤,避免接触导管,因此当使用含该类物质的消毒液护理穿刺部位时,应等待其完全干燥后再加盖敷料。

4. 置管后应密切观察穿刺部位有无红、肿、热、痛等症状,如出现异常,应及时测量臂围并与置管前臂围相比较。观察肿胀情况,必要时行 B 超检查。

5. 置管后应指导患者进行适当的锻炼,如置管侧肢体做松握拳、屈伸等动作,以促进静脉回流,减轻水肿。但应避免置管侧上肢过度外展、旋转及屈肘运动;勿提重物;应尽量避免物品及躯体压迫置管侧肢体。

6. 输血或血制品、抽血、输脂肪乳等高黏性药物后应立即用 0.9% 氯化钠溶液 20ml 脉冲式冲管,不可用重力式冲管。冲管时禁止使用小于 10ml 的注射器,勿用暴力,以免压强过大导致导管破损。

7. 疑似导管移位时,应再行 X 线检查,以确定导管尖端所处位置;禁止将导管体外部分再次送入体内。

笔记栏

8. 乳腺癌根治术后患侧,以及预插管位置有放射性治疗史、血栓形成史、血管外科手术史或外伤者等应禁忌使用经外周置入中心静脉导管输液法。

五、拓展

植入式静脉输液港维护

【内容介绍】

植入式静脉输液港是一种完全植入皮下并可长期留置的血管通道系统,它为患者提供长期的静脉血管通道。可减少反复静脉穿刺给患者带来的痛苦,降低反复静脉穿刺的技术难度,防止刺激性药物对周围静脉的损伤。对于需要长期输液的患者,输液港不影响其日常生活,可增加活动自由度,提高生存质量。植入式静脉输液港的禁忌证:①任何已经确诊或疑似感染的患者,如菌血症或败血症患者;②高度敏感体质患者慎用,在确定或怀疑对输液港材质有过敏的患者禁用;③体型不适合植入式静脉输液港尺寸的患者;④有经皮穿刺导管植入法禁忌者,如预插管部位曾经接受过放射治疗、有凝血功能障碍、上腔静脉压迫综合征等患者。

【目的】

为患者提供长期的静脉输液通道。

【适用指征】

长期反复静脉化疗、完全胃肠外营养、营养支持治疗者。

【注意事项】

1. 保持局部皮肤清洁干燥,观察输液港周围皮肤有无发红、肿胀、灼热感、疼痛等炎性反应。如有异常应及时联络医生或护士。

2. 植入静脉输液港患者不影响从事一般性日常工作、家务劳动和轻松运动。但需避免使用同侧手臂提过重的物品、过度活动等。避免重力撞击输液港部位。

3. 治疗间歇期每四周对静脉输液港进行冲管、封管等维护一次,建议回医院维护。

4. 做 CT、MRI、造影检查时,严禁使用此静脉输液港做高压注射造影剂,防止导管破裂。

5. 如肩部、颈部出现疼痛及同侧上肢水肿或疼痛等症状,应及时回医院检查,输液港使用过程中,若出现滴速减慢应查明原因后方可使用,必要时行造影或超声检查。

【操作要点】

1. 准备

(1) 双人核对医嘱,查对凝血功能。

(2) 评估患者并取得配合。签署知情同意书。

(3) 护士着装规范,洗手,戴口罩。

(4) 携用物至床旁,充分暴露输液港穿刺部位,检查穿刺部位及局部皮肤状况,确认注射座的位置。

2. 消毒

(1) 消手,打开换药包,将注射器、无损伤针等物品放入无菌区。倒消毒液。

(2) 右手先戴一只无菌手套,抽吸 10~15ml 生理盐水和 5ml 肝素盐水备用。左手再戴另一只无菌手套。

(3) 连接无损伤针,排气,夹闭延长管。

(4) 行皮肤消毒,先用 75% 乙醇棉球以输液港注射座为中心,由内向外,顺时针、逆时针交替螺旋状消毒三遍,消毒需持续 1 分钟,直径为 >15cm,再用碘伏棉球重复以上步骤,待干。

3. 穿刺

(1) 更换无菌手套,铺孔巾。

(2) 用左手的拇指、示指和中指做成三角形固定注射座,将输液港拱起,右手持无损伤针,自三指中点垂直刺入,穿过硅胶隔膜,直达输液槽底部。

(3) 穿刺后抽回血,确认针头是否在输液港内及导管是否通畅,用 20ml 生理盐水脉冲方式冲管,再用 5ml 肝素盐水封管。

4. 固定 在无损伤针下方垫 Y 型纱布,撤孔巾,用透明贴膜固定好无损伤针,最后用胶布固定延长管,注明时间、操作者姓名。

5. 给药 用药前双人核对医嘱及药物。常规消毒肝素帽,用抽吸好 10~20ml 生理盐水的注射器刺入肝素帽,抽取回抽,见回血,确认位置后,脉冲方式注入 10~20ml 生理盐水,以冲洗干净导管中的血迹。连接输液系统或抽好药液的注射器进行给药。给药完毕,常规 20ml 生理盐水脉冲冲管、5ml 100U/ml 肝素盐水封管。

6. 使用输液港采血操作步骤 消毒肝素帽后,用 10ml 注射器抽出 3~5ml 血液丢弃,然后接空的 20ml 注射器,抽取适量血标本,分别注入试管,以便送检。最后用 20ml 生理盐水脉冲方式冲管、5ml 100U/ml 肝素盐水正压封管。

7. 拔针 当无损伤针已使用 7 天或疗程结束后,需要拔除无损伤针。

(1) 先冲管、封管。

(2) 固定好输液港注射座,右手拔出针头,用方纱布压迫止血 5 分钟。用碘伏棉签消毒拔针部位,贴输液贴。

8. 处理用物,记录。

六、综合实验与思考

1. 王某,男,34 岁。淋雨后受凉,发热咳嗽咽痛 2 天。查体:面色潮红,咽喉部充血,扁桃体肿大,体温 39.2℃,脉搏 86 次 /min,呼吸 20 次 /min,血压 104/76mmHg。诊断为急性扁桃体炎收入院。医嘱:青霉素皮试。请问:

(1) 如何配制青霉素皮试液?

(2) 进行青霉素皮试前应重点做好哪些评估工作?

(3) 结果如何判断? 若为阳性如何处理?

(4) 皮试后 10 分钟,患者出现胸闷、气促、伴有濒死感,皮肤发红瘙痒,面色苍白,出冷汗,脉细速,血压 75/45mmHg,烦躁不安。考虑王某可能出现了什么情况? 护士应采取哪些紧急措施?

2. 李某,女,36 岁。车祸外伤导致大出血,医嘱给予输血治疗。在输入血液 35ml 左右时,患者主诉头部胀痛、面部潮红,恶心、呕吐,四肢麻木,腰背剧痛和胸闷症状。请问:

(1) 该患者可能发生了什么反应?

(2) 引起该反应的原因有哪些?

(3) 应采取哪些措施进行处理?

第六节 标 本 采 集

PPT 课件

标本检验对于疾病诊断、治疗、病情监测和预后判断有着重要的指导意义,而标本检验结果的准确性与标本采集有着密切的关系。标本采集任何环节出现问题,都将对检验结果产生不良影响。护士作为标本采集者,应遵照医嘱,在充分准备的前提下,经严格查对,运用正确的方法采集各种检验标本,才能保证标本的质量,为临床决策提供准确、客观的依据。

一、排泄物标本采集

案例导入

　　李某,女,35 岁。因"尿频、尿急、尿痛 1 个月余"收入院,诊断为膀胱炎。为做尿液细菌培养,护士遵医嘱留取中段尿标本。
　　请问:护士应如何指导患者进行操作前准备以避免污染标本? 采集尿液前对用药方面有何要求?

　　人体排泄物通常指人体的尿液和粪便。在普通人群的健康体检和临床患者的检查中,护士会根据医嘱采集或者协助患者采集尿标本和粪便标本,为医生诊断和治疗疾病提供参考。

实验1　中段尿培养标本采集

　　尿液是由肾脏产生、机体代谢的终末产物,是具有重要意义的排泄物,尿液的量、成分和性状可反映泌尿系统及全身其他组织器官的功能状态。临床上常通过对尿标本做物理、化学、细菌学等方面的检查来了解病情、协助诊断和治疗。尿标本采集(urine specimen collection)一般分为三类,即常规标本、培养标本,以及 12 小时或 24 小时标本的采集。本实验重点介绍中段尿培养标本采集(midstream urine culture specimen collection)。

【目的】
做细菌培养或细菌药物敏感试验。

【适用指征】

1. 有典型的尿路感染症状。

2. 肉眼脓尿或血尿。

3. 尿常规检查表现为白细胞或亚硝酸盐阳性。

4. 不明原因的发热,无其他局部症状。

5. 留置导尿管的患者出现发热。

6. 膀胱排空功能受损。

7. 泌尿系统疾病手术前。

【操作资源】

1. 用物　无菌标本试管、无菌手套、镊子、无菌棉球、无菌纱布、弯盘、消毒液、长柄试管夹、酒精灯、火柴或打火机、一次性垫巾或橡胶单、速干手消毒剂、无菌导尿包(必要时备)、便盆、检验单及标签、生活垃圾桶、医用垃圾桶。

2. 环境与设施　病房环境清洁、安静,温度适宜,必要时屏风或围帘遮挡。

【操作程序】

1. 操作前准备

(1) 护士准备:着装整洁,洗手,戴口罩,核对医嘱及检验单上的患者的身份信息、检验项目;评估患者排尿情况,合作程度及自理能力;询问女性患者是否在月经期。

（2）患者准备：保证尿液充足；用清水充分清洗会阴部，若男性患者包皮过长，应将包皮翻开冲洗；了解操作目的，取舒适卧位。

（3）环境准备：整洁，室温适宜，隐蔽。

（4）用物准备：将无菌标本试管贴好标签，备齐其他用物，合理放置在治疗车上层和下层。

2. 推治疗车至床旁，核对患者的身份信息，解释中段尿培养标本留取的目的、方法，操作过程中可能引起的不适及配合方式。

3. 屏风或围帘遮挡，协助患者脱去对侧裤子并盖在近侧腿上，或用浴巾遮盖，对侧腿用盖被遮盖。患者取屈膝仰卧位（图2-100），两腿略外展，暴露外阴，将垫巾或胶单铺于患者臀下，放好便盆。

4. 将消毒液、棉球倒入弯盘内，戴无菌手套，手持镊子夹取消毒棉球，按导尿术消毒外阴（图2-101）和尿道口，用无菌纱布擦干外阴。

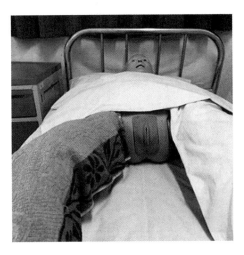

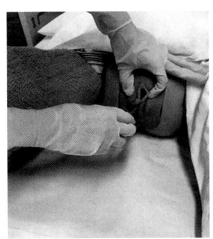

图2-100 仰卧位　　　　　　图2-101 消毒外阴

5. 嘱患者将前段尿液排入便盆内，再用试管夹夹住试管，在点燃的酒精灯上方消毒试管口后，接取中段尿约10ml于试管内。再次消毒试管口，快速塞紧试管（图2-102），熄灭酒精灯。嘱患者将余尿排至便盆内。尿潴留的患者可通过导尿术插入导尿管引流的方法留取中段尿液（图2-103）。

6. 清洁外阴，协助患者穿好裤子，取舒适体位，整理床单位，再次核对。

7. 清理用物，洗手摘口罩，在护理记录单上记录采集尿标本的时间，以及尿液的量、颜色、性状。

8. 标本连同检验单及时送检验室。

【注意事项】

1. 严格执行无菌技术操作。

2. 用屏风或围帘遮挡，注意保护患者隐私。

3. 女性月经期不宜留取尿标本，以免影响检查结果。

4. 应在抗生素治疗前留取尿培养标本。

5. 采集标本必须在膀胱充盈时进行，最好采集清晨第一次尿液或膀胱内存留4~6小时或以上的尿液。

6. 尿内勿混入消毒液，以免产生抑菌作用而出现假阴性；也要避免粪便、经血、白带、精

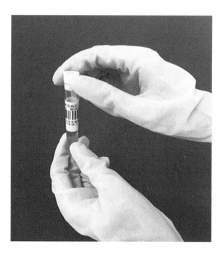

图 2-102 尿标本

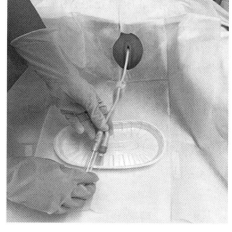

图 2-103 导尿术留取中段尿

液或其他异物混入,污染标本。

7. 尿培养标本要及时送检,放置时间不宜超过 1 小时。

8. 掌握操作要点(表 2-43)。

表 2-43 中段尿培养标本采集

易错环节	正确动作要点
1. 准备	女性会阴部分泌物过多时,应先清洁或冲洗再留取尿标本;男性留取尿标本前应彻底清洁包皮和冠状沟
2. 消毒外阴	按导尿术消毒外阴,每个棉球限用一次。女性患者消毒顺序为由外向内、自上至下,范围为大阴唇、小阴唇、尿道口;男性患者自尿道外口向后旋转擦拭尿道口、龟头及冠状沟数次

实验 2 粪便隐血标本采集

正常粪便是由已消化和未消化的食物残渣、消化道分泌物、大量细菌、无机盐和水分组成。临床上常通过对粪便的检查来判断消化道有无炎症、出血、寄生虫感染等病变,以及了解消化系统功能。粪便标本采集(fecal specimen collection)一般分为四类,即常规标本、培养标本、隐血标本以及寄生虫或虫卵标本采集。本实验重点介绍隐血标本采集(occult blood specimen collection)。

【目的】

检测粪便内肉眼不能察见的微量血液。

【适用指征】

怀疑有消化道出血、肠道肿瘤、消化性溃疡、伤寒,以及原因不明贫血等需做检验时。

【操作资源】

1. 用物 检验盒或杯(内附检便匙)、清洁便盆、速干手消毒剂、检验单及标签、生活垃圾桶、医用垃圾桶。

2. 环境与设施 病房环境整洁、安静、宽敞、明亮,必要时屏风或围帘遮挡。

【操作程序】

1. 操作前准备

(1) 护士准备:着装整洁,洗手,戴口罩。核对医嘱及检验单上患者的身份信息、检验项目;评估患者排便情况,合作程度及自理能力;询问女性患者是否在月经期。

（2）患者准备:在检查前三天内按要求禁食肉类,动物肝、血,绿叶蔬菜和含铁剂药物;了解操作目的,愿意配合。

（3）环境准备:整洁,舒适,隐蔽。

（4）用物准备:清洁便器,在检验盒外贴上标签(图2-104),备齐其他用物,合理放置在治疗车上层和下层。

2. 推治疗车至床旁,再次核对患者的身份信息,并向其解释留取隐血标本的目的和方法。

3. 屏风或围帘遮挡,嘱患者先排空膀胱。

4. 排尿后,嘱患者排便于清洁便盆内,用检便匙选取外表及内层部位的粪便约5g,置于检便盒内(图2-105)。

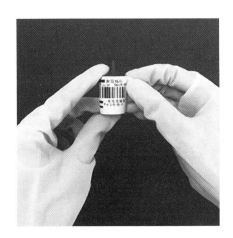
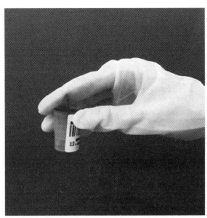

图2-104 贴标签　　　　　　图2-105 便标本

5. 协助患者取舒适体位,整理床单位,再次核对。

6. 清洁、消毒便盆,归还原处。洗手摘口罩,在护理记录单上记录粪便的形状、颜色、气味等。

7. 标本连同检验单及时送检验室。

【注意事项】

1. 标本应新鲜,留取后要及时送检,以免因久置使隐血反应敏感度降低。

2. 提前告知患者,收集标本前三天禁食肉类,动物肝、血,含大量绿叶素的食物和含铁剂药物,第四天收集标本,以免造成假阳性。

3. 灌肠后的粪便、粪便过稀及混有油滴等均不宜作为检查标本。

4. 标本中不可混入尿液及其他杂物。

5. 掌握操作要点(表2-44)。

表2-44 隐血标本采集

易错环节	正确动作要点
1. 排尿	让患者排空膀胱,以避免排便时尿液排出致大小便混合影响检验结果
2. 收集标本	用检便匙挖取粪便时,不能仅选取内层的粪便

121

知识链接

粪便隐血检测方法的临床应用评价

目前,临床实验室的粪便隐血试验主要采用化学法和免疫法两种。化学法操作简单,价格便宜,但容易受外源性食物和药物的影响,结果易出现假阳性。免疫法是应用抗人的单克隆抗体或多克隆抗体特异性检测消化道出血中的血红蛋白或转铁蛋白抗原成分,因此不受外源性食物和药物的影响。但由于血红蛋白容易受肠内细菌和消化酶的作用发生降解或构象改变,抗原性降低,易产生假阴性。当出血量过大时,也会因为产生前带现象而造成假阴性。而针对转铁蛋白的免疫法则可以降低这种假阴性的发生,联合应用这两种免疫法可以大大提高临床诊断的准确性。

二、呼吸道标本采集

案例导入

李某,男,2岁半。因"发热伴咳嗽3天"入院,医嘱做咽拭子标本采集。

请问:当班护士如何选择采集标本的合适时机? 如何引导患儿充分暴露咽喉部以采集标本?

呼吸道标本采集包括痰标本采集和咽拭子标本采集。

实验3 痰标本采集

痰液是气管、支气管和肺泡的分泌物。在正常情况下分泌很少,不会引起咳嗽、咳痰,当呼吸道黏膜受到刺激分泌物增多时即形成痰液。痰液主要由黏液和炎性渗出物组成。临床上通过收集痰液标本来协助诊断某些呼吸系统疾病。临床上痰标本采集(sputum specimen collection)一般分为三类,即常规标本、培养标本,以及24小时标本。

【目的】

1. 常规痰标本　检查痰液中的细菌、虫卵或癌细胞。
2. 痰培养标本　检查痰中的致病菌,做药敏试验。
3. 24小时痰标本　检查24小时痰量及痰液性状,协助诊断。

【适用指征】

怀疑患有支气管哮喘、支气管扩张、肺部感染、肺结核、肺癌、肺吸虫病等呼吸系统疾病需要留取痰标本作为诊断与治疗依据时。

【操作资源】

1. 用物　检验单及标签、速干手消毒剂、生活垃圾桶、医用垃圾桶,对于无法咳痰或不合作者需准备集痰器、吸痰用物(吸引器、吸痰管)、一次性手套、生理盐水。如收集痰培养标本需另备无菌用物。

(1) 常规痰标本:痰盒。

(2) 痰培养标本:无菌痰盒、漱口溶液。

（3）24 小时痰标本：大容积广口集痰器，必要时备防腐剂。

2. 环境与设施　病室环境整洁、安静，温度适宜。

【操作程序】

1. 操作前准备

（1）护士准备：着装整洁，洗手，戴口罩。核对医嘱及检验单上患者的身份信息、检验项目；评估患者的年龄、病情、治疗、排痰情况及配合程度。

（2）患者准备：了解操作目的，取舒适体位。

（3）环境准备：整洁，安静。

（4）用物准备：根据检验项目选择合适的标本容器，在容器外贴上标签（图 2-106），备齐其他用物，合理放置在治疗车上层和下层。

2. 推治疗车至床旁，核对患者的身份信息，向其解释留取痰标本的方法，告知留取过程中可能出现的不适及配合要点。

3. 收集痰标本

（1）常规标本：①能自行留痰者：嘱患者晨起清水漱口，去除口腔中的杂质，深呼吸数次后用力咳出气管深处的痰液，置于痰盒中，盖好痰盒（图 2-107）。标本量不少于 1ml。②无力咳痰或不合作者：协助其取合适体位，由下而上叩击患者背部，集痰器分别连接吸引器和吸痰管吸痰 2~5ml，置痰液于集痰器中，加盖。

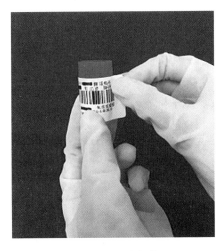

图 2-106　贴标签

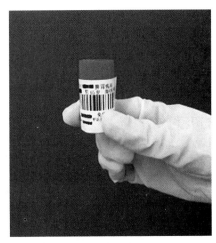

图 2-107　痰标本

（2）培养标本：①能自行留痰者：嘱患者晨起先用漱口液漱口，再用清水漱口，深呼吸数次后用力咳出气管深处的痰液置于无菌痰盒中，盖好痰盒。②无力咳痰或不合作者：同常规标本收集方法，严格无菌操作，避免污染标本。

（3）24 小时标本：嘱患者晨起进食前（7am）漱口后第一口痰起，至次晨进食前（7am）漱口后第一口痰止的 24 小时痰液全部收集在广口集痰器内。

4. 再次核对，清洁、消毒吸痰用物，洗手摘口罩，在护理记录单上记录痰液的外观、气味和性状等，24 小时痰标本应记录总量和采集的起止时间。

5. 标本连同检验单及时送检验室。

【注意事项】

1. 除 24 小时痰标本外，痰液收集时间宜选择在清晨。

2. 在采集标本前要根据检查目的选择合适的容器。

3. 采集痰培养标本时,用物需按照无菌要求准备,操作要严格执行无菌原则,防止标本污染。

4. 指导并协助患者有效咳嗽、排痰,正确留取痰标本。根据患者需要协助漱口或口腔护理,吸痰的患者检查口腔黏膜有无损伤。

5. 采集常规痰标本查找癌细胞时应立即送检,或用 95% 乙醇或 10% 甲醛固定后送检。

6. 避免混杂因素,留取痰标本时勿将唾液、漱口水、鼻涕等混入痰标本内。

7. 掌握操作要点(表 2-45)。

表 2-45 痰标本采集

易错环节	正确动作要点
1. 准备	24 小时标本可在集痰器内加入少量清水(计算总量时需扣除清水量),夏天可加入适量防腐剂
2. 收集标本	无力咳痰或不合作者,按吸痰法将痰液吸入集痰器中。需注意集痰器开口高的一端连接吸引器,低的一端连接吸痰管

实验 4 咽拭子标本采集

正常人咽峡部培养有口腔正常菌群而无致病菌生长,但当机体抵抗力下降和其他外部因素作用下,咽部可出现感染等而导致疾病。临床上常通过咽拭子标本采集(throat swab specimen collection)以协助诊断流行性感冒、新型冠状病毒肺炎、支原体肺炎等疾病。

【目的】

取咽部及扁桃体分泌物做细菌培养或病毒分离,协助临床诊断。

【适用指征】

怀疑口腔黏膜、咽部及扁桃体感染等需留取咽拭子标本作为诊断与治疗依据时。

【操作资源】

1. 用物 无菌咽拭子培养管、消毒压舌板、弯盘、手电筒、速干手消毒剂、检验单及标签、生活垃圾桶、医用垃圾桶。

2. 环境与设施 病室环境清洁、安静,光线充足。

【操作程序】

1. 操作前准备

(1)护士准备:着装整洁,洗手,戴口罩。核对医嘱及检验单上患者的身份信息、检验项目。

(2)患者准备:按要求 2 小时内未进食,了解操作目的、配合方法,取合适体位,愿意配合。

(3)环境准备:安静,整洁,光线适宜。

(4)用物准备:在咽拭子培养管外贴上标签(图2-108),备齐其他用物,合理放置在治疗车上层和下层。

2. 推治疗车至床旁,核对患者的身份信息,解释咽拭子标本采集的方法及配合要点。协助患者用清水漱口,取舒适体位。

3. 点燃酒精灯,嘱患者张口发"啊"音,暴露咽喉部。取出培养管中的棉签,轻柔、迅速地擦拭两腭弓、

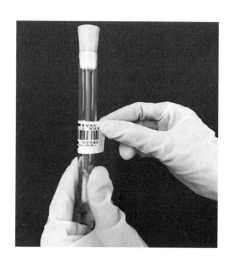

图 2-108 贴标签

咽及扁桃体上的分泌物(图 2-109)。取毕,将试管在酒精灯火焰上消毒,然后把棉签插入试管中,塞紧瓶塞(图 2-110)。

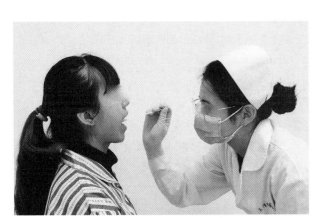

图 2-109　咽拭子标本采集

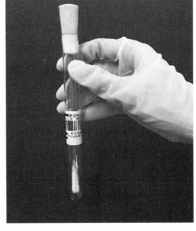

图 2-110　咽拭子标本

4. 再次核对,清理用物,洗手摘口罩,在护理记录单上记录操作时间、口腔黏膜情况。

5. 标本连同检验单及时送检验室。

【注意事项】

1. 严格遵循无菌原则。留取标本时注意棉签不可触及其他部位,防止污染标本,影响检验结果;同时应注意试管口的消毒,保持容器的无菌。

2. 宜于清晨未进食、饮水、服药前采集。

3. 应于抗生素治疗前采集。若已使用抗生素,应按抗生素半衰期计算,在血药浓度最低时采集标本,并在检验单上说明。

4. 做真菌培养时应在口腔溃疡面上采集分泌物,以提高培养的阳性率和准确性。

5. 掌握操作要点(表 2-46)。

表 2-46　咽拭子标本采集

易错环节	正确动作要点
1. 准备	避免在进食后 2 小时内留取标本,以防呕吐
2. 采集标本	嘱患者张口发"啊"音,暴露咽喉部,轻柔、迅速地擦拭两腭弓、咽及扁桃体上的分泌物。必要时用压舌板轻压舌头充分暴露咽喉部,需注意动作要轻快,防引起恶心

📖 **知识链接**

新型冠状病毒肺炎患者鼻拭子标本采集

有研究者对武汉市红十字会医院 100 例新型冠状病毒肺炎病例同时留取咽拭子和鼻拭子,比较两种方法取样后样本核酸检测的阳性率。结果显示咽拭子标本的病毒核酸阳性率高于咽拭子采样标本,差异有统计学意义。因此推荐临床应尽可能使用鼻拭子而非咽拭子作为新型冠状病毒肺炎患者的优选筛检方式。

鼻拭子采集方法:将 1 根聚丙烯纤维头的塑料杆拭子以垂直于鼻子(面部)的方向轻轻插入鼻道内鼻腭处,使拭子在鼻内停留 15~30 秒,然后轻轻旋转 3 次,缓慢转动后退出。取另一根聚丙烯纤维头的塑料杆拭子以同样的方法采集另一侧鼻孔。上述两根拭子浸入同一含 3ml 采样液的试管中,尾部弃去,旋紧管盖。

三、血标本采集

案例导入

王某,女,69 岁。因"发热 10 天余"收入院,诊断为"亚急性细菌性心内膜炎"。为了进一步明确致病菌、选择合适抗生素治疗,医嘱采集静脉血标本做血液培养。

请问:应如何选择合适的标本容器? 需要抽取的血量是多少? 采集标本时需要注意什么?

血液检查是判断体内各种功能及异常变化的最重要指标之一,也是临床最常用的检验项目之一。血液标本分为静脉血标本和动脉血标本。静脉血标本又分为全血标本、血清标本、血培养标本。动脉血标本,常用于做血气分析。

实验 5 静脉血标本采集

静脉血标本采集(venous blood specimen collection)是自静脉抽取静脉血标本的方法。临床上常通过采集静脉血标本进行实验室检验,以进一步诊断、治疗疾病,以及观察病情变化。常用静脉有头静脉、肘正中静脉、贵要静脉、手背静脉、头皮静脉和股静脉等。本实验重点讲述选用肘部静脉穿刺采集血标本。

【目的】

1. 全血标本 测定血沉及血液中某些物质如白细胞、血小板、血糖、尿素氮、肌酐、尿酸、肌酸、血氨的含量等。

2. 血清标本 测定肝功能、血清酶、脂类、电解质等。

3. 血培养标本 培养检测血液中的病原菌。

【适用指征】

健康体检,需确立诊断、观察病情或指导治疗时。

【操作资源】

1. 用物 皮肤消毒液、无菌棉签、止血带、小软枕、试管架、治疗巾、输液贴(按需备)、无菌手套、速干手消毒剂、弯盘、检验单及标签、生活垃圾桶、医用垃圾桶、锐器盒。

(1)注射器采血另备注射器、针头或头皮针、标本容器(干燥试管、抗凝试管或血培养瓶)、酒精灯和火柴或打火机(采集血培养标本时用)。

(2)真空采血器采血另备双向采血针、真空采血管。

2. 环境与设施 病房环境整洁、安静,光线充足。

【操作程序】

1. 操作前准备

(1)护士准备:着装整洁,洗手,戴口罩。核对医嘱及检验单上患者的身份信息、检验项目;评估患者的病情、意识和合作程度,做生化检验者评估患者是否空腹,评估穿刺部位皮肤、血管情况。

（2）患者准备：有空腹要求的患者应禁食 8 小时以上，了解操作目的，取合适体位。

（3）环境准备：安静，整洁，光线足。

（4）用物准备：根据检验项目选择合适标本容器，在容器外贴上标签，备齐其他用物，合理放置在治疗车上层和下层。

2. 推治疗车至床旁，核对患者的身份信息，解释静脉血标本采集的方法以及注意事项。

3. 协助患者取舒适体位，选择合适肘部静脉，在穿刺部位下方垫治疗巾和软枕。

4. 用无菌棉签蘸取消毒液，以穿刺点为中心由内向外呈环形消毒皮肤，消毒直径 5cm以上，然后在穿刺点上方 6cm 处扎止血带（图 2-111），再进行第二次皮肤消毒（图 2-112），待干。

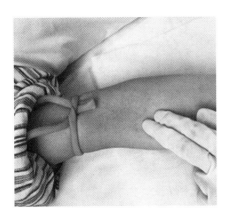

图 2-111　选静脉、扎止血带

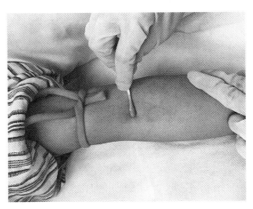

图 2-112　消毒

5. 采血

（1）注射器采血：再次核对后，嘱患者握拳，左手拇指绷紧静脉下端皮肤，右手持针，注射器针头或头皮针的针尖斜面向上，与皮肤呈 15°~30°角刺入静脉（图 2-113），见回血后嘱患者松拳，松开止血带，抽动活塞，抽取所需血量（图 2-114）。抽血毕，用无菌干棉签纵行轻放穿刺点处及上方，迅速拔针，嘱患者屈肘按压穿刺点 5 分钟（图 2-115），然后将血液注入标本容器。

1）血培养标本：注入密封培养瓶时，先除去密封瓶铝盖中心部分，常规消毒瓶盖，更换

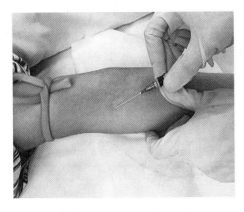

图 2-113　进针 - 注射器

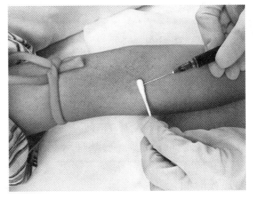

图 2-114　采血 - 采入注射器

新针头后,将血液注入瓶内,轻轻摇匀;注入三角烧瓶时,先松开瓶口纱布,取出瓶塞,迅速在酒精灯火焰上消毒瓶口后,取下针头,将血液注入培养瓶内,轻轻摇匀,再将瓶口、瓶塞消毒后塞好,扎紧封瓶纱布。

2)全血标本:取下针头,将血液沿管壁缓慢注入盛有抗凝剂的试管内(图2-116),轻轻摇动,使血液和抗凝剂充分混匀。

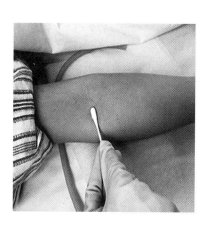
图 2-115 拔针、按压

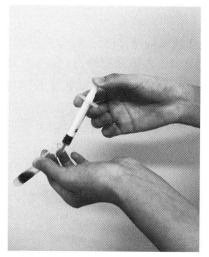
图 2-116 血液注入抗凝管

3)血清标本:取下针头,将血液顺着管壁缓慢注入干燥试管内。

(2)真空采血器采血:再次核对后,取下真空采血针一端针头保护套,按上述静脉注射法行静脉穿刺(图2-117)。见回血后,迅速固定针头,并将采血针另一端插入真空采血管内,当管内液面无变化时,拔下采血管(图2-118)。采血后的操作与上同。

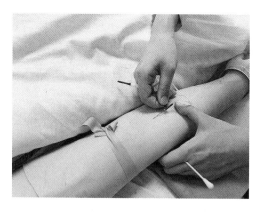
图 2-117 进针 - 采血针

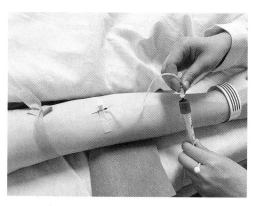
图 2-118 采血 - 连接真空管采血

6. 再次核对检验单、患者、标本。

7. 协助患者取舒适卧位,整理床单位。

8. 分类处理用物,针头弃入锐器盒,针筒弃入医用垃圾桶;洗手摘口罩,在护理记录单上记录操作时间。

9. 标本连同检验单及时送检验室。

【注意事项】

1. 严格遵循查对制度、无菌原则。

2. 采血前禁止剧烈运动。做生化检验,应在空腹时采血,事先需告知患者。空腹要求至少禁食 8 小时,以 12~14 小时为宜,不宜超过 16 小时。宜安排在上午 7:00~9:00 间采血。空腹期间可少量饮水。

3. 宜在输液结束 3 小时后采血,紧急情况必须采血时,宜在输液的对侧肢体或同侧肢体的远端采血,并告知检验人员。

4. 严禁在输液和输血的针头处抽取血标本,穿刺部位应避开局部有感染、皮疹或有损伤、瘢痕的皮肤。

5. 采集血培养标本应注意:血培养采血量一般为 5ml,亚急性细菌性心内膜炎患者采血量应增至 10~15ml,以提高培养阳性率;采血前需评估患者抗生素使用情况,了解寒战或发热的高峰时间。应在抗生素治疗前采集标本,如已使用抗生素,应在检验单上注明;间歇性寒战患者应在寒战或体温高峰前取血,当预测寒战或高热时间有困难时应在寒战或发热时尽快采集,且两次标本采集时间至少间隔 1 小时。

6. 采集血清标本时,应选用干燥管,在血液注入容器时动作要缓慢,注意避免振荡,以免红细胞破裂溶血;采集全血标本时,应选用抗凝管,在血液注入容器后应将血液与抗凝剂充分混匀避免凝血;采集血培养标本时,应选用无菌培养瓶,操作要严格遵守无菌原则,防止污染标本。

7. 若同时抽取多个不同类型的标本时,一般注入容器顺序为先注入血培养瓶,其次注入抗凝试管,最后注入干燥试管。

8. 凝血功能障碍者采血后穿刺点按压时间应增至 10 分钟。

9. 掌握操作要点(表 2-47)。

表 2-47 静脉血标本采集

易错环节	正确动作要点
1. 准备	根据检验项目选择适当容器,计算所需血量
2. 采集标本	采血时尽可能缩短止血带的结扎时间,最好控制在 1 分钟内,避免因长时间结扎导致血液成分变化影响检验结果

实验 6 股动脉血标本采集

动脉血标本采集(arterial blood specimen collection)是自动脉抽取动脉血标本的方法。临床常用动脉有桡动脉、股动脉、肱动脉、足背动脉。本实验重点讲述选用股动脉穿刺采集血标本。

【目的】

做血液气体分析。

【适用指征】

各种疾病、创伤、手术所导致呼吸功能障碍者,急、慢性呼吸衰竭者,使用呼吸机辅助呼吸者,心肺复苏后需监测呼吸功能、组织氧合状态、有无酸碱平衡紊乱、电解质等相关指标时。

【操作资源】

1. 用物 皮肤消毒液、无菌棉签、2ml 注射器或动脉血气针、肝素液(1 250U/ml)及砂轮(注射器采血时用)、无菌橡皮塞、小沙袋、无菌纱布、治疗巾、胶布、无菌手套、速干手消毒剂、弯盘、检验单及标签、生活垃圾桶、医用垃圾桶、锐器盒。

2. 环境与设施　病房环境清洁、安静,光线明亮,必要时屏风或围帘遮挡。

【操作程序】

1. 操作前准备

(1) 护士准备:着装整洁,洗手,戴口罩。核对医嘱及检验单上患者的身份信息、检验项目。若使用注射器抽血,需提前抽吸肝素液,来回推动针芯,使其均匀涂布于针筒内壁,排弃针筒内空气和多余肝素液。评估患者体温、合作程度、血色素、吸氧浓度、呼吸机参数。评估采血部位皮肤,触诊动脉搏动是否良好。

(2) 患者准备:了解操作目的和注意事项,取舒适卧位,心情平静。

(3) 环境准备:安静,整洁,光线充足,隐蔽。

(4) 用物准备:在注射器或血气针外贴上标签,备齐其他用物,合理放置在治疗车上层和下层。

2. 推治疗车至床旁,核对患者。向患者解释动脉血标本采集的目的、方法及注意事项。

3. 屏风或围帘遮挡,协助患者取仰卧位,下肢伸直并略外展、外旋,暴露腹股沟区,触摸股动脉的搏动、走向和深度,初步定位穿刺部位(图 2-119)。

4. 用无菌棉签蘸取消毒液,以动脉搏动最明显处为穿刺点,并以此点为中心由内向外呈环形消毒皮肤两次(图 2-120),消毒直径大于 5cm;同时,消毒左手示指和中指或戴无菌手套(图 2-121),待干。

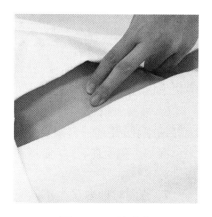

图 2-119　选动脉

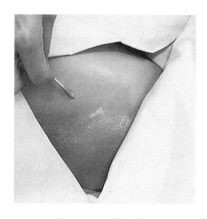

图 2-120　消毒皮肤

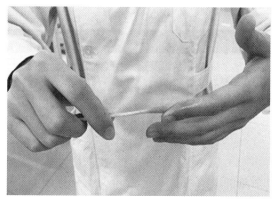

图 2-121　消毒手指

5. 采血

(1) 注射器采血:再次核对后,用左手示指和中指固定动脉,右手持注射器将针头在两指间垂直刺入股动脉(图 2-122)。穿刺成功后,见有鲜红色血液自动进入注射器内,即以右手固定注射器的方向和深度,左手抽取血液至所需量 1ml(图 2-123)。

(2) 动脉血气针采血:穿刺方法同上,用血气针垂直刺入股动脉,见有鲜红色回血,固定血气针,抽取所需血量。

6. 采血毕,迅速拔出针头,立即用无菌纱布垂直按压穿刺点 5~10 分钟(图 2-124)。

7. 针头拔出后立即将针尖斜面刺入无菌橡皮塞内(图 2-125),以隔绝空气,并将注射器

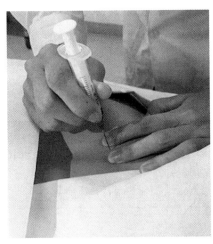

图 2-122　进针

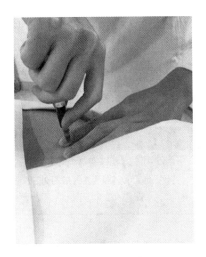

图 2-123　采血

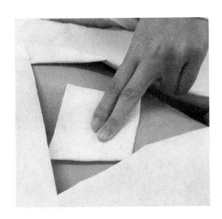

图 2-124　按压

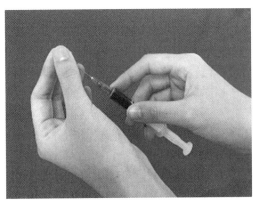

图 2-125　插入橡皮塞（注射器）

或血气针针筒放在两手掌之间搓动数次,使血液与肝素液充分混匀。

8. 再次核对检验单、患者、标本。

9. 协助患者取舒适卧位,整理床单位。

10. 分类处理用物,洗手脱口罩,在检验单上记录操作时间、吸氧方法及浓度和机械通气参数等。

11. 标本连同检验单及时送检验室。

【注意事项】

1. 严格遵循查对制度,严格执行无菌操作。

2. 注意预防针刺伤与传染病的传播。

3. 注意保暖并保护患者隐私。

4. 下肢静脉血栓患者避免从股动脉采血。

5. 新生儿动脉采血应选择桡动脉而不宜选用股动脉,因股动脉穿刺垂直进针时易伤及髋关节。

6. 若患者洗澡、运动,需休息 30 分钟后再采血,避免影响检查结果。对于吸氧患者,若病情许可应停止吸氧 30 分钟后再采血,否则应标记吸氧浓度;对于吸痰患者,吸痰操作后 30 分钟方可采血。

7. 标本应隔绝空气,不可混入气泡或静脉血,以免影响化验结果。

8. 不得多次反复穿刺,以免形成血肿。

9. 有出血倾向的患者,如血友病、血小板减少症或其他凝血因子缺乏、接受抗凝或溶栓治疗及弥散性血管内凝血患者,应尽可能避免动脉采血。如采血,则穿刺后应延长按压时间。

10. 掌握操作要点(表 2-48)。

表 2-48　股动脉血标本采集

易错环节	正确动作要点
1. 准备	若使用注射器采血,用肝素液湿润注射器管腔后务必将多余液体和空气完全排出;若使用血气针采血,因该针已进行抗凝处理,则无需抽吸肝素
2. 采集标本	若抽出为鲜红色血液则穿刺成功;若为暗红色血液,则说明误入静脉,应立即拔针按压

四、综合实验与思考

1. 汪某,男,57 岁。有吸烟史 20 年,每天吸烟至少 20 支以上。近期频繁刺激性咳嗽、胸闷,吐出痰液中带有血丝,1 个月以内体重明显下降 6kg,3 天前单位体检时发现肺部有阴影,前来就诊。医生疑为肺癌收入院,需先查找痰中癌细胞。护士遵医嘱留取常规痰标本。请问:

(1) 患者应在何时留取痰液? 护士应该如何指导患者有效咳痰和收集痰液?

(2) 送检时应选择何种溶液来固定痰标本,浓度是多少?

2. 姜女士,65 岁。1 个月前行左侧乳腺癌根治术。近期持续厌食、乏力,伴右上腹疼痛而入院治疗。为了明确诊断需做肝功能检查。请问:

(1) 患者需采集哪种类型的血标本? 准备用物时应选择何种标本容器?

(2) 应选择何处静脉进行穿刺采血?

(3) 在血液注入容器时对动作有何要求? 为什么?

02章07节PPT

PPT 课件

第七节　护理文书处理

护理文书一般通过护士工作站和护理电子病历系统进行操作。护士工作站和护理电子病历系统是医院信息系统(hospital information system,HIS)的重要组成部分,其基本任务是协助护士完成住院患者日常护理文书的处理工作,有利于提高工作效率,减少差错;有利于规范护理病历以及整体护理的深入开展和质量控制。不同医院的护士工作站及护理电子病历系统功能相似,但操作程序不尽相同,本节内容以某三甲医院的护士工作站及护理电子病历系统为例进行介绍。

一、护士工作站

护士工作站可分为门诊护士工作站与住院护士工作站。一般情况下,护士工作站主要是指住院护士工作站,具有办理出入院、床位管理、医嘱处理、费用管理、医保管理、信息查询等功能。

护士工作站系统一般按业务可分为七大模块,分别为:患者管理、医嘱管理、日常工作、费用管理、医保管理、打印服务和系统管理,各模块的主要功能有:

1. 患者管理　提供患者入院、出院、转科、搬床和患者信息登记及查询操作的功能。

2. 医嘱管理　提供医嘱校对、停嘱审核、医嘱查询、浏览医技报告等操作的功能。

3. 日常工作 提供生成药单、执行医嘱单据、查询患者摆药情况、标本采集确认和护理模板创建等操作的功能。

4. 费用管理 具有退费和退药操作的功能。

5. 医保管理 具有医保类型查询和医保申诉操作的功能。

6. 打印服务 具有提供患者住院期间的检查、检验、用血的申请预约和其他单据(包括每日清单、用药、医嘱和标本条码等)打印操作的功能。

7. 系统管理 提供系统设置和口令修改。对系统所用的打印机类型、打印格式、系统定时刷新等参数进行设置,修改系统的登录密码等。

案例导入

蔡某,女,70 岁。有糖尿病病史 20 余年,长期进行饮食控制和口服降糖药物治疗,近来足底刺痛,足趾逐渐变黑,血糖控制不理想,来门诊就诊,医嘱给予住院治疗。

请问:

1. 如何运用护士工作站系统为患者办理入院手续?

2. 如何正确处理护士工作站系统的医嘱核对工作?

实验 1 出入院手续

出入院手续是指护士根据医生下达的出入院医嘱,通过护士工作站系统为患者办理进入病区和离开医院的一系列护理工作。

【目的】

护士通过护士工作站系统完成患者的出入院程序操作,简化流程,为其提供便捷、优质、人文的医疗护理服务。

【适用指征】

1. 医生开具住院证的门诊或急诊患者。

2. 经过住院期间的治疗与护理,病情好转、痊愈或恶化,遵医嘱予出院或转院的患者。

3. 不愿继续住院治疗而自动离院的患者。

【操作资源】

具有护士工作站系统的病区。具备医院信息系统运行和维护的信息技术、设备和设施;具有专门的管理部门和人员;建立、健全医院信息系统使用的相关制度和规程,能确保患者信息正确录入、正确处理、共享和保存等功能的稳定运行。

【操作程序】

1. 系统登录 双击打开护士工作站登录框,输入用户名、密码及选择科室后,点击【确定】按钮,登录护士工作站,显示菜单栏界面(图 2-126,图 2-127)。

2. 入院手续办理 登录系统,进入主界面,点击眉栏的【病人管理】,选择【入科】,弹出一个入院对话框,选择【待入科患者】,在工作栏内,点击所选患者,选择【床号】、【主管医生】和【主管护士】的信息,点击【新入】按钮,入区成功,完成入院手续办理。(图 2-128,图 2-129)

3. 出院手续办理 登录系统,进入主界面,点击眉栏的【病人管理】,选择【出院】,在导航栏内选中需要出院的患者,处理患者出院前未处理的摆药单、退药单、执行单,点击【作废】或【扣费】,处理毕,点击工作栏内的【出院】,弹出一个出院对话框,根据医嘱信息,在【出

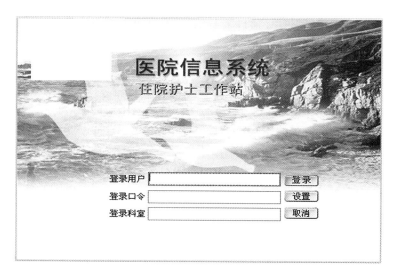

图 2-126　系统登录

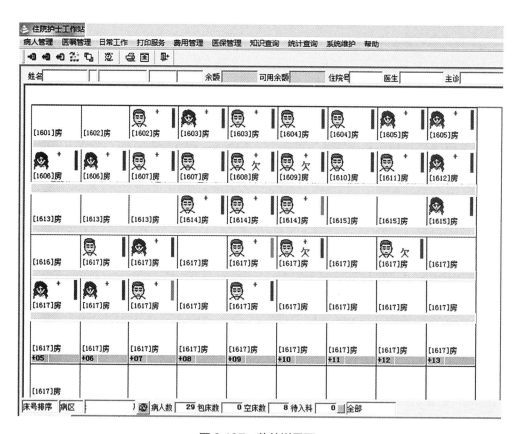

图 2-127　菜单栏界面

院类型】栏内,下拉选择【正常出院】或【转院】,点击【确定】按钮,办理完毕,通知患者或家属到出入院管理科结账,完成出院程序(图 2-130,图 2-131,图 2-132)。

4. 出入院手续办理流程图(图 2-133)。

【注意事项】

1. 系统采用用户名/密码认证方式,用户多次登录错误时,将自动锁定该账户。

2. 提供患者唯一标识号码(一般为住院号),并与其他类型标识、基本信息等有关联。

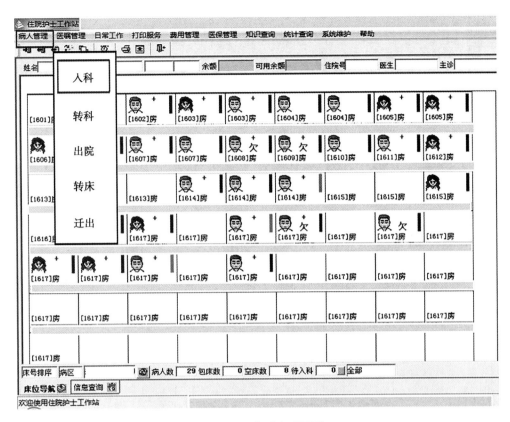

图 2-128 入院办理界面

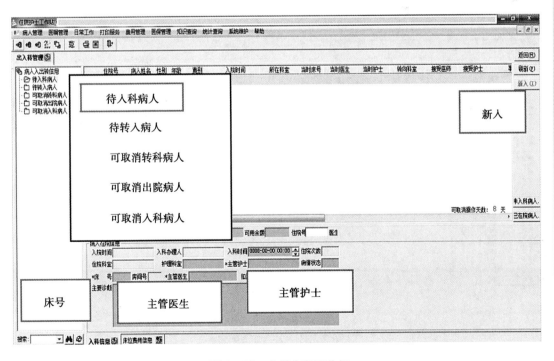

图 2-129 入院办理工作框

笔记栏

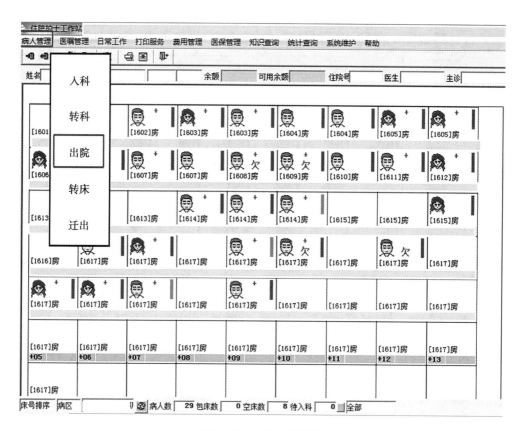

图 2-130 出院办理界面

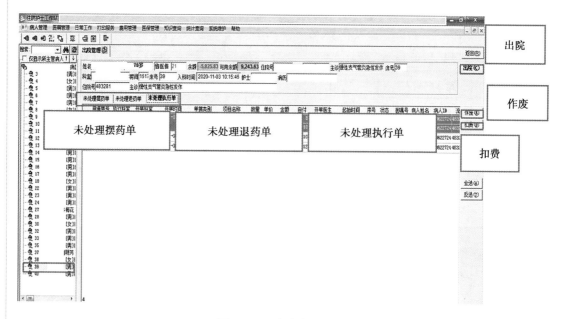

图 2-131 出院办理列表

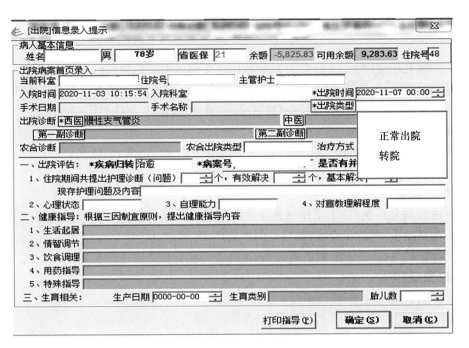

图 2-132 出院办理确认

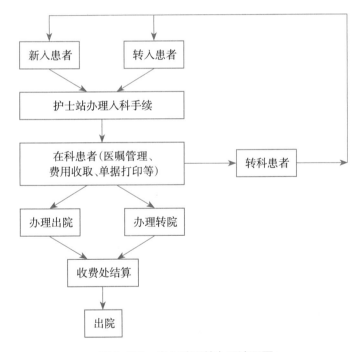

图 2-133 出入院手续办理流程图

3. 录入患者信息要正确,并进行核对无误后确认。

4. 办理出入院手续必须有医生医嘱,当天在患者一览界面要有出入院标记。

5. 办理出院手续时,护士需停止所有医嘱,核对所有费用后,才能提交"出院"。同时,护士应关爱患者,耐心交代患者或家属带齐办理出院手续的资料,做好出院指导。

实验 2　电子医嘱处理

电子医嘱处理是护士在护士工作站接收医生工作站下达的医嘱后,对医嘱进行双人核对并签名,执行医嘱后生成新的护理单、口服药单、治疗单、化验单和检查单等单据,同时打印所需单据。主要内容有校对医嘱、停嘱审核、执行医嘱、医嘱查询、医嘱打印和浏览医技报告等。

【目的】

电子医嘱代替手写医嘱,实现医嘱信息的电子交换,实现高效、便捷、规范处理医嘱,保障医嘱的正确实施,减少医嘱差错。

【适用指征】

具有医院信息系统、护士工作站系统及医嘱处理功能的病区。具备医院信息系统运行和维护的信息技术、设备和设施;具有专门的管理部门和人员;建立、健全医院信息系统使用的相关制度和规程,能确保医嘱正确录入、正确处理和保存等功能的稳定运行。

【操作资源】

医院信息系统、护士工作站系统。

【操作程序】

医生在医生站录入医嘱并在医嘱提示本提示患者信息,护士在护士工作站自动接收医嘱并根据医嘱提示本审核医嘱;药品医嘱传输提交至药房、配液中心,检查类医嘱传输提交至检查科室;打印临时医嘱执行单,通知责任护士执行临时医嘱;当日医嘱处理完毕在下班前组织进行长期有效医嘱的总查对,然后将自动生成打印长期医嘱执行单和各类治疗单,为次日护士执行医嘱做好准备。

1. 系统登录(图 2-126,图 2-127)

2. 校对医嘱　登录系统,进入主界面,点击眉栏的【医嘱管理】,选择【医嘱管理】,根据医嘱提示本,在患者导航栏内选中患者,单击【校对医嘱】,在工作栏内选中医嘱,护士双人核对无误后,点击【校对正确】,出现护士双人核对签名对话框,选择两个核对护士的名字,点击【确定】按钮,校对医嘱成功,完成校对医嘱程序(图 2-134,图 2-135)。

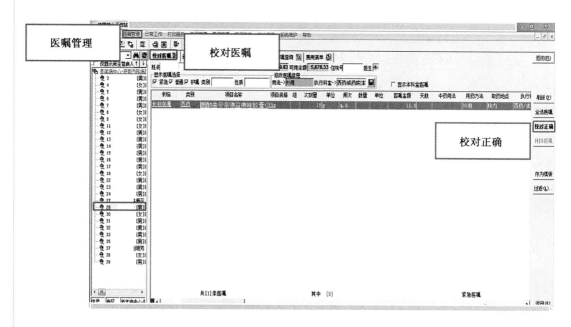

图 2-134　校对医嘱界面

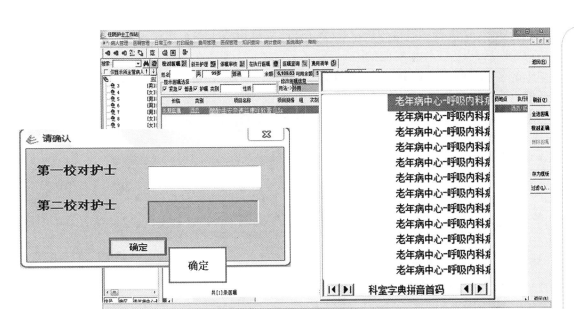

图 2-135　校对医嘱确认

（1）用药医嘱处理：点击眉栏的【日常工作】，选择【生成药单】，药品传输至药房、配液中心，再点击眉栏的【打印服务】，选择【用药打印】，再次依据医嘱核对治疗单执行的时间，在工作栏内选择时间，点击【打印】按钮，完成用药医嘱的处理（图 2-136）。

（2）非用药医嘱处理：点击眉栏的【日常工作】，选择【生成单据】，会诊、手术、检查、检验、伙食等医嘱传输至相应科室，再点击眉栏的【打印服务】，选择【医嘱打印】，再次依据医嘱，在工作栏内选中所要打印的具体内容，点击【打印】按钮，若为抽血医嘱，还需要选择【打印服务】中的【条码打印】，打印出抽血条码，完成非用药医嘱的处理，医嘱校对完毕，依据单据通知患者准备抽血、治疗、检查等事宜（图 2-136）。

3. 停嘱审核　登录系统，进入主界面，点击眉栏的【医嘱管理】，选择【医嘱管理】，根据

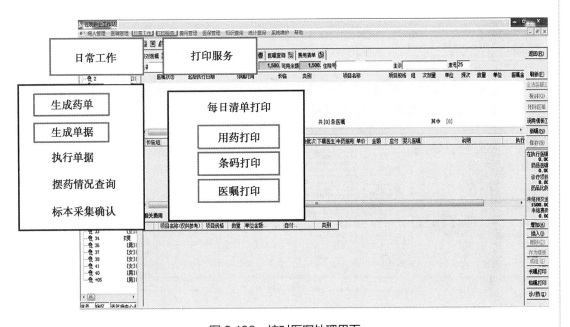

图 2-136　校对医嘱处理界面

医嘱提示本,在患者导航栏内选中患者,单击【停嘱审核】,在工作栏内选中医嘱,护士双人核对无误后,点击工作框右侧的【执行停嘱】,出现护士双人核对签名对话框,选择两个核对护士的名字,点击【确定】按钮(图2-135),停嘱审核成功,弹出一个作废单据的对话框,在对话框内选中作废单据,点击【确定】按钮,完成了停嘱的处理(图2-137)。再使用眉栏的打印功能,打印变更后的医嘱(图2-136),最后依据停嘱内容,护士告知患者,完成停嘱审核程序。

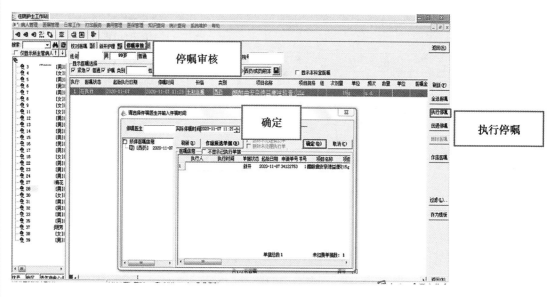

图 2-137 停嘱审核界面

4. 计费医嘱处理 登录系统,进入主界面(图2-126),在患者导航栏内选中患者,单击【新开护理】,在工作框内下拉选择【临时医嘱】或【长期医嘱】,在此框内输入需要收取费用名称的首字母,弹出收费对话框,选中所需收取的费用,点击【确定】按钮,点击【保存】按钮,经核对无误后,点击【校对】,计费成功,完成计费医嘱程序(图2-138)。

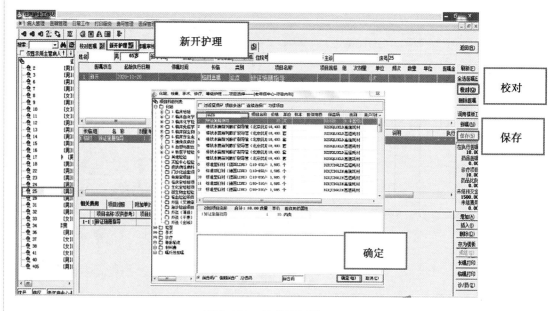

图 2-138 计费医嘱处理界面

5. 交接班汇总处理 登录系统,进入主界面,点击眉栏的【统计查询】,进入统计查询界面,下拉选择【检索】栏内的时间和内容,检索成功,交接班汇总成功,即可浏览日期、患者总数、今日出院、新患者、危重患者、手术患者、一级护理、艾灸、中药足浴等人数,点击【打印】按钮,纸质交班即完成,完成交接班程序(图2-139)。

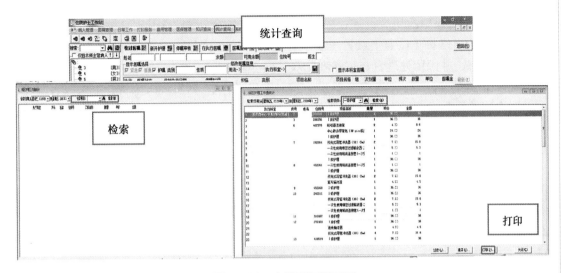

图 2-139 交接班汇总界面

6. 校对、停止医嘱审核流程图(图2-140)。

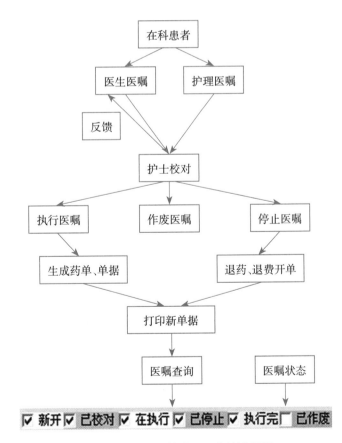

图 2-140 校对、停止医嘱审核流程图

【注意事项】

1. 电子医嘱内容至少应包括长期医嘱起始日期时间、内容及停嘱日期和时间,临时医嘱时间、内容、执行时间,医师签名、执行护士签名等。

2. 在所有医嘱录入和处理界面应明确显示患者信息,至少包括患者住院号、姓名、性别、年龄等。

3. 设置医嘱处理的相应管理权限。提供医嘱双签名功能,当由实习护士、试用期护士和通过认定的进修护士按照上级护士要求处理医嘱时,应当经过本医疗机构注册的护士审阅、确认后生效,并保留处理者与审阅者的双签名。

4. 处理医嘱必须双人核对签名。护士校对医嘱过程中,若发现医生所开的医嘱有问题,应及时退回给医生进行检查修正,提高医嘱执行的正确率。

5. 加强沟通。当医生新下达、停止、取消医嘱时,应提供医嘱提示本,用以告知护士进行相应处理。

6. 具有医嘱执行情况的监控功能,支持查询医嘱的执行时间、执行人、核对时间、核对人等信息。

7. 护士核对医嘱无误后才可提交到相关的工作站,核对完毕需输入核对者、处理者姓名。护士应每天对所在病区的长期医嘱进行双人总查核对,并有核对者签名及核对情况记录。

8. 因抢救急危重症患者,医生下达的口头医嘱,应当在抢救结束后即刻据实补下电子医嘱,护士及时双人审核处理。

知识链接

按疾病诊断相关分组付费背景下进一步规范病案质量重要性

2017 年国务院办公厅《关于进一步深化基本医疗保险支付方式改革的指导意见》明确指出,要重点推行按病种付费,鼓励按疾病诊断相关分组(Diagnosis Related Groups,DRGs)付费。DRGs 是根据患者主要诊断、手术项目、次要诊断、年龄、性别、住院时间等项目,进行编码,把那些在临床特点和医疗资源使用等方面相似的出院患者编为一组,从而确定患者支付费用标准的一种病历组合模型。该付费方式是规范医护人员病历管理的一个重要抓手,医护人员须高度重视,规范书写、认真核对、慎独自律,录入电子病历须客观、真实、准确、及时、完整。

二、护理电子病历系统

电子病历系统(electronic medical record system,EMRS)是指医疗机构内部支持电子病历信息的采集、存储、访问和在线帮助,并围绕提高医疗质量、保障医疗安全、提高医疗效率而提供信息处理和智能化服务功能的计算机信息系统,既包括应用于门(急)诊、病房的医护临床信息系统,也包括检查、检验、病理、影像、心电、超声等医技科室的信息系统。电子病历系统应当支持临床科室与药事管理、检查检验、医疗设备管理、收费管理等部门以及与区域医疗信息系统之间建立数据接口和对接功能,实现数据共享,优化工作流程,提高工作效率。

护理文件是护士在护理活动过程中形成的文字、符号、图表等资料的总和,是护士科学的思维方式和业务水平的具体体现,是病历的重要组成部分。护士应在整体护理实践中运用护理程序,全面评估患者生理、心理、社会文化等状况,针对患者存在的健康问题采取各种护理措施和实施治疗,以达到改善患者健康状况,提高患者生命质量的目的,并在此过程中归纳、整理、记录有关资料,完成护理文件书写。

护理电子病历系统是支持电子文件的一套软硬件系统,它具有患者信息的采集、加工、存储、传输和服务功能,根据护理工作的特点,实现护理病历信息无纸化的记录、传递和共享。

【目的】

护理电子病历系统以直观、有效、便捷的方式展现患者的病历资料,可以实现护理病历信息无纸化传递和医疗信息共享,提高工作效率,减轻医护人员工作强度,提升服务质量,同时也可以作为患者档案的重要信息来源。

【适用指征】

具有医院信息系统、护士工作站系统和电子病历系统;具备电子病历系统运行和维护的信息技术、设备和设施;具有专门的管理部门和人员;建立、健全电子病历使用的相关制度和规程,能确保电子病历系统的安全、稳定运行。

【操作资源】

医院信息系统、电子病历系统。

【操作程序】

护理电子病历系统:主要包括住院患者的生命体征录入、体温单、出入量记录单、各种护理评估单、护理记录单、临床健康教育路径单、手术记录单等。护理电子病历系统与其他医疗电子病历可以共享数据信息,具有患者信息录入、编辑、储存、打印、传输、查询等功能。

1. 登录系统 双击电子病历系统登录框,输入用户名、密码及选择科室后,点击【确定】按钮,登录电子病历系统,主界面显示菜单栏、导航栏、工作栏(图 2-141,图 2-142)。

2. 护理记录 护理记录主要包括记录住院患者的护理记录单、各种护理评估单、转科单、手术记录单和产程图等。

(1)护理记录单:护理记录单分为成人结构化护理记录单和婴儿结构化护理记录单。

1)成人结构化护理记录单:在【开始】菜单栏下,选中患者,在眉栏处选择【护理录入】,进入护理记录单界面,在界面上方下拉选择【危重患者护理记录单】或【内科/外科患者护

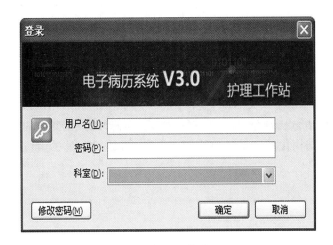

图 2-141 系统登录

笔记栏

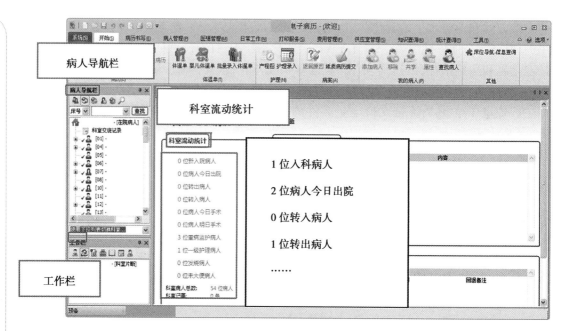

图 2-142 系统主界面

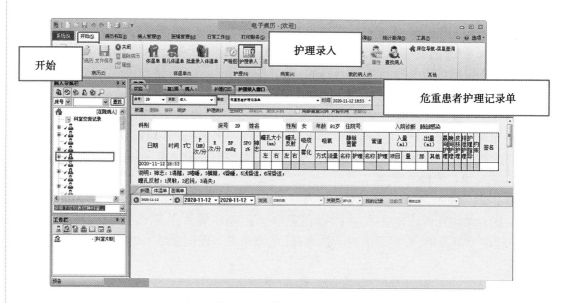

图 2-143 护理记录单创建

理记录单】,记录数据,当输入文字时,点击【空白行】,在记录单内出现空白行,在空白行内书写护理记录;书写毕,点击眉栏处【文件保存】,若需修改,点击工作框上方【删除】,可重新创建,即完成了成人结构化护理记录单的创建程序(图 2-143,图 2-144)。

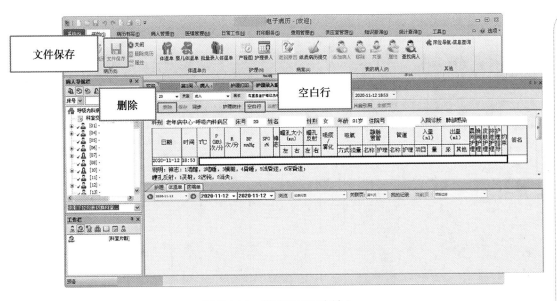

图 2-144 护理记录文字输入

2）婴儿结构化护理记录单：点击菜单栏上的【护理录入】窗口，进入护理记录界面，下拉【类型】选择【婴儿】和【婴儿护理记录单】选中患者，自动新建护理记录，填写护理数据，点击【文件保存】按钮，完成了婴儿结构化护理记录单的创建程序（图 2-145，图 2-146）。

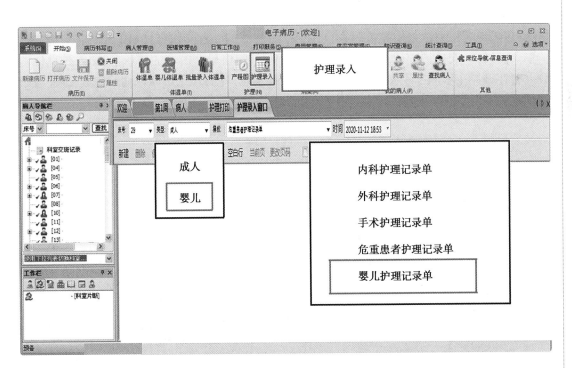

图 2-145 婴儿护理记录单创建

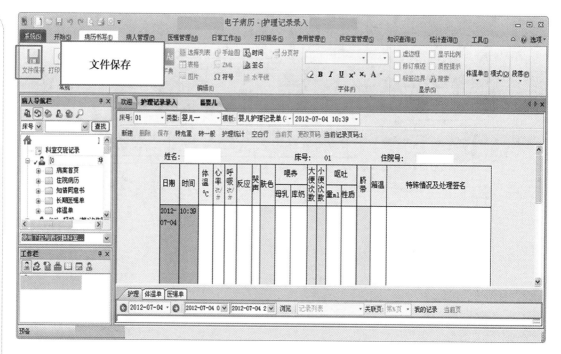

图 2-146 婴儿护理记录文字输入

（2）护理评估单：在患者导航栏内选中患者，右键下拉菜单中选择【新建病历】，点击【护理记录】，点击病历列表中的【护理记录单】，在右边单据类别中勾选需要的单据，包括入院患者护理评估记录单、入院须知、预防跌倒告知书、患者陪护告知书、Morse 跌倒危险因素评估单、住院患者压力性损伤高危因素（Braden）评估单、生活自理能力（ADL）评估单、疼痛评估单、患者转科交接护理记录单等，点【确定】按钮，弹出单据内容的对话框，填入护理评估数据，在【开始】菜单栏下，点击眉栏的【文件保存】，点击【打印】，纸质评估单完成，即完成了护理评估单创建的程序（图 2-147~ 图 2-149）。

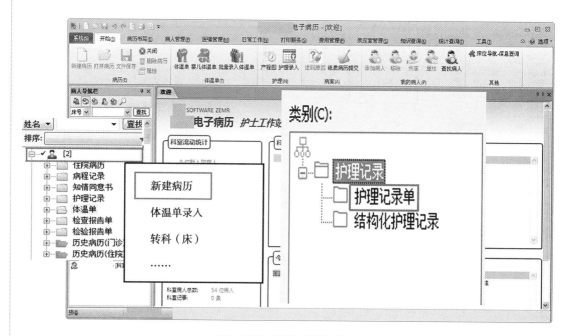

图 2-147 护理评估单创建

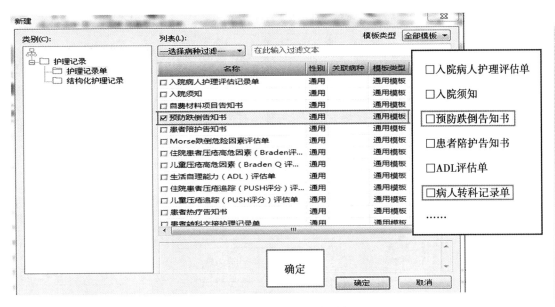

图 2-148 护理评估单列表

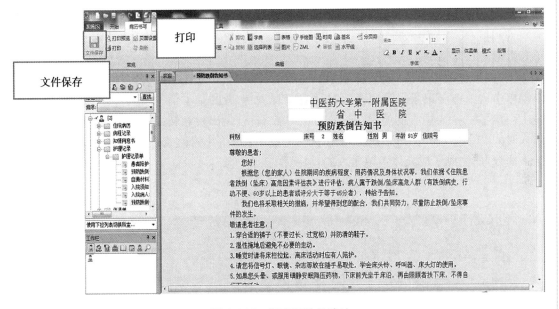

图 2-149 护理评估单确认

（3）患者转科单：转科前先填写患者转科记录单（图 2-148），再在【开始】菜单栏下，选中患者，右键下拉菜单中选择【转科】，弹出转科对话框，在【目标科室】栏下拉选择转出科室，点击【确定】按钮，在【科室流动统计】中可以看到转出患者数目（图 2-142），表示该患者迁到其他科室，完成了转科单创建的程序（图 2-150）。

（4）手术记录单（略）。

（5）产程图（略）。

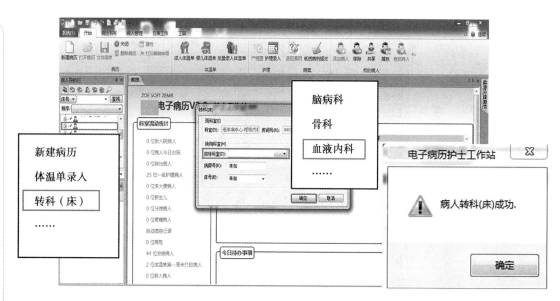

图 2-150　患者转科单创建

3. 体温单录入　体温单录入主要是录入患者的体温、脉搏、心率、呼吸、血压、经皮动脉血氧饱和度(SpO₂)、出入量、腹围、大小便、体重、过敏史等项目,分为成人体温单、婴儿体温单和批量录入体温单。

(1) 成人体温单录入:新建体温单,在【开始】菜单栏下,选中患者,在眉栏处选择【成人体温单】,进入体温单录入窗口,该窗口能自动获取患者的基本信息,再在【生命体征数据曲线】工作栏内,录入患者的体温、脉搏、呼吸等数据,若是出院和转入的患者,点击【上注释】,录入时间和下拉选择【出院】或【入院】等,再点击右侧的【修改】,点击【查看体温单】,看到录入的数据,完成了成人体温单录入的程序(图 2-151,图 2-152)。

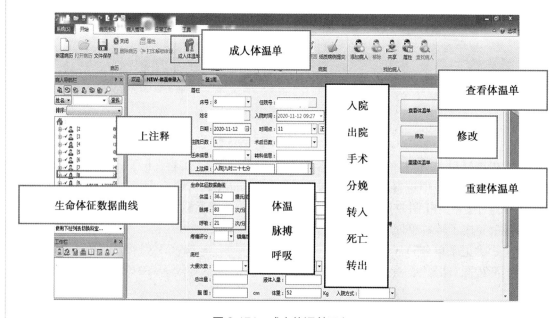

图 2-151　成人体温单录入

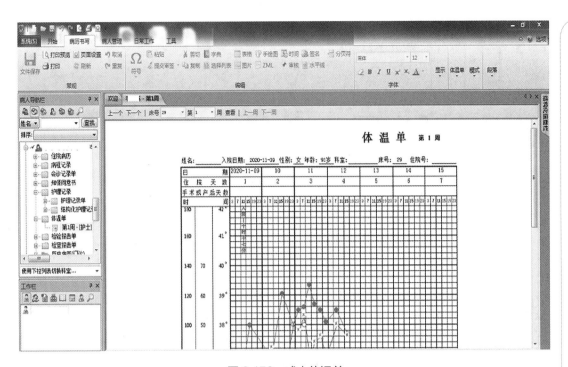

图 2-152 成人体温单

(2) 婴儿体温单录入:新建体温单,在【开始】菜单栏下,选中患者,在眉栏处选择【婴儿体温单】进入婴儿体温单录入窗口,在【上注释】框内录入时间,下拉选择【出生】,录入体温,点击右侧的【保存】,再点击【查看体温单】,可以看到录入的数据,完成了婴儿体温单录入的程序(图 2-153,图 2-154)。

(3) 批量录入体温单:在【开始】菜单栏下,在眉栏处选择【批量录入体温单】进入体温单

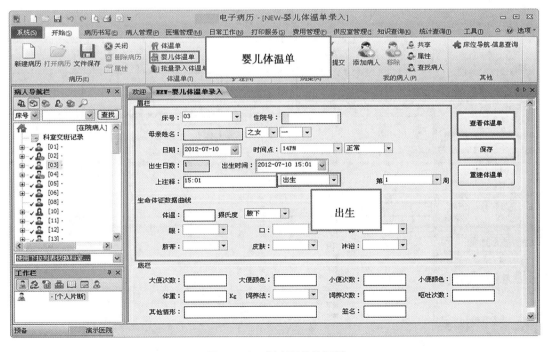

图 2-153 创建婴儿体温单

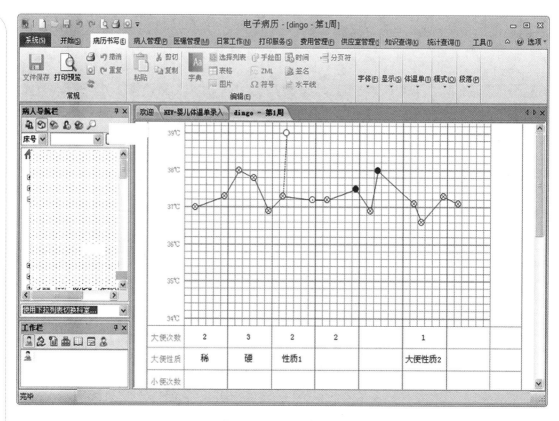

图 2-154　婴儿体温单

录入窗口,批量录入界面能自动获取患者的基本信息,下拉选择时间,录入数据,点击【保存】,选中患者,点击【查看体温单】,可以看到录入的数据(图 2-152),若需要打印体温单,则先选中患者,再点击【打印】按钮,纸质体温单完成,完成了批量体温单录入的程序(图 2-155,图 2-156)。

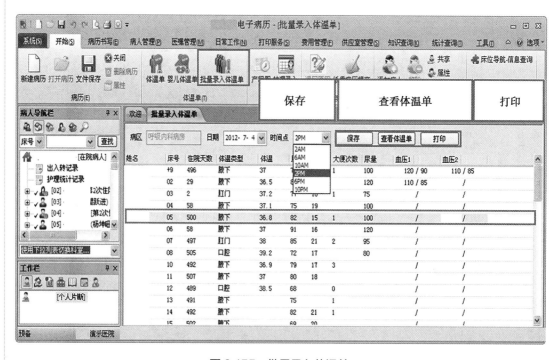

图 2-155　批量录入体温单

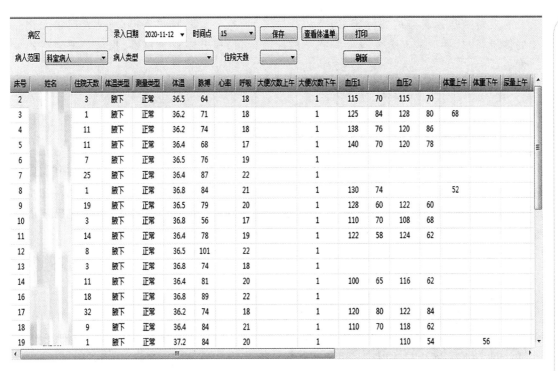

床号	姓名	住院天数	体温类型	测量类型	体温	脉搏	心率	呼吸	大便次数上午	大便次数下午	血压1		血压2		体重上午	体重下午	尿量上午
2		3	腋下	正常	36.5	64		18		1	115	70	115	70			
3		1	腋下	正常	36.2	71		18		1	125	84	128	80	68		
4		11	腋下	正常	36.2	74		18		1	138	76	120	86			
5		11	腋下	正常	36.4	68		17		1	140	70	120	78			
6		7	腋下	正常	36.5	76		19		1							
7		25	腋下	正常	36.4	87		22									
8		1	腋下	正常	36.8	84		21		1	130	74			52		
9		19	腋下	正常	36.5	79		20		1	128	60	122	60			
10		3	腋下	正常	36.8	56				1	110	70	108	68			
11		14	腋下	正常	36.4	78		21		1	122	58	124	62			
12		8	腋下	正常	36.5	101		22		1							
13		3	腋下	正常	36.8	74		18		1							
14		11	腋下	正常	36.4	81		20		1	100	65	116	62			
16		18	腋下	正常	36.8	89				1							
17		32	腋下	正常	36.2	74				1	120	80	122	84			
18		9	腋下	正常	36.4	84		21		1	110	70	118	62			
19		1	腋下	正常	37.2	84		20					110	54		56	

图 2-156　批量录入列表

【注意事项】

1. 护理电子病历录入应遵循客观、真实、准确、及时、完整的原则。

2. 护理电子病历系统应设置护士审查、修改的权限和时限,进行身份识别、保存历次修改痕迹、标记准确的修改时间和修改人信息。上级护士有权限对下级护士的电子护理文书进行审查、修改,核查后签名。

3. 护理电子病历系统应当具有严格的复制管理功能。同一患者的相同信息可以复制,复制内容必须校对,不同患者的信息不得复制。

4. 护理电子病历系统一旦出现故障,护士必须在纸质病情记录单上记录。如果班内电子病历系统故障修复,由当班护士将纸质记录单上内容补记到电子病历上,纸质记录单无需保留;如果班内电子病历系统故障未修复,则等修复时由其他护士代为补记,并保留纸质记录单在病历内。

5. 危重患者须及时记录病情变化,抢救记录应在 6 小时内完成补记。护理文书须在转科前完成审签,归档病历审签后不能修改,归档后由电子病历管理部门统一管理。

6. 护理文书应及时保存,注意保护患者隐私,离开护士工作站时应及时关闭系统。

知识链接

"互联网＋护理服务"平台的应用

2019 年 2 月,国家卫生健康管理委员会出台了《关于"互联网＋护理服务"试点工作方案》。"互联网＋护理服务"是指医疗机构利用互联网等信息技术平台,以"线上申请,线下服务"的模式为主,由已注册的护士为出院患者或罹患疾病且行动不便的特殊人群提供的护理服务。该平台一般具有用户端、护士端、平台管理系统 3 个端口,可提供基础护理、母婴护理和专科护理等服务内容,其目的是为居家患者提供延续性护理,

笔记栏

能有效解决居家患者的实际需求,节约就医时间、减轻家庭照护负担,满足人们多元化的健康需求,同时能充分发挥专科护士的职业价值,提升专业价值感,推动护理学科的发展。

三、综合实验与思考

1. 赵某,男,60岁。自诉1周前肛门周围有少量脓性分泌物溢出,伴有大便,肛周皮肤瘙痒。肛门检查:肛门周围皮肤有一乳头状隆起的开口,挤压可见少量脓性分泌物。初步诊断为肛瘘,拟手术治疗,遂收住入院,完善相关检查,医嘱予Ⅱ级护理、普食,奥硝唑0.5g静脉输注2次/d。请问:

（1）如何办理入院手续?

（2）如何处理该患者的电子医嘱?

（3）如何在护理电子病历系统内创建该患者的"入院患者护理评估记录单"?

2. 张某,女,89岁。肺癌晚期,Ⅱ型呼吸衰竭,入住呼吸内科。2020年2月8日19:57突发心慌不适,心电监护示:P 125次/min,R 28次/min,BP 180/103mmHg,SpO$_2$ 57%。医护人员立即予抢救,医生口头医嘱予呋塞米20mg静脉注射,氨茶碱0.125g+0.9%NS100ml缓慢静脉输注,经护士口头复述无误后执行。20:15患者心慌不适缓解,心电监护示:P 110次/min,R 25次/min,BP 160/87mmHg,SpO$_2$ 80%,遂转入ICU继续治疗,现补录电子医嘱。请问:

（1）如何补录抢救电子医嘱?

（2）补录护理电子病历时的注意事项有哪些?

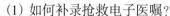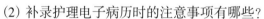

（邓丽金　马改红　李　瑜　鲍梦婕　王永红　王红云　赵　红）

扫一扫
测一测

第三章

健康评估技术

03章01节PPT

PPT 课件

第一节 身体评估

身体评估是评估者运用自己的感官或借助检查器具(体温表、血压计、听诊器、手电筒、叩诊锤等),客观地了解和评估患者身体状况的最基本的检查方法。身体评估的目的是进一步收集患者健康的有关资料,发现患者存在的体征,为确定护理诊断提供客观依据。

一、常用评估技术

案例导入

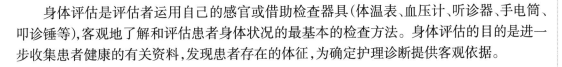

王某,女,53 岁。因心慌、气促,呼吸困难 1 天入院。患者咳嗽咳痰,伴呼吸困难,休息后未缓解。反复发作 25 年,曾在当地医院诊断为"风湿性心脏瓣膜病",给予"消炎、扩血管"等药物治疗,效果欠佳。此次因 1 天前受凉后病情加重,咳嗽咳痰,痰为粉红色泡沫样,量中等。护理评估资料:T 37.6℃,P 102 次/min,R 30 次/min,BP 100/60mmHg,患者神志清楚,双颊紫红,口唇发绀,端坐呼吸,双肺散在湿啰音。心率 100 次/min,节律整齐,心尖部可闻及局限的隆隆样舒张期杂音。腹部平软,肝脾未扪及。实验室检查:白细胞、中性粒细胞均升高,PaO_2<60mmHg、$PaCO_2$>50mmHg。

请问:患者出现了何种典型面容与体征?心脏叩诊检查时,还会发现哪些异常体征?

常用评估技术是对患者全身状态的概括性观察。检查方法以视诊为主,同时配合触诊、叩诊、听诊等。检查内容包括一般状态及头颈部评估、胸部及腹部评估。目的是了解患者的健康状况,及时发现需要由护士解决的护理问题和预防可能发生的护理问题。

实验1 一般状态及头、颈部评估

一般状态及头、颈部评估是身体评估的第一步。一般状态评估主要包括:性别、年龄、面容与表情、意识状态、体位与步态、发育与体型、营养状态等。头部评估主要包括头颅、眼、耳、鼻、口腔等。颈部评估主要包括颈部运动、血管、甲状腺、气管等。评估方法以视诊为主,必要时还可配合触诊、听诊等方法进行评估。

【目的】

1. 评估全身健康状况。

2. 排除或发现异常体征。

3. 运用检查结果为疾病诊断、治疗、护理提供依据。

【适用指征】

1. 正常身体检查评估。

2. 疑似全身疾病的患者。

3. 疑似头、颈部有疾病的患者。

【操作资源】

1. 用物 治疗车、治疗盘、软尺、直尺、手电筒、皮褶计、机械表、压舌板、听诊器、毛毯、棉签、弯盘、洗手液。

2. 环境与设施 病室整洁,温湿度适宜,备屏风。

【操作程序】

1. 核对医嘱,进行评估。

2. 洗手、戴口罩。备齐用物,携至床旁。

3. 核对被评估者的身份信息,做好解释,告知配合要求。

4. 协助被评估者取适宜的体位,充分暴露评估处,屏风遮挡,注意保暖。

5. 一般状态评估

(1) 性别:视诊性征,判断性别。

(2) 年龄:①意识清楚者通过直接问诊获知年龄。②视诊皮肤黏膜的弹性与光泽、肌肉状态、毛发的颜色及分布、面与颈部皮肤的皱纹,以及牙齿的状态等情况以此估计年龄。

(3) 面容和表情:视诊面色、面容、有无痛苦表情等。不同疾病可引起不同的面容和表情变化(表 3-1)。

表 3-1 常见疾病面容和表情变化

常见疾病	面容	表情
肝硬化、恶性肿瘤	慢性面容(面色晦暗憔悴,目光淡暗)	抑郁
肺炎、疟疾	急性面容(面色潮红,唇有疱疹)	痛苦
贫血	贫血面容(面色苍白,唇舌色淡)	疲惫
二尖瓣狭窄	二尖瓣面容(双颊紫红,口唇发绀)	痛苦
甲状腺功能亢进症	甲亢面容(面色苍白,眼裂增宽)	惊愕
甲状腺功能减退症	黏液性水肿面容(面色苍黄,颜面水肿)	疲惫
长期应用肾上腺皮质激素	满月面容(面圆如满月,皮肤发红)	疲惫
大出血、严重休克	病危面容(面部瘦削,面色灰白)	淡漠

(4) 意识状态(consciousness):通过问诊思维、反应、定向力等情况,判断意识状态,正常人意识清晰,定向力正常,反应敏捷,思维正常,语言准确。凡能影响大脑功能活动的疾病都可引起不同程度的意识改变,称为意识障碍。根据意识障碍的程度可将其分为嗜睡、意识模糊、昏睡、谵妄以及昏迷。

(5) 体位和步态(position and gait):视诊被评估者身体所处的状态以及走动时所表现的姿态。不同疾病的发生可使步态具有特征性变化(表3-2)。

表3-2 常见疾病步态改变

常见疾病	步态	表现
佝偻病、大骨节病	蹒跚步态	身体左右摇摆如鸭步
小脑疾患、乙醇中毒	醉酒步态	躯干重心不稳、步态紊乱如醉酒状
截瘫	剪刀步态	移步时下肢内收过度,两腿交叉呈剪刀状
帕金森病	慌张步态	起步困难,小步急速前冲,身体前倾,难以止步
腓总神经麻痹	跨阈步态	患足下垂,行走时必须高抬患侧下肢才能起步
脊髓疾病	共济失调步态	起步脚高抬、骤然垂落,闭目不能保持平衡
动脉硬化、高血压	间歇性跛行	步行中下肢突发酸痛乏力,需休息片刻方能继续行走

(6) 发育:测量被评估者的身高、胸围、双上肢展开的长度以及坐高。发育正常时胸围为身高的一半,两上肢展开的长度约等于身高,坐高等于下肢的长度。

(7) 体型:视诊被评估者身体各部分结构是否匀称适中。测量患者腹上角。正常成人体型匀称,腹上角90°左右;瘦长型腹上角小于90°;矮胖型腹上角大于90°。

(8) 营养状态

1) 皮褶计测量皮下脂肪厚度,临床上以测量肱三头肌皮褶厚度最常用。被评估者取立位,两上肢自然下垂,检查者站在其背后,以拇指和示指在一侧肩峰至尺骨鹰嘴连线中点的上方2cm处捏起皮褶,所捏起点两边的皮肤须对称,然后用重量压力为10g/mm²的皮褶计测量,一般取3次测量的均值。健康成年男性皮褶厚度为(13.1±6.6)mm,女性为(21.5±6.9)mm。

2) 体重指数(body mass index,BMI)是衡量标准体重的常用指标,体重指数 = 体重(kg)/ 身高(m²)。根据世界卫生组织的标准,BMI 在 18.5~24.9 为正常,BMI<18.5 为消瘦,BMI>30 为肥胖。

6. 头部评估

(1) 视诊头发颜色、数量、分布,头皮有无头屑、疖痈及瘢痕等。

(2) 视诊头颅大小、形状。触诊有无压痛及异常隆起。用软尺自眉间绕到颅后通过枕骨粗隆绕头1周测量头围。正常成人头围≥53cm。

(3) 眼部评估

1) 视诊眼睑有无水肿,上睑有无下垂。

2) 嘱被评估者眨眼,观察有无闭合障碍。

3) 嘱被评估者向内下注视,暴露其巩膜的外上部分,观察巩膜有无黄染。

4) 用右手示指与拇指捏住被评估者左眼上睑中外 1/3 交界处的边缘,嘱其向下看,轻轻向前下方牵拉,再用示指向下压迫睑板上缘,并与拇指配合将睑缘向上捻转将眼睑翻开(图 3-1)。观察结膜有无苍白或充血。

5) 置棉签或指尖于被评估者左眼前 30~40cm 处,嘱其头部不动,眼球随目标物按左→

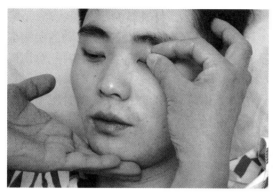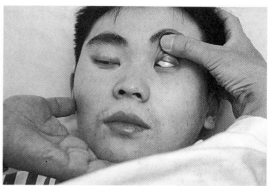

图 3-1 翻转眼睑查看上睑结膜

左上→左下,右→右上→右下 6 个方向的顺序移动。观察被评估者眼球运动有无异常。

6)用斜照光照眼部,先右眼后左眼。观察角膜透明度,有无云翳、白斑等。

7)在自然光线下观察双侧瞳孔是否等大等圆,正常成人瞳孔直径为 2~5mm,呈正圆形,两侧等大。

8)用手电筒直接照射被评估者瞳孔,观察被照射的瞳孔变化。再用一手遮挡光线,手电筒直接照射一眼瞳孔后再移开光源,观察对侧瞳孔变化。检查顺序先右眼后左眼。

(4)耳部评估

1)观察耳郭有无畸形,外耳道是否通畅。

2)观察乳突皮肤有无红肿,检查者用两手拇指以一定力度同时按压被评估者左右乳突,询问有无压痛。

3)嘱被评估者闭目,用手指堵塞非被检耳道。检查者立于背后,手持机械表从 1m 以外逐渐移向被检查侧耳部,嘱其听到声音立即示意。听力正常时,约 1m 处即可听到声音。

(5)鼻部评估:视诊鼻部皮肤和外形。观察鼻腔黏膜是否完整、有无出血、分泌物是否正常、鼻中隔有无偏曲。

(6)口腔评估

1)视诊口唇有无苍白,口角有无糜烂。嘱被评估者张嘴,观察口腔黏膜是否完整,有无出血、溃疡。嘱被评估者伸舌,观察舌苔、舌质,伸舌是否居中。

2)被评估者取坐位,头略后仰,口张大并发"啊"音,检查者用压舌板在舌的前 2/3 与后 1/3 交界处迅速下压,使软腭上抬,并用手电筒照明,观察软腭、腭垂、扁桃体、咽腭弓有无充血、红肿等。

7. 颈部评估

(1)嘱被评估者颈部左右转动,观察颈部运动有无受限。

(2)被评估者取坐位或立位,观察颈静脉有无显露。嘱其取 45°半卧位,观察颈静脉充盈程度。若超过正常水平或立位、坐位时见颈静脉充盈,为颈静脉怒张。

(3)甲状腺评估

1)嘱被评估者做吞咽动作,观察甲状腺的大小和对称性,以及是否随吞咽动作上下移动。正常人甲状腺不易看到。

2)触诊甲状腺,检查其表面是否光滑、柔软。正常人甲状腺不易触及。检查方法有:

① 前面触诊法(图 3-2):检查者站立于被评估者前面,一手拇指施压于一侧甲状软骨,将气管轻推向对侧,另一手示、中指放在对侧胸锁乳突肌后缘向前推挤甲状腺侧叶,拇指在胸锁乳突肌前缘触摸甲状腺,配合吞咽动作。同法检查另一侧甲状腺。

笔记栏

② 后面触诊法(图3-3):检查者立于其背后,检查时一手示指及中指施压于甲状软骨处,将气管轻推向对侧,另一手拇指置于对侧胸锁乳突肌后缘向前推挤甲状腺,示、中指在胸锁乳突肌前缘触摸甲状腺,配合吞咽动作。同法检查另一侧甲状腺。

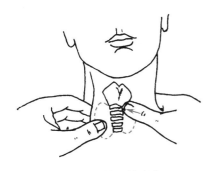

图3-2 前面触诊法

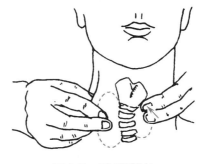

图3-3 后面触诊法

3) 将听诊器置于甲状腺上,甲状腺亢进时,可闻及连续低调"嗡嗡"的血管音。

(4) 气管评估:被评估者取坐位或仰卧位,使颈部处于自然正中位置。检查者将右手示指与环指分别置于两侧胸锁关节上,中指置于气管之上,观察中指是否在示指与环指中间(图3-4)。正常人两侧距离相等,提示气管居中。

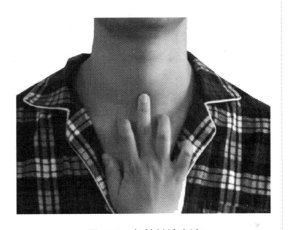

图3-4 气管触诊方法

【注意事项】

1. 性别检查时应注意某些疾病或药物对性征的影响。

2. 翻眼睑时动作要轻柔,以免引起被评估者痛苦和流泪。

3. 检查眼球运动时,每个方向均要从中位开始,不能每个方向连起画圈。

4. 使用压舌板检查口腔时,压舌板插入深度不可过深,以免引起恶心呕吐。

5. 操作动作应轻巧,切忌粗暴操作,尤其是怀疑有颈椎疾患时更应注意。

6. 掌握操作要领(表3-3)。

表3-3 头颈部检查

易错环节	正确动作要点
1. 间接对光反射	环境光线不可太强烈,注意遮挡检查眼
2. 眼球运动	每个方向开始前,两眼先平视前方
3. 甲状腺视诊	尽量绷紧颈部皮肤,做吞咽动作
4. 甲状腺后面触诊法	颈部尽量放松,大拇指不可放在颈后
5. 甲状腺前面触诊法	食、中指不可放在颈后

实验2 胸 部 评 估

胸部是指颈部以下和腹部以上的区域。分为前胸部、侧胸部和背部。按视诊、触诊、叩诊、听诊的顺序,先检查前胸部及两侧胸部,再检查背部,同时进行左右对称部位的对比。

【目的】

1. 评估心、肺功能。

2. 发现或排除异常体征。

3. 对胸部疾病的定位诊断。

【适用指征】

1. 正常身体评估。

2. 不同疾病常见症状的病理检查。

3. 确定心脏大小、形态。

【操作资源】

1. 用物 听诊器、直尺、记号笔、毛毯、弯盘、洗手液。

2. 环境与设施 病室安静、温湿度适宜,光线充足,备屏风。

【操作程序】

1. 核对医嘱,进行评估。

2. 洗手、戴口罩。备齐用物,携至床旁。

3. 核对患者的身份信息,做好解释,告知配合要求。

4. 协助患者取适宜的体位,充分暴露检查部位,屏风遮挡,注意保暖。

5. 检查者立于患者右侧,保持手部温暖。

6. 肺部听诊

(1)患者取坐位或卧位,均匀呼吸。

(2)检查者先用手掌心捂热听诊器胸体件,双耳戴上听诊器耳件,右手拇指与中指握住听诊器胸体件,示指放于听诊器胸体件的背面,将听诊器胸体件紧密而适度地置于听诊部位(图 3-5)。

(3)听诊由肺尖开始,自上而下,左右交替逐步听诊。分别检查前胸部、侧胸部和背部的呼吸音。听诊前胸部应沿锁骨中线和腋前线;听诊侧胸部应沿腋中线和腋后线;听诊背部应沿肩胛线,自上而下逐一肋间进行。每处至少听 1~2 个呼吸周期。根据呼吸音的强度、性质、音调、呼吸时相的长短和不同的听诊部位,可将呼吸音分为 4 种(表 3-4):

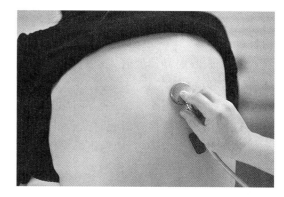

图 3-5 听诊器胸体件持握方法

表 3-4 呼吸音听诊

呼吸音	特点	听诊部位
气管呼吸音	粗糙、响亮且高调	胸外气管上面
支气管呼吸音	音响强、高调,吸气相短于呼气相	喉部,胸骨上窝,背部第 6、7 颈椎及第 1、2 胸椎处
支气管肺泡呼吸音	音调高、响亮,呼气音与支气管呼吸音相似	胸骨两侧第 1、2 肋间隙,肩胛区第 3、4 胸椎水平及肺尖前后部的肺野
肺泡呼吸音	柔和吹风样,音调低,音响弱,吸气相长于呼气相	除以上部位的大部分肺野

(4)嘱患者用同等的强度发"yi"长音,检查者将听诊器胸体件放在其前胸、背部,自上而下、从内到外比较两侧相应部位语音共振的异同、增强或减弱。

检查者将听诊器胸体件放在患者前胸的前下侧部或腋下部(腋中线第5、6肋间)进行听诊。纤维素性胸膜炎、肺梗死、胸膜肿瘤及尿毒症等患者,在吸气与呼气时均可闻及胸膜摩擦音。

7. 心脏叩诊

(1)叩诊的顺序是先叩左界,再叩右界,由外向内、由下而上叩诊。患者取平卧位,检查者位于其右侧,从心尖搏动外2~3cm处开始(左锁骨中线第5肋间),叩诊音由清音变为浊音时用笔做标记,如此向上逐一肋间叩诊,直至第2肋间。连接各肋间的记号,即为心浊音界的左界。

(2)在右锁骨中线上,先叩出肝浊音界,于其上一肋间(第4肋间)由外向内叩出浊音界,按肋间依次向上叩诊至第2肋间,并分别做出标记。连接各肋间的记号,即为心浊音界的右界。

(3)由外向内叩诊中,叩诊音由清音变为浊音时,表示已达心脏边界,此即心脏的相对浊音区。再继续向内叩诊,叩诊音变为实音时,表示已达心脏无肺覆盖区的边界,此即心脏的绝对浊音界。心脏相对浊音界相当于心脏在前胸壁的投影,反映心脏的实际大小和形状。

(4)用硬尺平放于胸壁上,测出各肋间的浊音界距前正中线的距离,并记录。

8. 心脏听诊

(1)确定心脏瓣膜听诊区(图3-6):①二尖瓣区:心尖搏动最强处,即第5肋间左锁骨中线稍内侧;②肺动脉瓣区:胸骨左缘第2肋间;③主动脉瓣区:胸骨右缘第2肋间;④主动脉瓣第二听诊区:胸骨左缘第3、4肋间;⑤三尖瓣区:胸骨体下端左缘,即胸骨左缘第4、5肋间。

(2)患者取仰卧位或坐位,检查者位于其右侧,或与其相对而坐。从二尖瓣区开始,逆时针方向依次听诊二尖瓣区、肺动脉瓣区、主动脉瓣区、主动脉瓣第二听诊区和三尖瓣区。

(3)听诊心率、心律、心音、额外心音、杂音及心包摩擦音。

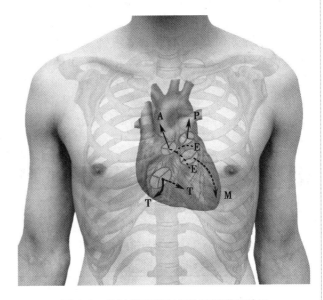

图3-6 心脏瓣膜解剖部位及瓣膜听诊区

9. 乳房触诊

(1)患者取坐位,先两臂自然下垂,再双臂高举过头或双手叉腰。取仰卧位时,双臂充分外展,可在肩部垫一小枕以抬高肩部。

(2)检查者以手掌平放在患者乳房上,用指腹轻施压力,以旋转或来回滑动的方式进行触诊,先由健侧乳房开始,后检查患侧。

(3)检查时以乳头为中心分为4个象限(图3-7),左侧乳房沿顺时针方向按外上、外下、内下、内上的顺序进行,由浅入深触诊,最后触诊乳头和乳晕。以同样方式检查右侧乳房,但沿逆时针方向进行。

(4)乳房触诊内容:有无红、肿、热、痛和包块。乳头有无硬结、弹性消失和分泌物。

【注意事项】

1. 操作时动作轻柔,依次暴露检查部位,注意保暖及保护隐私。

2. 肺部听诊时,听诊器胸体件需用手掌心捂热,才能与胸壁接触,不得隔衣听诊。

3. 肺部听诊时由肺尖开始,自上而下,先前胸、侧胸再至背部,左右两侧对称对比听诊,每处至少听1个~2个完整的呼吸周期。

4. 心脏听诊时,患者取仰卧位或坐位,必要时可变换体位,或做深吸气、深呼气,以便更好地辨别心音或杂音。

5. 对疑有心脏病的患者除在各个瓣膜听诊区进行听诊外,还应在颈部、腋下等处进行听诊,以便及时发现心血管疾病的异常体征。

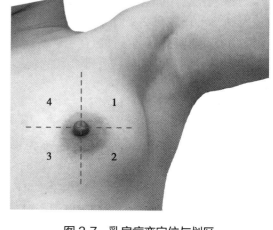

图 3-7　乳房病变定位与划区

6. 心脏叩诊时患者取坐位,检查者左手叩诊板指与心缘平行(即与肋间垂直);患者仰卧时,检查者站于患者右侧,左手叩诊板指与心缘垂直(即与肋间平行)。

7. 心脏叩诊时以检查者左中指的第1、2节作为叩诊板指,平贴于叩击部位表面,右手中指以右腕关节和指掌关节活动叩击左手中指第1指骨的前端或第1、第2之间的指关节。

8. 大量胸腔积液或气胸时,心界在患侧叩不出,在健侧则外移;肺实变、肺部肿瘤或纵隔淋巴结肿大时,如与心浊音界重叠,则无法确定心界;肺气肿时,心浊音界缩小或叩不出。腹腔大量积液、巨大肿瘤及妊娠末期等,可使横膈升高,心脏呈横位,叩诊时心界扩大。

9. 检查乳房应设有专门检查室,光线明亮,患者充分暴露胸部。男性检查者需有女性医务工作者陪同。

10. 掌握操作要领(表3-5)。

表 3-5　胸部检查

易错环节	正确动作要点
1. 胸膜摩擦音听诊	嘱患者屏住呼吸,区别心包摩擦音
2. 测量心浊音界	不可使用软尺斜放,要测量垂直距离
3. 叩诊检查	以腕关节与掌指关节活动为主,避免肘关节和肩关节参与运动。叩击后右手中指立即抬起

实验 3　腹 部 评 估

腹部位于胸部与骨盆之间,上起于横膈,下至骨盆,前面及侧面为腹壁,后面为脊柱及腰肌,主要由腹壁、腹腔和腹腔内脏器组成。本实验主要介绍腹部触诊、叩诊和听诊的检查方法。其中以触诊检查最为重要。

【目的】

1. 对腹部疾病的定位诊断。

2. 评估肝、胆囊、脾脏功能。

【适用指征】

1. 正常身体评估。

2. 不同疾病常见症状患者的病理检查。

【操作资源】

1. 用物　听诊器、叩诊锤、毛毯、洗手液。

2. 环境与设施　病室安静、温湿度适宜,光线充足,备屏风。

【操作程序】

1. 核对医嘱,进行评估。

2. 洗手、戴口罩。备齐用物,携至床旁。

3. 核对患者的身份信息,做好解释,告知配合要求。

4. 协助患者取适宜的体位,充分暴露检查处,屏风遮挡,注意保暖。

5. 检查者立于患者右侧,保持手部温暖。

6. 腹部触诊

(1) 患者取仰卧位,两手自然放于身体两侧,两腿屈起并稍分开,腹肌放松,嘱其作缓慢腹式呼吸。

(2) 检查者自左下腹开始逆时针方向检查至右下腹,再至脐部,依次检查全腹各区域。先触诊健康部位,逐渐移向病变区域。边触诊边观察患者的反应与表情。若按压腹壁时阻力较大,有明显抵抗感,多为炎性或化学性物质刺激腹膜引起的腹肌反射性痉挛所致;若按压时腹壁松软无力,全腹紧张度降低,见于慢性消耗性疾病或刚大量放出腹水者,也可见于老年人和经产妇;全腹紧张度消失,见于脊髓损伤所致腹肌瘫痪和重症肌无力症患者等。

(3) 检查者由浅入深进行按压,正常腹部触诊时无疼痛感,重按时有压迫感。若发生疼痛即为压痛。在检查到压痛后,手指按压在原处稍停片刻,使压痛感稍趋于稳定,然后迅速将手抬起,患者感觉腹痛骤然加剧,并伴有痛苦表情或呻吟,即为反跳痛。

(4) 肝脏触诊:正常成人肝脏一般在肋缘下触不到。但腹壁松软、体形消瘦的人在深吸气时可于肋弓下触及肝下缘,在1cm以内,在剑突下可触及肝下缘,多在3cm以内。触诊肝脏表面是否光滑,边缘是否整齐,有无压痛感等。触诊方法有:

1) 单手触诊法(图3-8):触诊肝右叶时检查者将右手平置于右锁骨中线上估计肝下缘的下方,四指并拢,掌指关节伸直,示指前端的桡侧与肋缘平行,嘱患者做深腹式呼吸,深呼气时,指端随腹壁松弛下陷,压向深部;深吸气时,触诊的手随腹壁抬起,上抬的速度不能早于腹壁的隆起,并以指端向前上迎触随膈肌下移的肝脏。按此方法,从下向上逐渐触向肋缘,直到触及肝缘为止。并以同样的方法在前正中线上触诊肝左叶。

2) 双手触诊法(图3-9):检查者右手触诊同单手触诊法,同时将左手手掌置于患者右腰部,将肝脏向上轻轻托起,拇指置于右季肋部,使肝下缘紧贴前腹壁下移,并限制右下胸扩张,以增加膈肌下移的幅度,进而使吸气时下移的肝脏更易被触及。

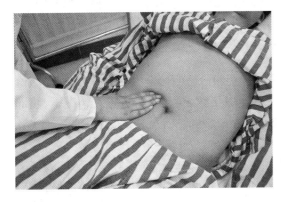

图3-8　肝脏单手触诊法

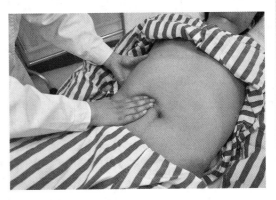

图3-9　肝脏双手触诊法

(5) 脾脏触诊：正常情况下不能触及，能触及脾脏则提示脾脏肿大。触及脾脏后，应注意其大小、质地、表面情况、有无压痛等。触诊方法：

1) 浅部触诊法：脾脏肿大明显且又表浅时，用右手单手触诊轻用力即可触及。

2) 双手触诊法（图3-10）：患者取仰卧屈膝位，检查者左手绕过患者腹前方，手掌置于其左胸下部第9~11肋处，将脾脏由后向前轻轻托起。右手掌平置于脐部，与左肋弓大致呈垂直方向，嘱其深呼吸，以稍弯曲的手指末端轻按腹壁，触及脾脏，直至触及脾缘或左肋缘。轻度脾大者不易触及，可嘱患者取右侧卧位，右下肢伸直，左下肢屈髋、屈膝，此时脾脏因重力的影响而向下、向前移位，较易触及。按压时用力不要太重，避免将脾脏挤开。

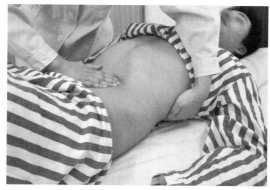
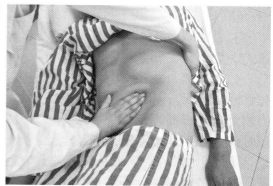

图 3-10 脾脏双手触诊法

(6) 胆囊触诊：正常胆囊不能触及。当胆囊肿大超出肝缘及肋缘时，在右肋下腹直肌外缘处可触及。触诊方法为墨菲征（Murphy sign）检查法（图3-11）：检查者将左手掌平放于患者的右胸下部，拇指指腹压于右肋缘与腹直肌外缘交界处（胆囊点），然后嘱患者缓慢深吸气，在吸气过程中，有炎症的胆囊下移时碰到用力按压的拇指，即可引起疼痛，此为胆囊触痛，若因剧烈疼痛而吸气终止，称为墨菲征阳性。

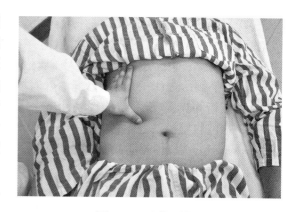

图 3-11 墨菲征检查

(7) 膀胱触诊：患者仰卧屈膝位，检查者站在患者左侧，以右手自脐部开始向耻骨联合方向触诊膀胱。膀胱空虚时位于盆腔内，不易触及。在膀胱积尿充盈增大时，在耻骨联合上缘及下腹部可触及。若触及包块，应注意与子宫或其他肿物相鉴别。

7. 腹部叩诊

(1) 患者取仰卧位，双腿屈曲、腹部放松。先以直接叩诊法叩诊全腹一遍，再以间接叩诊法叩诊全腹一遍。一般从左下腹开始，逆时针方向至右下腹，再至脐部。正常情况下，腹部叩诊除肝脏、脾脏、增大的膀胱和子宫所占据的部位，以及两侧腹部近腰肌处呈浊音或实音外，其余均为鼓音。

(2) 肝脏叩诊：患者取平卧位，平静呼吸，沿锁骨中线、右腋中线、右肩胛线由肺清音区向下逐一肋叩向腹部。叩诊音由清音转为浊音时，即为肝上界。此处相当于被肺遮盖的肝顶部，故又称肝相对浊音界。再向下叩1~2个肋间，当浊音转为实音时，此处肝脏不再被肺遮盖，称肝绝对浊音界。确定肝下界时最好由腹部鼓音区沿右锁骨中线、正中线向上叩诊,当叩诊音由鼓音转为浊音时即是。

(3) 脾脏叩诊:采用轻叩法,患者取右侧卧位,在左腋中线由上往下叩诊,正常时左腋中线第 9~11 肋之间叩到脾脏浊音,上下径 4~7cm,前方不超过腋前线。脾浊音界扩大见于各种原因所致脾脏肿大,脾浊音界缩小见于左侧气胸、胃扩张、肠胀气。

(4) 胆囊叩诊:患者平卧,检查者立于其右侧,左手掌平放于胆囊区,紧贴皮肤,右手握空心拳,以其尺侧叩击左手背部(力量适中),观察有无疼痛感。胆囊区叩击痛是胆囊炎的重要体征。

(5) 膀胱叩诊:检查者自脐往下叩诊,当鼓音变为浊音时即为膀胱浊音界,排尿后可转为鼓音。借此可与女性妊娠子宫或卵巢囊肿等形成的浊音区相鉴别。

(6) 移动性浊音检查:患者取仰卧位,检查者自腹中部脐水平向左侧叩诊,发现浊音时,板指固定不动,嘱患者右侧卧,再次叩诊,如呈鼓音,提示浊音移动。同样方法向右侧叩诊。这种因体位不同而出现浊音区移动的现象,称为移动性浊音(图 3-12)。此方法为发现有无腹腔积液的重要检查法。当腹腔内游离液体在 1 000ml 以上时,即可查出。

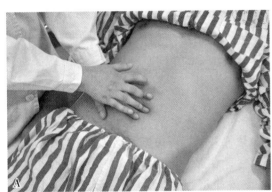
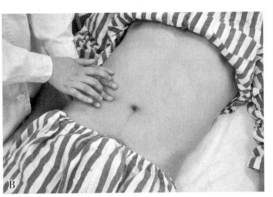
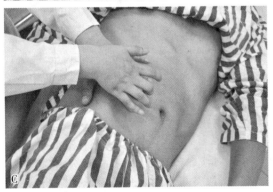

图 3-12 移动性浊音检查

8. 腹部听诊

(1) 将听诊器放于脐部附近,听诊至少 1 分钟,注意肠鸣音的频率、强度和音调。正常情况下肠鸣音每分钟 4~5 次。

(2) 患者取仰卧位,检查者将听诊器体件放于上腹部或用一耳凑近,同时用稍弯曲的手指在患者的上腹部做连续迅速的冲击动作。若听到胃内气体与液体相撞击而产生的声音称为振水音。正常人在进食较多液体后可出现振水音。清晨空腹或餐后 6~8 小时以上仍能闻及振水音,提示胃内有较多液体潴留,见于幽门梗阻、胃扩张等。

【注意事项】

1. 患者应取仰卧位,双腿稍屈,腹肌尽可能放松。检查者手应温暖,手法轻柔,并随时

笔记栏

观察患者表情。

2. 为避免患者腹肌紧张,检查时可先将手掌置于腹壁上,同时与患者交谈,转移其注意力,使患者适应片刻,再行触诊检查。

3. 叩诊应自上至下,从一侧至另一侧,并注意对称部位的比较与鉴别。

4. 操作应规范,叩击力量要均匀适当。应视不同的检查部位、病变性质、范围大小、位置深浅等情况来确定叩击力量。

5. 各种触诊手法应结合不同的检查部位,灵活应用。肝脏触诊时检查者触诊的动作需与患者腹式呼吸配合。呼气下压,吸气前上引触肝缘。手指上抬速度要慢于吸气速度。

6. 掌握操作要领(表3-6)。

表3-6 腹部评估

易错环节	正确动作要点
1. 肝脏触诊	触诊动作需与患者腹式呼吸配合。手指上抬速度要慢于吸气速度
2. 叩诊移动性浊音	患者取仰卧位,检查者自腹中部脐水平向左侧叩诊至浊音时,板指固定不动,让患者右侧卧,再次叩诊

思政元素

细微处见精神

协和医学院林巧稚教授在一次考评中,要求学生们观察孕妇的分娩过程,然后写出一份病历记录,以此来评定他们的临床能力。结果只有一份病历记录被评为"优秀",其余均不及格。学生们惭愧不已,自我检讨,但左思右想不得其解。林教授严肃地说:"你们的记录没有错误,但不完整,漏掉了非常重要的东西。""漏掉了什么呢?"学生们反复查看,实在想不出漏掉了什么,于是便去研究那份"优秀"病历记录。结果他们发现,各项记录都没有区别,只是那份"优秀"病历记录里多了一句话:"产妇的额头有豆大的汗珠……"。说明这个学生不止是有板有眼地记录了产妇分娩所经过的各个阶段的手术程序、体征变化等,还从产妇经历煎熬所体现的面容和表情作了客观的记载,他观察了手术过程,更是观察了产妇变化——注重服务对象,"从患者考虑"。因此,在林巧稚看来,这份病历记录是"优秀"的。

于细微处见精神,林巧稚如此考评学生,彰显出她"高尚的医德"和"服务的艺术"。她给学生讲"做一个好医生"的三个标准:一是有高尚的医德,一切从患者考虑;二是有精湛的医术,能解除患者的疾苦;三是有服务的艺术,取得患者的信任。对此,林巧稚身体力行,并且以此严格要求自己的学生。

二、神经反射评估

案例导入

患儿,女,5岁。因左下肢瘫痪2个月入院。患儿2个月前突发高热,体温最高达39.5℃,3日后发现左下肢运动障碍,经对症治疗后体温降至正常,但左下肢的运动功能未恢复,伴肢体变细,需拄拐行走。护理评估资料:T 36.8℃,P 90 次 /min,R 22 次 /min,BP 90/50mmHg,患儿神志清楚,半坐卧位,头、颈、两上肢及右下肢无明显运动障碍;左下肢肌力 2 级,左足部、小腿及大腿后侧肌松弛,肌肉明显萎缩,无病理反射及其他明显感觉障碍。实验室检查:白细胞、C 反应蛋白均升高。

请问:在身体评估时应重点检查哪些内容? 检查患儿左下肢时,还会发现哪些异常体征?

神经反射是通过反射弧来完成的。反射弧包括感受器、传入神经元、中枢、传出神经元和效应器。反射弧中任何一部分有病变都可使反射减弱或消失,而锥体束以上部位的病变,可导致一些反射活动出现反射亢进。因此通过检查神经反射弧的反射情况,可判断神经系统损害的部位。反射包括生理反射和病理反射。

实验 4　生理反射评估

根据刺激部位不同,生理反射可分为浅反射和深反射。

【目的】

1. 评估神经系统功能状况。

2. 对神经系统损害的定位诊断。

【适用指征】

1. 生理反射功能检查。

2. 疑似脊髓反射弧任何部位有损伤的患者。

3. 疑似上神经元损害,锥体束有病变的患者。

【操作资源】

1. 用物　治疗车、治疗盘、毛毯、叩诊锤、棉签、弯盘、洗手液。

2. 环境与设施　病室整洁,温湿度适宜,备屏风。

【操作程序】

1. 核对医嘱,进行评估。

2. 洗手、戴口罩。备齐用物,携至床旁。

3. 核对患者的身份信息,做好解释,告知配合要求。

4. 协助患者取适宜的体位,充分暴露评估处,屏风遮挡,注意保暖。

5. 浅反射　刺激皮肤、黏膜或角膜等引起的反射。

(1) 角膜反射(corneal reflex):嘱患者向内上方注视,检查者用细棉絮从其视野外向内接近并轻触其角膜。正常反应为该眼睑迅速闭合,称为直接角膜反射,如刺激一侧角膜,对侧也出现眼睑闭合,称为间接角膜反射。

(2) 腹壁反射(abdominal reflex):患者仰卧,双下肢稍屈曲使腹壁放松,用棉签钝头在腹壁两侧由外向内,沿肋缘下、脐孔水平、腹股沟上方轻划腹壁皮肤(图 3-13)。正常反应为该处腹肌收缩。

(3) 提睾反射(cremasteric reflex):用棉签钝头沿大腿内侧向阴囊处轻划皮肤(图 3-14)。正常反应为同侧提睾肌收缩。

(4) 跖反射(plantar reflex):患者仰卧,下肢伸直,检查者手持其踝部,用棉签钝头沿足底外侧,由足跟向前划至小趾跖关节处再转向踇趾侧。正常反应为足跖屈曲,即巴宾斯基征阴性(图 3-15)。反射中枢在骶髓 1~2 节。

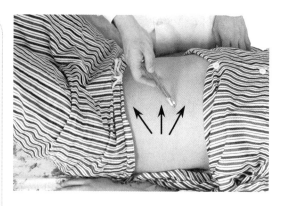

图 3-13　腹壁反射检查

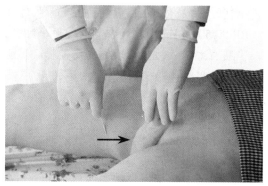

图 3-14　提睾反射检查

6. 深反射　刺激骨膜、肌腱经深部感受器完成的反射。

（1）肱二头肌反射（biceps reflex）：患者肘部屈曲，检查者以左手拇指置于患者肘部肱二头肌肌腱上，然后右手持叩诊锤叩击检查者左手拇指（图 3-16）。正常反应为前臂快速屈曲，检查者可感觉到肱二头肌肌腱的收缩。反射中枢在颈髓 5~6 节。

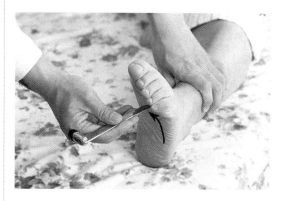

图 3-15　跖反射检查

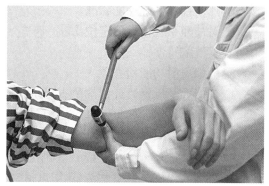

图 3-16　肱二头肌反射检查

（2）肱三头肌反射（triceps reflex）：患者肘部半屈，检查者用左手托住其前臂，用叩诊锤叩击鹰嘴突上方 2cm 处的肱三头肌肌腱（图 3-17）。正常反应为肱三头肌收缩，前臂伸展。反射中枢在颈髓 6~7 节。

（3）桡骨膜反射（radial periosteal reflex）：患者肘部半屈，前臂略外展。检查者用左手托住其前臂，用叩诊锤叩击桡骨茎突（图 3-18）。正常反应为肱桡肌收缩，前臂旋前和屈肘。反射中枢在颈髓 5~6 节。

（4）膝反射（patellar reflex）：患者取坐位时，小腿完全放松下垂与大腿成直角（图 3-19）；卧位时，检查者用左手托起其膝关节，使之屈曲约 120°，持叩诊锤叩击髌骨下方的股四头肌腱（图 3-20）。正常反应为小腿伸展。反射中枢在腰髓 2~4 节。

（5）跟腱反射（achilles tendon reflex）：又称踝反射（ankle reflex）。患者取卧位时，髋、膝关节均稍屈曲，下肢呈外旋外展位，检查者轻扳其足底，背屈呈直角（图 3-21）；跪位时，双足旋于椅座外，持叩诊锤叩击跟腱（图 3-22）。正常反应为腓肠肌收缩，足向跖面屈曲。反射中枢在骶髓 1~2 节。

【注意事项】

1. 眼部有疾病、损伤者不宜进行角膜反射检查。

166

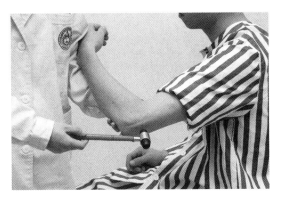

图 3-17 肱三头肌反射检查

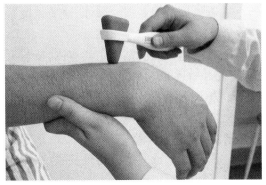

图 3-18 桡骨膜反射检查

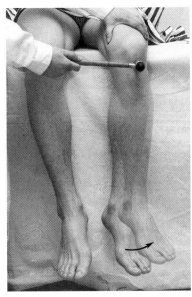

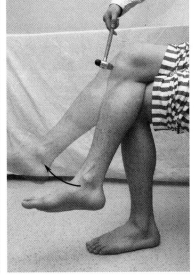

图 3-19 膝反射检查 - 坐位

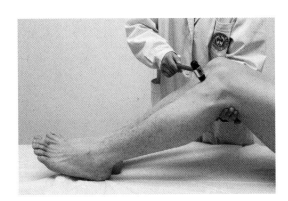

图 3-20 膝反射检查 - 卧位

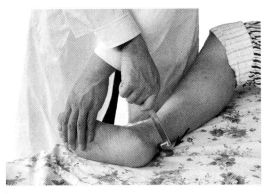

图 3-21 跟腱反射检查 - 卧位

2. 肢体残疾、有疾病或本身有损伤者不宜进行深反射检查。

3. 检查时嘱患者放松肢体,避免过度紧张而影响检查结果。

4. 检查者一般应站在患者右侧,按从上至下,先远后近的顺序检查。避免反复翻动,注意节力原则。

5. 检查者用棉签钝头划动患者皮肤时,力度要适中,切勿划伤皮肤。

6. 检查时叩诊力量应均等,注意双侧对比进行。

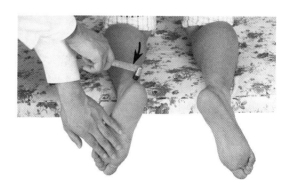

图 3-22 跟腱反射检查 - 跪位

7. 反射活动的强弱存在个体差异,两侧不对称或两侧明显改变时对定位诊断有重要价值。

8. 老年人应正确区分年龄改变与病态,注意检查的技巧。

9. 掌握操作要领(表 3-7)。

表 3-7 神经反射检查

易错环节	正确动作要点
1. 角膜反射	细棉絮轻触角膜外缘,避免触及睫毛
2. 腹壁反射	用棉签钝头应由外向内方向轻划腹壁
3. 跖反射	划动方向沿足底外侧缘,由足跟→小趾→踇趾
4. 肌腱反射	被评估者姿势正确、定位需准确

实验 5 病理反射检查

病理反射(pathologic reflex)主要是指锥体束受损时,大脑失去对脑干和脊髓的抑制作用而出现的踝和趾背伸的异常反射,也称锥体束征。

【目的】

1. 评估神经系统功能是否异常。

2. 对锥体束损害的定位诊断。

【适用指征】

1. 正常身体评估。

2. 需要进行病理反射检查的患者。

3. 疑似锥体束有损害的患者。

【操作资源】

1. 用物 治疗车、治疗盘、毛毯、叩诊锤、棉签、弯盘、洗手液。

2. 环境与设施 病室整洁,温湿度适宜,备屏风。

【操作程序】

1. 核对医嘱,进行评估。

2. 洗手、戴口罩。备齐用物,携至床旁。

3. 核对患者的身份信息,做好解释,告知配合要求。

4. 协助患者取适宜的体位,充分暴露评估处,屏风遮挡,注意保暖。

5. 巴宾斯基征（Babinski sign）　检查方法同跖反射。用棉签钝头沿足底外侧缘，由足跟向前划至小趾的趾跖关节处再转向蹬趾侧。阳性反应为蹬趾背伸，其余四趾呈扇形散开（图 3-23）。

6. 奥本海姆征（Oppenheim sign）　检查者弯曲中指和示指沿患者胫骨前缘用力由上向下滑压。阳性反应同巴宾斯基征（图3-24）。

7. 戈登征（Gordon sign）　检查者用力挤捏腓肠肌，阳性反应同巴宾斯基征（图 3-25）。

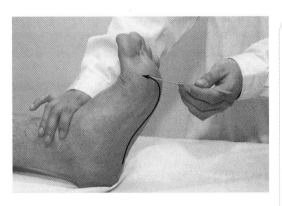

图 3-23　巴宾斯基征检查

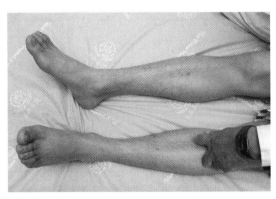
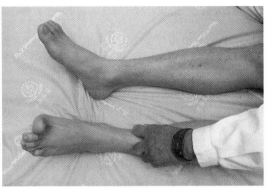

图 3-24　奥本海姆征检查

【注意事项】

1. 下肢残疾、有疾病或本身有损伤者不宜进行此项检查。

2. 检查时嘱患者放松肢体，避免过度紧张而影响检查结果。

3. 检查者用棉签钝头划动患者足底或腿部皮肤时，力度适中，以免划伤皮肤。

4. 检查者用手滑压患者脚趾或腿部时，切勿太过用力，防止脚趾或腿部受伤。

5. 在所有病理反射中，巴宾斯基征是检查锥体束损害最可靠的指征。

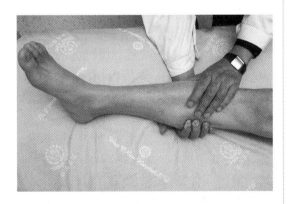

图 3-25　戈登征检查

6. 当一侧病理征阳性时，还需进行对侧病理征检查，以及其他的如运动和感觉等体征检查。

7. 病理反射阳性多见于锥体束损害。亦可见于深睡、深度麻醉、药物或酒精中毒、脊髓病变、脑卒中、低血糖休克等。

8. 1 岁半以内婴儿由于神经系统发育未完善可出现病理反射，但不属于病理性。

9. 掌握操作要领（表 3-8）。

表 3-8 病理反射检查

易错环节	正确动作要点
1. 巴宾斯基征	划动方向沿足底外侧缘,由足跟→小趾→踇趾
2. 奥本海姆征	沿胫骨前缘用力由上向下滑压,直到踝关节上方
3. 戈登征	应用力挤捏腓肠肌

教师微课堂

【记忆口诀】

肱二肱三桡骨膜,膝腱跟腱锤收缩。

Babinski 划脚心,Oppenheim 推胫骨,Gordon 捏腿肚。

【实验理解】

学生使用叩诊锤,自身和相互实验,感受反射结果,加深理解操作。

三、脑膜刺激征

脑膜刺激征是脑膜受激惹的体征。脑膜病变时脊髓膜受到刺激并影响到脊神经根,当牵拉刺激时可引起相应肌群反射性痉挛的一种病理反射,包括颈强直、克尼格征(Kernig sign)、布鲁津斯基征(Brudzinski sign)。见于蛛网膜下隙出血,脑膜炎和颅内压增高等患者。

【操作步骤】

1. 向患者及家属解释操作过程、方法和目的。

2. 协助患者取适宜的体位,充分暴露检查处,屏风遮挡,注意保暖。

3. 颈强直检查 患者仰卧,下肢伸直。检查者左手托起其枕部,右手放于其胸前做被动屈颈动作。如检查时感到抵抗力增强,称为颈强直(图 3-26)。除颅内、脊髓病变外,颈强直也可由颈椎或颈部肌肉局部病变引起。

4. 克尼格征 患者仰卧,一侧髋关节、膝关节屈成 90° 并保持不变,检查者将其小腿抬高伸膝,正常膝关节可伸达 135° 以上(图 3-27)。若伸膝受阻且伴有疼痛、屈肌痉挛,则为阳性。

5. 布鲁辛斯基征 患者仰卧,下肢伸直。检查方法同颈强直(图 3-28)。若被动屈颈时,患者的双侧髋、膝关节同时屈曲,则为阳性。

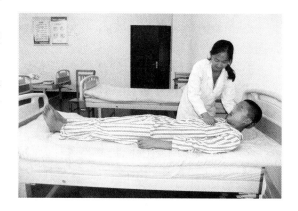

图 3-26 颈强直检查

四、综合实验与思考

1. 王某,男,52 岁。因"急性腹痛伴发热"入院,入院诊断为"急性胆囊炎、胆道结石伴局限性腹膜炎"。体温 39.5℃。门诊血常规:RBC 3.14×10^9/L,HGB 79g/L,WBC 31.7×10^9/L。

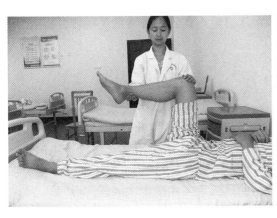
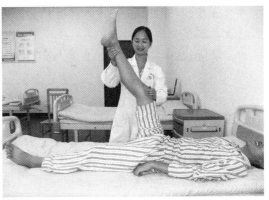

图 3-27 克尼格征检查

请问：

（1）该患者特征性的临床表现（腹痛、腹部体检）是什么？

（2）该患者主要的护理诊断及其相关因素有哪些（至少列举 2 项）？

2. 张某，女，20 岁，因反复呼吸困难 15 年，加重 2 小时入院。患者自幼无明显原因出现阵发性呼吸困难，春季多发。2 小时前游园时突发气急、大汗。其母有哮喘病史。入院后 T 36.6℃，P 110 次 /min，R 26 次 /min，BP 120/80mmHg。端坐位，能完整回答问题。

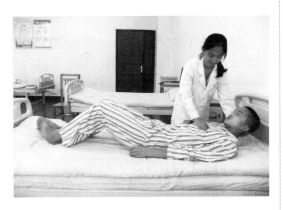

图 3-28 布鲁辛斯基征检查

胸廓饱满，叩诊呈过清音，双肺哮鸣音，呼气延长。请问：

（1）肺源性呼吸困难包括哪三种？哮喘导致的呼吸困难属于哪一种？

（2）对该患者进行肺部检查时，可能会有哪些异常体征？

（3）该患者存在哪些护理问题？

第二节 监测技术

为了及时判断和处理患者的病情变化，并对治疗效果进行评价，护士需要对患者的身体状态进行评估。病情评估最常用的监测技术包括生命体征的测量、十二导联心电图和多参数心电监护等。护士可采用以上技术监测患者的体温、脉搏、呼吸、血压、疼痛、心电活动以及血氧饱和度等指标。

一、生命体征测量

03章02节PPT

PPT 课件

案例导入

王某，男性，56 岁，教师。因"发热 2 天"就诊。患者诉 2 天前淋雨受凉后出现面色潮红、皮肤灼热、呼吸急促，自感发热，具体体温数值未测量。患者既往有"高血压"

病史 3 年,口服降压药(具体药物剂量不详),血压控制不良。为明确患者病情,门诊护士为其测生命体征。

请问:生命体征测量包含哪几项? 具体操作步骤如何?

生命体征(vital signs)是标志生命活动存在与质量的重要征象,也是用来判断患者病情轻重和危急程度的指征。体温、脉搏、呼吸和血压统称为四大生命体征。正常人体生命体征相对平稳,波动范围较小,而疾病状态下,其指标可能出现明显变化。生命体征的测量是护士必须掌握的基本技术之一。护士通过对患者生命体征观察和测量,可以获得其基础生命状态资料,了解机体重要脏器功能状态,从而进一步推测患者疾病的发展、转归,为患者疾病的诊疗与护理工作提供重要依据。

实验 1　体 温 测 量

体温(body temperature),也称体核温度(core temperature),是指身体内部胸腔、腹腔和中枢神经的温度。其可随年龄、性别、昼夜、药物等影响因素而产生波动,但变化范围较小,一般不超过 0.5~1℃。由于体核温度不易测量,故临床工作中常将腋下、口腔、直肠等处所测得的温度来代表体温。

【目的】

1. 判断体温有无异常,动态监测体温变化。

2. 分析热型及伴随症状,了解病情。

3. 协助诊断,为疾病治疗、康复和护理提供依据。

【适用指征】

1. 患者入院就诊体格检查。

2. 住院患者体温监测。

3. 患者体温发生变化时。

4. 急危重症患者生命体征监测。

【操作资源】

1. 用物　体温测量盘(篮)内备一消毒容器内盛体温计(图 3-29),另备一清洁干容器、无菌纱布、记录本、笔、手表(带秒针)。若测肛温,另备润滑油、棉签、卫生纸。

2. 环境与设施　病房或者门诊候诊室。

【操作程序】

以传统的水银体温计为例:

1. 核对医嘱,评估患者,准备用物,做好解释,注意保暖。

2. 备齐用物,携至床旁,核对患者的身份信息。

3. 根据病情等选择测量体温的方法,再次检查体温计,将已消毒的体温表用纱布拭干,并检查是否已甩至 35℃以下。根据测温部位,协助患者取适宜的体位,必要时用屏风遮挡患者。

(1) 测腋温:协助患者取舒适卧位并露出腋下,如患者腋下有汗液则以干毛巾轻轻擦除,将腋表水银端置于患者腋下,嘱患者屈臂过胸,夹紧体温计,测量 10 分钟。

(2) 测口温:将口表水银端斜置于患者舌下热窝处,嘱患者闭唇含住体温表,用鼻呼吸,测量 3 分钟。

(3) 测肛温:为成年患者放置好屏风或拉好窗隔帘,协助患者侧卧、俯卧或屈膝仰卧位,

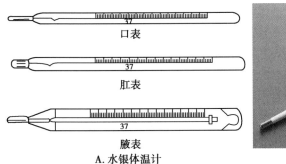

口表

肛表

腋表

A. 水银体温计　　　　　　　　　　B. 笔式电子体温计

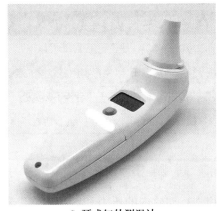

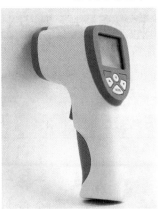

C. 耳式红外测温计　　　　　　　　D. 额式红外测温仪

图 3-29　常用体温计

暴露肛门区,润滑肛表水银端,将肛表缓慢旋转插入肛门内 3~4cm;婴儿可取仰卧位,以一手抓住其两脚踝部并提起,露出肛门部,插入肛门1.25cm,幼儿插入肛门2.5cm。用手扶住肛表,测量 3 分钟。

4. 取出体温计,认真读取体温表计数,并将数值准确记录。

5. 协助患者穿好衣、裤,取舒适体位,整理床单位。

6. 将已用过的体温计进行消毒、备用。

7. 洗手、记录患者体温数据。

【注意事项】

1. 操作前认真评估患者,严格掌握禁忌证。

(1) 婴幼儿、精神异常、昏迷、口腔疾患、口鼻手术、张口呼吸者禁忌口腔测温。

(2) 患者腋下有创伤、手术、炎症,腋下出汗较多者,肩关节受伤或因消瘦夹不紧体温计者忌测腋温。

(3) 直肠或肛门手术、腹泻者禁忌测肛温;心肌梗死患者不宜测肛温,以免刺激肛门引起迷走神经反射,导致心动过缓。

2. 不同体温测量方法选择时注意事项

(1) 患者进冷热饮食、蒸汽吸入、面颊冷热敷等需隔 30 分钟后方可口腔测温。

(2) 沐浴、乙醇拭浴应隔 30 分钟后方可腋下测温。

(3) 灌肠、坐浴后 30 分钟方可直肠测温。

3. 测量体温前后,应清点体温计数目并检查体温计是否完好,水银柱是否在 35℃ 以下;甩表时勿触及他物以防破碎。

4. 为婴幼儿、精神异常、昏迷及病情危重患者测温时,应用手扶托体温计,防止失落或折断;患者睡眠时应唤醒后再测温。

5. 当患者不慎咬破体温计吞下水银时,应立即清除口腔内玻璃碎屑,以免损伤口腔以及食道、胃肠道黏膜,再口服大量牛奶或蛋清,使汞和蛋白结合,以延缓汞的吸收,在不影响病情的情况下,可服大量粗纤维食物(如韭菜),增进肠蠕动,加速汞的排出。

6. 发现患者体温与病情不相符合,应守护在患者身旁重测,必要时可同时做口温和肛温对照。患者体温过高或过低,应及时报告医生,严密观察,及时处理。

7. 掌握操作要领(表3-9)。

表3-9 体温测量操作要点

易错环节	正确动作要点
1. 用物准备	测量前注意检查体温计是否已甩至35℃以下
2. 测腋温	患者腋下有汗液需擦干,以免影响测量数据的准确性
3. 测口温	测量时需将口表水银端斜置于患者舌下热窝处
4. 测肛温	润滑水银端,缓慢旋转插入肛门内,减少患者不适

实验2 脉搏测量

随着心脏的收缩和舒张,在每个心动周期中,动脉内的压力和容积也发生着周期性的变化,导致动脉管壁产生有节律的波动。这种波动就是动脉脉搏,简称脉搏(pulse)。脉搏的生理变化受年龄、性别、活动、情绪、饮食、药物等影响。通过测量脉搏可以了解心脏功能,是简便而有效的病情监测方法之一。

【目的】
1. 判断脉搏有无异常,动态监测脉搏变化。
2. 间接了解心脏情况,了解疾病程度以及发生发展规律。
3. 协助疾病诊断,为预防、治疗、康复和护理提供依据。

【适用指征】
1. 患者入院就诊体格检查。
2. 住院患者脉搏监测。
3. 患者脉搏发生变化时。
4. 急危重症患者生命体征监测。

【操作资源】
1. 用物 治疗盘内放置:记录本、笔、手表(带秒针),必要时备听诊器。
2. 环境与设施 病房或者门诊候诊室。

【操作程序】
1. 核对医嘱,评估患者,向患者或患者家属解释测量目的、方法、注意事项以及所需配合要点。
2. 备齐用物,携至床旁,核对患者的身份信息。
3. 根据患者病情协助患者取适宜体位:患者取卧位或坐位,手腕伸展,手臂置于舒适位置。
4. 以示指、中指、环指的指端按压在患者桡动脉处,力度适中,以能清楚测得脉搏波动为宜。
5. 正常脉搏测30秒,乘以2,即为该患者1分钟脉搏次数。若发现患者脉搏短绌,则需两名护士同时测量,一名用听诊器听心率,另一名测脉率,由听心率者发出"起"和"停"口令,计时 1 分钟。

6. 协助患者取舒适卧位,整理床单元。

7. 洗手,记录。准确记录所测数值,脉搏短绌的记录方法为"心率 / 脉率",如 150/60 次 /min。

【注意事项】

1. 测量脉搏前使患者情绪稳定,若有剧烈运动、紧张、哭闹等,应休息 20~30 分钟后再测量,以确保所测数据准确性。

2. 为偏瘫患者测量脉搏应选择健侧肢体处。勿用大拇指测量脉搏,因大拇指小动脉搏动较强,易与患者动脉搏动混淆。

3. 异常脉搏应持续测量 1 分钟;脉搏细弱难以触及时,应用听诊器听心率 1 分钟。手术后、病情危重或接受特殊治疗者需 15~30 分钟测量一次。

4. 掌握操作要领(表 3-10)。

表 3-10　脉搏测量操作要点

易错环节	正确动作要点
1. 患者准备	剧烈运动、紧张、哭闹等应休息 20~30 分钟后再测量
2. 测量部位	偏瘫患者应避开患侧肢体 脉搏短绌者应 2 名护士同时测量
3. 记录方法	脉搏短绌的记录方法为"心率 / 脉率"

📖 **知识链接**

脉搏测量和中医脉诊的区别

脉搏测量和中医的脉诊看似相同,都是以检查者示指、中指、环指轻压于患者手腕部,但两者所监测的重点不同,故不能混淆。脉搏测量由西方医学传入我国,主要检查患者脉搏跳动的节律、频率、强弱等情况,由此对心血管系统功能做出评价。而我国传统中医学中的脉诊俗称"把脉""号脉""切脉",是医者通过感知患者双侧寸、关、尺部位脉象的变化,来发现人体相应脏腑的健康状况以及病变情况的诊病方法,可为患者的整体情况判断提供重要依据。

实验 3　呼　吸　测　量

呼吸(respiration)是指机体与外界环境之间进行气体交换的过程。机体通过呼吸运动,不断地从外界环境中摄取氧气,满足新陈代谢的需要,并把代谢产生的二氧化碳排出体外。呼吸是维持机体新陈代谢和生命活动的基础生理活动之一,呼吸型态的改变直接反映患者生理功能的改变和病情的变化。因此呼吸测量是患者病情监测的重要内容。

【目的】

1. 判断呼吸有无异常,动态监测呼吸变化。

2. 间接了解呼吸功能情况,了解疾病程度以及发生发展规律。

3. 协助疾病诊断,为预防、治疗、康复和护理提供依据。

笔记栏

【适用指征】

1. 患者入院就诊体格检查。

2. 住院患者呼吸监测。

3. 呼吸型态不稳定患者的呼吸监测。

4. 急危重症患者生命体征监测。

【操作资源】

1. 用物 治疗盘内放置:记录本、笔、手表(带秒针),必要时备棉球。

2. 环境与设施 病房或者门诊候诊室。

【操作程序】

1. 核对医嘱,评估患者。

2. 备齐用物,携至床旁,核对患者的身份信息。

3. 协助患者取适宜体位,使患者精神放松。

4. 将手指按压在患者桡动脉处,做诊脉状,眼睛观察患者胸廓或腹部起伏。注意观察患者呼吸频率(以一起一伏为一次呼吸计数)、节律、深度、型态以及有无呼吸困难等。

5. 正常呼吸测 30 秒,乘以 2,即为该患者 1 分钟呼吸次数。异常呼吸患者或者婴儿需持续测量 1 分钟。

6. 协助患者取舒适卧位,整理床单元。

7. 洗手,记录患者呼吸数据。

【注意事项】

1. 测量呼吸前患者情绪稳定,若有剧烈运动、紧张、哭闹等,应休息 20~30 分钟后再测量,以确保所测数据准确性。

2. 呼吸微弱或危重患者,可用少许棉花置于鼻孔前,观察棉花被吹动的次数,测 1 分钟。

3. 掌握操作要领(表 3-11)。

表 3-11 呼吸测量操作要点

易错环节	正确动作要点
1. 患者准备	剧烈运动、紧张、哭闹等应休息 20~30 分钟后再测量
2. 测量时间	异常呼吸患者或者婴儿需持续测量 1 分钟

实验 4 血压测量

血压(blood pressure,BP)是指血管内流动着的血液对单位面积血管壁的侧压力。它是推动血液在血管内流动的动力,根据所测血管不同,血压又分为动脉血压、毛细血管压以及静脉血压,通常所说的血压是指动脉血压。在一个心动周期内,当心室收缩时,血液从心室流入动脉,此时血液对动脉的压力最高,称为收缩压。而心室舒张时,动脉血管弹性回缩,推动血液继续向前流动,此时的血管壁压力称为舒张压。因肱动脉方便易测,临床工作常在此处测量血压,故本节重点介绍肱动脉血压的测量方法。

【目的】

1. 动态监测血压变化,判断血压有无异常。

2. 间接了解循环系统情况,了解疾病程度以及发生发展规律。

3. 协助疾病诊断,为制定处理措施提供依据。

【适用指征】

1. 患者入院就诊体格检查。

2. 住院患者血压监测。

3. 患者血压发生变化时。

4. 急危重症患者生命体征监测。

【操作资源】

1. 用物 治疗盘内放置：血压计(图 3-30)、听诊器、记录本、笔。

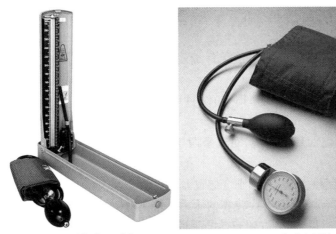

A. 汞柱式血压计 　　　　　　　　　　B. 表式血压计

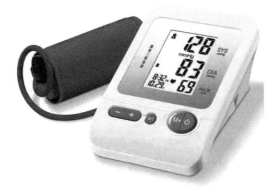

C. 电子血压计

图 3-30　常用血压计

2. 环境与设施 病房或者门诊候诊室。

【操作程序】

以传统的汞柱式血压计为例：

1. 核对医嘱，评估患者，向患者或患者家属解释测血压目的、方法、注意事项以及所需配合要点。

2. 备齐用物，携至床旁，核对患者的身份信息。

3. 根据病情选择测量肢体。协助患者取适宜体位，卷袖或脱下患者一侧衣袖，伸直肘关节使其手臂位置与心脏呈同一水平，即坐位时平第 4 肋，仰卧位时平腋中线，手掌向上。

4. 打开血压计垂直放妥，水银槽若有开关需开启，驱尽袖带内空气，将袖带平整缠于患者上臂中部，袖带下缘距肘窝 2~3cm，松紧以能插入一指为宜。戴好听诊器，用手触及肱动脉搏动，将听诊器放于肱动脉搏动最强处，一手固定听诊器头，另一手握住加压气囊。

5. 关闭气囊开关，挤压加压气囊，充气至肱动脉搏动音消失后再升高 20~30mmHg，缓慢放气,速度以水银柱下降 4mmHg/s 为宜,注意水银柱刻度和听诊器声音的变化。听到肱动脉第一声搏动,水银柱所指的刻度即为收缩压读数,持续缓慢放气中,听肱动脉搏动音消失时,水银柱所指刻度为舒张压读数。

6. 解开袖带,排尽袖带内空气,整理袖带放入盒内。若水银槽有开关,需将水银柱右倾 45°,使水银全部流入水银槽内,关闭水银槽开关。盖上盒盖,平稳放置。

7. 协助患者拉好衣袖,整理床单元。

8. 洗手、记录,将所测得血压值按照收缩压 / 舒张压 mmHg(kPa)规范记录。

【注意事项】

1. 测量前需检查血压计刻度是否归零,仔细观察水银有无漏出、玻璃管有无破裂、橡胶管和加压气囊有无老化等。

2. 患者若有运动、吸烟等,应休息 15~30 分钟后再测量。偏瘫、乳腺癌根治术患者应选择健侧上肢测量。

3. 为确保测量的准确性和可比性,对于密切观察血压者,应做到"四定":定时间、定部位、定体位、定血压计。

4. 袖带宽度以及松紧度需适宜,否则会导致血压数值出现误差。

(1)血压值偏高:袖带太窄,因需要较高的压力才能阻断动脉血流,故测得血压值偏高;袖带过松,使橡胶袋充气后呈球状,以致有效的测量面积变窄,测得血压偏高。

(2)血压值偏低:袖带过宽,使大段血管受压,以致搏动音在达到袖带下缘之前已消失,故测出血压值偏低;袖带过紧,使血管在未充气前已受压,故测得血压偏低。

5. 测量时注意事项

(1)避免将听诊器头塞入袖带下,以免局部受压,听诊时出现干扰音,以免测量数据有误。

(2)判读水银柱刻度值时,操作者视线应与水银柱弯月面同一水平,视线低于弯月面读数偏高,反之则读数偏低。

(3)发现血压听不清或异常,应重测,重测时需先将袖带内空气驱尽,使水银柱降至"0",稍等片刻再进行第二次测量。

6. 掌握操作要领(表 3-12)。

表 3-12　血压测量操作要点

易错环节	正确动作要点
1. 用物准备	测量前检查血压计,水银刻度归零
2. 测量	偏瘫、乳癌根治术患者在健侧手臂测量 听诊器头不得塞入袖带内
3. 整理	装盒前需排尽袖带内空气,水银柱归"0",若水银槽有开关,需关闭

实验 5　疼痛程度评估

疼痛是一种与组织损伤或潜在损伤相关的不愉快的主观感觉和情感体验。1995 年美国疼痛协会提出将疼痛列为人体的第五大生命体征。而今,世界卫生组织将疼痛确定为继体温、脉搏、呼吸、血压之后的第五大生命体征。目前,疼痛的诊治已经成为医院的一项重要的医疗服务内容,疼痛科、无痛病房在许多医院相继开展,疼痛服务组织和疼痛专科护士的设立成为疼痛管理的发展趋势。疼痛评估是指在疼痛治疗前及治疗过程中利用一定的方法测量患者的疼痛强度和性质,并以此作为制定治疗方案、选择最恰当的药物和方法、评价治疗效果的重要依据。

【目的】

1. 评估患者疼痛的强度。

2. 明确患者疼痛的诊断,为后续治疗措施提供依据。

【适用指征】

各类具有疼痛症状和体征的患者。

【操作资源】

1. 用物　疼痛评估工具(如 VAS 卡)、记录单。

2. 环境与设施　病房或门诊诊室。

【操作程序】

目前临床上常用的疼痛评估方法有:

1. 视觉模拟评分法(visual analogue scale,VAS)　VAS 是一种简便、有效测量和评定疼痛强度的方法。在一张白纸上画一条长 10cm 的直线,左侧起点表示"无痛",为 0 分,右侧终点表示"剧烈疼痛",为 10 分。患者根据自己所感受疼痛的程度,在直线上相应部位做标记,从"无痛"端至记号之间的距离即为痛觉评分分数。VAS 是目前最常用的痛觉强度评估方法。

2. 语言描述评分(verbal rating scale,VRS)　VRS 是根据患者对疼痛的主诉,将疼痛程度分为:①无痛;②轻度疼痛:有疼痛但可忍受,对生活和睡眠无干扰;③中度疼痛:疼痛不能忍受,对睡眠有干扰,要求服用镇痛药物;④重度疼痛:疼痛剧烈,不能忍受,需用镇痛药物,对睡眠有严重干扰,可伴自主神经紊乱或被动体位。

3. 数字评分法(numerical rating scale,NRS)　NRS 使用"疼痛程度数字评估量表"对患者疼痛程度进行评估。用"0~10"这 11 个数字表示疼痛强度,0 表示无痛,10 表示最痛。被测者根据个人疼痛感受在其中一个数字做记号。按照疼痛对应的数字将疼痛程度分为:轻度疼痛(1~3)、中度疼痛(4~6)、重度疼痛(7~10)。

4. 面部表情疼痛评分量表(face pain scale,FPS)　由医护人员根据患者疼痛时的面部表情状态,对照"面部表情疼痛评分量表"进行疼痛评估,适用于表达困难的患者,如儿童、老年人,以及存在语言或文化差异或其他交流障碍的患者。

5. 简明疼痛问卷表(brief pain questionnaire,BPQ)　BPQ 又称简明疼痛调查表(brief pain inventory,BPI),是将感觉、情感和评价这三个因素分别量化。此表包括有关疼痛的原因、疼痛性质、对生活的影响、疼痛部位等描述词以及采用 VAS(0-10 级)描述疼痛程度,从多方面进行评价。BPQ 是一种快速、多维的测量与评价疼痛的方法。疼痛评估除上述方法外,还可采用生理指标和生化指标等方法进行综合评估。

以目前最常用的视觉模拟评分法为例,疼痛评估的步骤如下:

1. 向患者或患者家属解释疼痛评估的目的、方法、注意事项以及所需配合要点。

2. 向患者展示 VAS 卡,即正面有 0~10 之间游动的标尺,背面有 0~10 的数字的卡片。0 的这一端表示"无痛",10 这一端表示"最剧烈的疼痛"。

3. 让患者根据自己所感受到的疼痛程度,移动 VAS 卡正面的标尺位置。

4. 检查者根据患者移动的标尺位置,记录 VAS 反面标尺所对应的数字。

5. 向患者解释其疼痛的评分,并做好相应的疼痛护理。

【注意事项】

1. 相信患者的主诉。疼痛的主诉是症状而不是诊断,受多种因素的影响。由于疼痛的评价缺乏客观的指标,主诉是最重要的依据,不应用医护人员的观察代替患者自身感受。

2. 注意患者心理状态对疼痛的影响。心理状态与疼痛的关系在癌性疼痛患者中表现更为突出,尤其疼痛较为剧烈或持续的时间较长时,心理问题常会影响疼痛的评价结果。

3. 注意选择可靠的评价量表,对患者疼痛反复进行评价,应依据评价量表,评价量表应具有易于使用、结果可靠、可复性强、患者易于接受等特点。

4. 患者疼痛性质有所改变或出现新的疼痛时,护士应及时作出诊断性评价并修改护理计划。

5. 教会患者和家属使用常用的疼痛评价方法和工具,以便使患者在任何地方都能得到全面的镇痛治疗。

实验 6 体温单绘制

体温单主要用于记录患者生命体征及其他情况,内容包括入院、手术、分娩、转科、出院或死亡时间、大便次数、出入液量、体温、脉搏、呼吸、血压、药物皮试结果等。随着现代信息技术的发展,电子体温单已经代替了传统手绘体温单,将病情监测数据网络化、电子化,护士可以直接在电脑或移动终端的电子体温单上输入患者信息,实现了体温单相应信息的传输、贮存、查询、打印等一系列电子自动化。并由电脑自动绘制体温单,不仅减少了护士工作量,而且绘制的图形更准确,版面更整洁、清晰,护理文书更加规范。但是手工绘制体温单仍然是护士必须掌握的基本技能,也是护士掌握体温单的基本内容和规范的重要途径。不同地区的医院体温单绘制符号及要求不完全相同,本章节内容以《基础护理学》相关章节内容为依据。

【目的】

1. 记录患者住院期间生命体征、大小便及其他情况变化。

2. 了解疾病程度以及发生发展规律。

3. 协助疾病诊断,为预防、治疗、康复和护理提供依据。

【适用指征】

患者住院期间生命体征等监测结果记录。

【操作资源】

1. 用物 体温单、生命体征记录本、红蓝墨水笔或红蓝铅笔、直尺。

2. 环境与设施 护士站。

【操作程序】

1. 眉栏处 蓝或黑色水笔填写患者姓名、科别、床位号、入院日期(年、月、日)、住院病历号(或病案号)及日期、住院天数、手术后天数等信息。

2. 40~42℃横线之间 用红笔在相应时间栏内纵向填写患者入院、分娩、转入、手术、出院、死亡等,除手术不写具体时间外,其余均采用 24 小时制,精确到分钟,每个汉字占一格,转入时间由转入科室填写。

3. 体温、脉搏、呼吸曲线的绘制 ①体温曲线的绘制:使用蓝色铅笔将所测体温绘于体温单上。口腔温度为蓝点"●",腋下温度为蓝叉"×",肛温为蓝圈"○",相邻两次间的体温用同色笔划线相连,相同两次体温之间可以不用连线。②脉搏、心率曲线的绘制:用红色铅笔绘制,脉搏以红点"●"符号表示,心率以红圈"○"符号表示;相邻两次间的脉搏或心率以红线相连,相同两次脉搏或心率可以不用连线。③呼吸用阿拉伯数字在呼吸栏记录,相邻两次呼吸上下错开记录,每页首次呼吸从上开始写。使用呼吸机患者的呼吸以符号 ® 表示。④疼痛曲线的绘制:部分医院已经开始在体温单上绘制疼痛曲线,可自行设置疼痛符号。

4. 底栏 使用蓝色或黑色水笔在相应栏目内填写大便次数、出入量、血压、体重、药物过敏等内容。记录用阿拉伯数字,计量单位不写。①大便次数:每 24 小时记录一次,记录前一天的大便次数,从入院第 2 天开始记录。患者未解大便,以"0"表示;大便失禁用"※",人工肛门用"☆"表示;灌肠后大便以"E"表示,分子记录大便次数,分母为 E。②尿量:根据医嘱记录尿量,导尿(留置导尿)后的尿量以"C"表示,即:导出尿量 /C。③出入量:根据医嘱记录 24 小时出入量。④血压:记录单位为 mmHg,新入院患者需记录血压,住院患者遵医嘱测血压、记录。⑤体重:计量单位为公斤(kg)。新入院患者应测量体重,住院期间根据医嘱需要测量体重,并记录于相应栏内。如因病情重或特殊原因不能测量者,在体重栏内可填上"平车""卧床",并将具体入院方式记录在护理记录单上。⑥皮试:药物名称及结果记录于相应时间的皮试栏内,结果阴性用蓝色水笔填写"–",阳性用红色水笔填写"+"。⑦其他:根据病情需要填写。⑧页码:用蓝色或黑色水笔逐页填写。

【注意事项】

1. 日期书写注意事项

(1) 眉栏处填写"日期"时,患者入院首日应写年、月、日,中间用短横隔开即"年 - 月 - 日"(如 2020-10-15),其余六日只填日数,不填年、月;从第二页开始,每页的第一日均要写月、日;若在六日当中遇到新的月份或年度开始时,则应填月、日或年、月、日。

(2) "住院日数"用阿拉伯数字填写,从入院第一天开始填写直至出院,转科患者的住院日数不间断。

(3) 填写"手术(分娩)后日数"用红色水笔,以手术(分娩)的次日为手术后的第 1 日,用阿拉伯数字依次填写至 14 日止;如 14 日内再次手术,第一次手术后日数作为分母,第二次手术后日数作为分子,均填写至手术后 14 日止;第二张体温单续写手术后日数,以此类推。

2. 体温绘制注意事项

(1) 发热患者经物理或药物降温半小时后应重测体温,测得体温用红圈"〇"表示,绘制在降温前体温同一格内,用红色虚线与降温前的体温相连,下一次所测得体温用蓝线与降温前体温相连。

(2) 所测体温与前次相差太大或与病情不符时,应再予复试,复测相符后在体温符号的上方用蓝色笔以小写"v"(verified,核实)示之。

(3) 体温不升者,在相应时间的 35℃横线处用蓝色笔划蓝点"●",并向下划"↓"号,长度占两小格,并将"●"与相邻温度相连(需低温测试者除外)。

(4) 若患者因拒测、外出进行诊疗活动或请假等原因未能测量体温时,应在体温单 40~42℃横线之间用红钢笔在相应时间纵格内填写"拒测""外出"或"请假"等,并且前后两次体温断开不相连。

(5) 体温和脉搏标记点重叠时,先画上体温符号,再于其外画上红圆圈,若是肛温,则先画体温蓝圈,内画脉搏红点;脉搏短绌者,脉搏与心率分别用红线相连,并在脉搏和心率之间,用红线相连。

3. 掌握操作要领(表 3-13)。

表 3-13　体温单绘制要点

易错环节	正确动作要点
1. 眉栏	手术(分娩)后日数用红墨水笔,以手术(分娩)的次日为手术后的第 1 日,用阿拉伯数字依次填写至 14 日止
2. 40~42℃横线之间	采用 24 小时制,精确到分钟;中文书写每字占一格
3. 体温绘制	口腔温度为蓝"●"、腋下温度为蓝"×"、肛门温度为蓝"〇"
4. 脉搏绘制	脉搏以红"●"符号表示,心率以红"〇"符号表示

二、心电监护

案例导入

王某,女,73 岁。于 4 天前因劳累后出现胸闷、胸骨后疼痛,无左肩及后背放射性疼痛,伴有心慌汗出、气喘,右侧卧位时胸痛稍轻,咳嗽无痰,持续约 2 小时,自诉服用胃苏颗粒及休息后稍有缓解。近 4 天来患者胸痛间断发作,均未予以重视。昨日晚20:00 患者再次出现心前区剑突下闷痛,伴有气喘、呼吸困难、恶心欲吐、出汗,误以为是胃病发作,口服阿莫西林、多潘立酮,自觉服用药物后无明显缓解,遂于今日 09:00至我院急诊就诊,急查心电图示:急性广泛前壁心肌梗死,遵医嘱给该患者进行心电监护。

请问:心电图检查的操作步骤是什么？遵医嘱给予患者心电监护,具体步骤如何？

心电监护是通过十二导联心电图和含血氧饱和度的多参数心电监护仪等对患者心血管系统功能状态进行观察监测,评价患者心血管系统的功能,为临床危重症患者的病情观察、临床救治以及护理工作提供重要依据。心电监护一般分为有创监测和无创监测两类,无创监测使用安全方便,更易于患者接受,在临床诊疗护理工作中广泛使用。

实验 7　十二导联心电图

心电图(electrocardiogram,ECG 或 EKG)是指将测量电极放置在体表的不同部位,利用心电图仪记录心脏每一心动周期所产生的电活动变化描记成的曲线图。心脏去极化、除极和复极电激动的综合过程通过心电图不同的波段反映出来,P 波代表心房除极过程的电位变化;P-R 间期反映心脏复极过程及房室结、希氏束、束支的电活动;QRS 波群为左、右心室的除极;ST 段是心室肌全部除极完成,复极尚未开始的一段时间;T 波是左、右心室复极的过程;QT 间期代了心室从除极到复极的时间。

【目的】

1. 记录、分析心脏电活动功能状况。

2. 协助心脏疾病和机体电解质紊乱的临床诊断,为疾病预防、治疗、康复和护理提供依据。

3. 监测药物对心脏电活动的治疗效果,为临床用药决策提供依据。

4. 判断人工心脏起搏器功能。

【适用指征】

1. 健康体检。

2. 住院患者心电功能检查。

3. 心律失常等心血管疾患者心电功能检测。

4. 急危重症患者心电功能监测。

【操作资源】

1. 用物　十二导联心电图机、心电图纸、乙醇棉球、无菌罐、弯盘,必要时备电源插座。

2. 环境与设施　病房或门诊检查室。

笔记栏

【操作程序】

1. 核对医嘱,评估患者,向患者或患者家属解释心电图检查的目的、方法、注意事项以及所需配合要点。

2. 备齐用物,携至床旁,核对患者的身份信息。

3. 协助患者脱下袜子,取仰卧位,露出双侧手腕和脚踝,平静呼吸,全身放松。

4. 连接好心电图机,接上电源,打开机器电源开关预热,检查心电图机性能。

5. 乙醇棉球消毒患者双侧手腕和脚踝内侧,连接肢体导联电极板:RA:右上肢,LA:左上肢,RL(N):右下肢,LL:左下肢,松紧适宜。

6. 协助患者掀开上衣暴露胸部,先确定胸骨角位置,依次数到相应肋间隙,定位后涂抹乙醇棉球,连接胸前导联。胸前导联电极位置:V_1:胸骨右缘第4肋间,V_2:胸骨左缘第4肋间,V_3:V_2与V_4连线中点(先确定V_4的部位),V_4:左锁骨中线平第5肋间,V_5:左腋前线与V_4同一水平处,V_6:左腋中线与V_4同一水平处。V_1~V_6导联吸球颜色依次为:红、黄、绿、棕、黑、紫(仔细观察各机器颜色标注,具体以导联线标志为准)。

7. 观察心电图机所显示的波形,待波形稳定后记录打印。

8. 打印完成后撤掉各导联,协助患者整理衣物,关闭心电图机,拔下电源,整理电极板和导联线。

9. 读图分析。

【注意事项】

1. 心电图纸应与心电图机型号配套,乙醇棉球可用0.9%生理盐水棉球替代。

2. 检查者若为男性,为女性患者检查时需另请女性检查者或者患者家属在场。

3. 避免干扰心电图描绘

(1) 操作中请患者放松,注意保暖,减少由于情绪紧张、寒冷刺激等原因引发肌电干扰,影响图形采集。

(2) 图形采集过程中不要移动患者四肢及躯体,以免干扰图形记录。

4. 操作后心电图机整理

(1) 心电图机使用后需将电源线、各导联线、电极夹和心前区导联吸球盘曲成大圆环状归置,切忌用力牵拉、扭曲或锐角折叠,以免损伤各连接线。

(2) 交、直流供电两用心电图机,需按照产品说明书及时充电,使机器处于备用状态,以延长电池使用寿命。

5. 掌握操作要领(表3-14)。

表3-14　十二导联心电图检查操作要点

易错环节	正确动作要点
1. 用物准备	心电图纸与心电图机相符合
2. 导联连接	各肢体导联与胸导联标准定位后连接
3. 波形采集	波形平稳后再打印

实验8　多参数心电监护

多参数心电监护仪通过热敏电阻、电极、压力传感器、探头等各种功能模块,对患者的心电信号、血氧饱和度、生命体征等重要参数进行持续实时监测,通过信息传输和存储,为危重患者的病情观察、临床救治与护理工作提供重要依据。是危重患者病情监测的重要手段之一。

【目的】

1. 持续监测患者生命体征。

2. 持续观察心电活动频率、节律和心电波形变化,判断心脏功能。

3. 持续监测血氧饱和度、呼吸末二氧化碳浓度等,判断患者呼吸功能。

4. 协助疾病诊断,为治疗、康复和护理提供依据。

【适用指征】

1. 手术麻醉患者进行病情监测。

2. 急危重患者进行病情监测。

【操作资源】

1. 用物 多参数心电监护仪、电极片、乙醇棉球、心电血压插件连接导线、配套的血压袖带、经皮血氧饱和度监测仪红外线探头,必要时备电源插座。

2. 环境与设施 重症监护病房或者急诊抢救室。

【操作程序】

1. 运行心电监护仪

(1) 患者准备:核对医嘱,评估患者,向患者或患者家属解释多参数心电监护监测目的、方法、注意事项及配合要点。

(2) 用物准备:备齐用物,携至床旁,核对患者的身份信息。

(3) 监护仪开机:接通监护仪电源,接地线,将心电血压插件联接导线以及血氧饱和度探头插件与多参数心电监护仪连接。开机,检查监护仪工作是否正常。

(4) 连接心电导联:协助患者半卧位或仰卧位,掀开上衣暴露胸部,注意保暖和保护患者隐私。根据心电监护导联类型,用75%乙醇棉球对患者心前区测量部位皮肤清洁,将心电导联线的电极头与相应电极片上电极扣扣好,待干后贴好电极片,协助患者整理衣被。常用五电极导联部位:右上电极(RA):胸骨右缘第1肋间;左上电极(LA):左锁骨中线第1肋间;右下电极(RL):右锁骨中线剑突水平处;左下电极(LL):左锁骨中线剑突水平处;胸导联电极(C):胸骨左缘第4肋间。

(5) 连接血压袖带:患者被测肢体与心脏处于同一水平,伸肘并稍外展,将袖带展开后缠绕在患者肘关节上1~2cm处,松紧程度应以能够插入1指~2指为宜。

(6) 连接血氧饱和度监测指套:将经皮血氧饱和度监测仪红外线探头固定在患者指端,使感应区对准指(趾)甲。

(7) 调节监测参数:根据患者病情选择监护模式,选取P、QRS、T波形较清晰的导联为监护导联,调节振幅。设定监测项目报警上、下限,打开报警系统。

(8) 观察监测数据:调至主屏幕,识别和排除伪差,监测异常数据,及时汇报处理。

(9) 开始持续监测:洗手,规范记录监护开始时间以及患者情况。

2. 停止心电监护

(1) 根据停监测医嘱,核对患者的身份信息,向患者或患者家属解释停用心电监护原因、方法、注意事项等。

(2) 关闭心电监护仪,将各导联线、电极片撤除。

(3) 清洁患者贴电极片处胸部皮肤,协助患者取舒适体位,整理床单元。

(4) 心电监护仪及各监测插件整理处置。

(5) 洗手,规范记录患者情况以及停止监护时间。

【注意事项】

1. 准备阶段注意事项

(1) 环境温度适中,注意患者保暖,以免由于寒冷等刺激诱发患者肌电干扰,影响心电监护图形采集。

(2) 各监测连接线插头和主机面板插孔相对应,且需插接到位,否则有可能影响相关数据采集。

2. 患者贴电极处胸部皮肤汗毛过多,必要时备皮,以免影响电极片粘贴牢固度;长时间进行心电监护时需定期更换电极片,注意保护电极处皮肤。

3. 测血压注意事项

(1) 血压袖带规格大小需与患者相符,松紧适宜,过松可能会导致测压偏高;过紧可能会导致测压偏低,增加患者不适感。

(2) 禁止在静脉输液手臂处测压,以免造成静脉血液回流影响药液输注。

(3) 嘱患者血压袖带充气时勿讲话和移动肢体。

4. 血氧探头放置手指应与测血压手臂分开,血氧饱和度测量时患者指甲不能过长或有任何染色物,以免影响监测结果准确性。长时间测量应注意更换手指进行监护。

5. 报警系统应始终处于开启状态,出现报警应及时查明原因进行处理。

6. 叮嘱患者或其亲属不应擅自调节监护仪,以免造成数据采集错误以及仪器损坏。

7. 心电监护仪整理注意事项

(1) 使用棉球或软布吸附适量的清洁剂擦拭监护仪。

(2) 导线上若有胶布等的残留物,使用去污剂擦拭干净。

(3) 将导线盘成较大的圆圈扎起,放置于专用袋内以保持清洁、整齐。

(4) 监护仪由专人负责保管,放在通风干燥处,每周充电一次以备使用。

8. 掌握操作要领(表 3-15)。

表 3-15　多参数心电监护操作要点

易错环节	正确动作要点
1. 连接、检查	将各监测插件与心电监护仪连接,插接到位
2. 接血压监测袖带	不宜在静脉输液的手臂连接血压监测袖带
3. 接血氧饱和度探头	不宜在测血压的手臂一侧连接血氧饱和度探头

教师微课堂

【记忆口诀】

开机检查做解释,找好部位贴电极,连上袖带测血压,夹好指套测氧饱,
选好导联和模式,打开报警好处置,设置完毕看监控,若有异常及时报。

【实验理解】

请学生在同学身上正确连接心电监护仪,观察屏幕数据和波形。然后松脱电极片扣子或者血压袖带,观察数据的异常变化。

笔记栏

三、综合实验与思考

1. 李某,女,67岁。1年前无明显诱因出现头晕,伴一过性黑矇,遂至当地医院就诊,建议患者行永久性起搏植入术(具体诊断治疗过程不详),患者及家属未重视,予以拒绝。3天前,患者头晕症状加重,伴有黑矇、下肢无力,为求进一步治疗,收住入院。请问:

(1)可对该患者进行哪些内容的病情监测?

(2)如何为其做心电图检查,需注意什么?

2. 张某,男,65岁。劳累性胸骨后疼痛反复发作2年,每2~3个月发作1次,每次发作时间3~5分钟,休息或舌下含服硝酸甘油0.5mg后立即缓解。1小时前饱餐后突感左前胸部压榨样剧痛,向左前臂放射,有恐惧、濒死感,舌下含服硝酸甘油0.5mg疼痛未缓解。身体评估:T 36.5℃,P 98次/min,R 18次/min,BP 152/96mmHg,平卧位,意识清楚,表情痛苦,面色苍白,冷汗,烦躁不安。肺部未闻干湿啰音。心率98次/min,律齐,心音低钝。请问:

(1)为该患者测量生命体征应注意什么?

(2)该患者为急性广泛前壁心肌梗死,典型心电图表现如何?

(3)患者因病情需要进行心电监护,五电极导联部位的具体定位在哪?

(4)心电监护仪使用后保养需注意什么?

(何贵蓉　汪国建)

扫一扫
测一测

◇◇◇ 第四章 ◇◇◇

中医护理技术

PPT 课件

第一节　常用中医护理技术

中医护理技术是中医护理的重要内容和特色内容,因其"简、便、廉、验"等特点,为大众所接受,千百年来为人民群众的健康和卫生保健事业做出了巨大的贡献。目前临床应用的中医护理技术,既有对传统中医护理技术的传承,也有结合现代技术对传统中医护理技术的发展。

一、穴位注射

案例导入

刘某,男,81岁。因"饮食阻挡感2个月,伴呃逆10天"就诊。入院完善相关检查后,诊断为"食管癌",常规行抗肿瘤、抑酸保胃、胃肠外营养,并行"食管支架植入术"。治疗2天后,患者饮食状况改善,但呃逆无明显改善。医嘱:盐酸甲氧氯普胺 + 维生素 B_6 混合液足三里穴位注射。

请问:足三里穴位如何定位? 如注射过程中患者自诉有触电感,该如何处理?

实 验 1 穴 位 注 射

穴位注射法又称水针,是将小剂量药物注入腧穴内,通过药物和穴位的双重作用,达到治疗疾病目的的一种操作方法。本法兼具针刺和药物的双重作用,对某些病证有独特的治疗作用。

【目的】

1. 改善腧穴局部血液循环,使经气流畅、营养加强。

2. 增强局部代谢,促进组织修复。

【适用指征】

毫针刺法治疗的病证大多可用此法,适用于多种慢性疾病引起的如眩晕、呃逆、腹胀、尿潴留、疼痛等症状。

【操作资源】

治疗盘、安尔碘、无菌棉签、快速手消毒液、弯盘、利器盒,根据需要备注射器 2~3 个,肾上腺素 1 支。

【操作程序】

1. 核对医嘱,评估患者,做好解释,注意保暖。

2. 根据医嘱,配制药液。

3. 备齐用物,携至床旁,根据治疗部位,协助患者取适宜的体位,充分暴露患处,必要时屏风遮挡患者。

4. 按医嘱正确取穴(询问有无酸、麻、胀感)并做出标记。

5. 用安尔碘棉签消毒注射部位,由内向外,直径大于 5cm。

6. 再次核对,排气。

7. 一手拇指及示(中)指绷紧局部皮肤,另一只手持注射器,针尖对准穴位,迅速刺入皮下,将针身推至一定深度,上下提插并询问是否有酸、麻、胀感,得气后,回抽无血,将药液缓慢注入;如所用药液较多,可先推入部分药液,再将针稍退出注入余药;若患者有触电感,应立即退针,改换角度进针(图 4-1)。

8. 注射后起针,用无菌干棉球按压针孔片刻。

9. 操作完毕,协助患者着衣,取舒适体位,整理床单位。

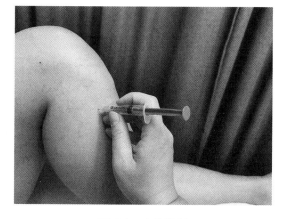

图 4-1　穴位注射

10. 清理用物,洗手,记录穴位注射的药物、剂量、穴位名称、时间、疗效、患者反应并签名。

【注意事项】

1. 严格掌握禁忌证　操作前评估患者有无禁忌证(表 4-1),发现不良反应及时处理和报告。

表 4-1　穴位注射禁忌表

禁忌证	原因
孕妇腰骶部、下腹部、三阴交及合谷穴	避免引起流产
疲乏、饥饿、精神高度紧张者	避免引起晕针
某类药物过敏者	避免过敏反应
皮肤感染部位	避免引起深部感染
出血倾向、皮肤瘢痕、高度水肿部位	避免不良反应

2. 药物准备　穴位注射的用药剂量决定于注射部位及药物的性质和浓度。

耳穴每穴注射 0.1ml;面部每穴注射 0.3~0.5ml;四肢部每穴注射 1~2ml;胸背部每穴注射

0.5~1ml;腰臀部每穴注射 2~5ml;肌肉丰厚处甚至可达 10~20ml;中药注射液的穴位注射常规剂量为 1~4ml;刺激性较大的药物和特异性药物行小剂量穴位注射。遵医嘱配制药物剂量,注意配伍禁忌。

3. 操作方法

(1) 年老、体弱者,最好取卧位,选穴宜少,药量宜减少。

(2) 根据穴位所在部位与病变组织的不同要求,确定针刺角度和注射深度。

1) 头面及四肢远端等皮肉浅薄处的穴位多浅刺;腰部和四肢肌肉丰厚部位的穴位可深刺;三叉神经痛于面部有触痛点,可行皮内注射形成一"皮丘";腰肌劳损的部位多较深,故宜适当深刺注射。

2) 穴需精简,一般以 2~4 穴为宜,选择肌肉较丰满处的穴位为佳,也可选阿是穴。穴位应交替轮换,不宜同一穴位连续注射。

(3) 药物不宜注入关节腔、脊髓腔和血管,同时注射要避开神经干,以免损伤神经。

(4) 凡能引起过敏反应的药物,必须先做皮试,阳性反应者不可使用。副作用较强的药物,使用亦当谨慎。

4. 告知患者配合情况　注射部位会出现疼痛、酸胀的感觉属于正常现象,一般在 4~8 小时自行消失,大多持续不超过 1 天。

二、耳穴贴压

案例导入

孙某,女,47 岁。因"痛经 10 年,加重 3 个月"入院。完善各项检查后,诊断:子宫腺肌病性痛经。患者月经周期 24 天,经前 3~5 天出现小腹隐痛,经期 7~10 天,量少,经期疼痛加剧,需止痛药缓解。医嘱:常规治疗基础上,行耳穴贴压治疗,主穴:子宫、内分泌、卵巢、盆腔、皮质下;配穴:神门、腹、肝、肾、交感。

请问:选取皮质下、神门、交感耳穴的原因是什么?

实验 2　耳穴贴压

耳穴贴压法是采用王不留行籽、莱菔子等丸状物刺激耳郭上的穴位或反应点,给予适度的揉、按、捏、压,使其产生酸、麻、胀、痛等刺激感应,通过疏通经络,调整脏腑气血,促进机体阴阳平衡,达到防治疾病、改善症状的一种操作方法,属于耳针技术范畴。

【目的】

1. 调节神经平衡,镇静止痛,脱敏止痒。

2. 疏通经络,调和气血。

【适用指征】

1. 疼痛性疾病　各种扭挫伤、头痛和神经性疼痛等。

2. 各种炎症及传染病　急慢性结肠炎、牙周炎、咽喉炎、扁桃体炎、胆囊炎、流感、百日咳、细菌性痢疾、腮腺炎等。

3. 功能紊乱性疾病　胃肠神经官能症、心脏神经官能症、心律不齐、高血压、多汗症、月经不调、神经衰弱、癔症等。

4. 过敏及变态反应性疾病 荨麻疹、哮喘、过敏性鼻炎、过敏性结肠炎、过敏性紫癜等。

5. 内分泌代谢紊乱性疾病 甲状腺功能亢进或减退、糖尿病、肥胖症、更年期综合征等。

6. 其他 预防感冒、晕车、晕船,处理输血、输液反应等。

【操作资源】

治疗盘、王不留行籽或莱菔子等丸状物(或耳豆板)、胶布、75% 乙醇、棉签、探棒、止血钳或镊子、弯盘,必要时可备耳穴模型。

【操作程序】

1. 核对医嘱,评估患者,做好解释。

2. 备齐用物,携至床旁。

3. 协助患者取舒适体位。

4. 遵医嘱,探查耳穴敏感点,确定贴压部位。

5. 75% 乙醇自上而下、由内到外、从前到后消毒耳部皮肤。

6. 选用质硬而光滑的王不留行籽或莱菔籽等丸状物黏附在 0.7cm × 0.7cm 大小的胶布中央,用止血钳或镊子夹住,贴敷于选好耳穴的部位上(图 4-2)。

7. 贴压部位给予适当按压(揉),使患者有热、麻、胀、痛等感觉。

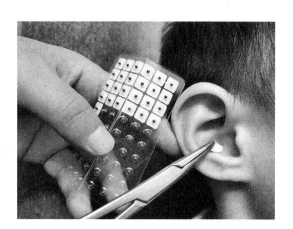

图 4-2 耳穴贴压

8. 常用按压手法

(1)对压法:用示指和拇指的指腹置于患者耳郭的正面和背面,相对按压,至出现热、麻、胀、痛等感觉,示指和拇指可边压边左右移动,或做圆形移动,一旦找到敏感点,则持续对压 20~30 秒。对内脏痉挛性疼痛、躯体疼痛有较好的镇痛作用。

(2)直压法:用指尖垂直按压耳穴,至患者产生胀痛感,持续按压 20~30 秒,间隔少许,重复按压,每次按压 3~5 分钟。

(3)点压法:用指尖一压一松地按压耳穴,每次间隔 0.5 秒。本法以患者感到胀而略沉重刺痛为宜,用力不宜过重。一般每次每穴可按压 27 下,具体可视病情而定。

9. 观察患者局部皮肤,询问有无不适感。

10. 操作完毕,协助患者取舒适体位,整理床单位。

11. 清理用物,洗手,记录耳穴贴压的穴位、患者反应并签名。

【注意事项】

1. 严格掌握禁忌证 操作前评估患者有无禁忌证(表 4-2),发现不良反应及时处理和报告。

表 4-2 耳穴贴压禁忌表

禁忌证	原因
耳郭局部有炎症、冻疮或表面皮肤有溃破者	避免发生化脓性感染
有习惯性流产史的孕妇	避免局部刺激引起流产
严重贫血、严重器质性病、过度疲劳、精神高度紧张者	避免引起其他不良反应

2. 操作方法

（1）严格耳郭消毒,预防皮肤感染。

（2）耳穴贴压每次选择一侧耳穴,双侧耳穴轮流贴压。每次可留置 3~7 天;夏季汗出较多,建议 3 天更换一次。

（3）对普通胶布过敏者改用脱敏胶布。

3. 告知患者配合情况

（1）保持局部皮肤清洁、干燥,预防皮肤感染。若出现胶布松动、脱落或污染及时更换。

（2）对扭伤和肢体障碍者,按压耳穴时,可适当活动患部,以增强疗效。

（3）治疗初期,按压时耳穴周围可能有疼痛感,可能会持续数天,适应后症状消失,无须特殊处理。

三、灸法

刘某,男,40 岁。因"右膝关节间断疼痛 6 年,加重 2 天",门诊以"膝痹"收入院。患者自述 6 年前无明显诱因出现右膝关节疼痛,自行休息或者服止痛药后缓解。入院症见:右侧膝关节疼痛,酸楚不适,痛有定处,屈伸不利,困重如裹,疼痛评分为 5 分,中度疼痛。纳可,夜寐欠安,二便调。舌红,苔黄腻,脉濡缓。X 线检查提示右膝关节间隙存在,胫骨踝间隆突显示变尖。中医诊断:膝痹—着痹。

请问:针对该患者的症状可以开展哪些中医护理技术?

灸,烧灼之意。灸法是指用某些燃烧材料熏灼或温熨体表的一定部位,借灸火的热力和药物的作用,通过刺激经络腧穴达到温经通络、活血行气、散寒祛湿、消肿散结、回阳救逆及预防保健的作用。《医学入门》载:"凡病药之不及,针之不到,必须灸之。"施灸的材料很多,但以艾叶制成的艾绒为主。因其味苦,辛温无毒,主灸百病。

根据艾灸的操作方法不同,艾灸分为艾炷灸和艾条灸,艾炷灸又可分为直接灸(瘢痕灸、无瘢痕灸)和间接灸(隔姜灸、隔蒜灸、隔盐灸、隔附子饼灸等);艾条灸又可分为悬灸(温和灸、雀啄灸、回旋灸)和实按灸(太乙神针、雷火神针)。

实验 3 悬 灸

悬灸即悬起灸,是采用点燃的艾条悬于选定的穴位或病痛部位之上,通过艾的温热和药力作用刺激穴位或病痛部位,达到温经散寒、扶阳固脱、消瘀散结、防治疾病目的的一种操作方法。

【目的】

调整机体气血阴阳,温经散寒,扶阳固脱,消瘀散结。

【适用指征】

适用于各种慢性虚寒型疾病及寒湿所致的疼痛,如胃脘痛、腰背酸痛、四肢凉痛、月经寒痛等;中气不足所致的急性腹痛、吐泻、四肢不温等症状。

【操作资源】

治疗盘、治疗巾、艾条、打火机、纱布、弯盘、小口瓶,必要时备浴巾及屏风等。

【操作程序】

1. 备齐用物,携至床旁,核对医嘱,做好解释。

2. 取合理体位,暴露施灸部位,注意保暖。

3. 根据医嘱,实施相应的灸法。

(1) 温和灸:将艾条的一端点燃,对准施灸腧穴或患处,约距皮肤 2~3cm,进行熏烤,使患者局部有温热感而不灼痛为宜。一般每穴灸 10~15 分钟,至皮肤红晕为度(图 4-3)。

(2) 雀啄灸:将点燃的艾条对准施灸部位约 2~3cm,一上一下进行施灸,如此反复,一般每穴灸 10~15 分钟,至皮肤出现红晕为度(图 4-4)。

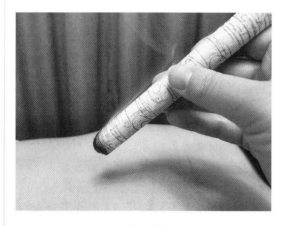

图 4-3 温和灸　　　　　　　　　　图 4-4 雀啄灸

(3) 回旋灸:将点燃的艾条悬于施灸部位上方约 2cm 处,反复旋转移动范围约 3cm,每处灸 10~15 分钟,至皮肤出现红晕为度(图 4-5)。

4. 在施灸过程中,随时询问患者有无灼痛感,调整距离,防止烫伤。观察病情变化及有无不适。

5. 施灸中应及时将艾灰弹入弯盘,防止灼伤皮肤。

6. 施灸完毕,立即将艾条插入小口瓶,熄灭艾火。

7. 清洁局部皮肤,协助患者着衣,安置舒适卧位,酌情开窗通风。

8. 清理用物,洗手,做好记录并签名。

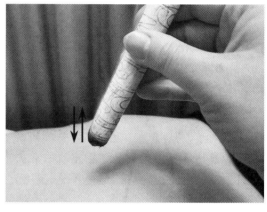

图 4-5 回旋灸

【注意事项】

1. 严格掌握禁忌证　操作前评估患者有无禁忌证(表 4-3),发现不良反应及时处理并报告。

2. 操作方法

(1) 施灸顺序,宜先上后下,先灸头顶、胸背,后灸腹部、四肢。

(2) 注意观察皮肤情况,对糖尿病、肢体麻木及感觉迟钝的患者,尤应注意防止烫伤。

(3) 施灸后局部皮肤出现微红灼热,属于正常现象。如灸后出现小水疱时,无须处理,

表4-3　悬灸禁忌表

禁忌证	原因
实热证或阴虚阳亢者	避免加重病情
孕妇的腹部、腰骶部	避免引起流产
颜面部、颈部及大血管走行的体表区域、皮肤破溃处、黏膜附近等	避免局部刺激
体质虚弱、空腹、极度疲劳者慎施灸	避免"晕灸"

可自行吸收。如水疱较大时,可用无菌注射器抽去疱内液体,覆盖消毒纱布,保持干燥,防止感染。

(4) 施灸后的艾条,应装入小口瓶充分熄灭,以防复燃,发生火灾。

3. 告知患者配合情况

(1) 施灸过程中出现头昏、眼花、恶心、心慌出汗等不适现象,及时告知护士。

(2) 灸后注意保暖,饮食宜清淡。

实验4　隔　物　灸

隔物灸,也称间接灸、间隔灸,是利用药物等材料将艾炷和穴位皮肤间隔开,借间隔物的药力和艾炷的特性发挥协同作用,达到治疗虚寒性疾病的一种操作方法。根据隔物不同,分为隔姜灸、隔蒜灸、隔盐灸、隔附子饼灸等。

【目的】

调整机体气血阴阳,温经散寒,扶阳固脱,消瘀散结。

【适用指征】

1. 隔姜灸　适用于缓解因寒凉所致的呕吐、腹泻、腹痛、肢体麻木酸痛、痿软无力等症状。

2. 隔蒜灸　适用于缓解急性化脓性疾病所致肌肤浅表部位的红、肿、热、痛,如疖、痈等症状。

3. 隔盐灸　适用于缓解急性虚寒性腹痛、腰酸、吐泻、小便不利等症状。

4. 隔附子饼灸　适用于缓解各种虚寒性疾病所致的腰膝冷痛、指端麻木、下腹疼痛及疮疡久溃不敛等症状。

【操作资源】

治疗盘、纱布、艾炷、间隔药物(姜片、蒜片、盐、附子饼等)、打火机、弯盘、镊子,必要时备浴巾、屏风等。

【操作程序】

1. 备齐用物,携至床旁,核对医嘱,做好解释。

2. 协助取合适体位,确定并暴露施灸部位,注意保护隐私及保暖。

3. 常用施灸方法

(1) 隔姜灸:将鲜生姜切成直径大小为2~3cm、厚0.2~0.3cm 的薄片,中间用针刺数孔,然后将姜片置于施灸部位,再将艾炷放于姜片上,从顶端点燃(图4-6)。艾炷燃尽,易炷再灸,直至灸完规定的壮数。

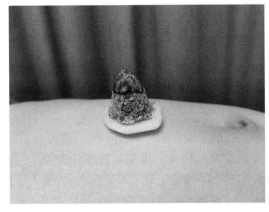

图4-6　隔姜灸

（2）隔蒜灸：将鲜大蒜切成厚约 0.2~0.3cm 的薄片，中间用针刺数孔（捣蒜如泥亦可），置于施灸部位，将艾炷放在蒜片上，从顶端点燃。艾炷燃尽，易炷再灸，直至灸完规定的壮数。

（3）隔盐灸：用干燥的食盐填平肚脐，上放艾炷，从顶端点燃艾炷，待燃尽时接续一个艾炷，一般灸 3~9 壮。

（4）隔附子饼灸：用底面直径约 2cm、厚度约 0.2~0.5cm 的附子饼，用针刺小孔若干，将艾炷放置在药饼上，从顶端点燃艾炷，待燃尽时接续一个艾炷，一般灸 5~7 壮。

4. 施灸过程中询问患者有无不适，观察皮肤情况。

5. 施灸完毕，清洁局部皮肤，协助患者着衣，整理床单元，安置舒适体位，酌情通风。

6. 清理用物，洗手，做好记录并签名。

【注意事项】

1. 严格掌握禁忌证　操作前评估患者有无禁忌证，发现不良反应及时处理报告。禁忌证同悬灸禁忌证。

2. 操作方法

（1）对糖尿病、肢体感觉障碍的患者，需谨慎控制施灸强度，防止烫伤。

（2）施灸顺序自上而下，先头身，后四肢。

（3）施灸后，局部出现小水疱，无须处理，自行吸收。如水疱较大，用无菌注射器抽出疱液，并以无菌纱布覆盖。

（4）熄灭后的艾炷，应装入小口瓶内，以防复燃，发生火灾。

3. 告知患者配合情况

（1）施灸过程中出现头昏、眼花、恶心、心慌出汗等不适现象，及时告知护士。

（2）施灸后如出现轻微咽喉干燥、大便秘结、失眠等现象，无须特殊处理。

（3）灸后注意保暖，饮食宜清淡。

实验 5　麦　粒　灸

麦粒灸是将艾绒搓成如麦粒样大小，直接置于穴位上施灸，通过其温经散寒、扶助阳气、消瘀散结作用，达到防治疾病、改善症状的一种操作方法。

【目的】

温经散寒，扶助阳气，补气养血，消瘀散结。

【适用指征】

适用于治疗各种慢性虚寒性疾病引起的症状，如慢性腹泻所致的排便次数增多、便质稀薄；脾胃虚弱所致的纳差、呕吐；尪痹所致的晨僵、小关节疼痛等症状。

【操作资源】

治疗盘、治疗巾、纱布、艾粒、油膏或凡士林、打火机、线香、消毒棉球、无菌敷料、弯盘、镊子、小口瓶，必要时准备浴巾、屏风等。

【操作程序】

1. 备齐用物，携至床旁，做好解释，取得患者的配合。

2. 协助取合适体位，暴露施灸部位，注意保暖。

3. 将油膏或凡士林涂于施灸部位。

4. 非化脓灸。将艾粒置于施灸部位，用线香点燃艾粒顶端，使其燃烧。当艾粒燃到剩余 2/5~1/5 时，即用镊子将艾粒夹去，放入小口瓶，进行下一壮操作。

5. 在施灸过程中，随时询问患者有无灼痛感，观察局部皮肤情况，防止烫伤。

6. 灸后将穴位处残留的灰烬和油膏轻轻擦拭干净。

7. 协助患者着衣,安置舒适卧位,酌情开窗通风。

8. 清理用物,洗手,做好记录并签名。

【注意事项】

1. 严格掌握禁忌证　操作前评估患者有无禁忌证(表4-4),发现不良反应及时处理报告。

表 4-4　麦粒灸禁忌表

禁忌证	原因
实热证或阴虚阳亢者	避免加重病情
孕妇的腹部、腰骶部	避免引起流产
心前区、大血管处、乳头、腋窝、肚脐、会阴等部位	避免局部刺激
体质虚弱、空腹、极度疲劳者慎施灸	避免"晕灸"

2. 操作方法

(1) 对糖尿病、肢体感觉障碍的患者,需谨慎控制施灸强度,防止烫伤。

(2) 施灸后,局部出现小水疱,无须处理,自行吸收。如水疱较大,用无菌注射器抽出疱液,并以无菌纱布覆盖。

(3) 熄灭后的艾炷,应装入小口瓶内,以防复燃,发生火灾。

3. 告知患者配合情况

(1) 施灸过程中出现头昏、眼花、恶心、心慌出汗等不适现象,及时告知护士。

(2) 施灸过程中不宜随便改变体位,以免烫伤。

(3) 灸后注意保暖,饮食宜清淡。

四、经穴推拿

推拿手法源于人类最初的本能动作,如摩擦取暖、抚按伤痛、母婴间抚摸及人体间相互触摸等。推拿疗法在我国历史悠久,它不但用于治病,还广泛用于预防保健。《汉书·艺文志》《周礼》《史记》《金匮要略》等均已提到了推拿治疗。在发展过程中,我国的推拿法形成许多学术思想,其中"小儿推拿""正骨推拿""内功推拿""经穴按摩"等内容丰富,方法之多、应用之广为世界瞩目。

实验 6　经 穴 推 拿

经穴推拿是以气血阴阳、脏腑理论为理论基础,以经络学说为指导,以按法、点法、推法、叩击法等手法作用于经络腧穴,达到防治疾病的一种外治方法。

【目的】

舒筋活络,活血祛瘀,调节气血及脏腑功能。

【适用指征】

1. 骨外科疾病　颈椎病、落枕、腰椎间盘突出症、肩周炎、软组织扭伤等。

2. 外科疾病　术后肠粘连、慢性前列腺炎、慢性阑尾炎、下肢静脉曲张、乳痈等。

3. 内科疾病　胃脘痛、头痛、失眠、感冒、久泻、中风后遗症、尿潴留等。

4. 妇科疾病　月经失调、痛经、闭经、慢性盆腔炎、产后耻骨联合分离症等。

5. 儿科疾病　小儿发热、腹泻、疳积、惊风、便秘、脱肛、肠套叠、哮喘、遗尿、夜啼、脊髓灰质炎后遗症等。

6. 五官科疾病　鼻炎、耳聋、耳鸣、斜视、近视等。

【操作资源】

治疗巾,必要时备推拿介质、各种规格的软垫或大小不等的枕头、大毛巾及屏风。

【操作程序】

1. 核对医嘱,评估患者,做好解释,注意保暖。腰腹部推拿时嘱患者排空二便。

2. 备齐用物,携至床旁,根据经穴推拿部位,协助患者取适宜的体位,充分暴露患处,必要时屏风遮挡患者。

3. 遵医嘱确定腧穴,选用适宜的推拿手法及强度,根据手法需要在推拿部位皮肤涂以少许润滑剂,或铺上治疗巾,正确运用手法和选取穴位,操作时注意手法力度、频率,时间为 15~20 分钟,手法用力适度,均匀柔和(图 4-7)。

4. 常见疾病推拿部位和穴位

(1) 头面部:取穴印堂、太阳、头维、攒竹、睛明、鱼腰、丝竹空、四白等。

(2) 颈项部:取穴风池、风府、天柱、大椎等。

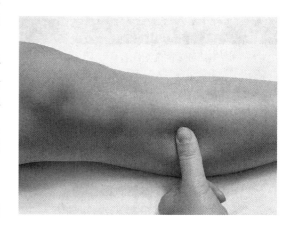

图 4-7　推拿手法(拇指端点法)

(3) 胸腹部:取穴天突、膻中、中脘、下脘、气海、关元、天枢等。

(4) 腰背部:取穴肺俞、肾俞、心俞、膈俞、华佗夹脊、大肠俞、命门、腰阳关等。

(5) 肩部及上肢部:取穴肩井、肩髃、肩贞、手三里、天宗、曲池、极泉、小海、内关、合谷等。

(6) 臀及下肢部:取穴环跳、居髎、风市、委中、昆仑、足三里、阳陵泉、梁丘、血海、膝眼等。

5. 常用的推拿手法

(1) 点法:用指端或屈曲的指间关节部着力于施术部位,持续地进行点压,称为点法。此法包括拇指端点法、屈拇指点法和屈示指点法等,临床以拇指端点法常用。

1) 拇指端点法:手握空拳,拇指伸直并紧靠于示指中节,以拇指端着力于施术部位或穴位上。前臂与拇指主动发力,进行持续点压。亦可采用拇指按法的手法形态、用拇指端进行持续点压。

2) 屈拇指点法:屈拇指,以拇指指间关节桡侧着力于施术部位或穴位,拇指端抵于示指中节桡侧缘以助力。前臂与拇指主动施力,进行持续点压。

3) 屈示指点法:屈示指,其他手指相握,以示指第一指间关节突起部着力于施术部位或穴位上,拇指末节尺侧缘紧压示指指甲部以助力。前臂与示指主动施力,进行持续点压。

(2) 揉法:以一定力量按压在施术部位,带动皮下组织做环形运动的手法。

1) 拇指揉法:以拇指螺纹面着力按压在施术部位,带动皮下组织做环形运动的手法。以拇指螺纹面置于施术部位上,余四指置于其相对或合适的位置以助力,腕关节微屈或伸直,拇指主动做环形运动,带动皮肤和皮下组织,每分钟操作 120~160 次。

2) 中指揉法:以中指螺纹面着力按压在施术部位,带动皮下组织做环形运动的手法。中指指间关节伸直,掌指关节微屈,以中指螺纹面着力于施术部位上,前臂做主动运动,通过腕关节使中指螺纹面在施术部位上做轻柔灵活的小幅度环形运动,带动皮肤和皮下组织,每分钟操作 120~160 次。为加强揉动的力量,可以示指螺纹面搭于中指远侧指间关节背侧进行操作,也可用环指螺纹面搭于中指远侧指间关节背侧进行操作。

3) 掌根揉法:以手掌掌面掌根部位着力按压在施术部位,带动皮下组织做环形运动的手法。肘关节微屈,腕关节放松并略背伸,手指自然弯曲,以掌根部附着于施术部位上,前臂做主动运动,带动腕掌做小幅度的环形运动,使掌根部在施术部位上环形运动,带动皮肤和皮下组织,每分钟操作 120~160 次。

在临床治疗的实际运用中,上述这些基本操作方法可以单独或复合运用,也可以选用属于经穴推拿技术的其他手法,比如按法、点法、弹拨法、叩击法、拿法、捏法等,视具体情况而定。

(3) 叩击法:用手特定部位,或用特制的器械,在治疗部位反复拍打叩击的一类手法,称为叩击类手法。各种叩击法操作时,用力应果断、快速,击打后将术手立即抬起,叩击的时间要短暂。击打时,手腕既要保持一定的姿势,又要放松,以一种有控制的弹性力进行叩击,使手法既有一定的力度,又感觉缓和舒适,切忌用暴力打击,以免造成不必要的损伤。

6. 观察患者有无头晕汗出、心悸气短等不适,随时听取患者对手法刺激的反应和耐受情况。若有不适,应及时调整手法或停止操作,以防发生意外。

7. 操作完毕,协助患者着衣,取舒适体位,整理床单位。

8. 清理用物,洗手,记录推拿穴位的名称、手法、时间、疗效、患者反应并签名。

【注意事项】

1. 严格掌握禁忌证 操作前评估患者有无禁忌证(表4-5),发现不良反应及时处理和报告。

表4-5 经穴推拿禁忌表

禁忌证	原因
恶性肿瘤部位	避免病情加重
骨折部位	避免引起骨折部位错位
正在出血或内出血的部位	避免加重局部出血
皮肤破损、烫伤患处	避免引起局部感染
骨与关节结核、化脓性关节患者	避免病情加重
妇女妊娠期、月经期腰骶部和腹部	避免引起流产和出血过多
剧烈运动后极度劳累、饥饿状态等,或极度虚弱	避免发生晕厥现象
有出血性倾向者	避免引发出血

2. 操作方法

(1) 操作前应修剪指甲,以防损伤患者皮肤。

(2) 操作中注意手法力度,手法要求:均匀、柔和、有力、持久、渗透。用力应先轻后重,逐渐加强,切忌用力过猛。

(3) 操作中注意观察患者反应,随时询问了解患者对手法刺激的反应和耐受程度。若患者出现头晕目眩、心悸气短、胸闷、出冷汗等症状,应立即停止操作,及时做好相应处理。

3. 告知患者配合情况 推拿时及推拿后局部可能出现酸痛的感觉,如有不适及时告知护士。

五、刮痧法

案例导入

　　赵某,女,40岁。因"睡眠障碍伴头痛10月余"于2018年8月10日入院,入院诊断为"失眠、紧张性头痛"。入院症见:患者神志清,前额及双颞侧持续性头部胀痛,夜间入睡困难,多梦易醒,每日睡眠时间4~5小时,舌暗红,苔黄厚腻,脉沉细;匹兹堡睡眠质量指数16分,疼痛视觉模拟评分6分,焦虑自评量表52分。完善检查,排除器质性病变。中医治疗为主,以"化痰活血通络"为原则,口服中药加刮痧治疗。
　　请问:刮痧法的适用指征有哪些? 对该患者实施刮痧时应注意观察哪些内容?

　　刮痧法历史悠久,源远流长,是我国古代人民在与疾病斗争的长期医疗实践中创造的外治方法。目前认为刮痧法最早的记载在元代《世医得效方》一书,用于治疗"痧证",在历代医学著作中均有记载。随着医疗实践经验的总结和技术的发展,刮痧法在防病、治病和家庭保健中发挥着重要作用。

实验7　刮　痧　法

　　刮痧法是在中医经络腧穴理论指导下,应用边缘钝滑的器具,如牛角类、砭石类等刮板或匙,蘸上刮痧油、水或润滑剂等介质,在体表一定部位反复刮动,使局部出现瘀斑或痧痕,使脏腑秽浊之气经腠理通达于外,从而促使气血流畅,达到防治疾病目的的一种治疗方法。

【目的】
　　1. 疏通腠理,祛邪外出。
　　2. 疏通经络,通调营卫,调和脏腑。

【适用指征】
　　1. 内科疾病　眩晕、失眠、头痛、咳嗽、中暑、腹泻、便秘等。
　　2. 骨科、外科疾病　颈椎病、腰椎间盘突出症、落枕等;痔疮、皮肤瘙痒症、湿疹、荨麻疹、脱发等。
　　3. 妇科疾病　痛经、闭经、月经不调、乳腺增生等。
　　4. 儿科疾病　疳证、积滞、腹泻、遗尿等
　　5. 其他　养颜美容、消斑祛痘等。

【操作资源】
　　治疗盘、刮痧板(牛角类、砭石类等刮痧类板或匙)、介质(刮痧油、清水、润肤乳等)、毛巾、卷纸,必要时备浴巾、屏风等。

【操作程序】
　　1. 备齐用物,携至床旁,核对医嘱,做好解释。
　　2. 协助患者取合理的体位,暴露刮痧部位,注意保暖及隐私。
　　3. 检查刮具边缘是否光滑、有无缺损,以免划破皮肤。
　　4. 用刮痧板蘸取适量介质涂抹于刮痧部位。
　　5. 单手握板,将刮痧板放置掌心,用拇指和示指、中指夹住刮痧板,环指、小指紧贴刮痧板边角,利用指力和腕力调整刮痧板角度,使刮痧板与皮肤之间的夹角为45°~90°,以肘关节

为轴心,前臂做有规律的移动。

6. 刮痧治疗中,用力均匀,由轻到重,以患者能耐受为度,单一方向刮拭;皮肤呈现红色、紫色痧点为宜,或出现粟粒状、丘疹样斑点,或条索状斑块等形态变化,并伴有局部热感或轻微疼痛。对一些不易出痧或出痧较少的患者,不可强求出痧。

7. 询问患者有无不适,观察病情及局部皮肤颜色变化,调节手法、力度。

8. 每个部位一般刮 20~30 次,局部刮痧一般 5~10 分钟。

9. 刮痧完毕,清洁局部皮肤后,协助患者着衣,安置舒适卧位。

10. 清理用物,洗手,做好记录并签名。

【注意事项】

1. 严格掌握禁忌证　操作前评估患者有无禁忌证(表 4-6),发现不良反应及时处理报告。

表 4-6　刮痧法禁忌表

禁忌证	原因
有严重心脑血管疾病、肝肾功能不全、全身水肿者	避免诱发疾病
孕妇的腹部、腰骶部	避免局部刺激引起孕妇流产
体表疖肿、破溃、疮痈、斑疹和不明原因包块处	避免加重皮肤破溃
感染性疾病者	避免加重病情,交叉感染
有出血倾向者	避免诱发出血
体质虚弱或空腹者	避免"晕痧"

2. 操作方法

(1) 刮具要保持湿润,以免刮伤皮肤。

(2) 用力应均匀,力度适中;对不出痧或出痧少的部位不可强求出痧,禁用暴力。

(3) 刮痧过程中随时观察病情变化,如患者出现面色苍白、出冷汗等,应立即停刮,并报告医生,配合处理。

3. 告知患者配合情况

(1) 刮痧间隔时间一般为 3~6 天,或以痧痕消退为准,3~5 次为一个疗程。

(2) 刮痧后最好饮用一杯温水,出痧后 30 分钟内不宜洗冷水澡。

(3) 刮痧过程中,如有头晕、出冷汗、呕吐等,应立即与护士沟通,停止刮痧。

六、拔罐法

拔罐法在中国有着悠久的历史,早在成书于西汉时期的帛书《五十二病方》中就有关于"角法"的记载,晋代葛洪所著《肘后备急方》中有使用牛角制成罐拔脓治疗外科疮疡肿毒的记载,之后各代医家著作中均有对拔罐法的记载。随着中医药事业的发展,拔罐法从民间转入医院,在罐具、操作方法等方面不断创新,应用范围也不断扩大,成为临床最常用的中医护理技术之一。

实验 8　拔 罐 法

拔罐法,古称角法、吸筒法,是一种以罐为工具,利用燃烧、抽吸、蒸汽等方法形成罐内负压,使罐吸附于腧穴或相应体表部位,使局部充血或瘀血,以达到防治疾病目的的方法。常用罐具有竹罐、陶罐、玻璃罐。常用拔罐方法有闪罐法、投火法、抽气法、水罐法、留罐法、走罐法、刺络拔罐法等。

（一）拔罐的方法

1. 火罐法

（1）闪火法：用镊子或止血钳夹住 95% 乙醇棉球，点燃后在罐内绕一圈后，立即退出，然后迅速将罐扣在施术部位（图 4-8）。

（2）投火法：将乙醇棉球或纸片点燃后投入罐内，迅速将罐扣在施术部位（图 4-9）。

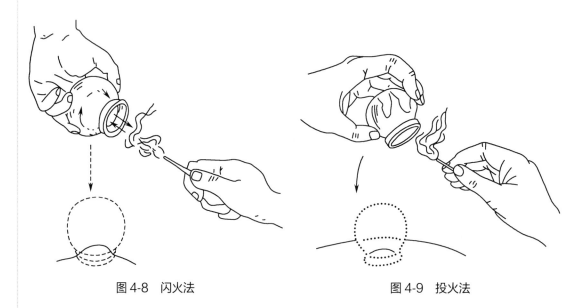

图 4-8　闪火法　　　　　　　　　　　　　　　图 4-9　投火法

2. 水罐法　此法一般适用于竹罐。煮锅内加水或加水后放入中药包，将竹罐投入锅内煮 5~10 分钟，用长镊子将罐夹出，罐口朝下，迅速用湿毛巾紧扪罐口，再立即将罐扣在应拔部位上，留罐 10~20 分钟。观察水罐吸附情况，如患者感到过紧疼痛或烫痛，应立即起罐。

（二）拔罐法的应用

1. 留罐　拔罐后留置 10~15 分钟，使局部皮肤充血。起罐时，以一手指按压罐口皮肤，使空气进入罐内，罐体即可取下。

2. 走罐　在施术部位和罐口涂上一层凡士林或按摩乳，将罐拔好后，用手握住，向上下或左右往返推移，直至皮肤充血为止。适用于脊背、腰臀、大腿等肌肉丰厚、面积较大的部位。

3. 闪罐　将罐拔住后立即起下，反复多次地拔住、起下，直至皮肤潮红、充血或瘀血即可。

4. 针罐　此法是将针刺与拔罐相结合的一种方法。在针刺得气留针时，将罐拔在以针为中心的部位上，留罐与针 5~10 分钟，然后起罐起针。

【目的】

温通经络，祛风散寒，行气活血，消肿止痛，吸毒排脓等。

【适用指征】

适用于风湿痹痛，各种神经麻痹，以及一些急慢性疼痛，如腹痛、腰背痛、痛经、头痛等；还可用于感冒、咳嗽、哮喘、消化不良、胃脘痛、眩晕等脏腑功能紊乱方面的病证。此外，如丹毒、红丝疔、毒蛇咬伤、疮疡初起未溃等外科疾病亦可用拔罐法。

【操作资源】

治疗盘、罐数个（包括玻璃罐、陶罐、竹罐、抽气罐等）、润滑剂、止血钳、95% 乙醇棉球、打火机、广口瓶、清洁纱布或自备毛巾，必要时备屏风、毛毯。

【操作程序】

1. 备齐用物,携至床旁,核对医嘱,做好解释。

2. 取合理体位,暴露拔罐部位,注意保暖。

3. 根据部位不同,选用合适罐具,并检查罐口是否光滑。

4. 用止血钳夹住乙醇棉球,点燃后在罐内中段烧 1~2 圈(切勿烧罐口,以免罐口过热烫伤皮肤),使其罐内形成负压后迅速扣至已经选择的拔罐部位上,待罐体稳定后方可离开,防止罐具脱落,留罐 10~15 分钟。

5. 拔罐过程中要随时观察罐体吸附情况和皮肤颜色。

6. 起罐时一手扶住罐体,另一手以拇指或示指按压罐口皮肤,待空气进入罐内即可起去。

7. 操作完毕,协助患者着衣,整理床单位,安排舒适体位。

8. 清理用物,洗手,做好记录并签名。

【注意事项】

1. 严格掌握禁忌证 操作前评估患者有无禁忌证(表 4-7),发现不良反应及时处理报告。

表 4-7 拔罐法禁忌表

禁忌证	原因
高热、抽搐和痉挛发作者,严重肺气肿、心力衰竭或体质虚弱者	避免加重病情
有出血倾向者	避免诱发导致出血
体表疖肿、破溃、疮痈、斑疹和不明原因包块处,肌腱、韧带严重损伤或骨折部位	避免加重皮肤破溃情况,影响骨折对位及愈合等
孕妇的腰骶及腹部	避免局部刺激引起流产
骨骼凹凸不平及毛发较多的部位	避免罐体吸附不牢

2. 操作方法

(1) 根据所拔部位的面积大小选择合适的罐具。

(2) 拔罐时应采取合适的体位,使之舒适持久,并尽量选择肌肉丰厚的部位拔罐。骨骼凹凸不平和毛发较多处不宜拔罐。

(3) 拔罐时,动作要快、稳、准,起罐时切勿强拉。

(4) 拔罐过程中密切观察局部皮肤反应,有无头晕、恶心、心慌、面色苍白、呼吸急促、四肢厥冷等晕罐表现。

(5) 用火罐时应注意勿灼伤或烫伤皮肤。若烫伤或留罐时间太长而出现水疱,小水疱无须处理,待自行吸收。大水疱,消毒皮肤后用无菌注射器抽去疱液,覆盖消毒纱布,保持干燥,防止感染。

3. 告知患者配合情况

(1) 拔罐过程中尽量避免变换体位,以免罐具脱落。

(2) 如拔罐过程中感觉拔罐部位有凉气外出或温热、微痛等现象,拔罐局部皮肤出现紫斑、瘀血等情况为正常反应,避免过分紧张。

七、拓展

虎符铜砭刮痧法

虎符铜砭刮痧法以经络理论为基础,使经脉阳气振奋,运用虎符铜砭所制的刮痧板,选取特定腧穴,反复刮摩局部皮肤,使皮肤充血,形成刺激因素,从而改善微循环、促进血液循环,有效减轻患者疼痛等症状,进而达到治疗疾病的效果。其特点是在砭石疗法的基础上,将黄铜所制成的虎符铜砭代替砭石行刮痧疗法。因铜具有强传导性和杀菌消毒之功效,运用虎符铜砭刮痧板进行刮痧能够使人体达到最优的共振频率。其在扩大原有操作范围的基础上配合选取特定经络腧穴,采用较普通刮痧疗法更为柔和的操作手法,根据不同的穴位经络特点施以点刮、线刮或磨刮,以刮透为标准,进而对全身皮肤进行施治,从而进一步增强其疗效,达到比普通刮痧板更好的治疗效果。

【目的】

解表祛邪,调畅气血,活血化瘀,排除毒素,疏通经络。

【适用指征】

1. 内科疾病　慢性阻塞性肺疾病、高血压、阿尔兹海默症、失眠、甲状腺功能亢进等。
2. 骨科疾病　腰椎间盘突出症、颈椎病、膝骨关节炎。
3. 妇科疾病　乳腺增生、乳腺癌。
4. 其他疾病　肝硬化胁肋痛、中风后痉挛性偏瘫及糖尿病周围神经病变等。

随着虎符铜砭疗法的不断成熟与发展,其在临床的应用范围也在不断扩大。

八、综合实验与思考

1. 王某,女,34岁。因过量使用清热类中药制剂,以"遇寒则胃痛、腹泻2年,加重1个月"到门诊就诊。全身无明显怕冷,平日纳可,喜热食、热饮,大小便调,舌淡,苔白,脉迟濡。辨证:脾胃虚寒证,医嘱:隔姜灸,每日一次。请问:

（1）为患者行隔姜灸的目的是什么?

（2）作为责任护士,为患者施灸的最佳部位、穴位如何选择?

2. 孙某,男,56岁。因"腰肌劳损"到门诊就诊,医嘱:拔罐,隔日一次。门诊护士予疼痛部位走罐,阿是穴、双侧肾俞、大肠俞、委中穴留罐。请问:

（1）为该患者拔罐前应评估哪些内容?

（2）操作中应交代哪些注意事项?

第二节　中药外治

中药外治技术是指使用中药,运用非口服的方法,通过刺激经络、穴位、皮肤、黏膜等达到防病治病目的的一种传统医学疗法。现代药物制剂学中的中药透皮给药系统(transdermal drug delivery system)或称经皮治疗系统(transdermal therapeutic system)属于此类治疗。

一、中药熏蒸

案例导入

赵某,女,45岁。患荨麻疹4年,久治无效,常因劳累或遇冷时发作,发作时风团时有时无,发作时瘙痒剧烈。查体:皮疹遍布全身,均为隆起之淡红色风团,界限清楚,舌质淡,苔薄白,脉细。诊断为慢性荨麻疹。遵医嘱给予中药熏蒸疗法,以调和营卫、祛风止痒。

请问:责任护士如何为患者进行操作前宣教?

中药熏蒸疗法是中药外治疗法的分支,在一些少数民族地区,被称为"烘雅"。中药熏蒸疗法自先秦就有记载,后世不断发展,到清代,中药熏蒸趋于成熟。随着科学技术的日新月异,广泛应用于休闲保健、康复疗养和临床疾病治疗等诸多方面。

实验1　中药熏蒸

中药熏蒸法又称中药蒸汽疗法、中药汽浴疗法、中药雾化透皮疗法、热雾疗法等,是借用中药热力及药理作用熏蒸患处,达到疏通腠理、祛风除湿、温经通络、活血化瘀的一种中医外治疗法,包括全身熏蒸和局部熏蒸。

【目的】

1. 温经通络,调和气血,活血化瘀,协调脏腑。

2. 消肿止痛,清热解毒,杀虫止痒,疏风散寒,祛风除湿。

【适用指征】

熏蒸法的适用范围广泛,涉及内、外、妇、儿、骨伤、五官、皮肤科的多种疾病。

1. 内科疾病　感冒、咳嗽、哮喘等肺系疾病;中风、眩晕、不寐等心脑疾病;便秘、呕吐等脾胃疾病。

2. 外科疾病　烫伤、痔疮、肛裂、软组织损伤、血栓闭塞性脉管炎、疔疮、痈疽、丹毒等。

3. 妇科疾病　痛经、闭经、带下病、外阴瘙痒、外阴溃疡、外阴白斑、盆腔炎、子宫脱垂等。

4. 儿科疾病　腹泻、痄腮、麻疹、遗尿、脊髓灰质炎后遗症等。

5. 骨伤科疾病　骨折、脱臼、退行性骨关节病、外伤性关节僵化症、外伤性关节滑囊炎、肋软骨炎、肩周炎、网球肘、骨质增生等。

6. 五官科疾病　结膜炎、睑缘炎、睑腺炎、巩膜炎、泪囊炎、鼻衄、鼻窦炎、唇炎、耳疮等。

7. 皮肤科疾病　湿疹、脓疱疮、皮肤瘙痒症、手足癣、银屑病、扁平疣等。

【操作资源】

1. 全身熏蒸法　治疗盘、浴缸或大浴盆、遵医嘱配制的熏蒸液、水温计、座架、罩单、浴巾、拖鞋、衣裤,必要时备屏风及换药用品等。如有条件可使用中药全身熏蒸治疗仪。

2. 坐浴法　治疗盘、小毛巾、遵医嘱配制的熏蒸液、水温计、坐浴盆、坐浴椅或有孔木盖,必要时备屏风。

3. 四肢熏蒸法　脸盆、遵医嘱配制的熏蒸液、橡胶单、浴巾、小毛巾、水温计,必要时备屏风。

4. 眼部熏蒸法　治疗盘,治疗碗(内盛煎好的中药滤液),纱布,镊子,眼罩。

【操作程序】

1. 核对医嘱,评估患者,做好解释,调节室内温度,冬季注意保暖。

2. 备齐用物,携至床旁。根据熏蒸部位协助患者取合理、舒适体位,暴露熏蒸部位,必要时屏风遮挡。

3. 全身熏蒸法　调节浴缸或浴盆内的水温为43~46℃,将过滤后的药液倒入浴盆或浴缸内,稳妥放好座架,试温,保证设备安全。必要时协助患者脱衣服,扶患者坐在浴盆或浴缸座架上,用罩单围住全身,仅露出头面,使药液蒸汽熏蒸全身,每次熏蒸15~20分钟,不超过30分钟。使用中药全身熏蒸治疗仪熏蒸时,先检查机器的性能、有无漏电现象,以防发生意外。用冷水浸泡药物20~60分钟后,放入熏蒸机贮药罐内,接通电源预热机身(夏季15分钟,冬季 20~25 分钟),调好参数,夏季 32℃,秋冬季节 32~35℃。患者暴露躯体坐在椅子上或卧于治疗床上熏蒸,每日 1~2 次。

4. 坐浴法 将药液趁热倒入盆内,上置带孔木盖,协助患者将裤子脱至膝盖,坐在木盖上熏蒸;或将坐浴盆置于坐浴架上,患者暴露臀部,坐在坐浴架上熏蒸。药液偏凉时,应及时加热,每次熏蒸 15~20 分钟,不超过 30 分钟。

5. 四肢熏蒸法

(1) 上肢熏蒸时,床上铺好橡胶单,将药液趁热倒入盆内放于橡胶单上。将患肢架于盆上,用浴巾围盖住患肢及盆,使药液蒸汽熏蒸患肢。

(2) 下肢熏蒸时,将煎好的药液趁热倒入木桶内,桶内置 1 只小木凳,略高出药液面。患者坐位,将患足放在桶内小木凳上,用大毛巾将桶口及患肢盖严,进行熏蒸。

6. 眼部熏蒸法 将煎好的药液趁热倒入治疗碗,患者取端坐位,向前微微弯腰,面向药液,眼部对准碗口进行熏蒸,稍凉即换,每次 15~30 分钟。

7. 熏蒸过程中,密切观察患者病情变化。如有不适,应立即停止,协助患者卧床休息。

8. 熏蒸完毕,清洁局部皮肤,协助患者着衣,取舒适体位,整理床单位。

9. 清理用物,洗手,记录并签名。

【注意事项】

1. 严格掌握禁忌证 操作前评估患者有无禁忌证(表 4-8),发现不良反应及时处理并报告。

表 4-8 中药熏蒸禁忌表

禁忌证	原因
孕妇及妇女月经期间禁止使用坐浴	避免局部刺激引起流产或出血过多
患者不宜空腹熏蒸	避免发生低血糖
患者进餐前后半小时不宜熏蒸	避免发生低血糖或影响消化功能
年老、心肺脑病、体质虚弱、水肿患者不可单独熏蒸,且熏蒸时间不可过长	避免发生意外及虚脱

2. 操作方法

(1) 熏蒸的药液温度不宜过高,一般为 43~46℃,以防烫伤。并根据患者的耐受程度调节适宜的药液温度,老年、儿童患者熏洗时温度宜稍低。肢体动脉闭塞性疾病、糖尿病足、肢体干性坏疽者,熏蒸时药液温度不可超过 38℃。

(2) 在伤口部位进行熏蒸时,按无菌技术操作进行。

(3) 包扎部位熏蒸时,应揭去敷料。熏蒸完毕后,更换消毒敷料。

(4) 中药熏蒸一般每日 1 次,视病情也可每日 2 次。

(5) 所用物品需清洁消毒,用具一人一份一消毒,避免交叉感染。

3. 告知患者配合情况 嘱患者熏蒸过程中应适当饮水,如出现头晕、胸闷、气促、心跳加快等异常症状或皮肤过敏反应,应立即告知护士,停止熏蒸。

二、中药泡洗

案例导入

　　王某,男,36 岁。初诊症见双足趾间皮肤糜烂滋水、浸渍发白,足底可见多处成片粟米大小水疱、基底潮红、瘙痒难忍,趾间散发臭味,流黄水,曾用达克宁、皮炎平等外用药治疗,症状时好时发。诊断为足癣(水疱合并糜烂型)。医嘱:中药泡洗,每日两次。

　　请问:中药泡洗过程中护士应重点观察哪些内容?

　　中药泡洗是在中医理论指导下,将中药配方熬成药液淋洗、浸浴全身或患处局部的一种外治方法。中药成分在热水的热力作用帮助下,透皮吸收,从而达到活血、消肿、止痛、祛瘀生新等作用。

实验2　中药泡洗(足部药浴)

　　中药泡洗法是借助泡洗时洗液的温热之力及药物本身的功效,浸洗全身或局部皮肤,达到活血、消肿、止痛、祛瘀生新等作用的一种中医外治方法。本实验以足部药浴为例介绍。

　　【目的】

　　1. 促进血液循环和新陈代谢,消除疲劳,改善睡眠,调整血压。

　　2. 活血通络,消肿止痛,疏通腠理,祛瘀生新,调节气血阴阳平衡。

　　【适用指征】

　　1. 内科疾病　如外感发热、便秘、不寐、眩晕等病证;中风恢复期的手足肿胀等。

　　2. 外科疾病　如血栓闭塞性脉管炎、风湿性关节炎等。

　　3. 皮肤科疾病　如足癣、鸡眼、下肢丹毒等。

　　【操作资源】

　　足浴盆或足浴桶或中药足浴治疗仪,治疗盘,遵医嘱配制的足浴药物(可选用散剂或中药煎剂),足浴药疗袋,水温计,毛巾,热水适量,必要时备毛毯。

　　【操作程序】

　　1. 核对医嘱,评估患者,做好解释,注意保暖。

　　2. 备齐用物,携至床旁,协助患者取适宜的体位。

　　3. 将足浴药疗袋放入足浴盆或足浴桶中,加热水至足浴容器的 2/3,调节温度至约40℃,患者清洗双足后放入药疗袋内进行足浴,或将药液直接倒入足浴盆或足浴桶中进行足浴,时间一般为 30 分钟。

　　4. 足浴过程中观察患者病情变化及局部皮肤情况,随时询问患者有无不适,及时检查药液的温度,温度过低时应调节温度。

　　5. 足浴完毕,协助患者擦干皮肤。

　　6. 妥善安置患者,协助患者着衣,取舒适体位,整理床单位。

　　7. 清理用物,洗手,记录并签名。

　　【注意事项】

　　1. 严格掌握禁忌证　操作前评估患者有无禁忌证(表 4-9),发现不良反应及时处理并报告。

表 4-9　足部药浴禁忌表

禁忌证	原因
糖尿病患者慎用	避免烫伤
出血患者禁止足部药浴	避免加重出血
皮肤过敏者,某类药物过敏者	避免发生过敏反应
皮肤有溃破或创口者,局部禁用足部药浴	以防感染,病情加重
心肺功能障碍、肝肾功能不全、心脑血管病患者慎用	以防病情加重,发生意外

2. 操作方法

(1) 足部药浴时注意温度适中(最佳温度在 40℃左右),最好根据足部适应情况逐渐升高水温。并根据患者的耐受程度调节适宜的温度,特别是皮肤感觉迟钝者,温度不宜过高,以防烫伤。糖尿病、足部皲裂患者的泡洗温度适当降低。

(2) 用解表发汗类药物和经常药浴者,宜适当减少药浴时间。

(3) 足部药浴过程中应注意保暖,避免着凉。

(4) 足浴后出现皮肤过敏、脱皮、水疱等现象应暂停治疗。

(5) 药疗袋应一人一袋,避免混用,以防交叉感染。

3. 告知患者配合情况　嘱患者药浴过程中应适当饮水,以补充体液及增加血容量以利于代谢废物的排出。如出现头晕、心慌等异常症状或皮肤过敏反应时,应立即告知护士,停止泡洗。

三、中药外敷

运用中药外敷法治疗疾病,在我国历史悠久,西汉时期的《五十二病方》即有地胆等药外敷治疗"牡痔"的记载,历代文献均有相关的论述,至清代《理瀹骈文》,载外敷方药近 200 首,标志着中药外敷法临床应用更为完善。

实验 3　中药湿热敷

中药湿热敷法是将中药煎汤或用其他溶媒浸泡,根据治疗需要选择常温或加热,将中药浸泡的敷料敷于患处,通过疏通气机、调节气血、平衡阴阳,达到疏通腠理、清热解毒、消肿止痛的一种中医外治方法。

【目的】

温经散寒,疏通经络,活血化瘀,消肿止痛,清热解毒。

【适用指征】

中药湿热敷适用于软组织损伤、骨折愈合后肢体功能障碍,肩、颈、腰腿痛,膝关节痛,类风湿关节炎、强直性脊柱炎等各种痛证。

【操作资源】

治疗盘、遵医嘱配制的药液及容器、敷布数块、水温计、卵圆钳 2 把、弯盘、橡胶单、中单、纱布等。必要时备屏风。

【操作程序】

1. 核对医嘱,评估患者,做好解释。

2. 备齐用物,携至床旁,协助患者取适宜的体位,暴露湿热敷部位,下垫一次性治疗巾,注意保暖。

3. 测量药液温度,将敷布浸于 38~43℃药液中,用卵圆钳取出敷布后稍加拧挤至不滴水为度,抖开后敷于患处,并轻压使之与皮肤密切接触,敷布大小宜与患处相当。必要时加盖大浴巾,保持温度适宜。

4. 湿热敷中注意观察敷布的温度和湿度,每 5~10 分钟更换敷布一次。每次治疗时间为 20~30 分钟,每日 1~2 次。

5. 观察患者病情变化及局部皮肤情况,随时询问患者有无不适。

6. 操作完毕,取下敷布,擦干局部皮肤。

7. 妥善安置患者,协助患者着衣,取舒适体位,整理床单位。

8. 清理用物,洗手,记录并签名。

【注意事项】

1. 严格掌握禁忌证 操作前评估患者有无禁忌证(表 4-10),发现不良反应及时处理并报告。

表 4-10 中药湿热敷禁忌表

禁忌证	原因
皮肤过敏者,某类药物过敏者	避免发生过敏反应
皮肤有溃破或开放性损伤者,不宜采用湿热敷	避免感染,病情加重
疮疡脓肿迅速扩大者,大疱性皮肤病	以防病势加重
急性扭挫伤初期不宜湿热敷	避免加重皮下出血、肿胀、疼痛

2. 操作方法

(1)中药湿热敷疗法在操作中应注意温度(一般为 38~43℃),并根据患者的耐受程度调节适宜的温度;糖尿病伴末梢神经病变者,湿热敷温度不宜过高。

(2)敷布浸透药液后,应拧挤至干湿适宜,折叠平整,使热量均匀透入。

(3)湿热敷治疗忌汗出当风。

3. 告知患者配合情况

(1)热敷所用中药,一般用量大,药物毒性大,嘱患者不得误服,以免药物中毒。

(2)嘱患者操作过程中如有瘙痒、红疹、水疱等皮肤过敏反应,禁止搔抓,应立即告知护士,停止湿热敷,并遵医嘱进行处理。

(3)如出现头晕、口麻、恶心呕吐等不适,应立即停止操作,清洁局部皮肤,清除残留药物,动态观察。

实验 4 中药冷敷

中药冷敷法是将中药洗剂、散剂、酊剂冷敷于患处,通过中药透皮吸收,同时应用低于皮温的物理因子刺激机体,达到降温、止痛、止血、消肿、减轻炎性渗出的一种外治方法。

【目的】

促进皮肤血管收缩,抑制炎性渗出,具有降温、镇静、止痛、止血、消肿等作用。

【适用指征】

适用于外伤、骨折、脱位、软组织损伤的初期。

【操作资源】

治疗盘、治疗碗、遵医嘱配制的冷敷液及容器、水温计、敷布数块、卵圆钳 2 把、弯盘、橡胶单、中单、纱布等。必要时备冰敷袋、凉性介质贴膏、屏风。

【操作程序】

1. 核对医嘱,评估患者,做好解释。

2. 备齐用物,携至床旁,协助患者取舒适的体位,暴露冷敷部位,下垫一次性治疗巾,注意保暖,必要时用屏风遮挡患者。

3. 测量药液温度,将敷布浸于 8~15℃药液中,用卵圆钳取出敷布后稍加拧挤至不滴水为度,抖开后敷于患处,并轻压使之与皮肤密切接触,敷布大小宜与患处相当。

4. 冷敷中注意观察敷布的温度和湿度,约 5 分钟更换敷布一次,保持患处低温。每次治疗时间为 20~30 分钟,每日 1~3 次。

5. 观察患者病情变化及局部皮肤情况,随时询问患者有无不适。

6. 操作完毕,取下敷布,擦干局部皮肤。

7. 其他湿冷敷方法

(1) 中药冰敷:将中药散剂敷于患处,面积大于病变部位 1~2cm。敷料覆盖,将冰敷袋放置于敷料上保持低温。

(2) 中药酊剂凉涂法:将中药喷剂喷涂于患处,喷 2~3 遍,面积大于病变部位 1~2cm。敷料覆盖,将冰敷袋放置于敷料上保持低温。

(3) 中药散剂冷敷法:将中药粉剂揉于患处或均匀撒在有凉性物理介质的膏贴上,敷于患处,面积大于病变部位 1~2cm,保留膏贴 1 小时。

8. 妥善安置患者,协助患者着衣,取舒适体位,整理床单位。

9. 清理用物,洗手,记录并签名。

【注意事项】

1. 严格掌握禁忌证 操作前评估患者有无禁忌证(表 4-11),发现不良反应及时处理并报告。

表 4-11 中药冷敷禁忌表

禁忌证	原因
皮肤过敏者,某类药物过敏者	避免发生过敏反应
阴寒证不宜冷敷	避免病情加重
皮肤有溃破或开放性损伤者不宜冷敷	避免感染,病情加重
血液循环障碍者不宜冷敷	避免导致局部缺血坏死
心前区、腹部、足底等部位忌用冷敷	避免发生意外或腹泻
昏迷、感觉异常、年老体弱者慎用冷敷,如冷敷时温度不宜过低	避免发生冻伤

2. 操作方法

(1) 中药冷敷疗法在操作中应注意温度(一般为 8~15℃),并根据患者的耐受程度调节适宜的温度,特别是皮肤感觉迟钝者,温度不宜过低,以免冻伤。

(2) 敷布浸透药液后,应拧挤至干湿适宜,折叠平整,使药效均匀透入。

(3) 冰袋不能与皮肤直接接触。

(4) 操作过程中观察皮肤变化,特别是创伤靠近关节、皮下脂肪少的患者,注意观察患肢末梢血运,定时询问患者局部感受。如发现皮肤苍白、青紫,应停止冷敷。

3. 告知患者配合情况

(1) 嘱患者操作过程中如有瘙痒、红疹等皮肤过敏反应,禁止搔抓,应立即告知护士,停止冷敷,并遵医嘱进行处理。

（2）如出现头晕、恶心呕吐等不适,应立即停止操作,清洁局部皮肤,清除残留药物,动态观察。

实验 5　穴 位 敷 贴

穴位敷贴法是将药物制成一定剂型,敷贴到人体穴位,通过刺激穴位,激发经气,达到通经活络、清热解毒、活血化瘀、消肿止痛、行气消痞、扶正强身作用的一种外治方法。穴位敷贴除能使药力直达病灶发挥作用外,还可使药性通过皮毛腠理而由表及里,循经络传至脏腑,其疗效显著,患者易于接受。

【目的】

1. 通经活络,活血化瘀,扶正强身。

2. 清热解毒,消肿止痛,行气消痞。

【适用指征】

1. 外科疾病　各种疮疡、跌打损伤等引起的局部红、肿、热、痛。

2. 内科疾病　支气管哮喘、过敏性鼻炎等呼吸系统疾病;慢性胃炎、胃溃疡等消化系统疾病。

3. 妇科疾病　月经不调、痛经等。

4. 儿科疾病　小儿疳积、腹泻、厌食等。

【操作资源】

1. 治疗盘,绵纸或薄胶纸,遵医嘱配制的药物,0.9% 生理盐水棉球,油膏刀,无菌棉垫或纱布,胶布或绷带;必要时备屏风、毛毯。

2. 如需临时调配药物,备治疗碗,药物,麻油或饴糖、清水、蜜、醋等赋形剂;如敷新鲜中草药,需备乳钵。

【操作程序】

1. 核对医嘱,评估患者,做好解释,注意保暖。

2. 备齐用物,携至床旁,根据敷药部位,协助患者取适宜体位,充分暴露患处,必要时屏风遮挡。

3. 更换敷料,以 0.9% 生理盐水或温水清洗皮肤上的药渣,观察创面情况及敷药效果。

4. 需临时调制药物时,将药末倒入治疗碗内,根据需要,用水或饴糖、麻油、蜜等调和成稠度适宜的糊状,新鲜中草药需洗净后置乳钵内捣烂。

5. 根据敷药面积,取大小合适的绵纸或薄胶纸,用油膏刀将所需药物均匀地平摊于绵纸上,厚薄适中(图 4-10)。

6. 将已摊好药物的绵纸四周反折后敷于患处,以免药物受热溢出污染衣物,加覆敷料或棉垫,以胶布或绷带固定,松紧适宜。

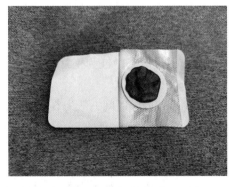

图 4-10　药物敷贴

7. 温度以患者耐受为宜。

8. 观察患者局部皮肤,询问有无不适感。

9. 操作完毕,协助患者着衣,取舒适体位,整理床单位。

10. 清理用物,洗手,记录所敷药物、时间、疗效、患者反应并签名。

笔记栏

【注意事项】

1. 严格掌握禁忌证 操作前评估患者有无禁忌证(表4-12),发现不良反应及时处理并报告。

表4-12 中药穴位敷贴禁忌表

禁忌证	原因
孕妇敏感部位和穴位不宜敷贴,如脐部、腹部、腰部、合谷、三阴交等处;孕妇禁用活血化瘀成分药物,如麝香、乳香、红花、没药、桃仁等	避免局部刺激引起流产
除拔毒膏外,患处有红肿及溃烂时不宜敷贴药物	避免发生化脓性感染
皮肤过敏者,某类药物过敏者	避免过敏反应
有出血性倾向,不宜应用活血药物	避免引发出血

2. 药物准备

(1) 药物应均匀地平摊于绵纸上,厚薄要适中,一般以0.2~0.5cm为宜。药物太薄,药力不够;药物太厚,则浪费药物,受热后易溢出,污染衣被。

(2) 用水、药汁或醋调配的敷药容易干燥,须经常用水、药汁、醋进行湿润,以免干燥后降低药效或引起局部不适。

(3) 夏天如以蜂蜜、饴糖作赋形剂,宜新鲜配制或加适量苯甲酸钠,以防止发酵变质,影响疗效。

3. 操作方法

(1) 对初起有脓头或成脓阶段的肿疡,以中间留空隙,围敷四周为宜。

(2) 特殊部位如乳痈敷药时,可在敷料上剪一个缺口,使乳头露出,以免乳汁溢出污染敷料或衣被。

(3) 敷贴部位应交替使用,不宜单个部位连续敷贴。对于残留在皮肤上的药物不宜采用肥皂或刺激性物品擦洗。

(4) 小儿不宜用刺激性强的药物,敷贴时间也不宜太长,避免引起皮肤起疱、破溃。

(5) 对于刺激性强、毒性大的药物,敷贴部位不宜过多,面积不宜过大,药量不宜过多,时间不宜过长,避免发生药物中毒。

4. 告知患者配合情况

(1) 出现皮肤微红为正常现象,若出现皮肤瘙痒、丘疹、水疱等,以及敷料松动或脱落,应及时告知护士。

(2) 穴位敷贴时间一般为6~8小时,可根据病情、年龄、药物、季节调整贴敷时间,小儿酌减。

实验 6 中 药 涂 药

中药涂药法是用棉签、毛笔或擦药棒将中药水剂、酊剂、油剂、膏剂等剂型药物,直接涂抹于患处,或涂抹于纱布外敷于患处的一种外治方法,古时又称擦药疗法。

【目的】

祛风除湿,解毒消肿,止痒镇痛等。

【适用指征】

用于各种跌打损伤、烫伤、烧伤、疖痈、静脉炎等。

【操作资源】

治疗盘、治疗碗、弯盘、中药制剂、镊子、生理盐水棉球、擦药工具(棉签、毛笔或擦药棒)、纱布或绵纸、胶布或弹力绷带、治疗巾等。必要时备中单、屏风、大毛巾等。

【操作程序】

1. 核对医嘱,评估患者,做好解释,注意保暖。

2. 备齐用物,携至床旁,根据涂药部位,协助患者取适宜的体位,充分暴露患处,酌情铺上一次性治疗巾,必要时屏风遮挡患者。

3. 根据具体情况选用相应的清洁剂,对患部皮肤进行清洁。用干棉球拭干皮肤上的水分,观察皮损情况。

4. 将药物倒在治疗碗内,用棉签或毛笔蘸取干湿度适宜的药物均匀地涂于患处,涂药应厚薄均匀,范围超出患处 1~2cm 为宜。

5. 各类剂型用法

(1) 混悬液先摇匀后再用棉签涂抹。

(2) 水、酊剂类药物用镊子夹棉球蘸取药物涂擦,干湿度适宜,以不滴水为度,涂药均匀。

(3) 膏状类药物用棉签或涂药板取药涂擦,涂药厚薄均匀,以 2~3mm 为宜。

(4) 霜剂应用手掌或手指反复擦抹,使之渗入肌肤。

(5) 对初起有脓头或成脓阶段的肿疡,脓头部位不宜涂药。

(6) 乳痈涂药时,在敷料上剪一缺口,使乳头露出,利于乳汁的排空。

6. 根据涂药的位置、药物的性质,必要时用纱布覆盖,胶布或绷带固定。

7. 涂药完毕,协助患者穿好衣裤,取舒适体位,整理床单位。

8. 清理用物,洗手,记录并签名。

9. 30 分钟后巡视患者一次,观察药物反应。

【注意事项】

1. 严格掌握禁忌证 操作前评估患者有无禁忌证(表 4-13),发现不良反应及时处理并报告。

表 4-13 中药涂药禁忌表

禁忌证	原因
皮肤过敏者,某类药物过敏者	避免发生过敏反应
刺激性强的药物忌用于面部及婴幼儿	避免损伤面部及婴幼儿皮肤

2. 操作方法

(1) 涂药前需清洁皮肤;患处若有敷料,不可强行撕脱,可用生理盐水棉球蘸湿敷料后再揭,并擦去药迹。

(2) 涂药不宜过厚、过多,以防毛孔闭塞。

(3) 毛发长的部位应先将毛发剃去再涂药。

(4) 慢性皮炎涂药时应稍用力擦涂,使药物渗入肌肤。

(5) 年老体弱者一次涂擦面积不得超过体表面积的 1/3,避免发生意外或毒性反应。

(6) 涂药后,观察局部及全身的情况,如出现丘疹、瘙痒、水疱或局部肿胀等过敏现象,停止用药,将药物擦洗干净并报告医生,配合处理。

3. 告知患者配合情况 嘱患者如有瘙痒或局部肿胀等过敏现象时,禁止搔抓,应立即告知护士,停止用药,并将药物擦拭干净或清洗,遵医嘱内服或外用抗过敏药物。

四、中药热疗

中药热疗是以各种热源为媒介,将热和药物作用直接传至机体,以达到治疗作用的方法,简称热疗。

实验 7 中药热熨敷

中药热熨敷是将中药加热后装入布袋,在人体局部或一定穴位上移动,利用温热之力使药力通过体表毛窍透入经络、血脉,从而达到温经通络、行气活血、散寒止痛、祛瘀消肿等作用的一种操作方法。

【目的】

1. 行气活血,祛瘀消肿。

2. 温经通络,散寒止痛。

【适用指征】

1. 风湿痹证引起的关节冷痛、酸胀、沉重、麻木。

2. 跌打损伤等引起的局部瘀血、肿痛。

3. 扭伤引起的腰背不适、行动不便。

4. 脾胃虚寒所致的胃脘疼痛、腹冷泄泻、呕吐等。

【操作资源】

治疗盘、遵医嘱准备药物(常用药物有坎离砂、大青盐、生姜、小茴香、吴茱萸,以及当归、羌活、红花、防风、川断等祛风除湿、活血通经的药物)、凡士林、棉签、白酒或醋、双层纱布袋 2个、炒具(竹铲或竹筷)、炒锅、电炉、大毛巾、纱布或卫生纸,必要时备屏风、毛毯、温度计等。

【操作程序】

1. 核对医嘱,评估患者,做好解释。嘱患者排空二便,调节病室温度。

2. 备齐用物,携至床旁,根据病情取合适体位,暴露药熨部位,必要时关闭门窗保暖,屏风遮挡患者。

3. 根据医嘱,将药物倒入锅中,用适量白酒或食醋搅拌均匀后,用文火炒至 60~70℃,装入布袋内,用大毛巾裹好,保温、备用(用时温度在 50~60℃)。或将坎离砂放于治疗碗内,加入适量食醋,搅拌均匀后装入布袋,用力揉搓,待温度升高时,即可使用。

4. 先用棉签在药熨处涂一层凡士林,将药袋放到患处或相应穴位处用力来回推熨,以患者能耐受为宜。力量要均匀,开始时用力要轻,速度可稍快,随着药袋温度的降低,力量可增大,同时速度减慢。药袋温度过低时,及时更换药袋或加温。

5. 操作时间 每次 15~30 分钟,每日 1~2 次。

6. 药熨操作过程中注意观察局部皮肤的颜色情况,同时询问患者对温度的感受,防止烫伤。

7. 操作完毕后擦净局部皮肤,协助患者着衣,取舒适体位,整理床单位。

8. 清理用物,洗手,记录治疗时间、部位、局部皮肤情况、疗效并签名。

【注意事项】

1. 严格掌握禁忌证 操作前评估患者有无禁忌证(表 4-14),发现不良反应及时处理并报告。

2. 药物准备 炒药过程中要注意安全,中途加入白酒时要将炒锅离开热源,以免发生危险。

3. 操作方法

(1) 药熨温度要适宜,一般保持在 50~60℃,不宜超过 70℃,年老、婴幼儿及感觉障碍者,药熨温度不宜超过 50℃。

(2) 操作过程中应保持药袋温度,温度过低需及时更换或加热;操作中注意保暖,以防感

表4-14　热熨敷禁忌表

禁忌证	原因
热证、实证	避免进一步加重病情
腹部包块或包块性质不明者	避免引起其他反应
大血管处、皮肤有破损处	避免引起出血、皮肤破溃等
恶性肿瘤部位	避免局部刺激、癌细胞转移
金属移植物部位	避免热传导烫伤深部组织
孕妇腹部、腰骶部	避免局部刺激引起流产
局部感觉障碍、麻醉未清醒者	避免烫伤皮肤

受外寒而加重病情。

（3）热熨过程中应随时听取患者对温度的感受,观察皮肤颜色变化,一旦出现水疱应立即停止,并给予相应处理。

（4）布袋用后清洗、消毒备用,中药可连续使用1周。

4. 告知患者配合情况　感觉药袋过烫或热敷部位疼痛明显,应及时告知护士。

实验8　蜡　　疗

蜡疗法是将加热熔解的蜡制成蜡块、蜡垫、蜡束等敷贴于患处,或将患部浸入熔解后的蜡液中,利用加热熔解的蜡作为热导体,使患处局部组织受热、血管扩张、血液循环加快、细胞膜通透性增加、深部组织水肿消散,以达到消炎、镇痛等作用的一种操作方法。

【目的】

消肿,消炎,止痛。

【适用指征】

1. 各种急慢性疾病引起的疼痛。

2. 创伤后期治疗,如软组织挫伤范围较大者、关节扭伤、骨折复位后等。

3. 非感染性炎症,如增生性关节炎、滑囊炎、腱鞘炎、肌炎、纤维组织炎、神经炎等。

【操作资源】

治疗盘、石蜡、0.9%生理盐水棉球、纱布、蜡疗仪、搪瓷盘或铝盘、塑料布、棉垫、绷带或胶布,测温装置。必要时备屏风、毛毯、小铲刀、排笔、大毛巾。

【操作程序】

1. 核对医嘱,评估患者,做好解释。嘱患者排空二便,调节室温。

2. 备齐用物,携至床旁,协助患者取舒适体位,充分暴露患处,注意保暖,必要时关闭门窗或者屏风遮挡患者。

3. 以0.9%生理盐水棉球清洁蜡疗部位皮肤,如采取手足浸蜡法,则协助患者清洗手足。

4. 根据患处情况,选择合适的蜡疗方法。常用的蜡疗方法如下:

（1）蜡饼法:将加热后完全熔化的蜡液倒入搪瓷盘或铝盘,厚度为2~3cm,冷却至初步凝结成块时(表面温度45~50℃),用小铲刀将蜡饼取出,敷贴于治疗部位。初始时,让患者感受温度是否适宜,5~10分钟能耐受后,用绷带或胶布固定,外包塑料布与棉垫保温,30~60分钟后取下。

（2）刷蜡法:熔化的蜡液冷却至55~60℃时,用排笔蘸取蜡液快速、均匀地涂于治疗局

笔记栏

部,使蜡液在皮肤表面冷却凝成一薄层的蜡膜,再如此反复涂刷在治疗局部,形成厚度为0.5~1.0cm 的蜡膜,外面再覆盖一块蜡饼,或者用塑料布及棉垫包裹保温。

(3)浸蜡法:熔化的蜡液温度冷却至 55~60℃时,在手足部位先涂薄层蜡液,冷却形成保护膜后,再将手足反复迅速浸蘸蜡液,直至蜡膜厚度达 0.5~1.0cm,呈手套或袜套样,然后将手足持续浸于蜡液中 10 分钟左右后,取下蜡膜。

(4)蜡袋法:将熔化后的蜡液装入耐热的塑料袋内,排出空气,封口。使用时需采用热水浸泡加热,蜡液处于半熔化状态,敷于治疗部位。

(5)蜡布贴敷法:用无菌纱布垫蘸热蜡液,待冷却至患者能耐受的温度,贴敷于治疗部位,用另一块较小的、温度在 60~65℃的高温蜡布,盖在第一块蜡布上,用棉被、大毛巾等物品覆盖保温,治疗 30 分钟左右。

(6)特殊治疗:感染创面上先放抗菌消炎药物,或石蜡中加入维生素强化鱼肝油,敷于创面上治疗营养性溃疡。

5. 观察患者局部皮肤,询问有无不适感。

6. 操作完毕后擦净局部皮肤,协助患者着衣,取舒适体位,整理床单位。

7. 清理用物,洗手,记录治疗时间、部位、局部皮肤情况、疗效并签名。

【注意事项】

1. 严格掌握禁忌证 操作前评估患者有无禁忌证(表 4-15),发现不良反应及时处理并报告。

表 4-15 蜡疗禁忌表

禁忌证	原因
脑动脉硬化、心肾功能衰竭等患者	避免进一步加重病情
肺结核、恶性肿瘤等患者	避免病情恶化
有出血倾向和出血性疾病者	避免引起出血
温热感觉障碍以及婴幼儿童	避免烫伤
高热病者,热证、实证	避免引起体温升高,进一步加重热证、实证
孕妇腹部、腰骶部	避免局部刺激引起流产
急性化脓性炎症、感染性皮肤病	避免加重炎症,引起皮肤破溃、感染等
对石蜡成分过敏者	避免过敏反应

2. 蜡液准备 熔蜡时使用蜡疗仪加热或隔水加热,避免沸水进入蜡中,以免破坏蜡质或蜡疗时引起烫伤。

3. 操作方法

(1)每次治疗部位以不超过 3 个为宜,蜡疗时要准确掌握蜡温,操作速度要快,涂布均匀,不能用力挤压。小儿皮肤娇嫩,蜡温应比成人低,避免烫伤。

(2)各种蜡疗,每次时间为 30~60 分钟,每日或隔日 1 次。急性病例、创面及特殊情况,视具体病情而定。蜡疗时,如患者感觉疼痛或者不适,应停止治疗。

(3)石蜡的重复使用:蜡可以反复使用,但石蜡可塑性和黏稠性降低,因此每次应加入15%~25% 的新蜡。但用于创面、体腔部位的石蜡不得重复使用。

(4)蜡疗器具及石蜡的清洁:蜡疗器具应放入水中煮沸,用镊子夹取纱布清洗。

石蜡清洁:石蜡熔化后,放置沉淀,冷却后将沉入底层的杂质清除,或将完全熔解后的蜡液搅动后,用 3~4 层纱布过滤,清除蜡中的杂质。

笔记栏

4. 告知患者配合情况

（1）蜡饼外敷时，不能随便更换体位。

（2）如蜡疗部位出现瘙痒、红疹、水疱等，应及时通知护士，停止蜡疗。

（3）操作后休息半小时，注意防寒保暖；如有出汗，可饮温水补充水分。

五、中药离子导入

药物离子导入是一种常规的理疗方法，我国针灸界于 1959 年首创直流电药物离子导入，经过不断改进，该疗法不损伤皮肤，不引起疼痛，不刺激胃肠道，无副作用，现已广泛运用于临床中。

实验 9　中药离子导入

中药离子导入法是利用直流电将药物离子通过皮肤或穴位导入人体，直接作用于病变部位，达到活血化瘀、软坚散结、抗炎镇痛等作用的一种操作方法。

【目的】

活血化瘀，软坚散结，抗炎镇痛。

【适用指征】

适用于各种急、慢性疾病引起的关节疼痛、腰背痛、颈肩痛及盆腔炎所致的腹痛等。

【操作资源】

治疗盘、治疗碗、遵医嘱配制的药液、离子导入治疗仪、镊子、棉衬套（垫片）2 个、绷带或松紧搭扣、沙袋、隔水布、小毛巾、水温计。

【操作程序】

1. 核对医嘱，评估患者，做好解释。

2. 备齐用物，携至床旁，协助患者取舒适体位，暴露治疗部位；注意保暖，必要时屏风遮挡。

3. 打开电源开关，将 2 块棉衬套（垫片），浸入 38~42℃的中药液后取出，拧至不滴水为宜，将电极板放入衬套内（带负离子药物衬套放置负极板，带正离子药物衬套放置正极板），平置于治疗部位，2 个电极板相距 2~4cm，外用隔水布覆盖，绷带或松紧搭扣固定，必要时使用沙袋。

4. 启动输出，根据治疗需要及患者耐受程度，调节电流强度，从"0"开始逐渐增加，至患者耐受为宜。一般局部电流小于 40mA，全身电流小于 60mA，小部位、指关节电流小于 10mA，面部电流小于 5mA。

5. 治疗中询问患者感受，调节电流强度。如患者主诉疼痛，立即停止治疗。

6. 治疗时间一般每次 15~20 分钟，儿童不超过 15 分钟，每日一次，10~15 次为一个疗程。

7. 治疗结束，先将电流调至"0"位，再关闭电源。取下电极板，擦干局部皮肤，观察皮肤情况。

8. 操作完毕，协助患者着衣，取舒适体位，整理床单位。

9. 清理用物，洗手，记录所用药物、时间、疗效、反应并签名。

【注意事项】

1. 严格掌握禁忌证　操作前评估患者有无禁忌证（表 4-16），发现不良反应及时处理并报告。

2. 操作方法

（1）注意观察患者的反应和设备运行情况，及时调节电流；电极板的金属部分不能与皮

表 4-16　中药离子导入禁忌表

禁忌证	原因
治疗部位有金属异物、带有心脏起搏器患者；对电刺激不耐受患者	避免不良事件发生
各类出血、严重心功能不全患者	避免引起出血，加重病情
高热	避免引起体温升高
孕妇腹部、腰骶部	避免局部刺激引起流产
活动性结核	避免引起结核进一步扩散

肤接触，以免灼伤患者。

（2）每个衬套只供一种药物使用，衬垫消毒要按离子分开，有条件时使用一次性衬垫。

（3）检查治疗部位皮肤感觉有无异常、破损，如有破损，可加盖小块塑料薄膜。

3. 告知患者配合情况

（1）治疗部位皮肤出现红疹、疼痛、水疱等，应立即告知医护人员，停止操作，观察局部皮肤变化，必要时给予抗过敏处理。

（2）多次治疗后，局部皮肤可出现瘙痒、脱屑、皮疹等反应，可用青黛膏或皮炎平膏外涂，禁止搔抓。

六、拓展

中药外治仪器设备更新迭代

中药外治疗法是祖国传统医学的精华，也是传统医学的重要组成部分，具有诸多优点，故长期以来被广泛流传和使用，深受人们欢迎。

随着中药外治疗法的推广应用和科学技术的快速发展，中药外治仪器设备也不断更新迭代，如用于中药熏蒸和中药泡洗疗法的智能中药熏蒸机、超声雾化熏洗仪、智能肛周熏洗仪、智能中药泡洗设备和智能全自动足浴盆等，均可通过数字智能化控制恒温，对患者皮肤或局部进行直接熏蒸和泡洗，从而达到治疗目的。用于中药外敷疗法的智能中药湿热敷装置，可将具有保温保湿物质的热敷袋放入具有自动加热恒温功能的水循环系统中加温至合适的治疗温度，从而对作用部位起到保湿和深层加热的效果。除此之外，广泛应用于中药外治疗法的智能冷热敷装置、中药封包治疗仪、电脑恒温电蜡疗仪等均是结合现代科学技术研制而成，可灵活运用于临床多个科室，因其使用操作方便，安全卫生，疗效显著而广受医生和患者好评，为提高中药外治疗法的疗效发挥了重要作用。

思政元素

中医护理助力新型冠状病毒肺炎治疗康复

2020 年，在抗击新型冠状病毒肺炎疫情中，中医药发挥了极其重要的作用。中医护理作为中医药的重要组成部分，同样发挥着不可替代的作用，中医护理特色治疗、呼吸操等锻炼项目被引入定点医院、隔离病房、方舱医院。新型冠状病毒肺炎患者大多出现乏力、胸闷、喘憋、咳嗽、失眠等症状，中医护理人员为患者进行穴位按摩、耳穴贴压、开天门、穴位贴敷等中医非药物疗法，症状改善效果明显；呼吸导引操，可有效增强患者体质、提高心肺功能，加速患者康复，重症、轻症患者可分别进行坐式、立式呼吸导引操；八段锦也成为"网红操"，既能增强身体素质，又能缓解心理压力。

此外，为加快新型冠状病毒肺炎恢复期康复，国内专家还制定了《新型冠状病毒肺炎恢复期中医康复指导建议(试行)》,除口服中药治疗外,还包括中医适宜技术、膳食指导、情志疗法、传统功法等中医护理内容,用于指导新型冠状病毒肺炎出院患者恢复期的护理康复工作。

七、综合实验与思考

1. 王某,男,62 岁。因"失眠 1 年余,加重 3 天"到中医护理门诊就诊,问诊:患者素日乏力,自汗,食少,纳差,偶有便溏,舌淡,苔薄白,脉细弱。护嘱:耳穴贴压治疗。请问:

(1) 应为患者选择哪些耳穴进行治疗?

(2) 治疗结束后,应向患者交代哪些注意事项?

(3) 患者诉贴压部位按压疼痛,该如何处理?

2. 李某,女,28 岁。剖宫产术后 2 天,医嘱:大青盐、小茴香中药热熨敷。请问:

(1) 该如何加热药物?

(2) 操作过程中需要向患者交代哪些内容?

(3) 热熨敷过程中护士应重点观察哪些内容?

(张　琼)

扫一扫
测一测

◆◆◆ 第五章 ◆◆◆

专科护理技术

📝 学习目标

1. 掌握内、外、妇、儿科一般护理技术及常用急救技术的适用指征、操作程序、注意事项,能配合医生进行急救并准确进行抢救有效指标的判断。

2. 掌握内、外、妇、儿及急救护理技术中常用的仪器、设备,并理解其注意事项。

3. 熟悉内、外、妇、儿及急救专科仪器、设备的适用指征及操作程序。

4. 了解内、外、妇、儿、急诊相关前沿的救护知识、技术及仪器、设备等。

第一节 急 救 技 术

急救技术是一项以挽救患者生命、提高抢救成功率为目的的技术,是护理综合技能的重要组成部分,在社会及医疗卫生工作中发挥着越来越重要的作用。2018 年《护理学类专业教学质量国家标准》明确指出,护理学专业毕业生应掌握急救护理技术,具有配合急危重症抢救及应对突发事件的初步能力。因此,急救技术是所有护理学专业学生和临床护士必须掌握的重要技能。

一、心肺复苏术

🩺 案例导入

周某,男,58 岁。因胸闷、心前区疼痛到急诊就诊。在值班护士进行病情询问和身体评估的过程中,周先生突然呼之不应,意识丧失,大动脉搏动消失,呼吸停止,听诊未闻及心音。

请问:周先生发生了什么情况? 如何实施急救处理?

实验 1 心肺复苏术

心肺复苏(cardiopulmonary resuscitation,CPR)是指对心搏和呼吸骤停的患者迅速恢复循环、呼吸和脑功能所采取的一系列抢救措施的救命技术。

【目的】

使心搏、呼吸骤停的患者尽快恢复自主循环或自主呼吸,保证重要脏器的血液供应,为进一步生命支持创造条件。

【适用指征】

因心脏疾病、脑卒中、颅脑外伤、电解质紊乱、酸碱平衡失调、过敏反应、药物中毒、气道异物、喉头水肿、窒息、心血管介入性操作、手术及麻醉意外、溺水、电击、自缢等引起的心跳、呼吸骤停。

【操作资源】

1. 用物　口咽通气道、简易呼吸器、除颤仪、复苏板、便携式吸引器、血压计、纱布、手电筒、输液装置、复苏药物、气管插管用物等。

2. 环境与设施　院外急救时,首先评估周围环境,确认现场环境安全。

【操作程序】

单人徒手心肺复苏术的操作程序:

1. 判断、呼救　双手轻拍或摇动患者双肩,在患者两侧耳边大声呼叫"喂,你怎么啦",如患者无反应,立即呼救,呼喊来人,推急救车,取除颤仪。记录抢救开始时间。

2. 迅速检查　判断患者的脉搏和呼吸,操作者的示指和中指并拢,从患者气管正中环状软骨滑向与近侧胸锁乳突肌之间的凹陷中(颈动脉搏动处),并口数 1 001、1 002、1 003、1 004、1 005……10 秒内未触到颈动脉搏动,告知无脉搏。检查脉搏的同时将面颊贴于患者口鼻处,听呼吸音、感觉口鼻部的气流,余光观察胸廓起伏(耳听、面感、眼看),如果没有或不能正常呼吸(仅是喘息),告知无呼吸(图 5-1)。立即启动心肺复苏术(CPR)。

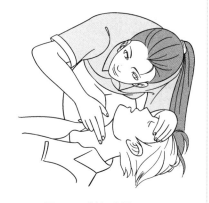

图 5-1　判断脉搏和呼吸

3. 体位　迅速松开患者衣领及裤带,充分暴露胸壁,使患者仰卧于床上(背部垫复苏板)或平坦坚硬的平面上,去枕、头后仰,保持头、颈、躯干在一条轴线上。

4. 胸外心脏按压(C)

(1) 定位:胸骨中下 1/3 交界处,男性即两乳头连线与胸骨交界处。

(2) 按压手法:一手掌根紧贴按压部位,另一手掌根搭在定位手的手背上,双手重叠,十指相扣翘起,不触及胸壁,双肘关节伸直,双肩部位于双手臂的正上方,借身体重力有节律地垂直向下按压(图 5-2)。

(3) 按压深度:胸骨下陷深度,成人为 5~6cm,儿童约 5cm,婴儿约 4cm(儿童、婴儿至少为胸部前后径的 1/3),然后迅速放松,使胸廓自然复原(图 5-3),回弹要充分,按压与放松时间比为 1:1。

(4) 按压频率:按压频率为 100~120 次/min,按压中断时间不超过 10 秒,连续按压 30 次,并口数"01、02、03……10、11……30"。

5. 开放气道(A)　观察口鼻腔内有无分泌物或异物,并用纱布包绕手指清理,有义齿者应协助取下。

(1) 仰头提颏法:将一手的小鱼际置于患者前额部,另一手示指、中指置于患者颏骨骨性部分,将颏部向上抬使头部后仰,使下颌角和耳垂的连线与地面垂直(图 5-4)。

(2) 托颌法:一般用于怀疑有头、颈部损伤的患者。抢救者将双肘部支撑在患者所处的

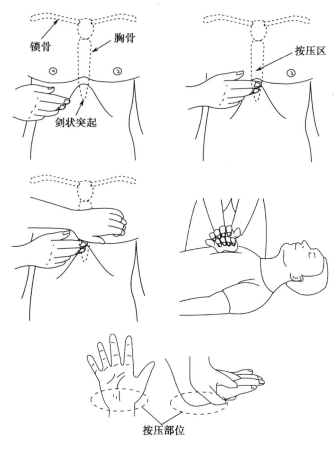

图5-2　胸外心脏按压的定位方法

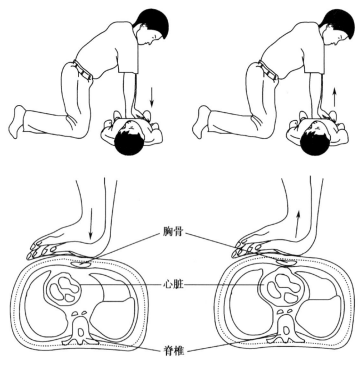

图5-3　胸外心脏按压手法

平面上,双手放于患者头部两侧,以示指、中指和环指置于患者下颌角后方,向上抬起下颌(图5-5)。

6. 人工呼吸(B) 口对口人工呼吸(图5-6):置纱块于患者口部,施救者一手拇指和示指捏紧患者鼻孔,一手向上提颏开放气道,将口部完全包住患者的口部进行吹气,吹气时胸廓有隆起,吹气毕松开捏紧鼻孔的手,让患者被动呼出气体。连续有效吹气2次,每次通气量为400~600ml,频率为10~12次/min,每次吹气时间不少于1秒。

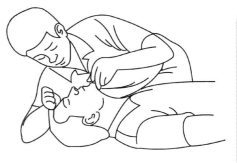

图5-4 仰头提颏法开放气道

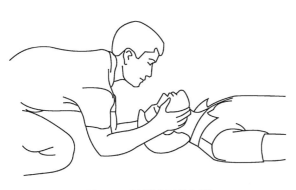

图5-5 托颌法开放气道

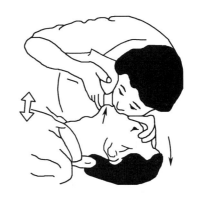

图5-6 口对口人工呼吸

7. 循环 心脏按压与人工呼吸之比为30∶2,连续进行5个循环周期CPR(心脏按压开始送气结束),持续约2分钟。如有除颤仪在旁,应立即给予电除颤。

8. 判断复苏是否有效 触摸患者颈动脉搏动,并口数"1 001、1 002……1 005……"检查有无脉搏,用耳听、眼看、面感检查有无呼吸,呼喊患者有无反应,检查意识有无恢复。复苏有效,应保持呼吸道通畅,给予进一步高级生命支持。若仍无循环体征,立即重新进行CPR。

判断心肺复苏有效的指征:

(1) 可触及大动脉的搏动,收缩压≥60mmHg。

(2) 吹气时可听到肺泡呼吸音或有自主呼吸。

(3) 意识逐渐恢复,昏迷变浅,出现反射或挣扎。

(4) 散大的瞳孔出现缩小,对光反射出现。

(5) 面色、口唇、甲床等色泽转为红润。

(6) 心电图出现波形,能闻及心音或心律转为窦性。

9. 整理用物、记录,按要求在抢救记录单上记录。

【注意事项】

1. 清除口鼻腔内分泌物、异物,以保证气道通畅。

2. 按压部位要准确,按压方法要正确,保证每次按压后胸廓充分回弹,放松时手掌根部不得离开胸壁,但不着力于胸壁。力度合适,以防胸骨、肋骨骨折。

3. 尽可能减少按压的中断,当更换操作者时,动作应迅速,中断时间控制在10秒以内。

4. 如使用高级气道通气(气管内导管、食管-气管联合导气管及喉罩),通气时不中止按压,通气频率为10次/min(每6秒1次),与胸外按压不同步。

5. 掌握操作要领(表5-1)。

表 5-1 CPR 操作要领

易错环节	正确动作要点
1. 判断、呼救	患者无反应立即呼救;在 10 秒内无颈动脉搏动、无呼吸,立即行 CPR
2. 体位、定位	仰卧,背垫按压板;两乳头连线与胸骨交界处
3. 胸外按压	双手肘关节垂直、掌根部重叠按压患者胸壁,使胸骨下陷 5~6cm(成人),按压频率为 100~120 次 /min,按压与放松时间比为 1:1,连续按压 30 次
4. 开放气道	清除气道异物,仰头提颏法开放气道
5. 人工呼吸	操作者的口部包紧患者的口部,连续吹气 2 次,吹气时间不小于 1 秒。心脏按压:人工呼吸 = 30:2
6. 循环	重复 5 个操作循环(约 2 分钟)

知识链接

《2020 美国心脏协会心肺复苏与心血管急救指南》

《2020 美国心脏协会心肺复苏与心血管急救指南》在基于证据及多中心研究的基础上,对急救技术中的重要问题提出新的建议,以提高心搏骤停患者的存活率。与 2015 年的指南相比较,主要在以下几个方面进行了修改:

1. 强调非专业施救者尽早启动 CPR 新证据表明,未处于心搏骤停状态时接受胸外按压的患者受到伤害的风险较低。非专业施救者无法准确确定患者是否有脉搏,而不对无脉搏患者实施 CPR 的风险超过不必要胸外按压所造成的伤害。

2. 改进了流程图和视觉辅助工具 在成人生存链添加第六个环节"康复";修改通用成人心搏骤停流程图,强调早期肾上腺素给药对不可电击心律患者的作用。针对非专业施救者和经过培训的施救者新增两个阿片类药物相关紧急情况流程图;更新心搏骤停自主循环恢复后治疗流程图,强调需要预防高氧血症、低氧血症及低血压;新增示意图用于提供神经预测指导和相关信息;新增孕妇心搏骤停流程图用于应对相关特殊情况。

3. 重视 CPR 质量的生理监测 在可行的情况下使用动脉血压或 $ETCO_2$ 等生理参数来监测和优化 CPR 质量可能是合理的做法。

4. 不支持双重连续除颤 双重连续除颤指使用 2 台除颤仪近乎同时实施电击的做法。尽管一些病例报告显示预后良好,但尚未发现支持双重连续除颤的证据,现有研究存在多种形式的偏倚,观察性研究并未显示预后改善,因此不建议常规使用。

5. 静脉通路优先于骨内通路 实施人员对心搏骤停患者首先尝试建立静脉通路进行给药是合理的做法。如果静脉通路尝试不成功或不可行,可以考虑改用骨内通路。

6. 康复期间的治疗和支持 建议心搏骤停存活者在出院前进行生理、神经、心肺和认知障碍方面的多模式康复评估和治疗。建议心搏骤停存活者及其护理人员接受全面的多学科出院计划,以纳入医疗和康复治疗建议及活动 / 工作恢复预期目标,进行焦虑、抑郁、创伤后应激反应和疲劳度的结构化评估。

7. 孕妇心搏骤停的建议 由于孕期患者更容易发生缺氧,在孕妇心搏骤停复苏期间应优先考虑氧合和气道管理。由于可能干扰孕产妇复苏,在孕妇心脏停搏期间不应进行胎儿监测。在对孕期患者进行目标体温管理期间,建议进行胎儿连续监测是否存在并发心动过缓的可能性,并向产科和新生儿科征询意见。

教师微课堂

【记忆口诀】
操作程序：无反应→呼救→无脉搏、呼吸→胸外按压→开放气道→人工呼吸。
【实验理解】
学生可利用心肺复苏模型人、录播系统进行自我训练和录像，观看录像纠正错误。

思政元素

我是护士，让我来

2018年9月16日上午，某火车站候车厅内，一位老人突发疾病倒地。正在候车的护士林某听到车站广播寻找医护人员，马上赶过去，说到："我是护士，让我来。"林护士经过评估，发现患者意识不清，面色发绀，无脉搏，伴有小便失禁，判断老人发生了心搏骤停。她立即为老人进行心肺复苏，同时告诉车站工作人员启动急救服务体系，并嘱咐工作人员，"如果我按不动了，你们继续，我会教你们怎么做。"经过20多分钟的高质量心肺复苏，老人终于恢复了自主呼吸，面色明显转红润，颈动脉搏动恢复。"120"救护人员赶到后，林护士交接了病情和复苏经过后悄然离开。

世上没有从天而降的英雄，只有挺身而出的凡人，一句"我是护士，让我来"虽不是豪言壮语，却很好地诠释了医务人员在关键时刻"救死扶伤、生命至上"的责任担当。

二、外伤急救术

外伤急救就是对外伤患者做出的紧急的初步处理。及时合理的急救，不仅能提高抢救成功率，控制出血，减少痛苦，使伤员转危为安，而且能缩短后续治疗时间，防止和减少受伤后并发其他危险，为进一步治疗打好基础。止血术、包扎术、固定术和搬运术是组成外伤急救的四大技术。

实验2 止 血 术

案例导入

陈某，女，30岁。在家切菜时不慎用刀划伤左手掌横纹处，血流不止。
请问：如何实施急救处理？

止血术(hemostasis)是通过按压、包扎、填塞等各种方式阻止或减缓血液向外流出的方法。
【目的】
制止出血，防止创伤后出血，抢救生命。
【适用指征】
各种原因导致的伤口出血。

【操作资源】

1. 用物 无菌敷料(纱布垫)、绷带卷、干净毛巾或衣料,止血带、三角巾,止血钳等。禁止使用电线、铁丝等无弹性的材料代替止血带。

2. 环境与设施 在创伤现场疏散围观人群,或在清洁的治疗室进行。

【操作程序】

1. 指压止血法 用于能触及动脉搏动且按压部位有受力点的止血。根据动脉走向、部位,在出血伤口的近心端,用手指、手掌或拳头将动脉压在骨骼上进行止血。

(1) 面部出血:压迫同侧下颌角下缘、咬肌前缘的搏动点(面动脉),压向下颌骨(图5-7)。

(2) 头颈部出血:压迫伤侧气管外侧与胸锁乳突肌前缘中段之间的搏动点,将颈总动脉压向颈椎(图5-8)。

(3) 上臂、肩部出血:用拇指将同侧锁骨上窝中部、胸锁乳突肌外缘的锁骨下动脉搏动点压向第一肋骨(图5-9)。

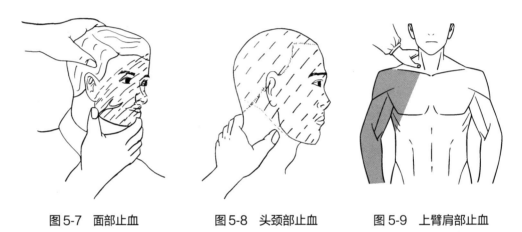

图5-7 面部止血　　　图5-8 头颈部止血　　　图5-9 上臂肩部止血

(4) 前臂出血:抬高患者伤肢,使其外展外旋,将上臂肱二头肌内侧肱动脉压向肱骨干(图5-10)。

(5) 手部出血:抬高患侧手臂,将腕部掌面尺动脉和桡动脉分别压向尺、桡骨下端(图5-11)。

(6) 手指出血:抬高患肢手掌,用示指、拇指分别压迫手指掌侧的两侧指动脉止血(图5-12)。

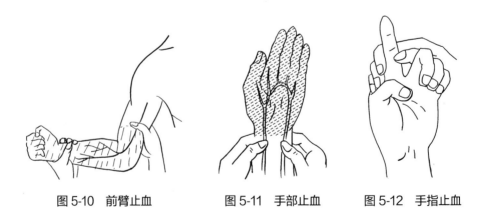

图5-10 前臂止血　　　图5-11 手部止血　　　图5-12 手指止血

(7) 大腿出血:用拳头或双手拇指重叠用力压迫腹股沟中点稍下方的股动脉(位于髂前上棘与耻骨联合连线中点处)(图5-13)。

(8) 小腿出血:将腘窝中部的腘动脉压向深部。

（9）足部出血：同时压迫胫前动脉（足背中间近脚腕处）和胫后动脉（足跟内侧与内踝之间）（图5-14）。

2. 加压包扎止血法　用于小动脉，中、小静脉或毛细血管出血。

（1）用生理盐水冲洗清除异物。

（2）无菌敷料覆盖伤口，覆盖面积要超过伤口周边至少3cm。

（3）三角巾或绷带以适当压力加压包扎，松紧度以能达到止血为宜，必要时可将手掌放在敷料上均匀加压（图5-15）。

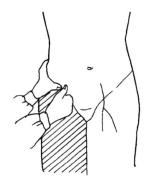
图5-13　大腿止血

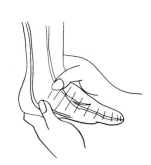
图5-14　足部止血

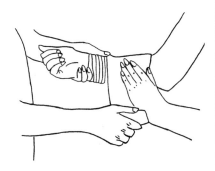
图5-15　加压包扎止血

3. 屈肢加垫止血法　用于四肢出血量较大、肢体无骨折或无关节脱位。

（1）伤口处覆盖无菌敷料。

（2）在肘窝（腋窝、腘窝或大腿根部）垫以棉垫卷或绷带卷，将肘关节（前臂、腘膝关节或髋关节）尽力屈曲，借衬物压迫动脉。

（3）再用绷带或三角巾将该肢体呈"8"字形缠绕包扎，背向动脉勒紧后打结（图5-16）。

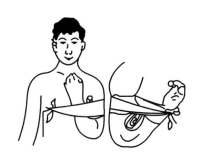
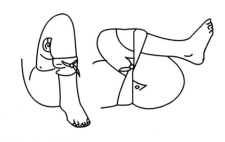
图5-16　屈肢加垫止血法

4. 止血带止血法　适用于四肢止血，一般在指压法和加压包扎法不能奏效时使用。

（1）橡皮止血带：在出血部位近心端覆盖敷料或布垫；左手拇指、示指、中指持止血带头端，手背下压衬垫，右手紧拉尾端，绕肢体两圈（压住头端和示指、中指），左手示指、中指夹住尾端；从止血带下将尾端勾出，形成半环形；将头端插入尾端半环中，拉紧尾端（图5-17）。

（2）卡式止血带：在出血部位近心端覆盖敷料或布垫，左手拇指、示指、中指捏住塑料卡，卡口向上，止血带长头向外，置于衬垫上；绕肢体一圈，将长头穿过卡口，拉短头固定（图5-18）。

（3）充气式止血带（气囊止血带）：常用血压计袖带或特制气囊止血带，连接一个显示止血带压力的装置，使用时须垫衬垫，将袖带缠在上肢或下肢上1/3处，然后充气至所需压力，压力均匀可调，止血效果好（图5-19）。

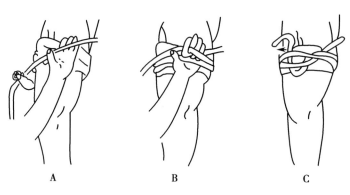

A　　　　　　　B　　　　　　　C

图 5-17　橡皮止血带止血法

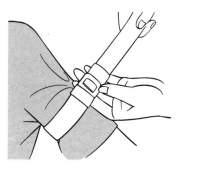

图 5-18　卡式止血带止血法

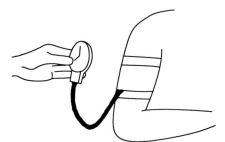

图 5-19　充气式止血带止血法

（4）勒紧止血法：将就便材料折叠成条带状，出血部位近心端盖敷料或布垫；左手持条带头端，右手拉紧尾端绕肢体一周；用力勒紧后打一活结（图 5-20）。

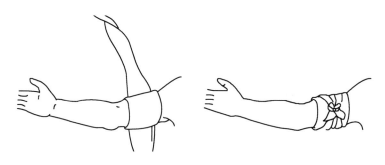

图 5-20　勒紧止血法

（5）绞紧止血法：在止血带缠绕不紧时，可使用棍状物品插入打结处旋转棍状物，拧紧止血带。将就便材料（毛巾、衣物等）折叠成条带状，出血部位近心端盖敷料或布垫，缠绕条带于敷料上；拉紧条带打结；用木棍（也可用笔、镊子等短棒类物体代替）插入绞紧；固定棍状物一端插入活节内，拉紧活节并打结固定（图 5-21）。

5. 填塞止血法　适用于深部伤口出血，如肌肉、骨端等。由于此法能增加感染机会，一般仅应用于特殊情况，如现场急救等。用大块纱布条、绷带等敷料填充其中，外面再加压包扎（图 5-22）。所用的填充物须保证无菌，并且应使用大块的敷料，以便既能保障止血效果，又尽可能避免进一步处理时遗漏填塞物在伤口内。

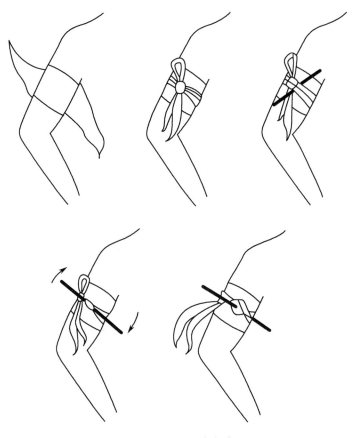

图 5-21 绞紧止血法

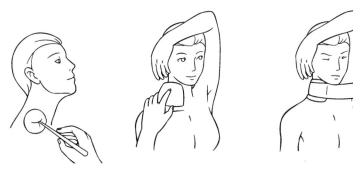

图 5-22 填塞止血法

【注意事项】

1. 伤口有碎骨、骨折、关节脱位等禁用屈肢加垫止血法。

2. 头颈部出血时,不能同时按压两侧颈总动脉,压迫方向不能对准气管,压迫高度不能超过环状软骨。

3. 四肢(前臂和足部)出血时先抬高伤肢,再采用其他止血法。

4. 指压止血法一般用于紧急情况,压迫时间不宜过长。

5. 使用止血带止血的注意事项

(1) 部位准确:扎在伤口近心端,且尽量靠近伤口。

(2) 压力适当:压力以摸不到远端动脉搏动和伤口出血停止即可。

（3）下加衬垫：扎止血带前应先用纱布或毛巾等软物衬垫，不宜直接扎在皮肤上。

（4）控制时间：原则上扎止血带的时间越短越好，总时间不宜超过 3 小时。

（5）定时放松：每隔 0.5~1 小时放松一次，每次 2~3 分钟。

（6）标记明显：在手腕或胸前衣服写明扎止血带时间、部位等。

（7）严密观察：患肢如有剧痛、发紫，说明止血带扎得过紧，应予调整。

（8）松解止血带：在输血、输液和采取其他有效的止血方法后方可解除止血带。解除止血带时应缓慢松开，防止肢体忽然增加血流，影响全身血液的重新分布，致使血压下降。若组织已发生明显广泛坏死时，在截肢前不宜松解止血带。

6. 掌握操作要领（表 5-2）。

表 5-2　创伤止血操作

易错环节	正确动作要点
1. 指压法止血	将动脉用力压向骨骼上，压闭血管，阻断血流
2. 止血带止血	先覆盖敷料后扎止血带，必须做明显标志，在手腕或胸前衣服准确写明上止血带的时间、部位
3. 填塞法	填充的敷料保证无菌、大块

知识链接

巧用血压计袖带止血

临床工作中经常遇到手外伤、手部机器绞伤等需要紧急止血的患者，由于皮肤的表层破损或皮肤全层已经破坏，出血不止，无法用止血带止血，可应急使用血压计袖带止血，止血效果显著，固定稳妥，不易脱出。将暴露在外的伤口用无菌纱布包扎好，在伤口上臂处缠绕 2 圈棉纱布（袖带缠绕时间过久皮肤会有少许发紫，棉纱布内有少许棉花，可防止充气处皮肤发紫，起缓冲作用）用胶布固定，将袖带缠绕在上臂后为袖带充气加压至 160~180mmHg，用纱布绷带平整地在血压计袖带上缠绕 2 圈后打结，防止袖带松懈漏气，注意松紧要适宜，并用止血钳夹住血压计的连接管后与血压计断开。

教师微课堂

【记忆口诀】

正确选择止血法：小血管出血用加压包扎法，较大动脉出血用止血带法，紧急时先用压迫法再采用其他止血法。

【实验理解】

学生利用模型反复进行模拟练习。

实验3　包扎技术

案例导入

李某,男,19岁。在体育课中不慎摔伤,右手肘部皮肤破损。

请问:作为医护人员,你会如何处理?

包扎术是以无菌敷料或干净毛巾、布类覆盖伤口,外面用绷带或者布条缚扎的方法。

【目的】

1. 保护伤口,减少污染,压迫止血。

2. 固定敷料、药物、骨折位置。

3. 托扶伤肢,减轻疼痛。

【适用指征】

体表各部位的外伤出血。

【操作资源】

1. 用物　无菌敷料、三角巾、绷带、多头带、纱布、纱布垫等。

2. 环境与设施　环境清洁无尘。

3. 患者准备　伤口清创、覆盖敷料;若为骨折,先行固定;出血,则先进行止血;受伤肢体保持功能位。

【操作程序】

重点介绍三角巾和绷带常用包扎法。

1. 三角巾包扎　三角巾是最常用的包扎用品之一,制作简单,应用方便,适用于现场急救。主要用于包扎悬吊受伤肢体、固定敷料、固定骨折等。三角巾全部打开时,可用于包扎或悬吊上肢;三角巾折成宽带时,可用于下肢骨折固定或加固上肢悬吊等;三角巾折成窄带时,可用于足踝部的"8"字固定等。

(1) 头部包扎

1) 帽式包扎法(图5-23)

① 伤部盖敷料,折叠三角巾底边约两横指宽。

② 底边置前额齐眉弓。

③ 两底边角经耳上向后拉至枕部,交叉压住顶角。

④ 经耳上绕至前额打结,拉紧顶角向上反折,塞入底角交叉处。

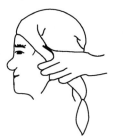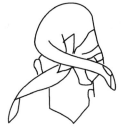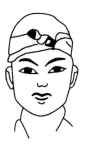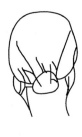

图 5-23　帽式包扎法

2）风帽式包扎（图 5-24）

①伤部覆盖敷料。

②将三角巾顶角和底边中点各打一结，置顶角结于前额，底边结于枕部。

③拉紧底边两端分别向外反折。

④左右交叉包住下额，绕至枕后打结。

（2）肩部包扎（图 5-25）

①单肩包扎法：三角巾折成燕尾状，将其夹角朝上方，置于伤侧的肩上，向后的一角压住并稍大于向前的一角，燕尾底部包绕上臂打结，两燕尾角分别经胸、背部拉至对侧腋下打结。

②双肩包扎法：三角巾折成燕尾，燕尾角等大，夹角对准颈后正中，披在双肩上，燕尾过肩由前往后包肩至腋下，与燕尾底边打结。

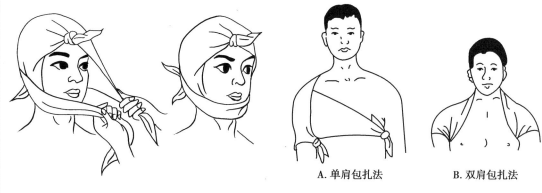

图 5-24 风帽式包扎

A. 单肩包扎法　　B. 双肩包扎法

图 5-25 肩部包扎法

（3）胸背部包扎法：将三角巾的底边朝下，围绕胸部于背部打结，顶角绕过肩部，并用连接的系带和底边打结。

（4）单臀（腹）部包扎法：将三角巾折成燕尾式，燕尾夹角约 60° 朝下对准臀部外侧面，伤侧臀部的大片在后，压住前面的小片，顶角与底边中央分别过腹腰部到对侧打结，两底角包绕伤侧大腿根部打结；侧腹部包扎时，将折成燕尾的三角巾的大片置于侧腹部，压住后面的小片，其余方法与单臀部包扎相同。

（5）双臀包扎法：将两块三角巾顶角打结，将打结部置于腰骶部，底边的上端在腹部打结后，下端由大腿后方绕向前，与各自的底边打结（图 5-26）。

（6）上肢包扎法：把三角巾一底角打结后套在伤手上，另一底角过伤肩背后拉到对侧肩的后上方，顶角朝上，由外向里依次包绕伤肢，然后再将前臂屈至胸前，两底角相交打结（图 5-27）。

（7）肘（膝）关节包扎法

1）伤部盖敷料，将三角巾折为宽条带状，斜放于肘（膝）部伤口上，两端于肘（膝）窝处交叉。

2）两端分别绕至前方压住上下两边。

3）在肘（膝）关节外侧打结（图 5-28）。

（8）手（足）部包扎法

1）伤部盖敷料，手心向下，手指朝顶角方向平放在三角巾上，反折顶角覆盖全手及腕部。

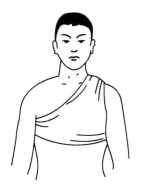

A. 单侧胸部三角巾
包扎法

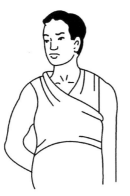

B. 双侧胸部三角巾
包扎法

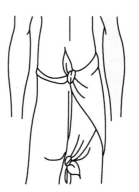

C. 单侧臀部三角巾
包扎法

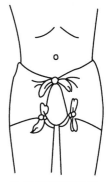

D. 双侧臀部三角巾
包扎法

图 5-26　三角巾胸部和臀部包扎法

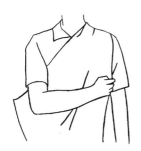

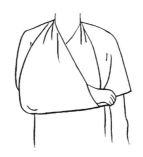

图 5-27　上肢包扎法

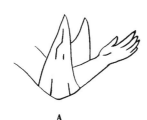

A

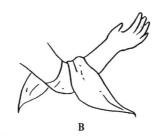

B

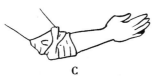

C

图 5-28　肘关节包扎法

2）将两底角经手（足）背左右交叉，压住顶角后绕手（足）腕打结（图 5-29）。

2. 绷带的基本包扎法（图 5-30）

常用的方法有环形法、蛇形法、螺旋形法、螺旋反折法、"8"字形包扎法、回返包扎法等。无论使用哪种包扎法，手指、脚趾无创伤时应暴露在外，以观察血液循环情况。

（1）环形包扎法：在包扎原处环形缠绕，后一圈完全盖住前一圈。适用于各种包扎起始和结束时，及手腕、脚腕、额部、颈部等直径相等的部位。

（2）蛇形包扎法：以绷带宽度为间隔，斜形上缠，每圈之间互不遮盖。此法常用于临时简单固定径围相近的部位或夹板，如上臂、躯干、大腿、手指等。

笔记栏

（3）螺旋形包扎法：绷带行走呈稍倾斜螺旋状缠绕，后一圈压住前一圈约 1/3~1/2。适用于直径大小基本相同的部位，如上臂、手指、躯干、大腿等。

（4）螺旋反折包扎法：在螺旋形的基础上，每圈反折呈等腰三角形，反折点需对齐并保持美观，反折点不应在伤口、骨隆突处。此法常用于包扎径围相差大的小腿和前臂。

（5）"8"字形包扎法：以关节处为中心，绷带按"8"字的书写路径进行包扎，交叉缠绕，每圈遮盖上一圈的 1/3~1/2。适用于关节处，如肘部、肩部、髋部、膝部、足跟等，为维持功能位。

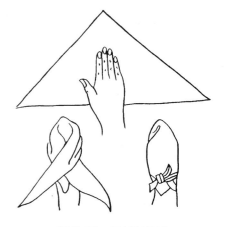

图 5-29　手部包扎法

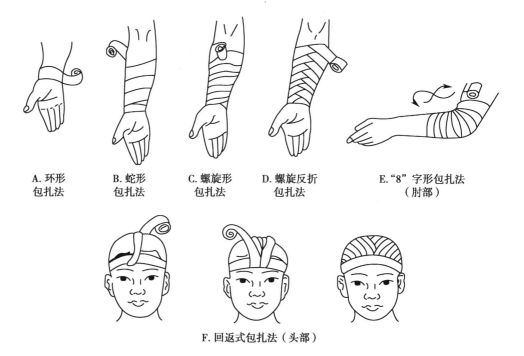

A. 环形
包扎法　　B. 蛇形
包扎法　　C. 螺旋形
包扎法　　D. 螺旋反折
包扎法　　E. "8"字形包扎法
（肘部）

F. 回返式包扎法（头部）

图 5-30　绷带包扎常用方法

（6）回返包扎法：为一系列左右或前后回返包扎，直至该端全部遮盖后再做环形包扎两圈固定。常用于包扎顶端部位，如头顶、残肢端、指端等。如头顶部回返式包扎法：①伤部盖敷料；②将绷带以回环法缠绕数圈；③反折后绷带从后向前来回覆盖，每次覆盖前一次的 1/3~2/3；④环绕数圈，固定。

【注意事项】

1. 包扎方向按从肢体远心端向近心端，从左到右的顺序缠绕伤口。包扎范围应超出创面边缘 5~10cm。包扎的松紧度以能止住出血又不影响肢体血液循环为宜。打结时必须打活结，严禁在伤口、骨隆突处或易于受压的部位打结。

2. 包扎时在皮肤褶皱处（如腋下、腹股沟等处）及骨隆突处适当添加衬垫物，需要抬高时，应给予适当的扶托物，防止局部皮肤受压，并注意保持肢体的功能位置。

3. 做到"四要""五不"。四要即动作要快、动作要轻、部位要准、包扎要牢固，五不即不摸、不冲、不取、不送、不上药[不用手和脏物触摸伤口，不用水冲洗伤口（化学伤除外），不轻易取出伤口内异物,不送回脱出体腔的内脏,不在伤口上用消毒剂或消炎粉]。

4. 掌握操作要领(表5-3)。

表5-3　创伤包扎操作

易错环节	正确动作要点
1. 包扎前准备	伤口清创、覆盖敷料;骨折者先行固定;出血者先行止血
2. 体位	肢体功能位;手指、脚趾无创伤时暴露在外

知识链接

巧用医用弹力网帽

　　门诊换药过程中,常因患者伤口位置在四肢而致使伤口处的敷料不易固定,易于脱落,导致伤口暴露在空气中,增加感染风险。传统方法是用无菌纱布敷在伤口上,然后用胶布或绷带固定,这种方法虽然起到了暂时隔离、保护伤口的作用,但因胶布和绷带没有弹性,患者稍微一活动,敷料就会脱出伤口,还有的患者对胶布发生过敏。为了避免以上问题,我们把医用弹力网帽的顶部剪掉,使其两端相通,然后套在伤口敷料上,达到弹性固定的作用,其效果良好,敷料无脱落现象。此法简单、易行、经济,值得推广。

实验4　固 定 术

案例导入

　　张某,男,39岁。因车祸急诊入院,检查左小腿下段肿胀畸形。

　　请问:如何正确为患者固定患肢?

　　固定术是指在骨折后,采用夹板、简便器材或健肢做支架,以棉垫、布类垫置于伤肢与夹板间,再用绷带或布条缠绕、固定的方法。是在止血、包扎基础上使用的急救技术。

【目的】

1. 制动,止痛,预防疼痛性休克。

2. 保护伤口,防止骨折断端移位,造成血管或神经损伤,加重伤情。

3. 方便运送。

【适用指征】

1. 怀疑有四肢或脊柱、骨盆等骨折者。

2. 四肢闭合性骨折者(包括关节内和近关节骨折经手法整复成功者)。

3. 四肢开放性骨折,创面小或经处理创口已闭合者。

4. 脊柱及骨盆骨折者。

【操作资源】

1. 用物　固定材料中最理想的是夹板。如抢救现场一时找不到夹板,可用木板、树枝、

笔记栏

竹片等代替。另备纱布或毛巾、绷带、三角巾等。伤者有伤口时,操作者需戴手套保护。

2. 环境与设施　环境应宽敞,方便操作。

【操作程序】

1. 锁骨骨折

(1) 患者取坐位挺胸。

(2) 固定人员用膝部顶在患者背部两肩胛骨之间,两手把患者的肩逐渐往后拉,尽量使两肩后张,胸部前挺。

(3) 安放锁骨固定带并调节松紧度(图 5-31)。

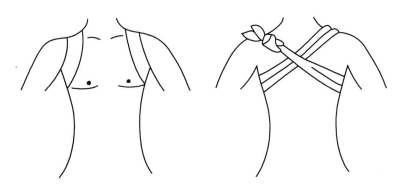

图 5-31　锁骨骨折固定法

2. 肱骨骨折

(1) 腋下用毛巾或敷料垫。

(2) 用长短两块夹板,长夹板放于上臂的后外侧,短夹板置于前内侧,上至腋下,两端固定。

(3) 将肘关节屈曲 90°,使前臂呈中立位,再用三角巾把上肢悬吊,固定于胸前(图 5-32)。

3. 前臂骨折

(1) 协助患者屈肘 90°,拇指向上。

(2) 取两块合适的夹板,其长度超过肘关节至腕关节的长度,分别置于前臂的内外侧。

(3) 用绷带于两端固定。

(4) 用三角巾将前臂悬吊于胸前,呈功能位(图 5-33)。

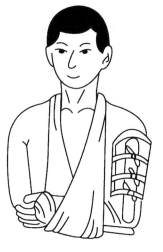 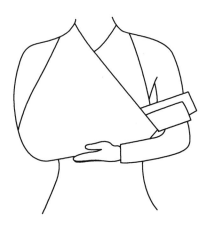

图 5-32　肱骨骨折固定法　　　　图 5-33　前臂骨折固定法

4. 大腿骨折

(1) 取一长夹板放在伤腿的外侧,长度自足跟至腰部或腋窝部。

(2) 取另一夹板至腿内侧,长度自足跟至大腿根部。

(3) 用绷带或三角巾分段将夹板固定(图 5-34)。

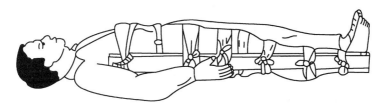

图 5-34 大腿骨折固定法

5. 小腿骨折

(1) 取长短相等的夹板(从足跟到大腿)两块,分别置伤腿的内外侧。

(2) 用绷带分段固定(图 5-35)。

(3) 紧急情况下无夹板时,可将患者两下肢并紧,两脚对齐然后将健侧肢体与伤肢分段绷扎固定在一起,注意在关节和两小腿之间的空隙处垫以纱布或其他软织物,以防包扎后骨折部弯曲。

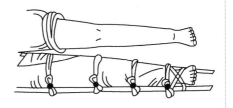

图 5-35 小腿骨折固定法

6. 脊柱骨折

(1) 胸椎、腰椎骨折:将患者平直仰卧在硬质木板上,颈后和头两侧垫软枕固定,用几根绷带将患者固定于木板上(图 5-36)。

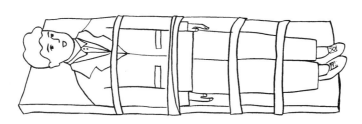

图 5-36 胸椎、腰椎骨折固定法

(2) 颈椎骨折:可使用颈托固定,根据患者颈部的高度选择合适的颈托,调节合适的宽度,保持患者头部为正中位(图 5-37);或使患者的头颈和躯干保持直线位置,用沙袋(棉布、衣物)等,将患者颈后、头两侧垫好,防止左右摆动。用木板放置头至臀下,然后用绷带或布带将额部、肩和上胸、臀固定于木板上,使之稳固。

7. 骨盆骨折 患者取仰卧位,双腿微屈,膝下放软垫,用三角巾或大被单折叠后环绕固定骨盆,横阔带固定双膝,用窄带固定双足(图 5-38)。

【注意事项】

1. 有创口者应先止血、消毒、包扎再固定。

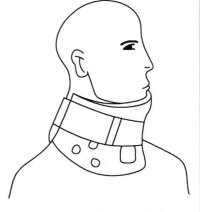

图 5-37 颈椎骨折固定法

235

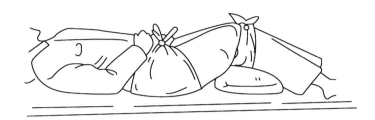

图 5-38 骨盆骨折固定法

2. 固定前应先用布料、棉花、毛巾等软物,铺垫在夹板上,以免损伤皮肤。

3. 用绷带固定夹板时,应先从骨折的下部缠起,以减少患肢充血水肿。

4. 夹板应放在骨折部位的下方或两侧,长度除骨折部位上下端外,还须固定上下两个关节,即"超关节固定"。

5. 大腿、小腿及脊柱骨折者,不宜随意搬动,应就地临时固定。

6. 固定应松紧适宜,以免影响血液循环。

7. 掌握操作要领(表 5-4)。

表 5-4 创伤固定操作

易错环节	正确动作要点
1. 处理伤口	止血、清创、包扎
2. 脊柱骨折固定	躺卧于硬板床,固定伤部
3. 长骨骨折固定	夹板长度应过骨折部位上下两个关节
4. 检查记录	末端血运情况,患者感觉

教师微课堂

【记忆口诀】

创伤固定操作:伤口清创→脊柱骨折卧硬板,肢体骨折用夹板(固定材料)→绑紧→制动→观察。

【实验理解】

学生互相扮演护士和患者进行练习。

实验 5 搬 运 法

案例导入

周某,男,34 岁。在车祸中受伤,右前臂骨折已行夹板固定。诉颈部疼痛不能转动,考虑颈椎骨折,予颈托固定,现需要将患者转运至医院。

请问:如何正确搬运患者?

搬运法是指救护者徒手或利用搬运器材,安全移动和转送患者的方法。搬运要根据不同的患者和病情,因地制宜地选择合适的搬运方法和工具,而且动作要轻、快。

【目的】

1. 使患者及早脱离危险环境。

2. 使患者能尽快送达医疗机构,得到及时的抢救和治疗。

3. 防止再次受伤。

【适用指征】

需要脱离危险环境,活动受限的患者。

【操作资源】

1. 用物 担架、三角巾、绷带、清洁碗、薄枕等。

2. 环境与设施 处理、固定受伤部位后才行搬运。

【操作程序】

1. 单人搬运法(图 5-39)

(1)背负法:救护者背向患者蹲下,让患者将双臂从救护者肩上伸到胸前,并双手交叉,救护者双手托住伤病者大腿中部,上身略倾斜向前慢慢站起。脊柱骨折禁用此法,适用于老幼、体轻、清醒的患者。

(2)抱持法:救护者蹲在患者的一侧,面向患者,一只手放在患者的大腿下,另一只手绕到患者的背后,然后将其轻轻抱起,适于年幼患者,或伤势不重、体重轻、无骨折者,是短距离搬运的最佳方法。

(3)扶持法:救护者站在患者一侧,一手牵患者手腕,另一手扶其腰部,使患者重心靠向救护者。适用于上肢骨折的患者。

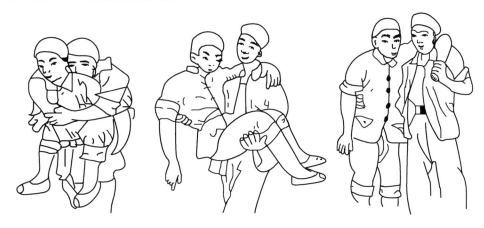

图 5-39 单人搬运法

2. 双人搬运法(图 5-40) 适用于头、胸、腹部重伤但脊柱无损伤者。

(1)椅托式:一人以左膝、另一人以右膝跪地,各用一手伸入患者的大腿下面并互相紧握,另一手彼此交替支持患者的背部。

(2)拉车式:一人站在患者的背后将两手从患者腋下插入,把患者两前臂交叉于胸前,再抓住患者的手腕,把患者抱在怀里,另一人反身站在患者两腿中间将患者两腿抬起,两名救护者一前一后地行走。

3. 特殊患者搬运法

(1)昏迷伤员:使患者侧卧或俯卧于担架上,头偏向一侧搬运。对于脑出血的患者,应稍垫高其头部。

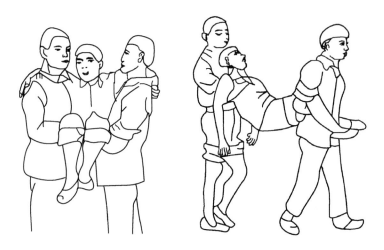

图 5-40 双人搬运法

（2）开放性气胸：患者取坐位或半卧位，可用椅托式或抱持法搬运。

（3）腹腔脏器脱出：将患者双腿屈曲，腹肌放松，防止内脏继续脱出。已脱出的脏器严禁回纳腹腔，取三角巾做成略大于脱出物的环形圈，围住脱出的脏器，再应用大小合适的碗扣住脏器，然后用三角巾包扎固定(图 5-41)。包扎后取仰卧位，屈曲下肢，并注意腹部保温，防止肠管过度胀气。

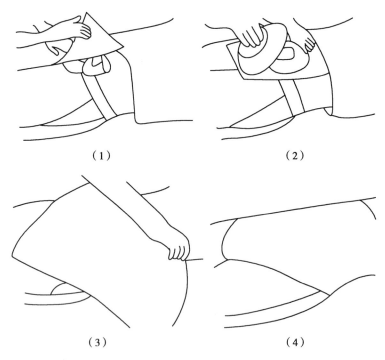

（1） （2）

（3） （4）

图 5-41 腹腔脏器脱出伤员的搬运

（4）脊柱、脊髓损伤：采用四人搬运法，应保持伤员脊柱伸直，严禁颈部与躯干前屈或扭转，平稳抬起，直至患者顺利转移平躺于专用的脊柱固定板上。

一人专管头部的牵引固定，保持头部与躯干成一直线，其余三人蹲在患者的同一侧，一人托肩背，一人托腰臀，一人托膝踝部，一齐喊口令起立，将患者放在硬质担架上，伤员头部用沙袋固定两侧，并用带子将伤员胸部、腰部、下肢与担架固定在一起(图 5-42)。

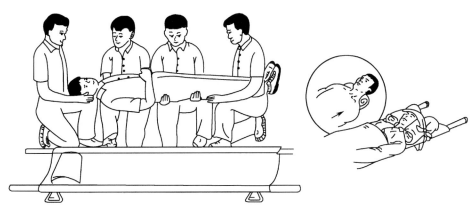

图 5-42　脊柱、脊髓损伤伤员的搬运

（5）骨盆损伤：再将骨盆用三角巾或大块包扎材料做环形包扎，让患者仰卧于门板或硬质担架上，膝微屈，膝下加垫，并用三角巾捆扎固定。（图 5-43）。

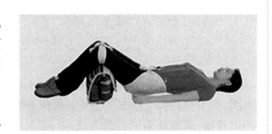

图 5-43　骨盆损伤伤员搬运

【注意事项】

1. 搬运要求平稳、舒适、迅速、不倾斜、少震动，动作轻柔，避免二次损伤。

2. 昏迷患者搬运时应保持呼吸道通畅，有恶心、呕吐的患者应头偏向一侧。

3. 伤情严重、路途遥远的伤者，要做好途中护理，密切观察伤者的神志、呼吸、脉搏以及伤情的变化。

4. 掌握操作要领（表 5-5）。

表 5-5　创伤搬运操作

易错环节	正确动作要点
四人搬运法	头部牵引固定，与躯干成一直线，搬运动作要齐，将患者放在硬质担架上，沙袋固定头部两侧
昏迷患者	头偏向一侧搬运。脑出血患者，稍垫高其头部
腹部内脏脱出	不可回纳，用大小合适的碗扣住内脏，取三角巾做环形圈围住脏器，再用三角巾包扎固定

📱 **教师微课堂**

【记忆口诀】

搬运方法：一人搬运——扶背抱，两人搬运——托拉抬，四人搬运——动作齐。

【实验理解】

学生互相扮演护士和患者，进行练习。

三、气道畅通急救技术

患者发生急症时，往往会出现呼吸道分泌增多、舌根后坠等呼吸道梗阻症状，如不及时解除梗阻,患者很快会因缺氧出现发绀、意识障碍、甚至心搏骤停,及时应用手法、辅助器具及特殊技术使气道保持通畅,如海姆立希手法、机械通气、气管切开术等,都是抢救危重症患者的常用气道畅通技术,对挽救患者的生命具有重要意义。人工气道(artificial airway)是指运用各种辅助设备及特殊技术在生理气道与空气或其他气源之间建立的有效连接,以保证气道畅通,维持有效通气。

实验 6 海姆立克急救法

案例导入

患儿,女,2 岁半。在幼儿园吃苹果时,被 3 块花生豆大小的苹果噎住,出现呛咳、不能发声、呼吸困难、面色发绀等表现。

请问:如何进行紧急处理?

海姆立克手法(Heimlich maneuver),又称膈下腹部冲击法,是利用冲击腹部及膈肌下软组织,产生突然向上的压力,压迫两肺下部,从而驱使肺部残留空气形成气流快速进入气管,冲出异物,解除梗阻的急救方法。

【目的】

解除气道异物阻塞,保持呼吸道通畅。

【适用指征】

1. 呼吸道异物 主要用于呼吸道完全阻塞或严重堵塞的患者。

2. 溺水患者 用于抢救溺水者,以排出呼吸道的液体。

【操作资源】

1. 用物 手电筒,纱布。

2. 环境与设施 清洁,宽敞。

【操作程序】

1. 腹部冲击法

(1) 立式腹部冲击法:用于意识清醒的患者(图 5-44)。施救者站于患者身后,脚成弓步状,前脚置于患者双脚间,双臂环抱患者腰腹部,一只手握成拳、大拇指侧放在患者腹部中线,脐部上方,剑突下,嘱患者上身微向前倾,头部略低,嘴要张开。再用另一只手握住此拳,用力迅速向内、向上冲击腹部,反复冲击直至异物排出。

(2) 卧式腹部冲击法:用于昏迷的患者(图 5-45)。患者取仰卧头转向一侧并后仰,施救者骑跨于患者髋部或跪于患者一侧,一手掌根置于患者腹部,位于肚脐与剑突之间,另一手置于其上,两手重叠,迅速用力向内、向上冲击腹部,反复冲击直至异物排出。取出后应立即检查呼吸心跳,如无应立即行心肺复苏术。

2. 自行腹部冲击法 是一种患者自救腹部冲击的方法。让患者一手握拳,用拳头拇指侧顶住腹部,部位同上,另一手紧握该拳,快速用力向上、向内冲击腹部。如果不成功,患者应迅速将上腹部轻压于椅背、床沿、护栏或其他硬物上,然后用力冲击腹部,重复进行,直至异物排出。

3. 胸部冲击法 当患者是妊娠末期或过度肥胖时,施救者无法用双臂环抱患者腰部,可使用胸部冲击法代替腹部冲击手法。施救者站在患者身后,上肢放于患者腋下,将患者胸部环抱。一只拳的拇指侧在胸骨中线,避开剑突和肋骨下缘,另一手握住该拳头用力向后冲

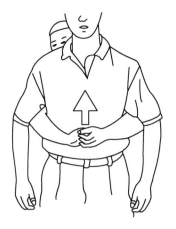

图 5-44 立式腹部冲击法

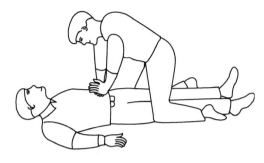

图 5-45 卧式腹部冲击法

击,直至把异物排出。

4. 儿童腹部冲击法 1 岁以上儿童的操作方法与成人相同。1 岁以内的婴儿气道异物梗阻时采取拍背 / 冲胸法。施救者取坐位,前臂放于大腿上,将患儿骑跨并俯卧于施救者前臂上,头低于躯干,手指张开托住患儿下颌并固定头部;用另一只手的掌根用力拍击患儿两肩胛骨之间的背部 5 次,再将患儿翻身,使其仰卧于另一只手的前臂上,仍维持头低位,实施 5 次胸部冲击,位置与胸外按压部位相同(即两乳头连线与胸骨中线交点下一横指处),重复上述动作,直到异物排出。

【注意事项】

1. 用力要适当,防止暴力冲击。

2. 在使用本法后检查患者有无并发症(如:腹部和胸膜内脏破裂、撕裂及出血,肋骨骨折等)发生。

3. 如果患者呼吸道部分梗阻,气体交换良好,则鼓励患者用力咳嗽,并自主呼吸。当患者呼吸道完全梗阻,采用其他排出异物无效且患者情况紧急时,才能使用该法。

实验 7 气管切开术

案例导入

邓某,女,21 岁。因高热、咳嗽、咳痰、呼吸困难入院,胸部 CT 示:左肺下叶炎性病变,以肺炎收入院治疗,医嘱予 0.9% 氯化钠溶液 100ml+ 青霉素 80U 静脉滴注,使用前进行青霉素皮试。护士为其做完皮试 3 分钟,患者突然出现面色苍白、大汗、发绀、胸闷、呼吸困难,伴意识丧失、抽搐。初步判断患者发生青霉素过敏性休克,喉头水肿引致窒息,应尽快施行气管切开,建立人工气道。

请问:如何配合医生完成气管切开术?

气管切开术(tracheotomy)指切开颈前段气管前壁,插入气管套管,建立新通道进行呼吸的一种急救技术。

【目的】

1. 解除或防止上呼吸道梗阻,保持呼吸道通畅。

2. 清除呼吸道分泌物,改善呼吸困难。

3. 为机械辅助呼吸、加压给氧及气管内给药提供条件。

【适应指征】

1. 各种原因造成的上呼吸道梗阻和/或下呼吸道分泌物阻塞者。

2. 咽喉部炎症、外伤、异物等因素导致急慢性喉梗阻的缺氧者。

3. 需长时间进行机械通气治疗者。

4. 颌面部手术,便于麻醉管理和防止误吸,预防性气管切开者。

【操作资源】

1. 用物 气管切开包(手术刀、刀柄、剪刀、拉钩、止血钳、镊子、持针器、针、线、敷料)、吸引器、无菌吸痰管、气管套管、给氧设备、无菌手套、局麻药等。

2. 环境与设施 清洁,宽敞。

【操作程序】

1. 解释 向清醒患者及家属解释操作过程、目的和方法。

2. 体位 取仰卧位,肩下垫一小枕,头后仰,保持正中位。使下颌、喉结、胸骨切迹在同一直线。

3. 将手术无影灯置于床头,打开气管切开包。

4. 常规消毒、铺无菌巾、麻醉、切口、分离组织,确认及切开气管,一般在第 3、4 或第 4、5 软骨环之间(图 5-46)。

5. 插入气管套管,用吸引器吸出分泌物。固定气管套管,用系带缚在患者颈部,于颈部的一侧打结。

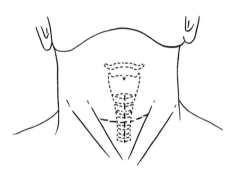

图 5-46 气管切开部位

【护理】

1. 气管套管的固定 颈部系带的松紧以宽松一指为度。

2. 气管套管的消毒 金属内套管多采用高压蒸汽灭菌法或煮沸法消毒,每 6~8 小时更换 1 次。

3. 气管切口处的护理 每日常规消毒气管切口处,及时更换敷料。无菌纱布敷料完全覆盖气管切开伤口。

4. 充气气囊的管理 根据患者是否需要机械通气决定充气量,机械通气患者要求充气达气道密封状态,气囊压力保持在 25~30cmH$_2$O。非机械通气并可自行排痰者可少量充气或不充气。对有误吸危险的患者,主张进行充气以预防误吸发生。

5. 气道湿化和温化 人工气道患者应根据气道湿化标准来调整气道湿化程度,以利于患者痰液排出,湿化温度控制在 32~37℃。

6. 并发症的观察 主要并发症包括皮下气肿、出血、气胸及纵隔气肿、窒息或呼吸骤停、局部继发感染。

7. 拔管 拔管前应先连续堵管 48 小时,如患者在活动、睡眠时无呼吸困难,可予拔管。

【注意事项】

1. 术前尽量避免使用过量镇静剂,以免加重呼吸抑制。

2. 术中严格执行无菌技术和手术操作规范,防止出现气胸、出血、气管-食管瘘等并发症,及时吸出手术区域气道分泌物。

3. 对于使用呼吸机辅助通气的患者在翻身、吸痰等操作时应两人合作,保持患者头颈部与气管导管活动的一致性,将气管套管内的压力减少至最低,预防脱管的发生,对于烦躁患者可适当使用约束或镇静剂。

4. 气管切开患者的床旁,需备有吸引器、照明、给氧装置、气管切开包等,以备气管套管阻塞或脱出时紧急使用。

实验 8 呼吸机辅助通气技术

案例导入

王某,男,45 岁。因风湿性心瓣膜病、心功能不全于今日上午在全身麻醉 + 体外循环下行"二尖瓣膜置换术",术后转入 ICU。患者意识呈麻醉未清醒状态,自主呼吸微弱,予气管插管,呼吸机辅助通气。

请问:如何正确完成上机操作?

呼吸机(ventilator)是利用机械力量,将气体送入肺内,以改善肺通气和换气,防止缺氧和二氧化碳潴留,有效治疗呼吸衰竭和抢救呼吸停止患者的强有力工具。

【目的】

1. 保证肺通气量,排出二氧化碳,纠正缺氧。

2. 改善肺通气与换气功能,提高动脉血氧分压。

3. 减少呼吸肌做功,降低氧耗量。

【适用指征】

1. 急、慢性呼吸衰竭,呼吸频率大于 40 次 /min 或小于 5 次 /min。

2. 呼吸性酸碱平衡失调。

3. 心、胸、腹和神经外科手术中的麻醉。

4. 应用呼吸机进行呼吸道药物和气溶胶治疗。

5. 肺水肿。

6. 呼吸中枢控制失调,神经肌肉疾患。

7. 急性呼吸窘迫综合征。

【操作资源】

1. 用物 氧气筒、减压表或中心供气系统,呼吸机,模拟肺,呼吸回路(螺纹管道、湿化罐、贮水瓶、Y 形接头)、扳手、灭菌蒸馏水。

2. 环境与设施 清洁,宽敞,安静,定期进行空气消毒。

【操作程序】

(一) 检查、安装仪器

1. 检查呼吸机配件是否齐全,电源气源设备是否完好(图 5-47)。

2. 正确安装呼吸机回路。

3. 把氧气、空气衔接管接中心供气系统或氧气筒上,调节气源压力,压力调节在 3~5kg/cm²。

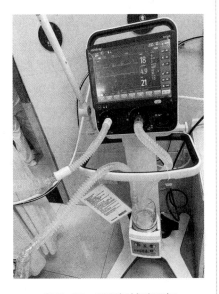

图 5-47 呼吸机辅助通气

（二）上机前准备

1. 神志清醒者做必要解释,协助患者取舒适体位。

2. 依次打开电源开关(空压机、主机、加温湿化器),调节温度在 32~37℃。

3. 检查呼吸机回路是否漏气、接错,集水杯是否处于低位,通气是否正常,声光报警系统是否完好。接模拟肺试机,试机正常。

4. 根据患者病情、年龄、体重选择呼吸模式、送气方式、调节参数及报警上下限。潮气量成人一般为 10~15ml/kg,呼吸频率成人为 12~20 次 /min,吸呼比一般为 1：(1.5~2);通气压力成人为 15~20cmH_2O;吸入氧浓度以 40%~50% 为宜;触发敏感度,根据患者自主吸气力量大小调节,一般压力触发常为 –1~–2cmH_2O,流量触发为 1~2L/min。

（三）上机

1. 管道与患者连接,妥善固定管道,观察患者胸廓是否规律起伏。

面罩法:面罩盖住患者口鼻后连接;气管插管法:气管内插管后连接;气管切开法:放置套管后连接。

2. 观察人机是否同步,患者烦躁时应及时通知医生处理。随时观察病情,根据血气分析结果调整各参数。

3. 随时观察并记录患者的通气状况,了解患者感受。

4. 出现报警,相应处理。

（四）整理

1. 协助患者取舒适卧位,指导清醒的患者正确使用肢体语言及呼吸功能锻炼、有效排痰的方法,安慰患者。

2. 整理床单位及用物。

3. 评价病情变化,做好记录。

【注意事项】

1. 头颈部与躯干间避免成直角;无禁忌证患者保持床头抬高 30°~45°。

2. 严密监测生命体征、心电及血气等变化,及时调整各种呼吸参数。

3. 加强气道护理,包括翻身、拍背、吸痰、湿化。长期使用呼吸机者应定期更换管道、集水杯及湿化器。

4. 注意机器运转状态,及时处理报警。如呼吸机发生故障或报警未能排除,应断开呼吸机给予简易呼吸器手动通气,待故障解除试机正常后再连接呼吸机。

5. 间断进行脱机训练,避免患者产生呼吸机依赖。

6. 执行标准预防,预防医院感染。

7. 掌握操作要领(表5-6)。

表 5-6　呼吸机辅助通气技术

易错环节	正确动作要点
开机顺序	打开电源开关→检查呼吸机回路、声光报警系统→接模拟肺试机→调试参数:潮气量、呼吸频率、吸呼比、通气压力、吸入氧浓度、触发敏感度→管道与患者连接

知识链接

呼吸机集束干预策略

集束干预策略(bundle of care)是近年 ICU 内的专业新名词,中文译为集束化治疗策略或集束干预策略,意为集合一系列有循证基础的治疗及护理措施,用来处理某种难治的临床疾患。呼吸机集束干预策略就是指执行一系列有循证基础的治疗及护理措施,以预防呼吸机相关性肺炎(VAP)。根据医疗改进中心的建议,呼吸机集束干预策略主要包括 4 项措施,即:抬高床头、镇静休假、消化道溃疡的预防、深静脉栓塞的预防。研究显示,施行呼吸机集束干预策略能平均减低 VAP 发生率的 45%。

需要强调的是,在临床工作中一定要对所选择的患者持续地执行集束干预策略里面的每一项措施,而不是间断地执行或只选择其中一两项措施来执行,只有这样,才能真正施行集束干预。否则违背了集束干预策略的精神,所执行的措施也不会产生明显的成效。

实验 9　CPAP 机辅助通气

案例导入

王某,男,72 岁。有慢性阻塞性肺疾病病史 6 年,近期病情加重合并肺部感染入院。查体:T 36.6℃,P 115 次 /min,R 30 次 /min,BP 122/80mmHg。胸部 CT:心影变小,肺动脉稍增粗,两肺局部胸膜增厚。血气分析:pH 7.43,$PaCO_2$ 35.4mmHg,PaO_2 90mmHg,HCO_3^- 22.7mmol/L。遵医嘱行持续正压无创通气。

请问:如何正确完成 CPAP 机的上机操作?

CPAP 即持续气道正压通气(continuous positive airway pressure),指对有自主呼吸的患者通过鼻罩、口鼻、面罩或全面罩等无创方式将患者与呼吸机相连进行持续正压辅助通气的模式。CPAP 的主要方式有专用 CPAP 机、呼吸机 CPAP 功能等。

【目的】

改善肺的氧合,维持合适的通气(排出二氧化碳),减轻呼吸肌负荷和呼吸耗氧,维持血流动力学的稳定,为呼吸功能的恢复争取时间。

【适用指征】

1. 主要用于轻中度呼吸衰竭,没有紧急插管指征,生命体征相对稳定及没有持续气道正压通气禁忌证的患者(患者的清醒合作非常重要)。

2. 用于呼吸衰竭早期干预和辅助撤机。

3. 呼吸衰竭应用持续气道正压通气的标准有以下基础的两项:①临床标准:中重度呼吸困难,伴辅助呼吸机的应用和反常呼吸(R>24 次 /min),Ⅰ型呼吸衰竭(R>30 次 /min);②血气标准:$PaCO_2$>45mmHg 和 pH<7.35,氧合指数(OI)≤200mmHg。

【操作资源】

1. 用物　CPAP 机、无菌用水。

2. 环境与设施　清洁,宽敞,安静,定期进行空气消毒。

【操作程序】

1. 开机流程　连接呼吸机回路→连接氧源→湿化器加入无菌用水至最高刻度线→打开主机开关→打开屏幕开关→打开湿化器开关→调节温度至 32~37℃→依次予以自检、

设置模式、控制参数及报警值→连接患者→观察患者监测参数、呼吸波形、呼吸环、趋势图等(图5-48)。

2. 关机及消毒处理流程 取下连接管路→关主机→关湿化器→关氧源→关电源→湿化器取出、倒出无菌用水→湿化器浸泡消毒(部分机器有流量传感器的按院感要求处置)→更换新的消毒后的呼吸管道,呼吸机表面用500mg/L的含氯消毒液擦洗干净→连接好各管路及湿化器→连接好呼吸回路→检测呼吸机有无漏气及运作功能→呼吸机呈备用状态。

3. 记录 在护理记录单上做好记录。

【注意事项】

1. 密切监测血氧饱和度及病情变化,根据病情配合医生随时调整氧浓度流量及各参数值。

2. 保持管路位置正确,应低于连接口水平以最大限度减少或防止冷凝水进入气管内。

3. 加强呼吸道管理,及时有效地吸痰。

4. 及时倾倒集水杯内液体。

5. 密切观察管路(及面罩)等是否漏气或脱出。

6. 及时加湿化罐无菌用水。

7. 掌握操作要领(表5-7)。

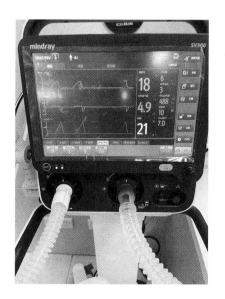

图5-48 CPAP辅助通气

表5-7 CPAP机辅助通气

易错环节	正确动作要点
1. 开机顺序	连接呼吸机回路→连接氧源→湿化器加入无菌用水→打开主机开关→打开屏幕开关→打开湿化器开关→调节温度至32~37℃→依次予以自检、设置模式、控制参数及报警值
2. 关机顺序	取下连接管路→关主机→关湿化器→关氧源→关电源

知识链接

睡眠呼吸暂停综合征

睡眠呼吸暂停综合征是一种以睡眠过程中频繁发生呼吸暂停和/或低通气所致血氧饱和度下降为主要特征的临床综合征。阻塞型睡眠呼吸暂停低通气综合征(OSAS)更为常见,危害性更大,尤其是老年患者患有高血压、冠心病、血液黏稠度增高等高危因素,严重者可导致夜间睡眠猝死,发病率达7%~13%。自1981年澳大利亚Sullivan等首次报告持续气道正压通气(N-CPAP)可成功治疗OSAS以来,CPAP已成为多数OSAS患者首选的治疗措施之一。

教师微课堂

【记忆口诀】

开机顺序:连(回路、氧源)→加(无菌用水)→开(主机→屏幕→湿化器)→调(温度)→设(模式、参数、报警值)→连(患者)。

【实验理解】

学生可在实验室模拟临床情景进行上机操作练习;或观看教学视频学习和熟记操作步骤。有条件的到临床见习和实习。

四、其他急救仪器使用

随着科技的发展,急救仪器设备不断推陈出新,功能日臻完善。随着新技术、新成果在医学科学领域的广泛应用,急救仪器设备吸纳了计算机技术、影像技术、传感器技术、信号处理技术等新成果,发展十分迅速,推动了急救医学的发展。及时更新医学技术、熟练操作急救仪器设备,对从事急诊医学和重症医学的医务人员极为重要。

实验 10　心脏电除颤

案例导入

李某,男,48 岁。因急性心肌梗死急诊入院,随后转入冠心病监护治疗病房(CCU)。患者病情进展快,出现心动过速,心率达 180 次/min,继而发生室颤,意识丧失,心跳停止,颈动脉搏动不能扪及,血压测不到。

请问:如何进行电除颤来抢救患者?

心脏电除颤(defibrillation)也称为电复律术,是指在体表安放电极,通过电除颤释放的短暂高能量脉冲电流,间接作用于心脏来消除异位心律使之恢复窦性心律的方法。根据发电脉冲是否与心电图的 R 波同步,分为同步电复律和非同步电复律。本节主要介绍非同步直流电除颤。

【目的】

通过电除颤,纠正、治疗心律失常,恢复窦性心律。

【适用指征】

1. 各种原因引起的心搏骤停。

2. 心室颤动(室颤)、心室扑动(室扑)、无脉性室性心动过速者。

3. 血液循环处于停顿状态的危急时刻。

【操作资源】

1. 用物　除颤仪、导联线、导电糊、除颤电极片;各种抢救和心肺复苏所需要的器械、药品和物品。

2. 环境与患者准备　注意遮挡,避免暴露患者隐私。患者取去枕仰卧位,平卧于坚硬平面上,去除胸前衣物及全身携带的金属物品,确保胸部清洁干燥,有义齿者取下。

【操作程序】

1. 开启除颤仪　连接电源线,打开电源开关,设置"非同步"除颤,安放监护电极(图5-49)。

2. 准备电极板　电极板面涂导电糊。

3. 选择能量　根据不同除颤仪选择合适的能量,单向波除颤首次应给予360J,双向波除颤首次点击能量为120~200J,或根据厂家推荐;如不清楚厂家推荐,可调至可用的最高能量。婴儿和儿童:首次为2J/kg,之后继续点击4J/kg。

4. 充电　按下充电按钮,充电至所选择的能量。

5. 放置电极板　两电极板分别放置于心底部(右锁骨中线第2肋间)及心尖部(左锁骨中线第5肋间)(图5-50)。

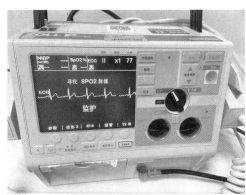

| 图5-49　打开除颤仪 | 图5-50　前-侧位电极板放置位置 |

6. 放电　停止心肺复苏,嘱所有人员暂不接触患者并离床,将电极板紧贴患者皮肤,同时按下两个电极板上的"放电"按钮。

7. 心肺复苏术　除颤后立即行心肺复苏术,5个循环后(大约2分钟)再进行评估。

8. 观察记录　观察心电图示波及患者神志、心律,测血压、呼吸,在危重患者记录单上做好记录。

【注意事项】

1. 正确选择除颤方式。

2. 除颤电极板放置部位要准确,局部皮肤无潮湿、无敷料。如带有植入性起搏器,应避开起搏器部位至少10cm。

3. 导电糊涂抹均匀,两电极板距离应超过10cm。不可用耦合剂替代导电糊。

4. 电极板与患者皮肤密切接触,两电极板之间皮肤保持干燥,以免灼伤。

5. 放电之前确认患者身体与其他导体绝缘,警告其他抢救人员与患者脱离接触。

6. 除颤后严密监测心电、血压、呼吸和意识等,注意心律失常、低血压、急性肺水肿、栓塞、心肌损伤等并发症,一般需持续1天。

7. 如抢救现场有高浓度氧、吸入性麻醉药,须立即关闭并打开门窗,以防引起爆炸及火灾。

8. 掌握操作要领(表5-8)。

表5-8　心脏电除颤操作

易错环节	正确动作要点
1. 体位	仰卧位,卧于绝缘床
2. 电极板位置	心底部(右锁骨中线第2肋间)及心尖部(左锁骨中线第5肋间)
3. 除颤能量	单向波除颤首次应给予360J,双向波除颤首次选择能量为120~200J,第二次和随后的能量应相当,而且可考虑使用更高能量

实验 11　体外膜肺氧合技术

体外膜肺氧合（extracorporeal membrane oxygenation，ECMO）技术是一种针对呼吸功能不全和 / 或心脏功能不全患者，运用体外循环机械装置实施连续性呼吸支持及部分心脏支持的人工辅助技术。ECMO 的原理是将患者动脉血或静脉血引出体外，经过氧合器进行气体交换，排出 CO_2 生产氧合血，通过驱动泵提供动力，再将血液回输到患者体内的过程。

【目的】

能维持全身脏器的灌注，全部或部分代替心肺功能，为严重心肺功能衰竭及罹患危及心肺功能的创伤、中毒、感染等患者的心、肺功能恢复和病变治愈争取时间。

【适用指征】

1. 循环支持　各种原因引起的心搏骤停；急性心肌梗死、暴发性心肌炎等引起的急性严重心功能不全；心脏手术后暂时性心脏功能障碍；安装人工心脏、心脏移植术前的过渡。

2. 呼吸支持　急性呼吸窘迫综合征；急性肺栓塞和气道梗阻；感染、误吸、淹溺、外伤、吸入有毒气体等导致的急性严重呼吸功能不全。

3. 其他　器官移植前后心肺功能的替代支持、供体脏器支持等。

【操作资源】

1. 用物　静脉或动脉置管包、ECMO 机及耗材（主要包括离心泵头、氧合器和管道等）、氧源、空气源、超声仪、ACT 测定仪、血气监测仪、预充液、肝素、三通管等。

2. 环境与设施　ECMO 可在手术室或 ICU 进行，患者处于麻醉状态，注意环境清洁，最大无菌屏障。

【操作程序】

1. 置管　选择 ECMO 支持模式、置管部位，执行动静脉切开或穿刺置管术，经 X 线确定后，缝合固定。

2. ECMO 系统准备　①以无菌技术连接安装氧合器、回流室、动脉微栓滤过器及管道等。②配制预充液。首先予晶体液预充排气，再将均匀涂抹导电胶的离心泵头置入离心泵中，逐渐调高离心泵转速再次排气，确认管道内无气体后，进行流量及各压力点校正，最后理顺整个循环管路，将各个部分固定于适当位置，避免管扭转打结。③连接空气及氧气管道，设定 FiO_2 和气体流量。④连接变温水箱，设置水温，开始水循环。

3. ECMO 运行　将 ECMO 系统和患者置管紧密连接，防止空气进入。调节初始泵速、气体流量等，开放 ECMO 管道通路，开始运行 ECMO（图 5-51）。

4. ECMO 撤离　根据患者心肺功能恢复的情况，逐步减少 ECMO 对心肺的支持程度，直至 ECMO 撤离。ECMO 撤离后，将体外管道内的血液经自体血回输装置回输；动脉置管处行动脉缝合术；静脉置管可直接拔管或行血管修补术，拔管后按压至少半小时，再用沙袋压迫 4~6 小时，注意观察穿刺点局部有无

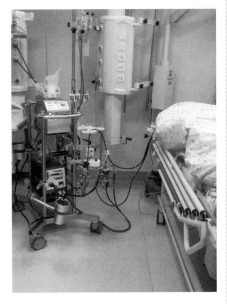

图 5-51　ECMO 的运行

出血。

【注意事项】

1. 应加强基础护理,注意保护患者的皮肤和黏膜。

2. 严格遵守各项无菌技术原则,定时更换插管部位敷料。

3. 妥善固定管道,避免发生牵拉、移位打折、渗漏和脱落等情况;若发现有血栓形成、渗漏等情况,要通知医生及时处理。

4. 加强镇静患者的监测和管理,根据医嘱逐渐减少镇静剂剂量。

5. 密切观察药物的使用效果,预防并发症。

6. 积极营养支持,早期肠外营养时,应尽量避免输注脂肪乳。随着患者循环呼吸功能的恢复,要尽早开始肠内营养。

7. 加强心理护理,通过讲解疾病知识、延长家属陪伴时间等方法,维持患者稳定的精神状态。

知识链接

ECMO 循环模式

ECMO 的循环模式有以下 4 种:

1. 静脉 - 静脉模式(V-V 模式)　静脉血经右心房或颈内静脉引出,氧合后回流至中心静脉,与患者自身静脉血混合,然后一部分进入右心室、肺,再进入体循环。另一部分又通过氧合器发生再循环,用于肺功能的支持。

2. 静脉 - 动脉模式(V-A 模式)　绝大多数的静脉血经中心静脉右心房引流出来氧合后经大动脉回输体内。其转流的病理生理变化和心脏手术体外循环相似,可同时用于心肺功能的支持。

3. 动脉 - 静脉模式(A-V 模式)　也就是无泵的二氧化碳清除模式,需要患者可以耐受大量动静脉分流和心排血量增加;由于气体交换需要大量血流,A-V 模式不适合进行完全呼吸功能支持。但通过 A-V 途径,依靠动静脉间的压力使血流经过膜肺,可实现 CO_2 排出,降低机械辅助通气的需要。

4. 动脉 - 静脉 - 动脉转流模式(V-A-V 转流模式)　V-A 模式时,未氧合的上腔静脉血流经过肺后灌注冠状动脉、右上肢和头部,导致右上肢和头部血流由未氧合的血流供应。A-V 模式时再通过三通连接方式将膜肺后的氧含血分成两部分,一部分通过动脉回输,另一部分通过上腔静脉回输到右心房,增加经肺血流的氧合程度,达到改善右上肢和头部氧供的目的。

五、拓展

环甲膜穿刺

环甲膜穿刺(thyrocricoid puncture)是在紧急情况下开放气道的一种简单、迅速的急救技术,是施救者通过刀、穿刺针或其他锐器,从环甲膜处刺入,建立新的呼吸通道,快速解除气道阻塞和窒息的急救方法。

【目的】

能有效解除急性呼吸道梗阻、窒息和严重呼吸困难。

【适用指征】

1. 急性上呼吸道完全或不完全阻塞,尤其是声门区阻塞,不能及时行气管切开建立人工气道者。

2. 牙关紧闭,经鼻插管失败,为喉、气管内其他操作准备。

3. 气管内给药。

【操作资源】

1. 用物　环甲膜穿刺针或粗针头,碘伏,无菌手套,无菌注射器,局麻剂。

2. 环境与设施　清洁,宽敞,吸氧装置。

【操作步骤】

1. 体位　患者取仰卧位,垫肩,头尽量后仰。

2. 定位　在颈中线甲状软骨和环状软骨之间正中,可触及一凹陷,即环甲膜。

3. 穿刺　用左手示指和拇指固定此处皮肤,右手持针在环甲膜上垂直向下刺入,通过皮肤、筋膜及环甲膜,有落空感时,挤压双侧胸部,自针头处有气体溢出或抽吸易抽出气体,患者出现咳嗽,证明穿刺成功,固定针头于垂直位(图 5-52)。

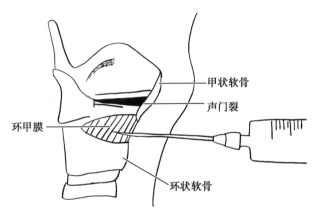

图 5-52　环甲膜穿刺

【注意事项】

1. 进针不宜过深,避免损伤气管后壁黏膜,贯穿气管。

2. 穿刺部位若有明显出血,应及时止血,以免血液流入气管内。

3. 如遇血凝块或分泌物阻塞穿刺针头,可用注射器注入空气,以保证呼吸道通畅。

4. 环甲膜穿刺术作为一种气道开放应急措施,穿刺针留置时间不宜超过 24 小时,有条件时应尽早行气管切开术。

六、综合实验与思考

1. 李某,男,47 岁。因酒后驾车发生车祸,神清,头部、右手臂受伤出血,腹部开放性损伤,腹部脏器脱出,大腿畸形错位明显。假如你是一名急诊科护士,接到“120”急救电话跟随急救车赶到现场。请问:

(1) 你需要做哪些院前急救措施?

(2) 如何协助将患者转运到医院行进一步治疗?

2. 张某,男,8 岁。因失足落水,被救上岸时已昏迷,呼之不应,呼吸微弱。

请问:

（1）你作为目击者,首先如何将异物排出? 并简述急救措施。

（2）急救过后患儿仍处于昏迷状态,自主呼吸微弱,转运到医院后,医嘱给予气管插管,呼吸机辅助呼吸,如何正确完成上机操作?

05章02节PPT

PPT 课件

第二节　内科护理技术

内科护理技术是采用护理程序将内科护理的理论、知识和技能运用于护理对象,实施整体护理,以减轻患者痛苦、促进康复、增进健康的专业技术。内科护理技术与其他临床各科护理技术有着密切的联系,在临床护理中占有极其重要的位置,是临床各科护理技术的基础及关键。

一、一般技术

内科老年患者基础疾病较多,护士应掌握各种常见疾病的专科护理技术,如排痰、胰岛素注射、血糖仪监测、中心静脉压监测、腹围测量、结核菌素试验等,满足患者需要,提高护理质量。

案例导入

张某,男,67 岁。因发热、咳嗽、咳痰入院。入院评估:T 39.3℃,P 104/min,R 23/min,BP 140/90mmHg,神志清楚,精神萎靡,自述咳嗽时伴胸痛,痰液量多且黏稠,不易咳出。患者既往有糖尿病病史 8 年,入院血糖 13.2mmol/L。

请问:

1. 可采用哪些护理措施帮助患者去除呼吸道分泌物? 实施时应注意哪些问题?

2. 入院后如何监控患者的血糖?

实验1　排　痰　法

护理呼吸系统疾病,特别是痰液较多的患者时,护理人员常通过叩击背部,体位引流等方法,促进痰液排出,以利炎症控制,防止发生肺泡萎缩和肺不张。

【目的】

利用重力作用并辅以叩背等方法,促使痰液顺体位流入大气管并咳出体外,减少痰液淤积,保持呼吸道通畅。

【适用指征】

1. 支气管扩张、囊性肺纤维化或肺脓肿等分泌物增多,排出不畅者。

2. 咳嗽无力患者,如老年、恶病质、手术后或创伤性疼痛患者。

3. 支气管碘油造影检查前后。

【操作资源】

1. 用物　多功能床、痰杯、漱口水、治疗车。

2. 环境与设施　清洁、安静、无对流风,必要时用围帘或屏风遮挡。

【操作程序】

1. 核对医嘱,评估患者;向患者解释体位引流的目的、过程和注意事项;监测其生命体征,进行肺部听诊,明确病变部位。

2. 备齐用物,携至床旁,核对患者的身份信息。指导患者做深呼吸及有效咳嗽,根据医嘱给予支气管扩张药、祛痰药或雾化吸入。

3. 根据病变部位协助患者取易于排出痰液的体位(图 5-53),原则上抬高患部位置,引流支气管开口向下。

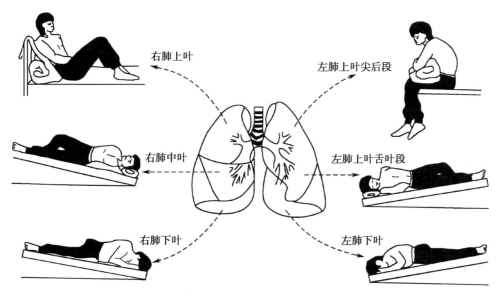

右肺上叶

左肺上叶尖后段

右肺中叶

左肺上叶舌叶段

右肺下叶

左肺下叶

图 5-53 引流体位

4. 鼓励患者间断做深呼吸及有效咳嗽,必要时辅以叩背(图 5-54)。叩背应由外向内,自下而上。

5. 引流完毕,协助患者漱口,清洁面部,取舒适体位,整理床单位。

6. 整理用物,洗手,记录体位引流后患者排出的痰液量、颜色和性质,遵医嘱将痰液送检。

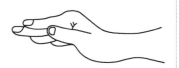

图 5-54 叩背手势

【注意事项】

1. 根据病变部位不同,采取相应的体位进行引流,使患肺处于高位,其引流的支气管开口向下,便于分泌物顺体位引流而咳出,引流时鼓励患者适当咳嗽。

2. 合理安排引流时间 引流宜在饭前 1 小时或饭后 1~3 小时进行,每次引流 15~20 分钟,每日 1~3 次,一般可安排在晨起时、晚餐前及睡前,对于耐受力差的患者可适当减少引流时间和次数。

3. 引流过程中应加强监测 ①监测患者的反应,如出现面色苍白、出冷汗、头晕、血压下降、呼吸困难、发绀等情况应立即停止引流并及时通知医生,采取相应急救措施;②观察引流液的性质、量及颜色,并做好记录。如引流液大量涌出,应注意防止窒息。

4. 引流时应有专人守护,注意安全,防坠床。

5. 下列患者禁忌体位引流 ①严重心、脑、肺部疾患且病情不稳定者;②高龄、极度衰弱等无法耐受体位引流者;③意识不清者;④胸廓或脊柱骨折、近期大咯血和严重骨质疏松者。

6. 掌握操作要领 (表 5-9)。

表 5-9　排痰法

易错环节	正确动作要点
叩背	叩击时应将手固定成背隆掌空状,即手背隆起,手掌中空,手指弯曲,拇指紧靠示指(图 5-54),有节奏地从肺底自下而上、由外向内轻轻叩击

实验 2　胰岛素注射技术

胰岛素是糖尿病治疗中的常用药物,皮下注射是胰岛素最基本的给药方式。正确的胰岛素注射技术不仅关系到药物的有效吸收及减少并发症的发生,而且可以减轻注射疼痛,有利于患者长期坚持治疗。

【目的】

控制血糖,预防糖尿病并发症。

【适用指征】

1. 1 型糖尿病。

2. 2 型糖尿病经饮食、运动及口服降糖药治疗血糖控制不理想者。

3. 手术前后的糖尿病患者。

4. 妊娠合并糖尿病,经饮食、运动治疗血糖控制不理想者。

5. 全胰腺切除后继发性糖尿病患者。

【操作资源】

1. 用物　治疗盘、无菌带盖方盘、75% 乙醇、无菌棉签、胰岛素专用注射器(或胰岛素笔、胰岛素笔芯)、弯盘、胰岛素(遵医嘱)、污物桶。

2. 环境与设施　清洁、安静、光线适宜,必要时用围帘或屏风遮挡。

【操作程序】

1. 注射器皮下注射胰岛素

(1) 核对医嘱,评估患者,并做好解释。

(2) 遵医嘱用普通 1ml 注射器或胰岛素专用注射器抽取胰岛素,初步排气,针帽套于针头上,放入铺好的无菌盘。

(3) 携用物至患者床旁,核对患者的身份信息,协助患者取舒适卧位。

(4) 选择注射部位(图 5-55),常规进行皮肤消毒。

(5) 按皮下注射法常规注射胰岛素。

(6) 注药完毕,再次核对,协助患者取舒适卧位。

(7) 清理用物,整理床单位。

(8) 洗手,记录。

2. 胰岛素笔注射法

(1) 核对医嘱,评估患者,并做好解释。

(2) 携用物至患者床旁,核对患者的身份信息。协助患者取舒适体位,并暴露注射部位。

(3) 将胰岛素笔芯装入胰岛素笔。所注射的胰岛素若为混悬液或预混胰岛素,应将胰岛

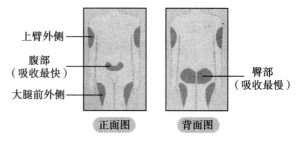

图 5-55　胰岛素注射部位

素笔上下摇晃数次,直至药液呈均匀的乳白色。

（4）常规消毒注射部位皮肤。

（5）用75%乙醇消毒笔芯前端橡皮膜,打开包装,取出针头,顺时针旋紧针头,拔去针帽,放于弯盘内。初次使用笔芯,将剂量调节旋钮调至 2 个单位,针尖向上直立,手指轻弹笔芯架,按下注射键。可重复上述操作直至排出一滴胰岛素,表示排气成功。

（6）旋转调节剂量按钮,遵医嘱调至所需注射的单位数。注射时左手轻轻捏起注射部位皮肤,右手持胰岛素笔,快速垂直刺入,深度为针梗的 2/3,按下注射键。

（7）注射完毕,针头在皮下至少停留 10 秒,拔出针头。

（8）再次核对,套上外针帽,旋下针头,弃于锐器盒内,戴回笔帽。

（9）整理用物,洗手、记录。

【注意事项】

1. 胰岛素笔与胰岛素笔芯要匹配使用。使用前检查笔芯中的药液有无结晶、絮状物等。每次安装新笔芯和针头时必须排尽空气。

2. 胰岛素笔的针头应该一次性使用。

3. 胰岛素注射完毕后,剂量显示窗显示为"0",继续按住注射按钮,在皮下停留 10 秒钟以上再拔出针头,以保证胰岛素剂量准确。

4. 选择注射部位时,应避开炎症、硬结、感染、破溃等部位,注射部位交替轮换,合理使用。常用注射部位有上臂三角肌下缘、腹部(脐部 5cm 以外处)、大腿前侧与外侧、臀部。不同部位胰岛素吸收由快至慢依次为腹部、上臂、大腿、臀部。

5. 注射餐前胰岛素需确认饮食准备情况。用药后加强观察,指导患者掌握低血糖反应的症状及应急处理措施,以保证安全。

6. 掌握操作要领(表 5-10)

表 5-10 胰岛素注射技术

易错环节	正确动作要点
取用胰岛素	操作前先将胰岛素从冰箱取出,室温放置 20~30 分钟
排气	注射前排净药液及针头里的气体,保证注射剂量准确
消毒皮肤	待 75% 乙醇完全挥发干净后再注射
注射	确保注射至皮下,若注射部位皮下组织层较薄,可捏起注射部位以增加皮下组织的厚度,以免注入肌肉层

教师微课堂

【记忆口诀】

胰岛素笔注射法:一摇(摇匀胰岛素)二装(安装针头)三排气,四调(调节注射剂量)五消(消毒注射部位)六注射,七停(停留 10 秒)八拔(拔针)九卸(卸去针头)十收藏(收藏胰岛素笔)。

【实验理解】

学生可以在模拟人身上练习胰岛素笔的注射方法,感受进针的角度、深度,并可互相在身上定位胰岛素注射的部位,加深对该项操作的理解。

笔记栏

实验 3 血糖仪监测技术

定期血糖监测是糖尿病治疗过程中关键的环节之一。血糖仪是一种测量血糖水平的便携式电子仪器,可以快速测量糖尿病患者血糖水平,帮助患者实现血糖自我监测。

【目的】

1. 测量患者血糖水平,协助糖尿病诊断,判断病情严重程度。

2. 观察降糖治疗效果,指导治疗方案的调整,提高治疗的有效性和安全性。

【适用指征】

血糖仪自我监测适用于所有糖尿病患者。下列糖尿病患者要更重视血糖监测。

1. 初次接受胰岛素治疗或正在使用胰岛素泵的患者。

2. 1 型糖尿病患者空腹血糖 >12mmol/L。

3. 2 型糖尿病患者空腹血糖 >16.2mmol/L。

4. 反复出现低血糖,妊娠或计划妊娠时,调整胰岛素的用量时。

【操作资源】

1. 用物　治疗盘、75% 乙醇、无菌棉签、血糖测试试纸、血糖仪(号码与试纸号码一致)、一次性采血针、锐器盒、污物桶、手套等。

2. 环境与设施　清洁、安静、温湿度适宜。避免在血糖仪附近使用手提电话或其他产生电磁干扰的设备。

【操作程序】

1. 核对医嘱,评估患者近期血糖水平、进食时间、采血部位情况,并做好解释。

2. 洗手、戴口罩。

3. 备齐用物,携至床旁。核对患者的身份信息及治疗单。协助患者取舒适体位。

4. 用 75% 乙醇消毒所选采血部位,待干。

5. 打开血糖仪电源开关,验证血糖仪与试纸的校正码相一致,将试纸安装在血糖仪上。

6. 安装采血针,调节采血深度,避免扎得太浅或太深。将采血针针尖置于采血部位刺下。使用后的采血针弃于锐器盒内。

7. 弃去第一滴血液,采集第二滴自然流出血液至需要量。

8. 待血糖仪屏幕出现滴血标志时,将第二滴血液吸入或滴入测试区,直至屏幕出现数字显示。

9. 读取血糖测量结果并记录。

10. 整理用物、洗手。

【注意事项】

1. 严格无菌技术操作,测血糖前要确认血糖仪上的号码和试纸上的号码是否一致。

2. 快速血糖仪测定的是末梢毛细血管全血的血糖值,采血部位通常选择指尖、足跟两侧,水肿或感染的部位不宜采血。

3. 血糖仪应放置在室温下干燥清洁处,定期清洁和保养。清洁时,可用软布蘸清水擦拭,避免使用清洁剂或将水渗入血糖仪内。勿擦拭、清洁试纸条的插槽。血糖仪应定期校准。

4. 血糖试纸应在阴凉、干燥、密封、避光环境下保存,避免污染,并在有效时间内使用。

5. 对需要长期进行血糖监测的患者,指导其掌握自我监测血糖的技术和注意事项,并做好记录。

6. 掌握操作要领(表 5-11)。

表 5-11 血糖仪监测技术

易错环节	正确动作要点
1. 皮肤消毒	使用 75% 乙醇消毒采血部位;避免用含碘消毒剂(如碘伏、碘酒)消毒皮肤,以免碘与试纸中的酶发生反应,产生误差
2. 采血	确认患者乙醇消毒手指干透后再实施采血;刺破皮肤后勿用力挤压手指,防止组织液混入血样,造成检测结果偏差;采血量必须足以完全覆盖试纸测试区

知识链接

血糖监测新指标:TIR

血糖监测是糖尿病综合管理的重要组成部分。随着持续葡萄糖监测(CGM)技术的革新与成熟,葡萄糖目标范围内时间(time in range,TIR)逐渐受到关注,2019 年《TIR 国际共识》推荐 TIR 应作为血糖监测的重要指标之一,《中国 2 型糖尿病防治指南》(2020 年版)也将其纳入血糖控制目标中。

TIR 指的是 24 小时内葡萄糖在目标范围内(通常为 3.9~10.0mmol/L,或为 3.9~7.8mmol/L)的时间(通常用 min 表示)或其所占的百分比。TIR 能够更全面地反映患者的血糖控制水平,并且是监测糖尿病视网膜病变、微量白蛋白尿等并发症的重要指标。根据 2019 年发布的《TIR 国际共识》,1 型及 2 型糖尿病患者的 TIR 控制目标为 >70%。但 TIR 目标制定应注意个体化,同时关注低血糖以及血糖波动,如老年或高风险 1 型、2 型糖尿病患者发生低血糖的风险较高,其 TIR 控制目标则为 >50%。

实验 4 中心静脉压测量技术

中心静脉压(central venous pressure,CVP)是指上、下腔静脉或右心房处的压力,反映右心房压力,是临床观察血流动力学的主要指标之一。其数值高低取决于心功能、血容量、静脉血管张力、胸膜腔内压等因素。

【目的】

观察血流动力学变化,了解有效循环血容量和心功能,作为补液速度和补液量的指标。

【适用指征】

1. 急性循环衰竭患者,测定中心静脉压,以鉴别是否血容量不足,抑或心功能不全。同时根据 CVP 的变化,指导补液的速度和补液量。

2. 血压正常而伴有少尿或无尿时,以鉴别少尿为肾前性因素(脱水)抑或肾性因素(肾功能衰竭)。

3. 拟行较大手术、手术复杂或时间长、预计术中有体液或血液丢失的患者,测量 CVP 以监测血容量维持在适当水平,提高患者对手术的耐受。

【操作资源】

1. 用物 简易中心静脉压测定标尺、无菌测压导管、无菌手套、治疗盘、生理盐水、输液架、胶布、治疗车。

2. 环境与设施 清洁、安静、温湿度适宜。

【操作程序】

1. 核对医嘱,评估患者一般状况、导管置入长度及是否通畅,并向患者及家属做好解释。

2. 洗手、戴口罩。备齐用物,携至床旁,核对患者的身份信息。协助患者取平卧位。

3. 按中心静脉置管术穿刺置管。常用的穿刺路径有:经颈外静脉穿刺置管、经颈内静脉穿刺置管、经锁骨下静脉穿刺置管、经股静脉穿刺置管。

4. 将输液器插入生理盐水容器中,挂于输液架上,进行初步排气。

5. 将无菌测压导管嵌于测压标尺的凹槽内,上方直接开口于空气中,并固定在输液架上。使标尺的零点处于患者右心房水平(平卧时在腋中线第 4 肋间),将输液器头皮针取下,并将三通管分别与输液管和测压导管相连,排气,连接三通与中心静脉导管进行输液。根据液体流速再次确认导管通畅程度。

6. 调节三通管开关,使生理盐水自下而上流入测压管,首次测压液面可升至 20~25cm,再次测压时液面应高于预计的中心静脉压水平。

7. 调节三通管开关,使测压管与中心静脉导管相通,测压管内液体开始下降,当液面不再下降时,液平面在量尺上的读数即为中心静脉压,读取数据。

8. 测量结束后,调节三通管开关进行中心静脉导管输液,保持静脉导管的通畅。需要再次测压时,重复上述 5、6 步骤即可(图 5-56)。

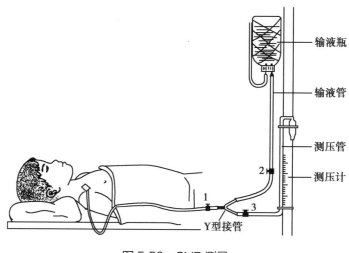

图 5-56　CVP 测量

9. 整理用物,洗手,记录。

【注意事项】

1. 严格遵守无菌技术操作原则。

2. 测压管 0 点必须与右心房中部在同一水平,体位变动时应重新调整两者关系。

3. 注意保持中心静脉置管通畅(通畅的标志是回血好,测压管内液面随呼吸波动),每次测压时流入导管的血液应冲洗干净。

4. 测压前禁止应用血管活性药物和胶体类药物,如必须使用,应在测压前用生理盐水冲洗测压管路后再行测压,以保持通畅。

5. 患者咳嗽、吸痰、呕吐、躁动不安等均可导致中心静脉压测量值偏高,故应让患者安静 10~15 分钟后再测量。

6. 使用呼吸机辅助呼吸的患者,当吸气压 >25cmH$_2$O 时,胸膜腔内压增高,会影响中心静脉压测量值。因此,测压时可根据病情暂时脱开呼吸机。

7. 严密监测并发症,如心律失常、血管损伤或血管破裂、空气栓塞、颈部血肿、纵隔血肿、心脏压塞以及全身及局部感染等。

8. 根据临床需求,确定测压导管留置时间。每日检查导管置入部位有无感染症状,当怀疑发生导管相关感染时,需拔除导管,更换穿刺点重新穿刺置管。

9. 穿刺或切开处局部有感染者、血小板减少或其他凝血机制严重障碍者禁忌测量中心静脉压。

10. 掌握操作要领(表 5-12)。

表 5-12 中心静脉压测量

易错环节	正确动作要点
1. 定标尺	标尺 0 点与右心房中部在同一平面上,卧位平腋中线第 4 肋间,体位变动时应重新调整两者关系
2. 测定	导管应保持通畅

实验 5 腹围测量操作技术

腹围是经脐部绕腹一周的长度,以厘米为单位,内科常用于腹水患者、肥胖症患者病情的判断。临床测量时个体本身的差别较大,所以实际情况要结合患者身高、体重等综合因素考虑。

【目的】

1. 评估患者腹水程度,并判断治疗的效果。

2. 评估肥胖症患者的肥胖程度及类型,并判断治疗的效果。

【适用指征】

1. 肝硬化、心力衰竭、肾功能障碍等患者出现腹水时。

2. 肥胖症患者。

【操作资源】

1. 用物 卷尺、纸、笔、按需准备好用物。

2. 环境与设施 清洁、安静、温湿度适宜。关闭门窗,用围帘或屏风遮挡。

【操作程序】

1. 携用物至床旁,核对患者的身份信息,解释操作目的,告知患者测量前排空膀胱。

2. 协助患者取平卧位,指导患者缓慢呼吸。将患者衣服拉起,注意保暖、保护隐私。

3. 将皮尺沿脐部绕一周、松紧适宜。

4. 记录患者呼吸末的腹围数值。评价测得的数值与上次数值相差值是否相符。如果数值相差太大或太小,及时汇报医生。

5. 告知患者相关注意事项。

6. 整理用物,洗手,记录。

【注意事项】

1. 每次测量时需取同一姿势、部位、时间段,注意保暖,保护隐私。

2. 测量腹围时注意皮尺松紧度适宜。

3. 掌握操作要领(表 5-13)。

表 5-13 腹围测量

易错环节	正确动作要点
1. 测试前	嘱患者排空膀胱
2. 测定	皮尺沿脐部绕一周,避免过紧

实验 6　结核菌素试验

结核菌素试验是基于Ⅳ型变态反应原理的一种皮肤试验。试验通过皮内注射结核菌素纯蛋白衍生物(PPD)来检测机体有无感染过结核杆菌。

【目的】

1. 判断机体是否受到结核菌感染,协助结核病诊断。

2. 为接种卡介苗提供依据。如结核菌素试验阳性时,表明体内已感染过结核菌,无须再接种卡介苗。阴性者是卡介苗的接种对象。

3. 为测定免疫效果提供依据。一般在接种卡介苗 3 个月以后,应做结核菌素试验,了解机体对卡介苗是否产生免疫力。假如结核菌素试验阳性,表示卡介苗接种成功,反之需重新进行卡介苗接种。

【适用指征】

1. 胸片检查异常的患者。

2. 与涂阳肺结核患者密切接触者。

3. 涂阴肺结核患者和需与其他疾病鉴别诊断者。

【操作资源】

1. 用物　治疗盘内盛结核菌素试验液、1ml 注射器及 4~5 号针头、75% 乙醇、无菌纱布、棉签、砂轮、弯盘、锐器盒、医嘱执行单、笔、手表。

2. 环境与设施　清洁、安静、安全、光线适宜。

【操作程序】

1. 核对医嘱,评估患者一般状况,是否发热,有无药物过敏史及晕针史,穿刺侧肢体活动程度及穿刺点皮肤状况,并向患者做好解释。

2. 洗手、戴口罩。备齐用物,携至床旁,核对患者的身份信息,协助患者取坐位或平卧位。

3. 遵医嘱用 1ml 注射器准确抽取 0.1ml 结核菌素试验溶液并排气。

4. 选择注射部位(左前臂掌侧下段),避开瘢痕处。

5. 用 75% 乙醇消毒皮肤,待干。

6. 再次核对。

7. 检查注射器内是否有空气或再次排气。

8. 左手在穿刺部位下方绷紧皮肤,右手持注射器,使针头斜面朝上,与皮肤呈 5° 角刺入皮内,待针头斜面全部进入皮内后,放平注射器,左手拇指固定针栓,右手注入结核菌素试验液 0.1ml,使局部形成一皮丘,注射完毕迅速拔针,切勿按压。

9. 整理用物,协助患者取舒适卧位,向患者交代注意事项,将呼叫器放于患者可及位置。

10. 洗手,记录。

11. 结果判断　注射后 48~72 小时检查注射部位反应,测量患者皮肤硬结的横径和纵径,得出平均直径 =(横径 + 纵径)/2。受试部位硬结直径 ≤4mm 为阴性(−);硬结直径 5~9mm 为弱阳性(+);硬结直径 10~19mm 为阳性(++);硬结直径 ≥20mm 或虽 <20mm 但局部出现水疱、坏死或淋巴管炎为强阳性(+++)。

【注意事项】

1. 试验后嘱患者原地休息片刻,无不适再离开,尤其是过敏体质者要注意有无过敏反应。

2. 告知患者禁止在注射部位抓、擦、挠、揉,也不可涂抹任何药物或使用肥皂等清洁剂清洗注射部位,以免影响结果判断。

3. 密切观察试验后反应,一般无不良反应。曾患过重结核病者或过敏体质者,局部可能出现水疱、浸润或溃疡,有的出现不同程度发热,一般能自行消退或自愈。严重者应及时到医院进行处理。

4. 试验后 48~72 小时观察结果。判断结果时须在光线明亮的地方,被检查者手臂肌肉要充分放松。

5. 以下患者禁忌做结核菌素试验 ①各种传染病的恢复期,结核菌素试验可能发生不良反应,使病情加重;②有器质性病变,如心血管病、肾脏病、胃肠病的急性期;③有过敏反应史者,特别是对其他预防注射有过敏史及免疫缺陷的婴儿;④体弱及严重衰竭者;⑤高热患者。

6. 掌握操作要领(表 5-14)。

表 5-14 结核菌素试验

易错环节	正确动作要点
1. 抽吸药液	玻璃及塑料对结核菌素有明显吸附作用,抽取后应于 1 小时内用完,否则效价降低影响效果
2. 注射	皮内注射,避免刺入过深影响结果
3. 结果判断	红晕是非特异性反应,硬结是特异性反应。判断结果应测量硬结直径,而不是红晕直径

二、拓展

内科许多常见疾病的诊疗技术需要医护的密切配合。因此,护理人员应熟悉这些诊疗技术的操作过程及护理配合的注意事项等。以下主要介绍脑电图机、消化道三腔二囊管压迫止血、骨髓穿刺、胰岛素泵使用、纤维支气管镜检查、肺通气功能检查、腹膜透析等诊疗技术。

(一)脑电图机操作

脑电图机是用来测量脑电信号的生物电放大器,可辅助临床对脑部疾病进行诊断。

【操作要点】

1. 打开电源,先预热机器、稳压,然后开机。

2. 检查前清洁患者头皮,涂擦导电膏,严格按照国际统一标准,准确安放常规 16 导联脑电图电极,特殊情况下的蝶骨电极按统一标准安放(图 5-57)。

3. 机器连通患者后,检查各导联图像监测是否清晰、基线是否稳定,检查导联线与采集盒接头接触情况及电极与头皮极接触情况,排除干扰。正式描记脑电图前应调整好阻抗、噪音,调整走纸速度。

4. 一切正常后,进入记录操作,让患者闭眼、放松、平静呼吸,一般记录 10~15 分钟。疑诊为癫痫患者时需做过度换气和闪光刺激诱导有无异常波形出现。

5. 检查结束,停止记录,退出界面,断

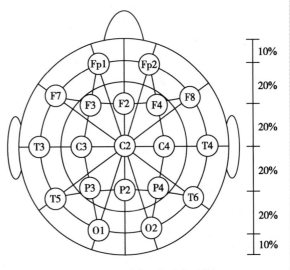

图 5-57 脑电图机电极安放

开导联线与采集盒的连接,取下患者头上盘状电极,清除电极膏,消毒、干燥备用。

【护理】

1. 操作前准备

(1) 患者检查前3天应停服镇静剂、安眠药及抗癫痫药物。检查前1天洗头,放置电极部位的皮肤若有污垢或毛发过多,应预先清洁皮肤或剃毛发。检查当天应进食,不宜空腹。

(2) 对初次接受检查者,解释检查目的和方法,消除紧张,取得配合。

2. 操作时注意

(1) 正确涂擦导电膏,应将导电膏均匀涂擦放置电极的皮肤处,不能只涂在电极上。避免用棉签或毛笔蘸生理盐水或乙醇等替代导电膏,以免造成极化电位不稳定,引起基线漂移或其他伪差。

(2) 脑电图仪应放置于屏蔽室内,防止外界交流电干扰,保障脑电图描记的稳定,波形清楚。禁止人员随意在室内尤其是在患者附近走动,避免因此引起的磁场干扰。

(3) 保持室温适宜(不低于18℃),避免因寒冷引起的肌电干扰。

3. 操作后处理

(1) 脑电图仪器须有专人保管,定期保养、调试。避免高温、日晒、受潮、撞击,使用完毕后盖好防尘罩。

(2) 安放电极及拿起电极时应轻柔,收藏时应按电极顺序放好,可悬挂放置,避免扭转或锐角折叠。

(3) 脑电图登记项目要齐全,建立索引册,以便复查时查找。

(二) 消化道三腔二囊管压迫止血法

三腔二囊管压迫止血法是利用牵引充气的气囊分别压迫胃底和食管下段的曲张静脉,达到止血的目的,为进一步治疗赢得时间。主要用于门静脉高压引起的食管-胃底静脉曲张破裂出血的急救治疗。

【操作要点】

1. 携用物至床旁,核对患者的身份信息,向患者及家属解释操作目的,告知患者插管时的配合方法,如做深呼吸和吞咽动作。协助患者取半卧位。

2. 用液体石蜡润滑三腔管前端及胃管、胃气囊、食管气囊外部。

3. 清洁鼻腔,颌下垫棉垫,将三腔管的远端从患者鼻腔插入,达咽喉部时,嘱其做吞咽动作,以利于三腔管顺利送入。将三腔管插至65cm处时,连接注射器于胃管末端,经胃管抽出胃内容物,表明胃管前端已达胃内。

4. 用注射器向胃囊注入空气150~200ml,用血管钳夹住其管口,以防气体逸出。缓缓向外牵拉三腔管管道,感觉有中等弹性阻力时,表示胃气囊已压于胃底部,再以0.5kg重沙袋通过滑轮固定于床头架上,做持续牵引。

5. 经观察仍未能压迫止血者,可向食管囊中再注入空气100~150ml,然后用止血钳夹闭管口,使气囊压迫食管下段的曲张静脉。

6. 将胃管连接于胃肠减压上,负压调至-8kPa,定时抽吸负压吸引器,了解止血是否有效。

7. 协助患者取舒适卧位,整理床单位,清理用物,洗手并记录。

【护理】

1. 插管前护理 操作前检查三腔管上各段长度标记是否清晰,各管腔是否通畅,气囊是否漏气,气囊膨胀是否均匀。先用50ml注射器向胃囊内注气150~200ml,再向食管气囊内注气100~150ml,反折管口后仔细检查气囊有无损坏、漏气或变形,并将三腔管的三个腔分别做好标记。检查漏气有3种方法：①放入水中查看有无气泡逸出；②观察注入气量是否与抽出气量相等；③将气囊放在耳边倾听有无漏气声。如有损坏，及时更换。

2. 插管中护理

(1) 胃囊充气量必须足够，以使胃囊充分膨胀，防止向外牵引三腔管时胃囊过小而滑入贲门进入食管。

(2) 若气囊向上移位，堵塞咽喉而引起患者呼吸困难或窒息，应立即抽出气囊内气体，拔出管道。

3. 插管后护理

(1) 密切观察患者生命体征变化，观察三腔二囊管是否滑出，将食管引流管、胃管连接负压吸引器或定时抽吸，观察出血是否停止，并记录引流液的量、颜色、性质。如压迫48小时后胃管内仍有新鲜血液抽出，说明压迫止血无效，应及时报告医生进行处理。

(2) 留置三腔二囊管期间，定时测量气囊内压力，以防压力不足而不能止血，或压力过高而引起组织坏死。一般胃囊压力应为6.7kPa(50mmHg)，食管囊压力为4~5.3kPa(30~40mmHg)。

(3) 患者留置管道期间，定时做好口腔、鼻腔清洁，用液体石蜡润滑口腔、鼻腔。

(4) 三腔管压迫期限一般为72小时，继续出血者可适当延长。气囊充气加压12~24小时应放松牵引，放气15~30分钟，如出血未止，再充气加压，以防食管胃底黏膜受压时间过长而发生糜烂、坏死。

(5) 出血停止24小时后，可将食管囊内的气体放出，放松牵引，继续观察24小时，仍无出血者，可考虑拔除三腔二囊管。拔管前先口服液体石蜡20~30ml，润滑黏膜及管、囊的外壁，抽尽胃囊内气体，反折胃管末端，以缓慢、轻巧的动作拔管。

(三) 骨髓穿刺术

骨髓穿刺术是一种常用的诊疗技术，检查内容包括细胞学、原虫和细菌学等方面，可协助诊断血液病(如各种贫血、造血系统肿瘤、血小板或粒细胞减少症等)、传染病和寄生虫病；可了解骨髓造血情况，作为化疗和应用免疫抑制剂的参考。骨髓移植时经骨髓穿刺采集骨髓液。

【操作要点】

1. 协助患者取合适卧位，选择穿刺部位。常用穿刺部位包括髂前上棘、髂后上棘、胸骨柄、腰椎棘突。

2. 常规消毒穿刺部位皮肤，戴无菌手套，覆盖无菌洞巾。用2%利多卡因作局部皮肤、皮下及骨膜麻醉。

3. 将骨髓穿刺针固定器固定在适当的长度上，左手拇指和示指固定穿刺部位，右手持针向骨面垂直刺入(若为胸骨穿刺，针体略向腹部倾斜，针体与骨面呈30°~45°)，当针尖接触骨质后则将穿刺针围绕针体长轴左右旋转，缓缓刺入骨质。当感到阻力消失，且穿刺针已固定在骨内时，表示已进入骨髓腔。连接干燥的10ml或20ml注射器，用适当力量抽吸骨髓液0.1~0.2ml滴于载玻片上，迅速涂片送做细胞计数、形态学及细胞化学染色检查。如需做骨髓液细菌检查，再抽取1~2ml。

4. 抽吸完毕，重新插入针芯，用无菌纱布置于针孔处，拔出穿刺针，按压1~2分钟后，胶布固定纱布。

【护理】

1. 术前护理

(1) 向患者解释检查的目的、意义及操作过程，取得患者配合。

（2）术前常规进行出、凝血时间检查，若用普鲁卡因做局部麻醉，患者需做皮试。

（3）根据穿刺部位协助患者采取适宜的体位。选择胸骨及髂前上棘穿刺时，让患者取仰卧位，前者还需用枕头垫于背后，使胸部稍突出；选择髂后上棘穿刺时，让患者取侧卧位或俯卧位；选择腰椎棘突穿刺时则让患者取坐位或侧卧位。

2. 术后护理

（1）向患者说明术后穿刺处疼痛是暂时的，不会对身体造成影响。

（2）注意观察穿刺处有无出血，如有渗血，立即更换无菌纱布，压迫伤口直至渗血停止。

（3）指导患者保护穿刺处，48~72 小时内不要弄湿穿刺处，多卧床休息，避免剧烈活动，防止伤口感染。

（四）胰岛素泵护理技术

胰岛素泵治疗是采用人工智能控制的胰岛素输入装置，通过持续皮下输注胰岛素的方式，模拟胰岛素的生理性分泌模式，从而控制高血糖的一种胰岛素治疗方法。胰岛素泵由泵、储药器和与之相连的输液管组成。储药器最多可以容纳 3ml 的胰岛素，储药器装入泵中后，将相连的输液管前端的引导针用注针器扎入患者的皮下（常规为腹壁），再由电池驱动胰岛素泵的螺旋马达推动储药器的活塞，将胰岛素输注到体内。

【操作要点】

1. 操作前准备

（1）评估患者年龄、病情、意识状态、配合情况，以及腹部皮肤的洁净情况及完整性（如有无破损、炎症、瘢痕、硬结等），解释操作目的和方法，消除患者的紧张和疑虑，取得配合。

（2）安装电池，检查胰岛素泵功能是否正常。取出储药器，检查是否有破损，裂缝或渗漏。

（3）消毒胰岛素瓶口，将针头套在储药器乳头部，左手持胰岛素药瓶，右手将储药器针头刺入胰岛素瓶内，并将储药器的活塞缓缓向下拉出，使药室内慢慢充满胰岛素。排出气泡，取下移液罩。

（4）逆时针转动活塞，使其脱离储药器，将输注管路接头接在储药器乳头部，并拧紧接头。

（5）将胰岛素泵进行马达复位，按 ACT 进入菜单—充盈—马达复位（注意：每次更换储药器时均要将马达复位）。

（6）将储药器放入泵内，根据手动充盈屏幕提示，按住 ACT 进行手动充盈，直至针尖露出液滴为止，确保储药器无破损，输注管路无空气。

（7）设置胰岛素泵的参数，包括：①日期和时间；②基础率；③追加胰岛素的最大剂量。

2. 皮下输注装置的埋置和固定

（1）选择穿刺部位（主要为腹部，注射点须距脐部 5cm 以外，避开腰间皮带），用 75% 乙醇消毒穿刺部位，消毒直径 >5cm。

（2）左手捏起穿刺部位皮肤，右手持针与皮肤呈 30°~40° 快速刺入皮下。

（3）用透明敷料固定穿刺针及管路，注明穿刺日期、时间。将胰岛素泵置于妥善位置。

（4）定量充盈管路前段小软管（9mm：0.5U；6mm：0.3U）。

（5）协助患者取舒适卧位，交代注意事项。洗手，记录胰岛素泵的型号、安装时间、基础率、换管时间、更换注射部位的时间和剩余量。

【护理】

1. 严格无菌技术操作，注意观察穿刺部位，如出现疼痛、出血、红肿、淤斑、瘙痒等，及时查明原因，必要时更换穿刺部位。

2. 避免压迫穿刺部位，保持局部皮肤清洁、干燥。至少每天 2 次检查皮下埋置针头情况，检查输注管路是否通畅及连接是否良好。

3. 每日定时监测血糖,根据血糖值遵医嘱调整基础率的设置。

4. 告知患者在使用胰岛素泵过程中的注意事项,如防水、防震、防电磁,报警时及时通知医护人员;指导患者学会三餐前加注胰岛素剂量的方法、预防低血糖反应的措施等。

5. 注射部位要经常更换,一般 5~7 天更换一次,不宜超过 7 天。

（五）纤维支气管镜检查术

纤维支气管镜检查是利用光学纤维内镜对支气管管腔进行的检查。纤维支气管镜可经口腔、鼻腔、气管导管或气管切开套管插入段、亚段支气管,甚至更细的支气管,可在直视下行活检或刷检、钳取异物、吸引或清除阻塞物,并可做支气管肺泡灌洗,行细胞学或液体成分的分析。同时可利用支气管镜注入药物,或切除气管内腔的良性肿瘤等。纤维支气管镜检查是支气管、肺和胸腔疾病诊断及治疗不可缺少的手段。

【操作要点】

纤维支气管镜可经鼻或口插入,目前大多数经鼻插入。患者常取平卧位,不能平卧者可取坐位或半坐位。插管后直视下自上而下依次检查各叶、段支气管。支气管镜的末端可做一定角度的旋转,术者可依据情况控制角度调节钮。

【护理】

1. 操作前护理

（1）向患者及家属说明检查目的、操作过程及相关配合等注意事项,签署知情同意书。术前 4 小时禁食禁水,以防误吸,若有活动性义齿应事先取出。

（2）评估患者对消毒剂、局麻药或术前用药是否过敏,防止发生过敏反应。术前半小时遵医嘱给予阿托品 1mg 和地西泮 10mg 肌内注射,以减少呼吸道分泌并进行镇静。

（3）备好吸引器和复苏设备,以防术中出现喉痉挛和呼吸窘迫,或因麻醉药物的作用抑制患者的咳嗽和呕吐反射,使分泌物不易咳出。

2. 术中配合　护士应密切观察患者的生命体征和反应,按医生指示经纤维支气管镜滴入麻醉剂做黏膜表面麻醉,并根据需要配合医生做好吸引、灌洗、活检、治疗等相关操作。

3. 术后护理

（1）纤维支气管镜检查完毕,让患者平卧休息 10~20 分钟,如无特殊不适可协助患者回病房,或在家属的陪同下回家,并指导患者如出现异常情况应及时就诊。

（2）告知患者术后 2 小时内禁食禁水。麻醉消失、咳嗽和呕吐反射恢复后可进温凉流质或半流质饮食。进食前先试验小口喝水,无呛咳再进食。

（3）密切观察患者有无发热、胸痛、呼吸困难,观察分泌物的颜色和特征。告知患者术后数小时内,特别是活检后出现痰中带血或少量咯血,不必担心。一旦出现大咯血,应立即报告医生及时抢救,并注意窒息的发生。

（4）嘱患者术后数小时内避免吸烟、谈话和用力咳嗽,使声带得以休息,以免声音嘶哑和咽喉部疼痛。

（六）肺通气功能检查术

肺通气功能是指在单位时间内随呼吸运动出入肺的气量和流速,又称动态肺容积,是衡量空气进入肺泡及废气从肺泡排出过程的动态指标。凡能影响呼吸频率、呼吸幅度和流速的生理、病理因素,均可影响通气量。肺通气功能检查是呼吸系统疾病的必要检查之一,可用于判断通气功能障碍的类型和程度,判断气道反应性、评估药物或其他治疗方法的有效性,评估胸肺手术及劳动能力的耐受性等。评价肺通气功能的常用指标有静息分钟通气量、肺泡通气量、最大通气量、用力肺活量、最大呼气中段流量等。

【操作要点】

1. 准备好仪器,定标。测量患者身高、体重。

2. 让患者接上咬口先平静呼吸,几个呼吸周期后,指导患者将气缓慢吐出来,直到不能再吐为止。

3. 让患者用最快速度、最大幅度吸气,而后再以最快速度、最大幅度呼气,最后深吸一口气或回到平静呼吸。

4. 让患者离开咬口并计算检查结果。

【护理】

1. 测试前准备

(1) 向患者解释检查的目的、方法和配合要领,并做适应性训练。

(2) 询问患者用药情况,如有无用支气管舒张药、激素、吸入药物等。

(3) 告知患者检查前两个小时不能大量进食,检查前休息 15 分钟。

2. 测试中护理

(1) 安排患者取坐位,两脚着地,避免身体前倾,必要时须摘除义齿。

(2) 含紧口嘴,保证测试过程中不漏气。

(3) 指导患者按照医生指令吸气或呼气。

(4) 让患者在测定之间有足够的时间休息。

(七) 腹膜透析疗法

腹膜透析(peritoneal dialysis,PD)简称腹透,是利用腹膜这一天然半透膜作为透析膜,将适量透析液灌入腹腔内并保留一段时间,使腹膜毛细血管内血液和腹膜透析液之间进行水和溶质的交换,以达到清除体内代谢废物或其他毒性物质,纠正水、电解质紊乱和酸碱失衡的治疗目的。腹膜透析是终末期肾脏病患者进行的肾脏替代治疗方法之一。

【操作要点】

1. 透析管置管前准备　置管前根据患者的身高、胖瘦、坐姿时腰带位置等体表特征和术者的技术特点,选择合适的导管类型、手术切口、隧道的路线和透析导管出口位置,并做好标记。

2. 置管　左右腹部均可,但置管后导管末端应位于膀胱(子宫)直肠窝,此处腹腔大网膜相对较少,又可避开阑尾。应避免隧道出口的方向朝上。置管方式包括外科手术法置管、腹腔镜法置管。

3. 腹膜透析方式

(1) 间歇性腹膜透析(intermittent peritoneal dialysis,IPD):适合刚置管的患者和水肿患者。一般每日 7 次,每次灌注腹透液 1 000~2 000ml,保留腹腔时间 1~2 小时。

(2) 持续不卧床腹膜透析(continuous ambulatory peritoneal dialysis,CAPD):一般每日 3~5次,每次灌注腹透液 2 000ml,保留腹腔时间 4~6 小时,最后一次保留腹腔至次晨。

(3) 连续循环腹膜透析(continuous cycling peritoneal dialysis,CCPD):每晚 3~4 次,每次灌注腹透液 2 000~3 000ml,最后一次保留在腹腔,持续整个白天。

【护理】

1. 置管术前护理

(1) 术前一晚指导患者进食易消化食物,保持大便通畅,避免紧张焦虑,保持良好的睡眠。

(2) 术前嘱患者排空大小便,保持腹部空虚。

(3) 腹部及会阴部剃毛备皮,注意脐部清洁。

2. 置管术后护理

（1）密切观察患者生命体征等变化,如出现发热、腹痛、腹部压痛、反跳痛等,应警惕腹膜炎的发生,及时报告医生处理。

（2）鼓励患者术后早期下床活动,以减少腹膜透析液引流不畅。

（3）指导患者2周内避免淋浴或盆浴,置入2周后沐浴时可用人工肛袋保护导管出口处及腹外段导管以免淋湿,采用淋浴,勿盆浴,沐浴后立刻更换导管出口处敷料。

（4）做好导管及出口处护理:①妥善固定导管,短管末端放入腰带内,避免牵拉。②保持导管和出口处清洁、干燥,定期使用生理盐水清洗隧道出口,用含碘消毒液消毒隧道出口处皮肤,严格按无菌操作原则更换敷料。③保持导管及外接短管连接紧密,避免脱落。外接短管使用6个月必须更换,如有破损或开关失灵时应立即更换。④指导患者在家庭透析时出现导管或外接短管损伤或渗液,应终止透析,夹闭管路,立即到医院就诊处理。

3. 腹膜透析操作时护理

（1）分离和连接各种管道时,注意严格无菌操作。

（2）透析液输入腹腔前要干加热至37℃。

（3）每天测量并记录体重、血压、尿量、饮水量,准确记录透析液每次进出腹腔的时间和液量,观察透出液的颜色、性状,定期送腹透的透出液做各种检查。

（4）观察透析管皮肤出口处有无渗血、渗液、红肿等,做好导管及出口处皮肤护理,预防导管相关性感染的发生。

4. 饮食护理　由于腹透可导致患者体内大量蛋白质及其他营养成分丢失,因此,应注意通过饮食补充。蛋白质摄入量一般为1.2~1.3g/（kg·d）,其中50%以上应为优质蛋白质。水的摄入量应根据每天的出量而定,如出量在1 500ml/d以上,患者无明显高血压、水肿等,则可正常饮水,水肿者应严格限水。

> **思政元素**
>
> ### 冬日里的暖流
>
> 　　2018年的冬季,在某医院整形外科,一名3个月大的婴儿在护士怀中完成了局麻手术。这位护士是位14个月大孩子的母亲,因为有带孩子的经验,主动提出将患儿抱在怀里进行手术以避免患儿的恐惧,而这份安全感让小家伙很快睡着了,整个手术时间比原计划整整缩短了一半。如此的画面定格,如冬日里的一股暖流,温暖了无数人的心。
>
> 　　护理是一门兼具科学与艺术的特色学科,人文关怀是其本质与核心。希望每一位学生在掌握专业知识和技能的同时,树立积极的护理职业价值观,提升综合素养和人文修养,将人文关怀举措切实落实到临床实际工作中去,使患者感受到身心合一的整体照护。

三、综合实验与思考

1. 赵某,男,62岁。8小时前因劳累突发剧烈恶心呕吐,呕出咖啡色胃内容物约1 200ml急诊入院。患者有肝硬化病史8年、糖尿病病史10年。入院查体:T 37.2℃,P 120次/min,R 22次/min,BP 80/44mmHg,面色晦暗,四肢厥冷,眼睑结膜及口唇苍白,巩膜轻度黄染,皮肤瘙痒。腹部平软,可见腹壁静脉曲张,肝肋下未及,脾肋下3cm。实验室检查:红细胞3.0×10^{12}/L,血红蛋白90g/L,血糖13.8mmol/L;大便隐血（+++）。B超检查:提示为肝硬化。初步诊断:肝

硬化并发上消化道出血,糖尿病。请问:

(1) 该患者若采用三腔二囊管压迫紧急止血,如何配合医生进行此项操作?

(2) 使用三腔二囊管压迫止血法期间,应做好哪些护理?

(3) 如何使用血糖仪监测患者的血糖变化?

(4) 使用胰岛素笔注射胰岛素时,应注意哪些问题?

2. 王某,女,48 岁。因寒战、发热伴咳嗽、咳痰、胸痛 3 天入院。患者 3 天前受凉后突然出现寒战、高热,体温最高达 39.9℃,伴有咳嗽、咳痰,为黄色脓臭痰,且痰液黏稠,不易咳出。入院查体:T39.6℃,P108 次 /min,R32 次 /min,BP150/96mmHg,神志清楚,精神萎靡,CT 显示右肺下叶一后壁空洞样病变,其内可见气液平面影及混杂密度影。入院诊断:肺脓肿。请问:

(1) 可采取哪些措施促进患者痰液排出?

(2) 进行体位引流时应注意哪些事项?

(3) 如何协助患者进行肺通气功能检查?

05章03节PPT

PPT 课件

第三节　外科护理技术

外科护理学是护理学的重要分支,它是阐述和研究对外科患者进行整体护理的一门临床护理学科,而外科护理技术是外科护理学中的重要组成部分。本节主要介绍临床外科常见的护理操作技术,包括伤口换药技术、T 形引流管护理、胸腔闭式引流管护理、脑室引流装置的使用、亚低温治疗仪的使用、骨牵引护理、人工肛门护理、伤口负压引流球护理、胃肠减压术以及医护配合技术等,使学生掌握相关的护理操作技能,以适应临床岗位的要求。

一、一般技术

实验1　伤口换药技术

案例导入

陈某,男,38 岁。左臂外伤缝合后 5 天,伤口局部红肿,疼痛,触之有波动感,体温 38.5℃。遵医嘱行伤口换药术,每日换药 1 次,同时使用抗生素。

请问:为该患者换药的目的是什么? 有哪些注意事项?

伤口换药技术又称更换敷料,根据患者的伤口部位、形态、大小、渗出液颜色、感染等情况,选择合适的伤口清洗剂、敷料和处理方法对伤口进行处理,达到预防或治疗伤口感染,促进伤口愈合的目的。

【目的】

1. 了解和观察伤口情况,以便酌情给予相应的治疗和护理。

2. 清洁创面,去除分泌物,去除伤口内的坏死组织、异物及脓液,减少细菌的繁殖和分泌物对局部组织的刺激作用。

3. 保持伤口的清洁和引流通畅,控制感染,使肉芽组织健康生长,促进伤口愈合,减少瘢痕形成。

4. 包扎固定患部,使局部得到充分休息,减少患者痛苦。

5. 保持局部温度适宜,促进血液循环,改善局部环境,为局部伤口愈合创造有利条件。

【适用指征】

1. 缝合伤口拆线或拔除引流管时更换敷料。

2. 伤口出血、渗血等需更换敷料。

3. 烧伤创面、污染伤口、感染伤口、慢性溃疡、肠瘘、肠造口、窦道等,根据不同情况给予换药。

【操作资源】

1. 用物 一次性换药包(无菌弯盘2个、无钩镊子2把、0.5%碘伏棉球、生理盐水棉球、无菌纱布2~4块)、一次性治疗巾、一次性手套1副、1个弯盘(盛放污染敷料)。根据创口情况加用引流条、纱布条、油纱布、外用药。其他包括棉签、胶布、绷带、胸腹带、普通剪刀及污物桶等(图5-58)。

2. 环境与设施 换药室内设检查床、污物桶、站灯、小车等,室内分清洁区和污染区,光线充足,冬天注意为患者保暖。

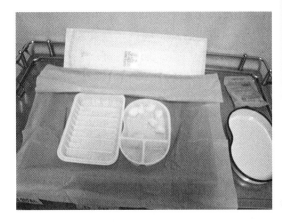

图 5-58 用物及环境准备

【操作程序】

1. 除去敷料 用手揭去外层敷料(勿用镊子);用盐水湿润与伤口粘连的最里层敷料后,再用镊子取下内层敷料和外引流物;避免损伤肉芽组织或引起创面出血。为减少患者的疼痛,揭除敷料的方向应与纵轴方向平行,且揭除敷料的镊子与接触伤口的镊子要分开(图5-59)。敷料被血液或脓液浸透与伤口紧密黏着时,可用生理盐水或3%过氧化氢浸润后解除。

2. 消毒伤口周围皮肤 用两把镊子消毒伤口,一把接触伤口,另一把接触敷料作为传递。用0.5%碘伏消毒周围皮肤,消毒伤口的顺序取决于伤口的性质,消毒范围一般应达伤口外周围皮肤10cm以上(大于敷料覆盖的范围),避免碘伏倒流入创口,引起疼痛和组织损伤。

3. 创面处理 应根据具体情况采取相应措施。

(1) 清洁伤口:用生理盐水棉球清洗创面,消毒顺序为中心→外周,伤口内如果有线头、异物和坏死组织等应注意清除(图5-60)。

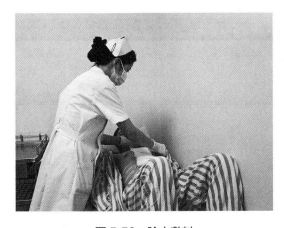

图 5-59 除去敷料

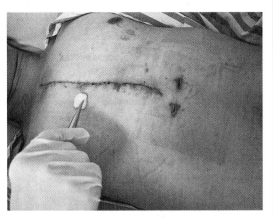

图 5-60 伤口消毒及清洁

（2）感染伤口：用生理盐水棉球清除分泌物，若为分泌物及坏死组织多而深的创面，可选择生理盐水或适当的消毒液冲洗（如厌氧菌感染可予 3% 过氧化氢冲洗，铜绿假单胞菌感染可用 1% 醋酸或 1%~2% 苯氧乙醇溶液冲洗），消毒顺序为外周→中心。

4. 覆盖无菌敷料并固定 以无菌敷料覆盖伤口，分泌物多时可加棉垫，并剪取适当长度、宽度的胶布固定。胶布粘贴的方向应与肢体或躯体的长轴垂直。根据情况使用胸腹带或绷带包扎（图 5-61）。

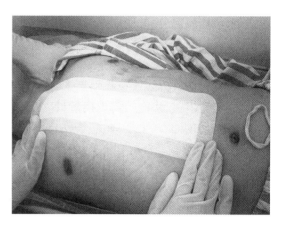

图 5-61 包扎固定

【注意事项】

1. 操作者戴口罩及帽子。

2. 严格执行无菌操作技术。

3. 换下的污染敷料放入敷料桶内。

4. 伤口较深的患者，轻轻挤压伤口使分泌物流出，若用棉球进入伤口清洗脓液及分泌物，应注意勿让棉球落入伤口造成异物存留。

5. 换药时间视伤口情况决定。一般无菌手术切口或清洁伤口，术后 2~3 天更换一次敷料。放置引流管的无菌手术切口或清洁伤口，术后 24~48 小时更换一次敷料，并适当处理引流物，视伤口情况决定再次换药的时间。感染伤口应根据伤口情况每天更换一次或多次，保持敷料干燥。

6. 术者应先换清洁伤口，如拆线等，再为感染伤口换药，最后才为严重感染或特异性感染伤口换药。

7. 特殊感染，如气性坏疽、破伤风等，应在隔离室换药，专门供应物品，换下的敷料应特殊处理，防止交叉感染。

8. 换药应避开晨间护理、进餐和家属探视的时间。

9. 态度和蔼，动作轻柔、熟练，关心体贴患者，尽量减少患者的痛苦，避免不必要地暴露患者的身体，冬季注意保暖。

10. 操作完毕后认真清洗双手。

11. 掌握操作要领（表 5-15）。

表 5-15 伤口换药技术

易错环节	正确动作要点
除去伤口敷料	用手揭去外层敷料后，再用镊子取下内层敷料和外引流物；用盐水湿润伤口粘连的最里层敷料后再揭去
消毒伤口周围皮肤	由内向外用 0.5% 碘伏消毒周围皮肤，避免碘伏倒流入创口

知识链接

伤口湿性愈合学说

1962 年，英国的 G.D.Winter 博士通过猪体组织研究发现聚乙烯薄膜覆盖伤口使其愈合较快，上皮的形成速率是暴露伤口的 2 倍，随后提出了伤口湿性愈合学说。其原理为:湿润环境可加快表皮细胞的迁移速度,刺激毛细血管生成,促进成纤维细胞和内皮细胞生长,促进角质细胞增殖,从而促进创面愈合;湿润环境能有效预防伤口渗液粘连创面,避免新生肉芽组织再次受到机械性损伤;保留在创面中的渗液释放并激活多种酶和酶活化因子,促进坏死组织与纤维蛋白的溶解;渗液能有效地维持细胞的存活,促进多种生长因子释放,刺激细胞增殖;密闭状态下的微酸环境,能直接抑制细菌生长,并有利于白细胞繁殖及发挥功能,同时可防止细菌透过,预防和控制感染。

教师微课堂

【记忆口诀】
换药顺序:一去旧(敷料)、二消毒、三清洁、四盖新(敷料)。
【实验理解】
学生两人为一组,互相扮演患者与医护人员,手上涂红药水,模拟伤口,作为患者亲自体验换药的整个过程,加深对操作的理解。

附:伤口细菌培养标本采集

对于损伤范围较大的伤口,应该从不同的部位采集多份标本,采集部位应首先清除污物,用0.5%碘伏或75%乙醇消毒周围皮肤,防止皮肤表面的污染菌混入标本,从而影响检测结果。若标本较小,则应加无菌等渗盐水以防干燥。开放性脓肿的采集,应用无菌棉签采集脓液和病灶深部分泌物。封闭性脓肿,则需用无菌干燥注射器穿刺抽取。疑为厌氧菌感染者,在取脓液后应立即排尽注射器内空气,将针头插入无菌橡皮塞送检,因标本接触空气可导致厌氧菌死亡,降低临床分离率。

实验2 T形引流管护理

案例导入

李某,女,48岁。1天前突然出现右上腹绞痛,且逐渐加重,并伴有恶心、呕吐。查体:T 40.5℃,P 130次/min,BP 85/60mmHg,皮肤巩膜黄染,表情淡漠。右上腹有腹膜刺激征。B超显示胆管扩张。血常规:白细胞计数、中性粒细胞比例均增高,血胆红素增高。肝功能异常。诊断为急性梗阻性化脓性胆管炎,拟行胆总管切开减压和T管引流术。

请问:对该患者如何行T管引流术后护理?

T形管引流术是行胆道手术时,在胆总管切开处放置一根类似于T形的引流管,一端通向肝管,一端通向十二指肠,由腹壁切口穿出体外再连接引流袋的一种引流方法(图5-62)。
【目的】
1. 引流胆汁、减压。
2. 引流残余结石。
3. 支撑胆道。

4. 经 T 管溶石或造影。

【适用指征】

适用于各种胆道疾病、损伤、术后需留置 T 管患者。

【操作资源】

1. 用物　治疗车、治疗盘内盛一次性引流袋、弯盘、一次性治疗巾、无菌手套、止血钳、消毒液、无菌棉签等。

2. 环境与设施　病室环境清洁、安静、宽敞明亮,适合操作。

【操作程序】

1. 与患者沟通,观察引流情况。

(1) 携用物至床旁,向患者介绍操作目的。

(2) 协助患者摆好体位,暴露右腹壁及 T 管,同时注意保暖。

(3) 观察胆汁的颜色、性质、量及气味。检查 T 管有无脱出、是否通畅。

2. 更换引流袋

(1) 戴手套,在 T 管接口处下方铺治疗巾、摆放弯盘。

(2) 在 T 管近端用止血钳夹闭,检查待换引流袋并挂于床边,将出口处活塞拧紧。

(3) 操作者一手捏住 T 管,一手捏住引流袋接头,从接口处分离,并将引流袋丢弃于医用垃圾袋中。

(4) 消毒 T 管接口处,将待换引流袋与 T 管紧密连接,然后松止血钳,观察是否有引流液流出。

3. 固定

(1) 妥善固定 T 管和引流袋,防止 T 管脱出。由于引流袋内引流物沉重,再加上体位的改变,易使 T 管上的固定线滑动或断裂致使 T 管脱出,造成严重后果。因此腹带绑好后,应用线绳把 T 管妥善系在腹带上。

(2) 维持有效引流,引流袋应低于 T 管皮肤出口平面。嘱患者平卧时引流袋应低于腋中线水平,站立或活动时不得高于腹部皮肤出口平面,以防引流液反流。

(3) 保持引流通畅,勿受压、折叠、扭曲。

4. 处置

(1) 撤除治疗巾,脱手套,整理患者衣物及床单位。

(2) 记录引流液的颜色、性质、量及气味。

(3) 按规定处理用物。

【注意事项】

1. 严格遵守无菌操作,每天更换引流袋时需先夹闭 T 形引流管。

2. 保持引流管通畅,妥善固定管道。嘱患者翻身活动时注意保护 T 形引流管,使之不受牵拉,以防管路脱出;勿挤压、扭曲 T 管;常予以挤捏,以防堵塞。

3. 维持有效引流,引流量较多时,及时倾倒引流液体。

4. 严密观察并记录引流液的颜色、性状及量。如有异常应及时通知医生进行处理。

5. 保护引流口周围皮肤,若出现胆汁皮肤瘘,可局部涂氧化锌软膏,以防止胆汁浸渍而引起局部皮肤破溃感染。

6. 观察患者生命体征与腹部情况,若出现胆瘘、胆汁性腹膜炎等并发症时应及时通知

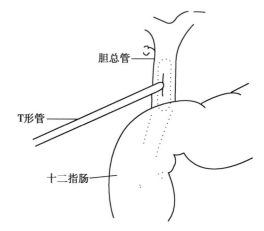

图 5-62　T 形引流管

胆总管

T形管

十二指肠

医生处理。

7. T管引流时间一般为 10~14 天,拔管前应先夹闭 T 管 1~2 天,在夹管期间及拔管后应注意观察是否有发热、腹痛、黄疸等情况。

8. 加强对患者及家属健康指导,告知其注意事项,共同管理好 T 管。

9. 掌握操作要领(表 5-16)。

表5-16 T 形引流管护理

易错环节	正确动作要点
更换	消毒 T 管接口处,将待换引流袋与 T 管紧密连接,松开止血钳,观察是否有引流液流出
固定	妥善固定管路和引流袋,引流袋应低于 T 管皮肤出口平面,保证引流通畅,勿受压、折叠、扭曲 T 管

知识链接

引流管的发展

引流是在机体某一部分与其他部分或与外界建立开放通道以达到治疗目的的外科重要治疗手段。早在公元前 3 世纪,医学之父、古希腊名医希波克拉底(Hippocrates)的病案中就已有利用麦秆导尿引流膀胱的记载。随后,各国的医学家们在引流管方面进行了不同的尝试与改进。1859 年,Chassaignac 开始应用软橡皮管作引流。1882 年,Kehrer 首创并发展了烟卷引流。1895 年,Kellogg 和 Kehrer 建立了双套管引流的雏形。

实验3 胸腔闭式引流管护理

案例导入

王某,男,37 岁。被汽车撞伤入院,主诉左侧胸腹疼痛,神志清楚,面色发绀,呼吸急促,脉搏细速,四肢湿冷,烦躁不安。查体:P 122 次 /min,R 22 次 /min,BP 80/60mmHg。检查发现左侧胸壁有一小伤口,可见肋骨断端,出血不止,伤口处可闻及"嘶嘶"样声音,左上腹压痛明显。急诊医生迅速封闭伤口,使开放性气胸转变为闭合性气胸,清创缝合开放性伤口,并立即行胸腔闭式引流以恢复胸膜腔内正常压力。

请问:患者入住病房后,护士如何为其做好胸腔闭式引流管护理?

胸腔闭式引流术(closed thoracic drainage)是依靠水封瓶中的液体将胸膜腔与外界隔离。当胸膜腔内因积气、积液而形成高压时,胸膜腔内的气体或液体排至引流瓶中;当胸膜腔内压恢复时,水封瓶中的液体则被吸到引流管下端而形成负压水柱,从而阻止空气进入胸膜腔。

【目的】

1. 引流胸腔内的积气、积血、积液。

2. 重建胸膜腔内负压,促进肺的复张。

3. 平衡胸膜腔两侧压力,防止纵隔移位和肺萎缩。

【适用指征】

1. 自发性气胸,外伤性血胸、气胸。

2. 大量或持续胸腔积液,需彻底引流以利于诊断和治疗。

3. 脓胸早期彻底引流,以促进炎症消散和肺复张。

4. 开胸术后引流。

【操作资源】

1. 用物 治疗车上放一次性胸腔闭式引流装置(内盛生理盐水)、无菌换药包(内含血管钳 2 把、弯盘 2 个及纱布 2 块)、无菌手套、胶布、棉签、医用垃圾袋等。

2. 环境与设施 环境宽敞明亮,适合操作。

【操作程序】

1. 核对医嘱,核对患者的身份信息。

2. 观察引流液的颜色、性质、量,向患者介绍操作目的及注意事项,并取得患者配合(图5-63)。

3. 戴手套,检查待换引流瓶的密闭性能,保持管道连接处的紧密。

4. 打开待换引流瓶,往瓶内倒生理盐水约 500ml,使水封瓶长管下口浸没于液面下3~4cm,妥善固定并保持直立,注明时间和水量。引流瓶的短管下口远离液面,使瓶内空气与外界大气相通(图 5-64)。

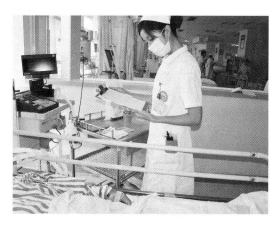

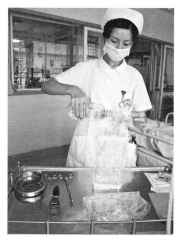

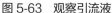

图 5-63 观察引流液　　　　图 5-64 倒生理盐水

5. 用两把止血钳双向夹闭引流管并分离接口处(图5-65)。

6. 消毒胸膜腔引流管接口端,并连接好待换的引流瓶(图5-66)。

7. 松开止血钳,保持引流管通畅,使瓶内水柱上下波动在 4~6cm 范围。

8. 妥善固定引流装置,使引流瓶低于胸壁引流口平面 60~100cm,并注意观察患者反应(图 5-67)。

9. 定时挤压引流管并保持引流装置的密闭和无菌以及胸壁引流口处敷料的清洁干燥(图 5-68)。

10. 脱手套、整理床单位,记录引流液的颜色、性质、量。

11. 按规定处置用物,并告知患者注意事项(图 5-69、图 5-70)。

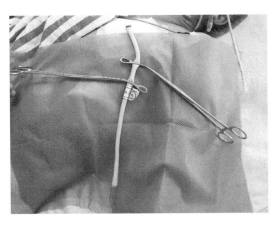

图 5-65 止血钳双向夹闭引流管

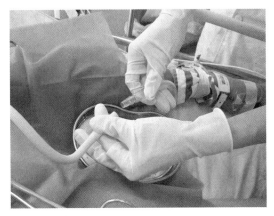

图 5-66 消毒，连接引流瓶

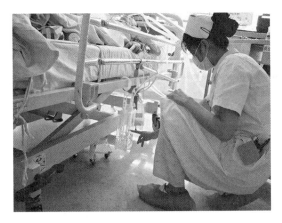

图 5-67 妥善固定并观察

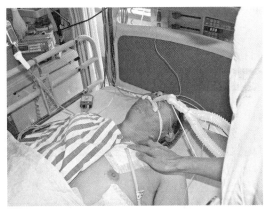

图 5-68 引流装置及敷料

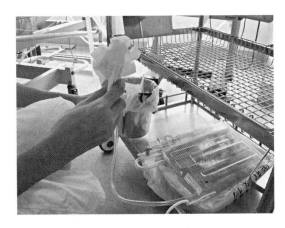

图 5-69 处理用物

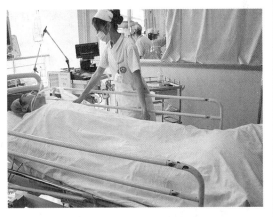

图 5-70 告知注意事项

12. 拔管护理 ①拔管护理：留置引流管 48~72 小时后，如果引流瓶中无气体逸出且引流液颜色变浅，24 小时引流液量 <50ml，脓液 <10ml，胸部 X 线显示肺复张良好无漏气，患者无呼吸困难或气促，即可考虑拔管；②拔管方法：协助医师拔管，嘱患者先深吸一口气，在深吸气末屏气，迅速拔管，并立即用凡士林纱布和厚敷料封闭胸壁伤口，包扎固定；③拔管后24 小时内，应注意观察患者是否有胸闷、憋气、呼吸困难、发绀、切口漏气、皮下气肿、伤口渗

液、出血等情况,若有异常,应立即通知医生处理。

【注意事项】

1. 严格无菌操作,始终保持引流瓶低于胸部水平位以下,防止逆行感染。

2. 注意检查引流装置的密闭性以及引流管是否脱落。在搬动患者和更换引流瓶时须双重夹闭引流管,严防空气进入胸膜腔。

3. 术后定时挤压近端引流管,以免血凝块堵塞。

4. 妥善固定引流管并保持适宜长度。患者翻身时,引流管不受压、扭曲、牵拉和滑脱,并注意观察引流瓶内水柱的波动幅度。

5. 注意观察患者反应。若出血量 >100ml/h,鲜红色,伴血凝块,脉搏增快,提示活动性出血,应立即通知医生。

6. 若引流管从胸壁伤口脱出,应立即用手捏紧引流口周围皮肤,并立刻通知医生。

7. 做好健康指导,待血压平稳后,可取半卧位。鼓励患者进行有效咳嗽和深呼吸运动,促使引流通畅、充分。

8. 掌握操作要领(表5-17)。

表 5-17　胸腔闭式引流护理

易错环节	正确动作要点
更换	向引流瓶中倒入生理盐水,使水封瓶长管淹没于液面下 3~4cm,用止血钳双向夹闭引流管并分离接口处
固定	妥善固定引流装置,引流瓶低于胸壁引流口平面 60~100cm

知识链接

封闭式负压引流装置的由来

封闭式负压引流(vacuum assisted closure)是利用负压吸引装置与特殊创面敷料连接,间歇或持续在创面处产生低于大气压的压力,再通过一系列的作用机制促进创面愈合的治疗方法。1985 年美国医生 Chariker 和 Jeter 用纱布包裹一根扁的外科引流管,将其放在伤口内,盖上透明密封贴膜,并用它包裹引流管,将引流管连接负压泵,进行伤口治疗。这是人们早期应用负压治疗创面的有益探索。1993 年,德国的 Fleischmann 博士创造性地提出将传统负压引流与现代封闭性敷料相结合的新型引流技术。随后美国的 Argenta 和 Morykwas 等相继对这项技术进行了临床和实验研究,以封闭式负压引流命名,获得了美国食品药品管理局(FDA)的认可,在北美和欧洲得到迅速推广。

教师微课堂

【记忆口诀】

一查二夹三换接,四松五定观引流,无菌操作牢记心。

【实验理解】

拿一引流装置,内盛红色颜料水,固定于模型胸部,嘱学生动手操作,感受胸腔闭式引流的步骤,加深理解。

实验4 脑室引流装置的应用

案例导入

　　高某,女,58岁。主诉:头痛伴头晕3小时。3个小时前无明显诱因,突感头痛伴有头晕,恶心呕吐3次,为胃内容物。无意识丧失,无四肢抽搐,无大小便失禁,家属急忙送医院急诊。神经系统检查:神志恍惚,不言语,查体欠合作,不主动睁眼,双侧瞳孔等大等圆,对光反射存在,四肢刺激后有收缩,巴宾斯基征左(+)右(±),霍夫曼征左(+)右(−)。入院后急诊于局麻下行双侧脑室引流术,术后患者逐渐清醒,经反复腰穿放脑脊液后,患者于2周后痊愈出院。

　　请问:为该患者行脑室引流有哪些注意事项?

　　经颅骨钻孔行脑室穿刺后或在开颅手术中,将有数个侧孔的引流管前端置于脑室内,末端外接一无菌引流瓶(袋),将脑脊液引出体外,称为脑室引流。它是神经外科常用的急救手段。脑室内出血量大、脑室铸型、合并有脑室系统梗阻者,均应行脑室引流术。

【目的】

1. 清除血肿,解除占位和脑脊液循环通路梗阻。

2. 降低颅内压,减少血红蛋白对脑室壁的刺激,减轻脑水肿。

3. 间断冲洗、持续引流。

4. 动态观察病情变化。

5. 动态颅内压监测。

【适用指征】

1. 因脑积水引起严重颅内压增高患者。

2. 脑室内出血。

3. 开颅术中降低颅内压,术后解除反应性颅内高压。

4. 诊断鉴别、检查、治疗。

【操作资源】

1. 用物　口罩、换药碗、无菌纱布、引流瓶(袋)、止血钳、胶布、无菌手套、棉签、安尔碘、无菌治疗巾等。

2. 环境与设施　环境清洁、舒适、安静。

【操作程序】

1. 核对医嘱,核对患者的身份信息。

2. 告知患者及其家属操作的方法、目的、意义,取得患者及其家属的理解与配合。

3. 评估环境,携病历至病床,再次核对患者的身份信息。观察患者引流管是否通畅,评估患者的意识、瞳孔、生命体征、有无头痛等。

4. 准备用物,洗手,戴口罩,协助患者取舒适卧位。

5. 检查并打开新的引流瓶(袋),戴好橡胶手套。

6. 用清洁的血管钳双重夹闭患者的引流管,在引流管接口处下方铺无菌巾,去除敷料。

7. 戴无菌手套,消毒引流管接口,撤下旧引流瓶(袋)。

8. 再次以安尔碘棉签螺旋式消毒引流管接口。

9. 连接新引流瓶(袋),用无菌纱布包裹,胶布固定。

10. 妥善固定引流瓶(袋),使引流管开口高于侧脑室平面(两外耳道连线)10~15cm,观察引流是否通畅(图 5-71)。

11. 撤除无菌治疗巾,脱手套。

12. 在引流袋上写明更换日期及时间。

13. 用速效手消毒液消毒双手,脱口罩,整理、记录。

14. 做好相关健康教育。

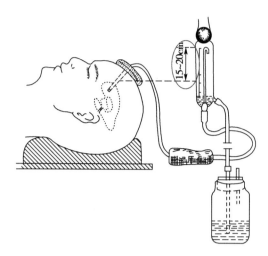

图 5-71 脑室外引流

【注意事项】

1. 更换引流袋时严格无菌技术操作。

2. 妥善固定,使引流管开口高于侧脑室平面 10~15cm,以维持正常颅内压。

3. 术后早期应抬高引流袋,缓慢引流,每日引流量以不超过 500ml 为宜。

4. 搬动患者前先夹闭引流管,将患者安置稳定后再打开引流管,防止逆行感染;翻身时避免引流管牵拉、滑脱、扭曲、受压。

5. 有精神症状、意识障碍者给予适当约束。

6. 引流不畅时查找原因,必要时告知医生处理。

7. 脑室引流管留置时间不宜超过 7 天,以免发生颅内感染。拔管前行头颅 CT 检查,并先试行夹闭引流管 24 小时,观察患者有无头痛、呕吐等颅内压升高的症状。如出现上述症状,立即开放引流;如未出现上述症状,即可拔管,拔管时先夹闭引流管,防止逆行感染。

8. 掌握操作要领(表 5-18)。

表 5-18 脑室引流装置的应用

易错环节	正确动作要点
更换引流瓶(袋)	引流管接口下铺无菌巾,双重夹闭引流管,撤除敷料/纱布;戴手套,分离连接管,消毒接口,连接新引流瓶(袋),用无菌纱布包住接口
调节高度、固定	使引流管开口高于侧脑室平面 10~15cm,观察引流是否通畅。妥善固定,在引流瓶(袋)上注明时间及日期

实验 5 亚低温治疗仪的应用

案例导入

李某,男,68 岁。有高血压病史 20 余年,因与他人争吵,突然出现头痛、呕吐、言语不清,跌倒在地,之后神志不清,大小便失禁。查体:昏迷,左侧瞳孔直径 8mm,右侧瞳孔直径 3mm,血压 189/100mmHg,呼吸 16 次/min,体温 39.8℃。头颅 CT 示一侧基底节内囊区高密度影。医嘱:使用亚低温治疗仪进行降温。

请问:为该患者使用亚低温治疗的目的是什么? 如何操作?

亚低温治疗在临床又称冬眠疗法。它是用药物或者物理的方法使患者的温度降低,以达到治疗的目的。国际医学界将机体低温分为轻度低温(33~35℃)、中度低温(28~32℃)、深度低温(17~27℃)和超深度低温(16℃以下)。轻、中度低温(28~35℃)称之为亚低温。临床常用的物理方法是使用亚低温治疗仪。亚低温治疗仪也就是降温毯,它可使患者体温处于一种可控的低温状态,使中枢神经系统处于抑制状态,对外界及各种病理性刺激的反应减弱,降低机体新陈代谢及组织器官氧耗,改善血管通透性,减轻脑水肿及肺水肿,提高血中氧含量,促进有氧代谢,改善心肺功能及微循环等,对机体起保护作用。

【目的】

1. 降低脑组织耗氧,减少乳酸堆积。

2. 保护血脑脊液屏障,减少脑水肿,降低颅内压。

3. 减少对脑细胞结构蛋白的破坏,促进脑细胞的结构和功能修复,从而保护脑组织。

【适用指征】

1. 重症(格拉斯哥昏迷量表6~8分)和特重症型颅脑伤患者(格拉斯哥昏迷量表3~5分)、广泛性脑挫裂伤脑水肿。

2. 原发性和继发性脑干损伤。

3. 难以控制的颅内高压。

4. 中枢性高热。

5. 各种原因所致的心搏骤停,如电击伤、溺水、一氧化碳中毒所致的脑缺血及低氧患者。

6. 新生儿缺氧缺血性脑病。

7. 心肺复苏后脑病。

【操作资源】

1. 用物 亚低温治疗仪。

2. 环境与设施 电源、蒸馏水等。

【操作程序】

1. 评估患者,告知患者及家属使用亚低温治疗仪(降温毯)的目的。

2. 操作前水温箱加水至水位计标线水平。接通电源,将降温毯铺于患者身下。

3. 按操作规程调节体温设定、水温设定,调节完毕治疗仪呈默认状态。当使用降温功能时,水温设置范围在4~10℃、10~15℃、15~20℃挡位;当使用复温功能时,水温设置范围为35~40℃。体温设置有33~34℃、34~35℃、35~36℃、36~37℃四挡。按体温设置键设定。

4. 将体温探头置于患者腋下,固定完好。

5. 开机,查看治疗仪运行状态;监测患者生命体征的变化。

6. 向患者及家属交代注意事项。

7. 治疗完毕,可按体温开关"ON/OFF",治疗仪停止工作。

8. 做好护理记录。

【注意事项】

1. 严密观察生命体征变化。在使用降温毯的过程中,要对患者进行心电监护和血氧饱和度的监测。

2. 保持室内空气清新、清洁。夏季室内温度高,可以调节室温在22℃左右,相对湿度控制在60%。降温毯根据患者病情进行毯面温度的调节,控制降温速度使体温不至于急剧下降。

3. 使患者体温保持在一个恒定水平。患者体温降至正常达到预期的体温后应观察一段时间,待病情稳定或好转后才可停机。对高热持续时间长的患者可以适当延长时间,发现异常病情及时处理。长时间的低温治疗可以加重脑缺血,长期使用的患者要密切观察病情变化。

4. 做好基础护理,预防并发症。应每1~2小时翻身叩背一次,经常变换体位,进行局部皮肤保护,避免压力性损伤的发生。经常巡视注意肢体温度、颜色,观察末梢循环,配合使用冬眠合剂,保持患者安静。

5. 保证静脉输液顺利通畅。做好降温患者的肢体保暖,尽量使用静脉留置针和深静脉置管。

6. 固定体温探头,以防脱落。发现体温不正常应及时检查,及时纠正。

7. 掌握操作要领(表5-19)。

表 5-19 亚低温治疗仪的应用

易错环节	正确动作要点
操作过程	(1) 水温箱加水至水位计标线水平
	(2) 接通电源,铺毯
	(3) 设定机温和水温,设置体温下限报警值
	(4) 连接传感器
	(5) 开机,查看治疗仪运行状态;监测患者生命体征的变化

知识链接

低温治疗技术

低温用于治疗最早可以追溯到几个世纪以前。18世纪早期,Larrey男爵观察到低体温能减少伤兵的死亡。早期由于使用低温过低(30℃或更低),并发症较多(低血压、心律失常、凝血障碍等),效果不确定而使低温的研究和临床应用受限。20世纪90年代初期,低温脑保护研究又重新成为热点。实验研究发现轻到中度低温(32~35℃)有显著的脑保护作用,同时由于降温程度不大,副作用明显减少,此后轻到中度低温技术在神经外科得到了广泛应用。然而,多个医学中心亚低温治疗重型颅脑创伤患者的前瞻性研究结果显示,亚低温治疗不能显著改善重型颅脑创伤患者的疗效,仅能显著提高格拉斯哥昏迷量表评分。

实验 6 骨牵引护理

案例导入

张某,女,52岁。下楼时不慎摔伤,右下肢疼痛,不能活动,家人连忙拨打120急救电话,急诊平车推入病房。入院时神志清,表情痛苦,T 36.5℃,P 78次/min,BP 123/70mmHg,髋部肿胀,叩痛明显,右下肢外旋缩短畸形。患者疼痛剧烈,医嘱予曲马多0.1mg静脉滴注后,疼痛缓解。X线提示:右股骨颈头下型骨折,在局麻下行右胫骨结节牵引,5日后在腰硬联合麻醉下行右髋关节置换术。

请问:为患者行右胫骨结节牵引时护士怎样进行操作配合?有哪些注意事项?

利用力学原理,用适当的持续牵引力及对抗牵引力,作用于患肢,达到整复和维持复位的治疗方法称为牵引术(traction),分为持续性皮牵引、持续性骨牵引和兜带牵引三大类。其中,骨牵引是将不锈钢针穿入骨骼的坚硬部位,通过牵引钢针而牵引骨骼,故又称直接牵引。

【目的】

　　1. 患肢制动、抬高。

　　2. 保持患肢功能体位。

　　3. 减轻患者疼痛。

　　4. 整复和维持复位。

　　5. 矫正和预防关节畸形、病理性骨折。

【适用指征】

　　1. 骨折、关节脱位的复位及维持。

　　2. 挛缩畸形的矫正治疗和预防。

　　3. 炎症肢体的抬高和制动。

　　4. 骨、关节疾病治疗前的准备,如解除痉挛、改善回流、消除肿胀等。

　　5. 防止病理性骨折。

【操作资源】

　　1. 用物　肥皂、清水、骨牵引器械包(骨圆针、克氏针、手摇钻、骨锥)、切开包、牵引弓、牵引绳、重锤等。

　　2. 环境与设施　环境舒适、安静;有牵引床、牵引架。

【操作程序】

　　1. 操作前准备

　　(1) 核对医嘱、患者的身份信息及手术信息。

　　(2) 向患者及家属解释操作目的、意义、步骤、注意事项,询问患者药物过敏史,取得患者与家属的理解与配合。

　　(3) 评估患者与环境,准备牵引用物,用肥皂和清水去除牵引肢体局部油污,必要时需备皮,摆好患者体位。

　　2. 操作中配合

　　(1) 协助医师选择进针部位,用手摇钻将牵引针钻入骨质并从对侧皮肤穿出,针孔用75% 乙醇纱布覆盖,然后协助医师安装相应的牵引弓。

　　(2) 根据病情和牵引部位,选择合适的牵引重量。一般下肢的牵引重量是体重的1/10~1/7;小腿骨折为体重的 1/15~1/10;上臂骨折为体重的 1/20~1/15。颅骨牵引重量一般为 6~8kg,不超过 15kg。

　　3. 操作后护理

　　(1) 将新做牵引的患者列入交班项目。

　　(2) 协助患者做好生活护理。

　　(3) 牵引护理:①密切观察患者病情,特别是患肢血运情况。当出现肢端皮肤发冷、发绀、疼痛、肿胀、感觉障碍、运动障碍时,及时查明原因并告知医生。②下肢牵引时抬高床尾15~30cm(图 5-72);头部牵引时,应抬高床头 15~30cm(图 5-73)。③牵引绳和滑车应在同一直线上、滑动自如;牵引锤保持悬空,牵引锤重量应根据肢体长度及影像学资料、骨折对位情况及时调整,不能随意加减,以保持牵引装置的有效性。④保护针眼部位清洁、干燥。针眼处每日滴 75% 乙醇 2 次,及时擦去针眼处分泌物,并观察针眼有无偏移。⑤注意肢体保暖。

⑥指导患者进行功能锻炼。

（4）预防并发症：①足下垂：下肢牵引时，应在膝外侧垫棉垫，防止腓总神经受压迫；足底用垂足板将踝关节摆放于功能位。若病情允许，应嘱患者定时做踝关节活动，预防足下垂。②血管和神经损伤：密切观察创口敷料的渗血情况、患肢末梢血运、患者生命体征及肢体运动情况，关注颅骨牵引者的意识、神经系统检查结果等，根据情况及时调整。③牵引针、弓脱落：定时检查，及时拧紧，防止脱落。④牵引针眼感染：针眼处每日滴75%乙醇2次，及时擦去针眼处分泌物。牵引针若向一侧偏移，及时消毒后调整。发生感染者应充分引流，严重时拔去钢针，改变牵引位置。⑤压力性损伤：保持床单位清洁、平整、干燥。在易发生压力性损伤的部位用棉垫、软枕等进行预防性保护。⑥坠积性肺炎：鼓励患者做深呼吸运动，有效

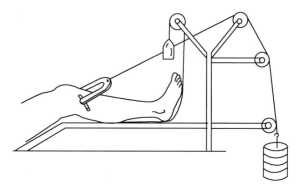

图 5-72　下肢牵引

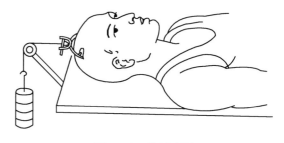

图 5-73　头部牵引

咳嗽。如情况允许，协助患者改变体位。⑦便秘：鼓励患者多喝水，进食高纤维食物，指导患者进行腹部按摩（从右下腹至右上腹，再至左上腹，耻骨联合上方）。⑧血栓性静脉炎：指导患者进行有规律的功能锻炼，保持肌力和关节的正常活动度。

（5）心理护理：热情接待患者，主动与患者沟通，帮助其熟悉环境、人员、制度等，对其进行全面评估，及时告知患者病情以及治疗方案等。

（6）健康宣教：①简单介绍骨牵引的机制、方法，保持有效牵引的方法；②教会家属被动活动关节及肌肉按摩的方法、要领，体位正确摆放方法等；③指导患者进行功能锻炼；④告知复查时间。

【注意事项】

1. 小儿慎用骨牵引，对于年老体弱患者，要根据诺顿评分表等量表评估其有无压力性损伤的危险。

2. 在牵引针两头分别安上一个小玻璃瓶，以免牵引针头刺伤患者或划破床单。

3. 牵引时尽量让创面悬空、暴露，以免产生组织压迫和粘连。

4. 测量皮温的方法　可以采用半导体数字式皮温计，测温点以牵引钉为中心，沿平行、垂直于身体纵轴的两个方向，分别测量距牵引钉0.5cm、1.0cm、1.5cm处的皮温，取平均值。

5. 护士应协助患者保持合适的牵引体位，防止滑移。

6. 股骨颈和股骨粗隆间骨折做骨牵引时，必须是患肢外展中立位。股骨上段骨折行骨牵引时，患肢应尽量外展，患者保持半卧位，以利于骨折对位。

7. 掌握操作要领（表5-20）。

表5-20　骨牵引术

易错环节	正确动作要点
协助医生操作	局部消毒、麻醉;连接牵引器并固定,在针眼处盖以无菌纱布,牵引针的两端用小瓶或软木塞封住
调节	患肢放于牵引架上,调整好体位,连接牵引绳及重量,根据调节部位,抬高床尾或床头

知识链接

骨牵引技术

　　骨牵引技术在骨科治疗中有着不可取代的位置,特别是在基层医院,它仍是骨科医生应掌握的基本技能之一。虽然骨牵引存在一些不足之处,但骨牵引装置和牵引方式在不断地改进和创新。如 Meinig 等设计的摆动式骨牵引床、Roller 牵引,自从 1959 年 Nickle 及 Perry 首先报告用 halo 架治疗脊柱畸形及创伤性颈椎不稳后,halo 架不断改进,应用范围不断扩大,还有学者设计了新的脊柱牵引器具,用一个可调节的柱形装置将 halo 头圈与两侧股骨髁上牵引针连接起来。患者可在此装置下翻身、摄像、手术,而位置无变动,类似的骨牵引改进和创新还有很多。

实验 7　人工肛门护理法

案例导入

　　王某,女,67 岁。因便血收治入院,经指检后发现距肛门 4cm 处有菜花状包块,病理报告:直肠癌。医生就其病情、手术意义、手术方式等与患者及其家属进行了沟通,并行直肠癌根治术,术后在腹壁建立一个永久性人工肛门。
　　请问:护士应如何指导该患者进行人工肛门的护理?

　　人工肛门即通过手术使大便改道,不再从肛门排出,又称人造肛门、肠造口或肠造瘘,多见于低位直肠癌根治术后、结直肠癌术后临时造口、肠梗阻患者等。护士做好人工肛门护理,对患者的康复尤为重要。

【目的】
1. 更换清洁造口袋。
2. 防止人工肛门并发症。
3. 帮助患者掌握人工肛门自我护理的方法,提高生活质量。

【适用指征】
适用于各种原因导致的临时性或永久性肠造口患者。

【操作资源】
1. 用物　口罩、治疗盘、造口袋(一件式或两件式)、剪刀、纱布、棉签、棉球、弯盘、治疗碗、镊子、一次性垫单、无菌手套、无菌生理盐水 100ml、造口尺寸表、防漏膏或防漏条、造口护肤粉、皮肤保护膜等。

2. 环境与设施　环境宽敞、明亮、舒适,屏风遮挡。

【操作程序】

1. 核对医嘱,核对患者身份信息。

2. 告知患者操作目的、过程。

3. 评估患者年龄、病情、造瘘口的功能状况及心理接受程度,患者对造瘘口护理掌握情况。

4. 操作者准备好用物,洗手、戴口罩,携用物至病房,并用围帘或屏风遮挡患者。

5. 更换造口袋

第一步:剥离(图 5-74)。协助患者取平卧位,暴露造口部位,铺中单于造口侧下方,将治疗车置于易取物处。操作者戴好无菌手套,一手按压患者造口袋周围皮肤,一手轻揭造口袋,自上而下撕除底盘,剥离患者身上的造口袋,观察排泄物性状、颜色及量,弃于医疗垃圾袋内。

第二步:清洁(图 5-75)。在治疗碗内置入适量棉球,倒入适量生理盐水,用镊子夹棉球,清洁造口及周围的皮肤,观察周围皮肤是否有皮疹、发红或皮肤破溃。然后,用干棉球蘸干皮肤上的水分。

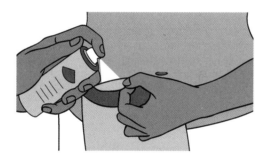

图 5-74　剥离人工肛门袋

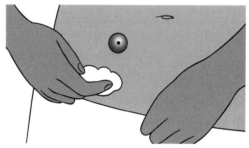

图 5-75　清洁皮肤

第三步:处理异常情况。

(1) 如果造口局部或周围皮肤有出血、破溃、过敏等现象,用生理盐水棉球或棉签再次清洁后喷洒护肤粉,并用干棉球擦除多余的粉末;如果造口或周围有渗血,可用无菌棉签按压1~3 分钟;如果出血量较多,应及时通知医生查看。

(2) 造口袋要使用防漏膏,且要排袋内空气,不留褶皱。如果发现造口周围皮肤有凹陷或皱褶,可用生理盐水棉签和防漏膏(或防漏条)填平,以免排泄物由折口处流出刺激皮肤。

(3) 如果造口黏膜缺血坏死,黏膜颜色暗红、发黑,不必强行剥脱,应告知医生。

(4) 如果造口皮肤黏膜分离,应使用护肤粉填充分离处,后用防漏膏(或防漏条)覆盖涂平。

(5) 如果造口狭窄,用示指或中指涂润滑油后,慢慢、轻柔扩张造口 3~5 分钟,若严重狭窄应通知医生,判断是否需要重建。

第四步:测量。操作者先用造口尺测量造口内径(图 5-76),再用剪刀剪造口袋底板(造口底板孔径大于造口直径 2mm),再用手指磨光底板内圈(图 5-77)。

第五步:粘贴和封口(图 5-78~ 图 5-80)。揭去造口袋底板上的保护纸,根据患者的体位摆放造口袋开口,将底板剪孔对准造口,自下往上贴,轻按底板内侧边缘,抚平底板周边。开口式的造口袋以夹子或者夹条封口。

第六步:整理和记录。整理床单位、治疗车,脱手套,用快速手消毒液消毒双手,记录。

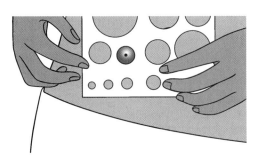

图 5-76 测量造口内径

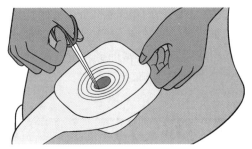

图 5-77 修剪造口袋底板

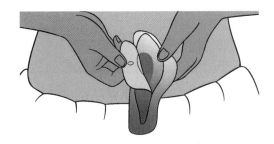

图 5-78 撕去保护纸

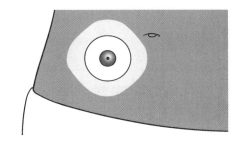

图 5-79 粘贴造口袋

第七步:健康宣教。对患者作疾病宣教、饮食指导。指导患者进食高热量、高蛋白、富含维生素的少渣食物,避免食用洋葱、大蒜、黄豆等刺激行气味或胀气性食物。

6. 常见并发症的护理 ①造口出血:出血较少时,可用无菌棉球或纱布稍加压迫;出血较多时,应报告医生及时处理。②造口缺血坏死:若肠造口出现暗红色或紫色,甚至变成黑色,提示肠黏膜缺血或坏死,应及

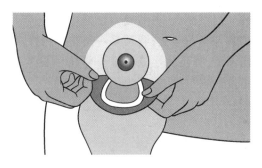

图 5-80 扣上造口袋

时报告医生给予处理。③造口狭窄:造口周围瘢痕挛缩,可造成造口狭窄,应在拆线愈合后于造口处定期进行扩肛。④造口脱垂:由于术后腹内压增高引起。轻度脱垂时,无须特殊处理;中度可手法复位并用腹带稍加压包扎;重症者需手术处理。⑤粪水性皮炎:由于粪便长期刺激造成的。可针对患者情况,指导其使用合适的造口护理用品并正确护理造口。⑥造口旁疝:应指导患者避免增加腹压,如避免提举重物、治疗慢性咳嗽和排尿困难、预防便秘,可佩戴特别的疝气带,严重者需行手术修补。

【注意事项】

1. 注意保护患者隐私。

2. 操作中要注意向患者及其家属讲解操作要点,动作轻柔,并指导患者及其家属进行自我护理。

3. 推荐使用温开水或者生理盐水清洁皮肤,造口及周围皮肤的观察贯穿于操作过程中。

4. 粘贴造口底盘前,应保证皮肤干爽、平整。

5. 造口袋底盘孔径裁剪应大于造口直径 2mm。

6. 伤口与造口距离近时,要注意保护伤口。

7. 护士要主动接近患者,根据患者的性别、年龄、文化、职业及经济情况采用不同的交

谈方式,充分沟通,向患者说明肠造口的目的、意义。同时,护理人员还应消除家属进行人造肛门护理时的心理不适,以免加重患者的自卑感、孤立无助感。日常生活中,指导家属鼓励患者做力所能及之事,帮助患者重新返回社会。

8. 掌握操作要领(表 5-21)。

表 5-21 人工肛门护理法

易错环节	正确动作要点
剥离	操作者戴好无菌手套,自上而下撕除底盘;观察排泄物性状、颜色及量,弃于医疗垃圾袋内
粘贴和封口	自下往上贴,轻按底板内侧边缘,抚平底板周边,夹闭造口袋下缘

知识链接

造口护理的发展

1917 年英国 Mummery 最早提出"造口护理"。1958 年,美国医生 Rupert Beach Turnbull 及其患者 Norma Gill 在克利夫兰医学中心开始了肠造口治疗护理工作。1961 年世界上第一个造口学校诞生,培养出世界上第一位肠造口治疗师(enterostomal therapists, ET)。1978 年世界造口治疗师协会(World Councilof Enterostomal Therapists,WCET)正式诞生。1988 年我国学者喻德洪教授访问了美国俄亥俄州克里夫兰基金医院及其肠造口治疗学校,并将造口护理的理念带到国内,在上海举办了首届"肠造口培训班"。2001 年 2 月 4 日,我国第一所造口治疗师学校建立,由中山大学肿瘤医院、中山大学护理学院、香港大学专业进修学院和香港造瘘治疗师学会在广州联合举办,从此开启了国内造口专科护士的培养进程。

教师微课堂

【记忆口诀】

更换造口袋顺序:剥离、清洁、处理、测量、粘贴、封口,观察贯穿全过程。

【实验理解】

学生可以用垃圾袋、硬纸板、胶布等材料,自己制作造口袋,熟悉造口更换术。

实验 8　伤口负压引流球护理

负压封闭引流(vacuum sealing drainage,VSD)是利用负压原理将创口内的渗血、渗液吸至引流装置中,以减少感染机会,促进伤口愈合。临床常用的引流装置有负压引流球等。

【目的】

1. 维持引流通畅,使创口内积血和积液排出,消灭死腔,以控制感染,促进伤口愈合。

2. 减轻引流液对伤口周围皮肤的刺激,预防感染,促进伤口愈合。

3. 增加引流功能,便于观察引流液的量、颜色和性质。

【适用指征】

适用于乳腺癌根治术后,甲状腺全切或甲状腺癌颈部解剖术后,体腔或体表巨大肿瘤切除术后,肠癌根治术后等。

【操作资源】

1. 护士准备　着装整洁,剪指甲,洗手,戴口罩。

2. 用物准备　量杯、消毒用具、清洁敷料、垃圾桶等。

3. 患者准备　核对患者身份信息,做好解释,说明目的,取得配合。

4. 环境准备　环境清洁,温度适宜,光线明亮,关闭门窗,围帘或屏风遮挡。

【操作程序】

1. 核对医嘱,评估患者情况,备好用物推车至患者床旁。

2. 核对患者身份信息,向患者解释操作目的,说明术后留置负压引流球的重要性及注意事项,取得配合。

3. 关闭门窗,协助患者取舒适卧位,暴露引流部位,检查引流管是否阻塞、脱落;引流管连接处下方垫治疗巾,除去旧敷料,观察引流管周围皮肤情况。

4. 消毒引流管所在部位皮肤,更换引流管周围敷料。当负压引流球中的引流液量超过引流球体积的一半时,应将引流液排出,再重新排气,造成负压,进行持续引流。

5. 协助患者取舒适卧位,用别针将负压引流球固定在合适位置,不可高于伤口位置;避免患者活动造成引流管的折叠或脱落。

6. 整理用物,用量杯测量引流液的量,观察颜色等。洗手,详细记录引流液情况。

【注意事项】

1. 负压引流球必须保持无菌密闭和负压状态。

2. 保持引流管通畅,经常检查有无漏气、堵塞和导管滑脱。

3. 定期放出引流球内液体,操作时严格遵守无菌操作原则。

4. 观察引流液的颜色、形状、量等,并准确记录。

5. 引流期间保持敷料清洁、干燥,定期更换。

6. 掌握操作要领(表5-22)。

表 5-22　负压引流球护理

易错环节	正确动作要点
操作步骤	负压引流球内液体达到 1/2 时要及时倾倒
注意事项	保持负压状态和引流通畅,定期消毒更换敷料

实验 9　胃肠减压术

案例导入

王某,男,42 岁。主因突发左上腹痛,伴发热 4 小时入院。查体:全腹压痛及反跳痛,伴肌紧张,左上腹明显,肠鸣音减弱;并伴有恶心及呕吐,呕吐物为胃内容物,无呕血及黑便,心肺检查正常。腹腔穿刺抽出稀薄液体,有食物残渣。实验室检查:白细胞:20×10^9/L,K^+:3mmol/L。其余均正常。患者既往有 20 年胃溃疡病史。腹部 X 线显示:膈下有游离气体。B 超检查提示:胃穿孔。急诊行胃肠穿孔修补术。术后给予禁食,胃肠减压,静脉高营养,抗感染、补液等对症治疗。术后 1 周拔出胃管,进流质饮食。

请问:护士为该患者行胃肠减压术,有哪些注意事项?

胃肠减压术（gastrointestinal decompression）是利用负压吸引原理，将胃肠道积聚的气体和液体吸出，以降低胃肠道内压力，改善胃肠壁血液循环，有利于炎症的局限，促进伤口愈合和胃肠功能恢复的一种治疗方法。

【目的】

1. 解除或缓解肠梗阻所致的症状。

2. 进行胃肠道手术的术前准备，以减少胃肠胀气。

3. 术后引流胃内积液及胃肠道内积气，减轻腹胀及缝合口张力，利于伤口的愈合。

4. 通过对胃肠减压吸出物的判断，可观察病情变化和协助诊断。

【适用指征】

1. 急性胃扩张。

2. 麻痹性肠梗阻，如急性原发性腹膜炎、出血性小肠炎、低血钾等引起，以解除或减轻梗阻。

3. 外科手术后、感染、外伤等所引起的动力性肠梗阻。

4. 机械性肠梗阻，如蛔虫梗阻引起。

5. 消化道出血、穿孔。

6. 一般消化道手术前后用以排出胃、肠内容物与积气。

【操作资源】

1. 用物　胃肠减压包（内有治疗碗 1 个、胃管 1 根、压舌板 1 个、止血钳 1 把、纱布数块、液体石蜡棉球小瓶、弯盘 1 个），胃肠减压装置或吸引器，20ml 注射器 1 个，温开水小杯 1 个，棉签，胶布，手套，剪刀，笔，听诊器，毛巾。

2. 环境与设施　病房清洁、明亮，减少人员走动，备好围帘或屏风。

【操作程序】

1. 评估　评估患者有无意识障碍及腹痛、腹胀、恶心等症状；有无鼻孔阻塞，鼻腔黏膜有无红肿、破损，鼻中隔有无偏曲，口腔黏膜有无破损、溃疡，有无龋齿、义齿，食管静脉有无曲张等。

2. 体位　清醒患者取坐位或半卧位；昏迷者平卧、头偏向一侧（图 5-81）。

3. 置管

（1）测量：铺巾、弯盘置于患者口角旁，清洁、湿润鼻腔，打开胃肠减压包，戴手套。比量胃管放置长度并做好标记，成人 45~55cm（可将胃管插至 55~65cm，最深可插入 75cm），婴幼儿 14~18cm，约前额发际至剑突（图 5-82）。

（2）插管：将胃管前段涂以润滑油，用止血钳夹闭胃管末端，顺鼻腔下鼻道缓缓插入。胃管插至咽部时，清醒患者嘱其头稍向前倾并做吞咽动作；昏迷患者可将其头部托起使下颌贴近胸骨柄以加大咽部通道弧度，同时将胃管送下，插至已量好的长度。插管过程中若出现恶心、呕吐可暂停插入，嘱患者深呼吸，平稳后再继续；插入不畅时，应查看胃管是否盘在口中。若出现严重呛咳、呼吸困难、发绀等情况时可能为误入气管，应立即拔出，待休息片刻后重插（图 5-83、图 5-84）。

（3）检查：判断胃管是否已插入胃内，有 4 种方法：①能抽出胃液；②注入少量空气，听诊胃部有无气过水声；③将胃管末端置于水中，有无气泡逸出；④抽出少量胃液做 pH 值测试。未服用胃酸抑制剂患者可将 pH 值≤4 作为判断胃管在胃内的标准；服用胃酸抑制剂患者可将 pH 值≤6 作为标准；若为碱性即表示胃管已通过幽门（图 5-85、图 5-86）。

（4）固定：胃管插好后，采用 Y 形胶布固定法妥善固定（取 2~3cm 宽、9~12cm 长的胶布，将一端撕开 5~7cm，使之成 Y 形，将 Y 形胶布整端从鼻根至鼻尖贴于鼻梁上，撕开端的 2 条

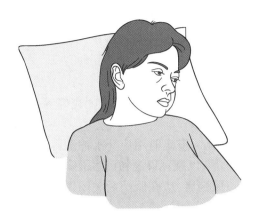

图 5-81　取合适体位

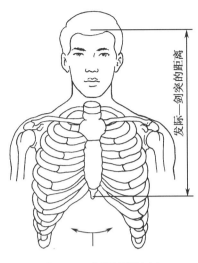

图 5-82　测量插管长度

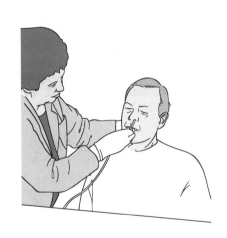

图 5-83　开始插胃管

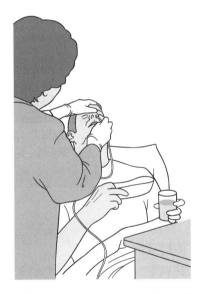

图 5-84　嘱患者吞咽并推进胃管

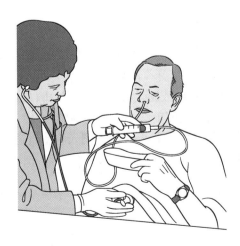

图 5-85　证实胃管在胃内：听气过水声

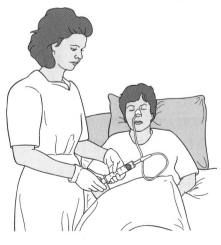

图 5-86　抽吸胃液

笔记栏

胶布分别按顺时针和逆时针方向向下螺旋形绕贴于胃管上,具有固定牢靠且舒适美观的优点)。调整减压装置,负压不宜过大。一般在 38mmHg 左右,即将负压装置压下 2/3 即可。将胃管与减压装置连接好并固定于床旁。若无减压器者,可用注射器每半小时抽吸一次。

4. 保持负压吸引,直到腹胀消失。拔管时,应停止负压吸引后再拔出,以防损伤消化道黏膜。

【注意事项】

1. 在进行胃肠减压前,应详细检查胃管是否通畅,减压装置是否密闭完好等。如减压效果不好,应仔细检查发生故障的原因并及时排除。

2. 每日观察胃管长度,防止胃管脱出并保持通畅。应定时用温开水冲洗胃管,以免堵塞。应加强口腔护理,每天 2 次,并涂以甘油等润唇剂,以减轻口渴和口唇干燥。

3. 减压期间应禁止进食和饮水。如必须经口服药者,应在服药后关闭胃管 2 小时,避免药物被吸出。

4. 根据每日抽吸液体量的多少,充分补充液体,以维持患者水和电解质的平衡。

5. 观察引流的通畅情况,引流的量、颜色和性状,并做记录。

6. 严重的食管狭窄及食管静脉曲张,严重的心肺功能不全、支气管哮喘、食管和胃腐蚀性损伤患者禁用胃肠减压术。

7. 掌握操作要领(表 5-23)。

表 5-23 胃肠减压术

易错环节	正确动作要点
插管	取合适体位,动作轻柔,插至正确长度位置,若出现插管困难或误入气管,应立即拔出。4 种方法检查胃管是否在胃内
固定	采用 Y 形胶布固定法妥善固定

二、拓展

(一)胸腔穿刺术

胸腔穿刺术(thoracentesis)简称胸穿,是经皮肤穿过胸壁,穿入胸膜腔,抽取胸膜腔内积气、积液、积血或钳取胸膜组织以明确其性质,协助诊断、排出胸腔内积液或积气,以缓解压迫症状、避免胸膜粘连增厚,或从胸腔内注射药物辅助治疗的操作。

【操作步骤】

1. 向患者及家属解释操作过程、方法和目的。

2. 患者体位安置 ①抽液时,协助其反坐于靠背椅上,双手平放于椅背上缘,头伏臂上;不能起床者,可取斜坡卧位,床头抬高。②抽气时,协助受术者取半卧位。

3. 确定穿刺部位 ①胸腔积液穿刺点取患侧肩胛线或腋后线第 6~8 肋间隙或腋前线第 7 肋间隙;②气胸穿刺点取患侧锁骨中线第 2 肋间隙或腋前线第 4~5 肋间隙。

4. 穿刺方法 常规消毒皮肤,局部麻醉。术者持针沿肋骨上缘缓慢刺入胸壁直达胸膜。固定穿刺针,并将 50ml 注射器接至胶管,在助手协助下抽取胸腔积液或积气。胶布固定,稍压片刻。

5. 术毕拔针,再次消毒并覆盖无菌敷料。

【护理】

1. 术前护理

(1) 术前评估:①适应证:胸腔积液性质不明者;胸腔大量积液或气胸;胸膜腔内药物治

疗;脓胸抽脓灌洗治疗。②禁忌证:有严重出血倾向,血小板明显减少或用肝素、双香豆素等进行抗凝治疗者;大咯血、严重肺结核及肺气肿者;体质衰弱、病情危重者。

(2) 术前指导(或准备):①向受术者及家属说明操作目的、过程、注意事项(如术中不能移动位置,避免深呼吸和咳嗽),消除受术者紧张情绪取得合作,必要时给予镇静药;②术前遵医嘱进行普鲁卡因皮试。

2. 术中护理 ①病情观察:操作过程中应密切观察受术者脉搏、面色等变化,以判断其对穿刺的耐受性,如受术者出现"胸膜反应"或其他不适,应减慢抽吸或立即停止抽液。②抽液、抽气量:每次抽液、抽气均不宜过快、过多,防止胸腔内压骤然下降,出现复张后肺水肿或循环障碍、纵隔移位等意外。首次总排液量不宜超过 600ml,首次总抽气量不宜超过 1 000ml,以后每次抽液量不应超过 1 000ml。如胸腔穿刺目的是明确诊断,抽液 50~100ml 积液,放入无菌试管送检。若为治疗需要,抽液、抽气后可注射药物。③穿刺过程中每次分离注射器前,应将穿刺针尾端橡皮管及时夹闭,避免气体进入,防止发生气胸。

3. 术后护理

(1) 一般护理:①记录穿刺时间、抽液或抽气的量、胸腔积液的颜色、质地以及受术者术中状态;②密切观察病情变化,观察穿刺部位如有无红、肿、热、痛,有无出现体温升高、渗血、渗液等异常,并及时通知医生;③协助受术者取舒适卧位,嘱 24 小时后方可洗澡,避免穿刺部位感染;④鼓励受术者深呼吸,促进肺膨胀。

(2) 术后并发症处理:①胸膜反应多见于精神紧张的患者,表现为头晕、面色苍白、出汗、心悸、胸闷、胸壁剧痛等,或连续咳嗽、气促及咳泡沫痰等征象。若发生胸膜反应,应立即停止操作,将其平卧或置头低仰卧位,多数患者可自行缓解。若不缓解者可遵医嘱给予 0.1% 肾上腺素 0.3~0.5ml 皮下注射。若伴有心率减慢、心排出量减少及血压下降等血管迷走神经兴奋表现,可遵医嘱给予阿托品 0.5~1.0mg 肌内注射。②复张性肺水肿多发生于肺复张后 24 小时之内,表现为抽液后立即出现剧烈咳嗽、呼吸急促、胸痛、烦躁不安、眩晕及心悸等,继之咳出大量白色或粉红色泡沫痰,有时伴有发热、恶心或呕吐,严重者可出现休克及昏迷。体格检查可发现病侧肺野布满湿啰音、呼吸频率加快、心动过速等。应立即给氧,纠正低氧血症。必要时采取机械通气、补充液体和应用正性肌力药物等抢救措施。

(二) 腰椎穿刺术

腰椎穿刺术(lumbar puncture)简称腰穿,是用腰椎穿刺针经腰椎间隙刺入椎管内的一种诊疗性技术。常用来检查脑脊液的性质。对诊断脑炎、脑膜炎、脑瘤、脑血管病变等神经系统疾病有重要的意义。同时,也可了解蛛网膜下腔是否阻塞等,有时也可用于鞘内注射药物。

【操作步骤】

1. 向患者及家属解释操作过程、方法和目的。

2. 体位安置(图 5-87) 患者侧卧于硬板床上,保持背部与床面垂直,头部向前胸屈曲,两手抱紧膝盖并紧贴于腹部,使躯干尽可能地弯曲呈弓形;或者由助手站于患者对面,用一手挽患者头部,另一手挽住双下肢腘窝处并用力抱紧,可使脊柱尽可能后凸,以增加椎间隙的宽度,便于进针。

3. 确定穿刺点 通常以双侧髂嵴最高点连线与后正中线的交点为穿刺点,此处相当于第 3~4 腰椎棘突间隙,有时也可以在上一或下一腰椎间隙进行。

4. 常规消毒皮肤后戴无菌手套、盖无菌洞巾,用 2% 利多卡因从皮肤到椎间韧带,逐

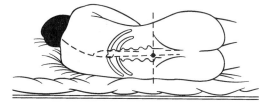

图 5-87 腰椎穿刺体位及部位

层做局部麻醉。

5. 穿刺方法 术者以左手固定穿刺点皮肤,右手持穿刺针缓慢进针,进针角度与背部垂直,针尖稍斜向头部,成人进针深度为4~6cm,儿童为2~4cm。当针头穿过韧带与硬脑膜时,有阻力突然消失落空之感。此时将针芯缓慢抽出(目的是防止脑脊液快速流出,形成脑疝),可见脑脊液流出。

6. 放液前先接通测压管测压 正常的侧卧位,成人脑脊液压力为70~200mmH$_2$O。如继续做奎肯施泰特试验(Queckenstedt test),可了解蛛网膜下腔是否有阻塞。即在测完初压后,先由助手压迫患者一侧颈静脉10秒,再压另一侧颈静脉,最后同时压迫双侧颈静脉。正常情况下,压迫颈静脉后,脑脊液的压力会立即快速升高1倍左右,在解除压迫后10~20秒,可迅速下降至原来的水平,称为梗阻试验阴性,提示蛛网膜下腔通畅;如压迫颈静脉后,脑脊液压力未升高,则称为梗阻试验阳性,提示蛛网膜下腔完全阻塞;如压迫后压力慢慢上升,放松后又慢慢下降,则提示不完全阻塞。但颅内压增高者,禁止使用此试验。

7. 撤去测压管,收集脑脊液2~5ml送检;如需做培养,则用无菌试管留取脑脊液。

8. 术毕,将针芯插入,一起拔出穿刺针,覆盖消毒纱布,以胶布固定。

9. 为避免引起术后低颅内压头痛,去枕平卧4~6小时或6~8小时。

【护理】

1. 术前护理

(1) 术前评估:①适应证:协助诊断,主要用来测定脑脊液压力(必要时进行脑脊液动力学检查),进行脑脊液常规、生化、细胞学、细菌学和免疫学等检查,可向蛛网膜下腔注入造影剂,进行空气或碘水脊髓造影等;进行治疗,主要用于引流炎性分泌物、血性脑脊液或造影剂等,或向蛛网膜下腔注入各种药物。在某些脑蛛网膜炎、脑膜炎、脑炎和正压型脑积水时,也可以放出适量脑脊液来降低颅内压和改善临床症状。②禁忌证:对怀疑有颅内压升高的患者必须先做眼底检查;若有明显的视盘水肿或脑疝先兆的患者,严禁穿刺。处于衰竭、休克或濒危状态及局部皮肤炎症、颅后窝有占位性病变的患者都严禁穿刺。

(2) 术前指导(或准备):①向患者及家属介绍穿刺目的、过程、注意事项,以取得合作,并签署《知情同意书》;②评估患者病情,检查意识、瞳孔、各项生命体征以及有无视盘水肿等。

2. 术中护理 ①术中要重视患者的隐私,尽量减少患者身体的暴露,做好防护措施。②病情观察:操作过程中应密切观察受术者脉搏、面色等变化,以判断其对穿刺的耐受性。一旦有异常应立即停止操作,采取相应措施。③注意患者保暖。交代患者术中要放松肌肉,勿大声咳嗽,不憋气。④备好急救药品及物品,密切观察患者术中情况。

3. 术后护理

(1) 病情观察:密切观察患者生命体征变化。若发现异常及时向医生报告,给予对症处理。

(2) 体位:患者去枕平卧4~6小时或6~8小时,避免引起术后低颅内压性头痛,并有利于穿刺点闭合。

(3) 标本:抽取的脑脊液标本应立即送检。

三、综合实验与思考

1. 李某,男,52岁。临床诊断为直肠恶性肿瘤,在全身麻醉下行腹腔镜直肠癌根治术(Dixon),术后前3天,持续高热,腹腔引流液混浊,双侧双套管持续冲洗,B超显示少量盆腔积液,1个星期后,行剖腹探查术见吻合口瘘,于是,又行乙状结肠造口术、冲洗引流术。请问:

(1) 在行造口袋术前,护士应与患者及家属进行哪些沟通?

（2）在整个更换造口袋的操作过程中，护士应注意什么？

2. 李某，女，53 岁。因"体检发现左乳房肿块 1 年，增大 1 个月"入院。患者 1 年前体检发现左乳有一肿块，约黄豆大小，未重视。近来感觉肿块增大触痛，遂来院就诊，拟诊"左乳肿块"收入院。入院后予完善各项检查，后行"左乳肿块切除术"。术中见肿块与周围组织粘连明显，冰冻切片示"左乳浸润性导管癌"。在全身麻醉下行"左乳癌改良根治术"。术后左胸壁予加压包扎，置左腋下、左胸壁负压引流管各一根，连接引流球进行引流。请问：

（1）如何对患者伤口负压引流球进行护理？

（2）操作结束后应如何对患者进行健康宣教？

（3）在整个操作过程中要注意什么？

第四节　妇产科护理技术

05章04节PPT

PPT 课件

妇产科护理技术属于专科护理技术，包括一般护理技术及诊疗和手术护理技术。在实际工作中，护士应能够为患者正确实施各项妇产科常用护理技术，以促进母婴健康，预防和治疗妇科炎症，促进伤口愈合及配合医生高品质完成诊疗及手术。

一、一般技术

案例导入

经产妇，36 岁，孕 $_2$ 产 $_1$。3 天前在会阴侧切下阴道分娩，会阴伤口处皮肤采取埋缝。护理评估：T 37.8℃，P 82 次 /min，R 18 次 /min，BP 110/60mmHg。乳房稍胀痛、无红肿，子宫底脐下二指，红色恶露，量中等。会阴切口处稍红、肿胀、有硬结、轻压痛。

请问：针对目前产妇情况，请列出相关护理技能操作项目。在实施护理技能操作项目时，需注意哪些问题？

实验 1　会阴擦洗 / 冲洗

会阴擦洗 / 冲洗是用消毒溶液对会阴、肛门进行清洁、消毒的技术。会阴擦洗 / 冲洗常用于局部清洁，是妇产科临床护理工作中最常见的护理技术。

【目的】

1. 保持会阴及肛门部清洁，促进患者舒适及会阴部伤口愈合。

2. 预防生殖道和泌尿道的逆行感染。

【适用指征】

1. 长期卧床、生活不能自理者。

2. 会阴、阴道手术前后者。

3. 妇科或产科手术后，留置尿管者。

4. 产后会阴有伤口者。

【操作资源】

1. 用物　无菌镊子 2 把、无菌干棉球若干、无菌干纱布 2 块、消毒弯盘 2 个、一次性手套和治疗巾、擦洗液(如 0.02% 碘伏溶液或 0.1% 苯扎溴铵溶液);冲洗时另备冲洗壶、橡胶垫、便盆。

2. 环境与设施　环境温度适宜,安静、整洁。

【操作程序】

1. 核对、解释与评估　核对患者身份信息。解释会阴擦洗 / 冲洗的目的、方法及配合要点。评估患者的病情、自理能力及配合程度、会阴清洁度及会阴伤口情况。嘱患者排尿。

2. 洗手、戴口罩,备齐物品至床前,围帘或屏风遮挡。

3. 协助患者屈膝仰卧位,两腿略外展,脱下远侧裤腿盖于近侧大腿上,暴露外阴,置治疗巾于臀下。

4. 擦洗 / 冲洗会阴　共 3 遍。第 1 遍擦洗原则是从上到下,从外到内。其顺序依次是阴阜、大腿内侧上 1/3、大阴唇、小阴唇、尿道口、阴道口、会阴体及肛门(图 5-88);第 2 遍擦洗原则是从上到下,从内到外或以伤口为中心向外擦洗,其顺序依次是会阴伤口、尿道口和阴道口、小阴唇、大阴唇、阴阜、大腿内侧上 1/3、会阴体及肛门(图 5-89);第 3 遍顺序同第 2 遍。最后用纱布擦干。如行会阴部冲洗,先将便盆置于治疗巾上,镊子夹住消毒棉球,一边冲洗、一边擦洗,顺序同会阴擦洗。

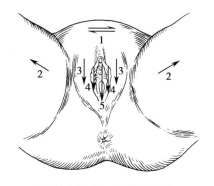

图 5-88　第一遍擦洗顺序

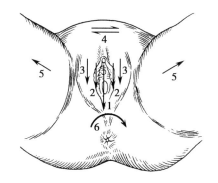

图 5-89　第二遍擦洗顺序

5. 擦洗 / 冲洗后护理　协助患者更换消毒会阴垫,取舒适卧位。整理床单位及用物。

6. 洗手、记录。

【注意事项】

1. 关闭门窗,围帘或屏风遮挡患者。保持合适的室温,光线充足或有足够的照明。

2. 注意无菌操作,最后擦洗有伤口感染者,以免交叉感染。

3. 对留置尿管者,擦洗后注意观察尿管是否通畅,有无打折或脱落。

4. 注意观察会阴切口及恶露情况,如有异常及时报告医生。

5. 产后及会阴部手术的患者,每次排便后均应擦洗会阴,预防感染。

6. 会阴冲洗时,先用无菌棉球堵住阴道口再行冲洗,防止污水进入阴道。

7. 掌握操作要领(表 5-24)。

表 5-24　会阴擦洗 / 冲洗

易错环节	正确动作要点
1. 擦洗顺序	第 1 遍从上到下,从外到内;第 2、3 遍从上到下,从内到外
2. 棉球传递	一把镊子取消毒棉球,一把镊子擦拭会阴,两把镊子不可混用,符合无菌原则
3. 棉球更换	每擦洗一个部位更换一个棉球,棉球不可反复使用

实验 2　会阴湿热敷

会阴湿热敷是应用热原理和药物的化学反应,将热敷溶液置于受损部位,以促进局部血液循环,改善组织营养,增强局部白细胞的吞噬作用和组织活力的一种护理技术。

【目的】

1. 促进血液循环,增强局部白细胞的吞噬作用,促进组织再生。

2. 消炎、消肿、止痛。

3. 使局部血肿局限,促进会阴部伤口的愈合。

【适用指征】

1. 会阴部血肿、水肿。

2. 会阴部有伤口、硬结及早期感染者。

【操作资源】

1. 用物　无菌长镊子、纱布、棉垫、无菌棉签、医用凡士林、手套、弯盘、水温计、一次性治疗巾、95% 乙醇或 50% 硫酸镁溶液,必要时备热水袋。

2. 环境与设施　环境温度适宜,安静、整洁。

【操作程序】

1. 核对、解释与评估　核对患者身份信息。解释会阴湿热敷的目的、方法及配合要点。评估患者的病情、自理能力及配合程度、会阴皮肤及伤口情况。嘱患者排尿。

2. 洗手、戴口罩、备齐物品至床前,围帘或屏风遮挡。

3. 协助患者取屈膝仰卧位,两腿略外展,暴露外阴,臀下置治疗巾。

4. 会阴擦洗,清洁局部。

5. 湿敷会阴　患处涂一薄层凡士林,上盖一层纱布。戴上手套,双手持镊子将敷布浸入 50% 硫酸镁溶液中(41~46℃),拧至不滴水后平放在患处,上盖棉垫,也可用热水袋放在棉垫外。3~5 分钟更换热敷垫 1 次,1 次热敷 15~30 分钟。

6. 湿敷后护理　轻轻擦拭湿敷部位,协助患者取舒适卧位。整理床单位及用物。

7. 洗手、记录。

【注意事项】

1. 会阴湿热敷应该在会阴擦洗、外阴局部伤口的污垢清洁后进行。

2. 会阴湿热敷温度一般为 41~46℃;湿热敷面积应为病损范围的 2 倍。

3. 热敷的过程中,定期检查热源袋的完好性及热敷部位皮肤情况,防止烫伤。尤其是对休克、昏迷、虚脱和术后感觉不敏感的患者应特别注意。

4. 掌握操作要点(表 5-25)。

表 5-25　会阴湿热敷

易错环节	正确动作要点
1. 湿热敷前	涂一薄层凡士林,防止烫伤
2. 湿热敷中	观察皮肤颜色、全身情况,防止烫伤
3. 湿热敷后	轻擦患处,避免用摩擦擦干,因皮肤长时间处于湿热气中容易破损

实验 3　坐　　浴

坐浴是将会阴部直接浸泡在一定温度的药液中,借助水温与药物的作用,促进局部的血液循环,减轻外阴局部的炎症及疼痛,使创面清洁,利于组织恢复。

【目的】

清洁外阴,改善局部血液循环,消炎、消肿、止痛。

【适用指征】

1. 外阴炎、阴道炎、前庭大腺炎。

2. 会阴伤口有硬结者。

3. 外阴、阴道手术或经阴道行盆腔手术的术前准备。

4. 子宫脱垂、膀胱阴道松弛者。

【操作资源】

1. 用物 坐浴盆、坐浴盆架、坐浴溶液、无菌纱布、水温计。

2. 环境与设施 环境温度适宜,安静、整洁,必要时准备换药用物。

【操作程序】

1. 核对、解释与评估 核对患者身份信息,解释坐浴的目的、方法及配合要点。评估患者的病情、自理能力及配合程度、会阴皮肤及伤口情况,是否是月经期或妊娠期,有无异常子宫出血。如为产后或流产后患者,需询问产后或流产的时间。

2. 嘱患者排尿、排便,清洁外阴及肛门周围皮肤。

3. 洗手、戴口罩、备齐物品,围帘或屏风遮挡。

4. 根据患者病情需要配制坐浴溶液,测量溶液温度,协助患者将全臀及外阴部浸泡于溶液中,一般持续 20~30 分钟。

5. 纱布拭干外阴及臀部,协助患者穿好衣裤。整理床单位及用物。

6. 洗手、记录。

【注意事项】

1. 月经期妇女、阴道流血者、孕妇及产后 7 天内的产妇禁止坐浴。

2. 根据病情选择坐浴溶液及溶液温度,并严格按比例配制溶液。

3. 热浴前先排尿、排便,以免热水刺激局部,引起排尿、排便反射。

4. 坐浴部位如有伤口,坐浴用物及药液必须保持无菌,坐浴后应用无菌技术处理伤口。

5. 掌握操作要点(表 5-26)。

表 5-26　坐浴

易错环节	正确动作要点
1. 坐浴溶液	滴虫性阴道炎选择 0.5% 醋酸溶液、1% 乳酸溶液或 1∶5 000 高锰酸钾溶液;萎缩性阴道炎选择 0.5%~1% 乳酸溶液;阴道假丝酵母菌病选择 2%~4% 碳酸氢钠溶液;外阴炎及其他非特异性阴道炎、外阴阴道手术前的准备选择 1∶5 000 高锰酸钾溶液、0.2% 苯扎溴铵溶液、0.02% 碘伏溶液、洁尔阴等溶液
2. 坐浴温度	热浴水温 39~41℃;温浴水温 35~37℃;冷浴水温 14~15℃
3. 坐浴时间	热浴及温浴一般为 20~30 分钟,冷浴一般为 2~5 分钟
4. 坐浴方法	将全臀及外阴部浸泡于溶液中

📖 知识链接

坐浴的三种形式

坐浴根据不同的水温及不同的作用,可分为热浴、温浴和冷浴三种形式。热浴水温在 39~41℃,适用于急性炎症浸润和渗出性病变,一般先熏后坐;温浴水温在 35~37℃,

适用于术前准备及慢性盆腔炎症;冷浴水温在14~15℃,适用于原发性闭经、膀胱阴道松弛及性无能等。

实验4　阴道灌洗

阴道灌洗是用消毒液对宫颈及阴道进行清洁、消毒的护理技术。通过阴道灌洗可使宫颈和阴道保持清洁,减少或避免子宫全切除术后患者发生阴道残端炎症的并发症。

【目的】

清除宫颈及阴道炎性分泌物,促进局部血液循环,缓解局部组织充血,达到治疗炎症的目的。

【适用指征】

1. 各种阴道炎、宫颈炎的治疗。

2. 阴道手术及子宫全切术术前的阴道准备。

3. 宫腔内放疗后常规清洁冲洗。

【操作资源】

1. 用物　一次性阴道灌洗器、卵圆钳、弯盘、消毒大棉球(或长棉签)、一次性治疗垫、手套、水温计、便盆、窥阴器、灌洗溶液。

2. 环境与设施　室内温度适宜,安静、整洁,设有妇产科诊查床、输液架、隔帘等。

【操作程序】

1. 核对、解释与评估　核对患者身份信息,解释阴道灌洗的目的、方法及配合要点。评估患者的孕产史、手术史、病情、自理能力及配合程度、阴道分泌物的颜色、性状,有无性生活史、有无阴道流血。如为产后或流产后或妇科手术后的患者,需询问发生的时间。嘱患者排尿。

2. 洗手、戴口罩、备齐物品,围帘或屏风遮挡。

3. 体位　协助患者取膀胱截石位,充分暴露外阴,臀下置治疗巾,放好便盆。

4. 灌洗阴道

(1) 根据患者病情需要,配制灌洗溶液500~1 000ml,测量溶液温度(41~43℃),然后将盛有灌洗溶液的灌洗桶挂于输液架上,距离床沿60~70cm,排去管内空气。

(2) 戴手套,先用灌洗液冲洗外阴。然后分开小阴唇,将灌洗头沿阴道侧壁缓缓插入至阴道后穹隆处,边冲洗边围绕宫颈口上下左右移动冲洗头。或用窥阴器充分暴露宫颈后再灌洗,灌洗时转动窥阴器,将整个阴道侧壁及阴道穹隆冲洗干净后,向下按压窥阴器,使阴道内的残留液体完全流出。

(3) 灌洗溶液剩至100ml左右时,夹住皮管,拔出灌洗头,再次冲洗外阴部。

5. 灌洗后护理　协助患者坐于便盆上,使阴道内残留液体流出。纱布拭干外阴部,协助患者穿好衣裤。整理床单位及用物。

6. 洗手、记录。

【注意事项】

1. 灌洗液温度以41~43℃为宜,温度过高会烫伤患者的阴道黏膜,温度过低造成患者不舒适。

2. 灌洗桶与床沿距离60~70cm。如压力过大,水流过速,使液体或污物进入宫腔,或灌洗液与局部作用的时间不足。

3. 灌洗时动作要轻柔,避免损伤阴道黏膜及宫颈组织。

4. 未婚女性禁用阴道窥阴器,可用导尿管进行阴道灌洗;月经期、产后或人工流产术后子宫颈口未闭者、宫颈癌有活动性出血者禁忌阴道灌洗。

5. 产后 10 天或妇产科手术 2 周后的患者,若合并阴道分泌物有臭味、混浊、阴道伤口愈合不良、黏膜感染坏死等,可行低位阴道灌洗,灌洗桶高度不超过床沿 30cm,以避免污物进入宫腔或损伤阴道残端伤口。

6. 掌握操作要点(表 5-27)。

表 5-27 阴道灌洗

易错环节	正确动作要点
1. 灌洗液的选择	见坐浴溶液选择
2. 灌洗桶高度	一般距床沿 60~70cm;产后 10 天或妇产科手术 2 周后需阴道灌洗者,灌洗桶的高度不超过床沿 30cm
3. 灌洗的方法	灌洗头插入阴道穹隆部,灌洗时边冲洗边围绕宫颈口上下左右移动冲洗头,注意流速,充分冲洗,必要时用窥阴器

实验 5 阴道或宫颈上药

阴道或宫颈上药是将治疗的药物通过某种手段直接涂至或放置在阴道壁或宫颈黏膜上,达到局部治疗的一项护理技术。阴道或宫颈上药在妇产科是一项常见的、易于掌握的护理操作,可教会患者或家属自行上药。

【目的】
用于治疗各种阴道炎和子宫颈炎。

【适用指征】
1. 阴道炎、慢性宫颈炎。
2. 子宫颈锥切术后创面出血。
3. 子宫全切术后阴道残端炎。

【操作资源】
1. 用物 阴道冲洗用品、窥阴器、消毒干棉球、长镊子、消毒长棉签、带尾线的大棉球或纱球、一次性手套和治疗巾、药品等。
2. 环境与设施 室内温度适宜,安静、整洁,设有妇产科诊查床、输液架、隔帘等。

【操作程序】
1. 核对、解释与评估 核对患者身份信息。解释阴道或宫颈上药的目的、方法及配合要点。评估患者的病情、婚姻史、自理能力及配合程度、阴道和宫颈黏膜情况及分泌物的性质,有无阴道流血。嘱患者排尿。

2. 洗手、戴口罩、备齐物品,围帘或屏风遮挡。

3. 体位 协助患者取膀胱截石位,暴露外阴,臀下置治疗巾。

4. 上药前准备 先行阴道冲洗,用窥阴器暴露阴道、宫颈后,用无菌干棉球拭去宫颈、阴道后穹隆及阴道壁的黏液或炎性分泌物,使药物直接接触炎性组织面而提高疗效。

5. 根据病情、药物的性质及性状采取相应的上药方法。

(1)药片纳入法:患者取膀胱截石位或蹲位,暴露阴道,操作者或患者戴手套,分开大小阴唇,用示指将药物(栓剂、片剂或丸剂)沿阴道后壁推进,直至示指完全伸入为止。

(2)宫颈棉球上药法:操作者用窥阴器暴露宫颈后,用长镊子夹持带有尾线的棉球,浸蘸药液后塞压至子宫颈处,先轻轻将窥阴器退出阴道,而后取出镊子,将线尾端露于阴道口外,用胶布固定于大腿内侧上方。于上药 12~24 小时后,牵引棉球尾线取出棉球。

(3) 局部涂擦法:①非腐蚀性药物:操作者用消毒长棉签蘸药液或药膏涂擦在阴道壁或子宫颈上;②腐蚀性药物:操作者用窥阴器暴露宫颈后,用消毒长棉签蘸少许药液,涂于宫颈的糜烂面,并将棉签插入宫颈管内约 0.5cm,保留 1 分钟后用生理盐水棉球擦去表面残余的药液,然后用干棉球吸干。

(4) 喷雾器上药法:操作者用窥阴器暴露宫颈后,用喷雾器喷射,将药物均匀喷于炎性组织表面上。

6. 上药完毕,纱布拭干外阴部,协助患者穿好衣裤。整理床单位及用物。

7. 洗手、记录。

【注意事项】

1. 用药期间禁止性生活。

2. 月经期或子宫异常出血者不宜阴道上药,以免引起逆行感染。

3. 未婚妇女上药时禁用窥阴器。

4. 阴道栓剂应于晚上或休息时上药,以免起床后脱出,影响治疗效果。

5. 应用腐蚀性药物时,要注意保护好阴道壁及正常的组织。上药前将纱布或干棉球垫于阴道后壁及阴道后穹隆,以免药液下流灼伤正常组织。药液涂好后用干棉球吸干,并如数取出所垫纱布或棉球。

6. 应用非腐蚀性药物时,应转动窥阴器,使阴道四壁炎性组织均能涂上药物。

7. 宫颈棉球上药者,嘱患者按时取出阴道内的棉球。

8. 子宫颈如有腺囊肿,应先刺破,并挤出黏液后再上药。

9. 用长棉签涂药,棉花应捻紧,涂药时顺同一方向转动,以免棉花遗留在阴道内。

10. 掌握操作要点(表 5-28)

表 5-28　阴道或宫颈上药

易错环节	正确动作要点
1. 上药前准备	先清洁阴道及宫颈,拭去黏液或炎性分泌物,保证上药效果
2. 宫颈棉球上药	先退出窥阴器后取出镊子,以防退出窥阴器时,将棉球带出或移动位置
3. 局部涂擦腐蚀性药物	若糜烂面乳头较大的可反复涂药数次,使局部呈黄褐色,再用长棉签蘸少许药液插入宫颈管内约 0.5cm,并保留约 1 分钟。每次涂完药均应擦去宫颈表面残余的药液,然后用干棉球吸干

实验 6　母　乳　喂　养

母乳喂养是指产妇用自己的乳汁喂养婴儿。母乳是婴儿的第一天然食品,其具有温度适宜、清洁、安全、喂养方便、经济实惠的特点。世界卫生组织全面推行母乳喂养并已将促进、保护和支持母乳喂养作为卫生工作的重要环节。

【目的】

促进乳汁分泌及母乳喂养成功。

【适用指征】

产妇哺乳无禁忌证者。

【操作资源】

1. 用物　小毛巾、温水、洗手液。

2. 环境与设施　室内温度适宜,安静、整洁,设有洗手池,必要时备毛毯。

【操作程序】

1. 哺乳前准备 产妇洗净双手,用温水擦拭乳房及乳头。

2. 哺乳时体位 产妇全身放松,坐位或侧卧位均可。一手和前臂托住婴儿的背部及臀部,另一手拇指与其余四指分别放在乳房上、下方,呈 C 形托起乳房,如乳汁过多,手指可以采用"剪刀式",以免婴儿因乳汁过多导致呛咳。婴儿的头、臀、足呈一条直线,面对乳房。

3. 婴儿含接姿势 产妇用乳头轻触婴儿的嘴唇,待其张大嘴时,将乳头和大部分乳晕送入婴儿口中。

4. 哺乳时注意观察,防止乳房堵塞婴儿鼻孔,保证有效吸吮。

5. 哺乳结束时,用示指向下轻按婴儿的下颌,使其张口,退出乳头。避免在口腔负压下拉出乳头而引起疼痛或皮肤皲裂。哺乳后挤出少量乳汁,涂在乳头和乳晕上。

【注意事项】

1. 生后半小时即可哺乳,并做到母婴同室,按需哺乳,以促进泌乳和子宫复旧。每次哺乳前应热敷、按摩乳房,刺激泌乳反射。

2. 哺乳时婴儿的头和颈要略后仰,以免鼻部受压影响呼吸。

3. 每次哺乳时都应该吸空一侧乳房后,再吸吮另一侧乳房。两侧乳房交替吸吮,以免两侧乳房大小不均衡。

4. 哺乳后将婴儿竖抱,轻拍婴儿的背部 1~2 分钟,排出胃内气体,防止溢乳。

5. 产妇应佩戴舒适的棉质乳罩,有利于乳房泌乳及保健。

6. 掌握操作要点(表 5-29)。

表 5-29 母乳喂养

易错环节	正确动作要点
1. 哺乳时体位	产妇与婴儿要胸贴胸、腹贴腹,鼻尖对准乳头(二贴、一对准)
2. 婴儿含接姿势	婴儿含接乳头同时,要含住大部分乳晕。婴儿嘴下方露出的乳晕比上方少
3. 哺乳后退出乳头	用示指向下轻按婴儿的下颌,使其张口,退出乳头。不可在口腔负压下拉出乳头

知识链接

WHO 促进母乳喂养成功的十项措施(2018)

1. 遵守《国际母乳代用品销售守则》和世界卫生大会相关决议;制定书面的婴儿喂养政策,并定期与员工及家长沟通;建立持续的监控和数据管理系统。

2. 确保工作人员有足够的知识、能力和技能以支持母乳喂养。

3. 与孕妇及其家属讨论母乳喂养的重要性和实现方法。

4. 分娩后即刻开始不间断的母婴肌肤接触,帮助母亲尽快开始母乳喂养。

5. 支持母亲开始并维持母乳喂养及处理常见的困难。

6. 除非有医学上的指征,否则不要为母乳喂养的新生儿提供母乳以外的任何食物或液体。

7. 让母婴共处,并实施 24 小时母婴同室。

8. 帮助母亲识别和回应婴儿需要进食的迹象。

9. 告知母亲使用奶瓶、人工奶嘴和安抚奶嘴的风险。

10. 做好出院指导,以便父母与其婴儿及时获得持续性的支持和照护。

实验7 乳汁排空技术

乳汁排空技术是指用手或吸奶器挤出或吸出产妇乳汁的技术。

【目的】

1. 缓解乳胀,预防乳腺炎。

2. 使乳房持续泌乳。

【适用指征】

1. 母婴暂时分离时。

2. 母亲的乳头内陷,婴儿吸吮力不强时。

3. 乳汁淤积时。

4. 乳头皲裂严重不能哺乳时。

【操作资源】

1. 用物 大口清洁容器、消毒的吸乳器、毛巾,另备热水、脸盆。

2. 环境与设施 室内温度适宜、安静、整洁,室内设有围帘或屏风。

【操作程序】

1. 产妇取舒适体位,洗净双手。

2. 乳汁排空

(1) 人工乳汁排空法:操作者用手将乳房托起,将消毒容器靠近乳房。拇指及示指放在距乳头根部2cm处的乳晕上下方,两指相对,其他手指托住乳房。拇指及示指向胸壁方向(内侧)轻轻下压,压力作用在拇指与示指间乳晕下方的乳窦上。下压后,手指向乳头方向推动,然后放松,反复挤压、放松。每个部位挤奶3~5次,每侧乳房挤奶3~5分钟,双侧乳房轮流交换,双侧乳房挤奶20~30分钟。乳房的各个方向按照同样方法,如此反复数次,排空乳房内每一个乳窦中乳汁。

(2) 吸奶器乳汁排空法:将吸奶器的广口罩置于产妇乳头周围的皮肤上,压紧勿漏气,轻轻挤压吸奶器后半部的橡皮球,使吸奶器呈负压状态,放松橡皮球,乳汁慢慢地流入吸奶器容器内,如此反复吸空乳房。

3. 整理用物,清洁消毒容器,洗手,正确放置乳汁。

【注意事项】

1. 乳汁排空前嘱产妇喝一杯热饮如牛奶、汤类,促进泌乳。热敷乳房3~5分钟并按摩,促进乳腺管畅通,刺激泌乳反射。

2. 用吸奶器挤奶时,每次使用前均要将吸奶器消毒。

3. 掌握操作要点(表5-30)。

表5-30 乳汁排空技术

易错环节	正确动作要点
1. 操作者手指放置的位置	拇指及示指放在乳晕上下方,距乳头根部2cm处,两指相对,不可将拇指及示指放在乳头上
2. 操作者挤奶的手法	拇指及示指向胸壁方向轻轻下压,下压后,手指向乳头方向推动,然后放松,反复挤压、放松,直至乳汁减少

实验8 骨盆外测量法

骨盆外测量法是用骨盆测量器测量骨盆外各径线,间接了解孕妇骨盆的大小及形态,协助判断胎儿能否经阴道分娩的方法。

【目的】

了解骨盆情况,以推断胎儿能否经阴道分娩。

【适用指征】

妊娠中晚期的妇女。

【操作资源】

1. 用物　骨盆外测量器、坐骨结节间径测量器、一次性治疗巾。

2. 环境与设施　室内温度适宜,安静、整洁,设有诊查床。

【操作程序】

1. 核对、解释与评估　核对孕妇身份信息。评估孕产史、月经史、孕周、本次妊娠的经过,有无妊娠合并症及并发症。解释骨盆外测量的目的、注意事项及配合要点。嘱孕妇排尿。

2. 洗手、戴口罩、备齐物品。

3. 体位　协助孕妇仰卧在诊查床上,臀下置一次性治疗垫,围帘或屏风遮挡。

4. 测量以下径线

(1) 髂棘间径(interspinal diameter,IS):孕妇仰卧于床上,双腿伸直,暴露腹部。测量两侧髂前上棘外侧缘间的距离(图 5-90),正常值为 23~26cm。

(2) 髂嵴间径(intercrestal diameter,IC):孕妇仰卧于床上,双腿伸直。测量两侧髂嵴外缘间最宽的距离(图 5-91),正常值为 25~28cm。

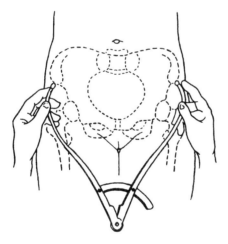
图 5-90　测量髂棘间径

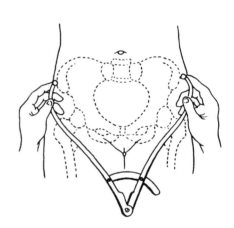
图 5-91　测量髂嵴间径

(3) 骶耻外径(external conjugate,EC):孕妇取左侧卧位,右腿伸直,左腿屈曲。测量耻骨联合上缘中点至第五腰椎棘突下凹陷处(相当于两侧髂嵴联线中点下 1~1.5cm 处或米氏菱形窝上角)的距离(图 5-92),正常值为 18~20cm。此径线是骨盆外测量中最重要的径线。

(4) 坐骨结节间径(intertuberous diameter,IT):又称出口横径。孕妇取仰卧位,双手抱膝。测量两侧坐骨结节内缘间的距离(图 5-93),正常值为 8.5~9.5cm。如出口横径小于 8cm,应测量出口后矢状径。坐骨结节间径与出口后矢状径之和大于 15cm 时,一般足月胎儿可以经骨盆出口后三角娩出。

(5) 耻骨弓角度(angle of subpubic arch):孕妇仰卧于床上,双腿屈曲,检查者两手的拇指指尖斜着对拢放于耻骨联合下缘,左右两拇指平放于耻骨降支上,测量两拇指之间的夹角即为耻骨弓角度(图 5-94),正常值为 90°。

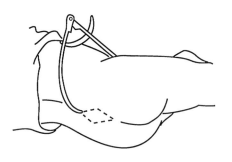

图 5-92 测量骶耻外径

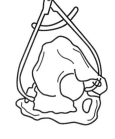

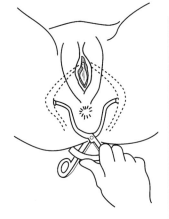

图 5-93 测量坐骨结节间径

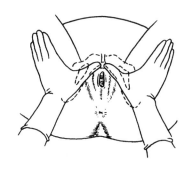

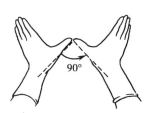

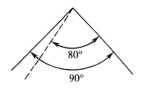

图 5-94 测量耻骨弓角度

5. 测量后护理 协助孕妇坐起,整理衣物。

【注意事项】

1. 操作时动作轻柔,关注孕妇的感受及反应。

2. 掌握操作要点(表 5-31)。

表 5-31 骨盆外测量法

易错环节	正确动作要点
1. 孕妇体位	测量髂棘间径和髂嵴间径:取仰卧位,双腿伸直
	测量骶耻外径:取左侧卧位,右腿伸直,左腿屈曲
	测量坐骨结节间径:取仰卧位,双手抱膝
	测量耻骨弓角度:取仰卧位,双腿屈曲外展
2. 触摸体表标志点	测量髂棘间径:触清两侧髂前上棘
	测量髂嵴间径:触清两侧髂嵴最宽外缘
	测量骶耻外径:触清第五腰椎棘突下、耻骨联合上缘中点
	测量坐骨结节间径:触清双侧坐骨结节内缘
	测量耻骨弓角度:触清耻骨联合下缘中点,两侧耻骨降支

实验 9 听诊胎心音技术

听诊胎心音技术,即用多普勒胎心听诊仪、胎心听筒或者听诊器放在孕妇的腹壁上,找到靠近胎背上方的位置,对胎心进行听诊的过程。

【目的】

1. 了解胎儿在子宫内的情况。

2. 妊娠晚期可借助胎心音听诊位置,协助判断胎位。

【适用指征】

孕期及分娩期的女性。

【操作资源】

1. 用物 多普勒胎心听诊仪(或胎心听筒 / 听诊器)、秒表、耦合剂、卫生纸。

2. 环境与设施 环境温度适宜,安静、整洁。

【操作程序】

1. 核对、解释与评估 核对孕产妇的身份信息。评估孕产史、孕周、胎动情况,有无宫缩及宫缩间歇时间、持续时间,有无妊娠合并症及并发症等。解释听诊胎心音的目的及配合要点。嘱孕产妇排尿。

2. 洗手、戴口罩、备齐物品至床前,用围帘或屏风遮挡。

3. 体位 协助孕产妇取半卧位或仰卧位,适当暴露腹部。

4. 听诊

(1)判断胎背位置:胎心音在靠近胎背侧上方的孕产妇腹壁上听得最清楚。听诊胎心音时,先行腹部四步触诊,触清胎背位置。

(2)用耦合剂均匀润湿听诊部位,然后将多普勒胎心听诊仪放在胎背上方的孕产妇腹壁上听诊,计数时间1分钟。

5. 听诊结束,协助孕产妇擦拭腹部,整理衣裤及用物。

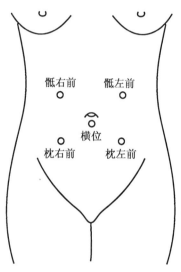

图 5-95 不同胎位胎心音听诊部位

【注意事项】

1. 正常胎心率是 110~160 次 /min。如有异常,可行电子胎心音监护。

2. 听诊胎心音时,应注意胎心的强弱和节律,并与子宫杂音、腹主动脉音、胎动音及脐带杂音相鉴别。

3. 掌握操作要点(表 5-32)。

表 5-32 听诊胎心音技术

易错环节	正确动作要点
1. 胎心音听诊部位	通过腹部四步触诊,触清胎背及胎先露的位置,以此判断胎方位。不同胎方位,胎心音听诊部位不同(图 5-95) 枕先露:枕左前位,胎心在脐下左侧;枕右前位,胎心在脐下右侧。臀先露:骶左前位,胎心在脐上左侧;骶右前位,胎心在脐上右侧。肩先露:胎心音在脐部下方
2. 胎心音听诊时机	对已临产者,听诊胎心音在宫缩间歇期
3. 胎心音计数时间	1 分钟
4. 胎心音的识别	胎心音呈双音,似钟表"滴答"声,与子宫杂音、腹主动脉音、胎动音及脐带杂音相鉴别

实验 10　测量宫高、腹围及四步触诊法

宫高、腹围测量法是通过对孕妇的宫底高度、腹围的测量,以估计胎龄及胎儿大小,了解胎儿在宫内生长发育情况的方法。

四步触诊法是指检查者通过对孕妇腹部触诊,判定胎先露、胎产式、胎方位、子宫大小与孕周是否相符、先露是否衔接,并估计胎儿的大小和羊水量多少的方法。

【目的】

1. 了解胎产式、胎先露、胎方位及胎先露部是否衔接。

2. 检查子宫大小并判断与孕周是否相符。

3. 估计胎儿大小及头盆关系。

4. 估计羊水的多少。

【适用指征】

妊娠 24 周以后的孕妇。

【操作资源】

1. 用物　孕妇腹部触诊模型、皮尺。

2. 环境与设施　室内温度适宜,安静、整洁,设有诊查床。

【操作程序】

1. 核对、解释与评估　核对孕妇身份信息。评估孕产史、孕周、胎动情况,有无宫缩及宫缩间歇时间、持续时间,有无妊娠合并症及并发症等。解释测量宫高、腹围及四步触诊法的目的及配合要点。嘱孕产妇排尿。

2. 洗手、戴口罩、备齐物品至床前,用围帘或屏风遮挡。

3. 体位　协助孕妇仰卧于床上,头稍垫高,露出腹部,双腿略屈曲分开,腹部放松。

4. 测量宫高与腹围　将皮尺一端置于耻骨联合上缘中点,另一端沿子宫弧度置于子宫底的最高点处,测得距离即为子宫底高度;皮尺绕脐部一周为腹围。

5. 四步触诊　检查者站在孕妇右侧。前三步触诊时,检查者面向孕妇头端;第四步触诊时,检查者面向孕妇足端(图 5-96)。

第一步手法:检查者双手置于子宫底部,了解子宫外形并手测宫底高度,估计胎儿大小与孕周是否相符。再以两手指腹相对交替轻推,判断宫底部的胎儿部位。圆而硬且有浮球感则为胎头,宽而软且形状略不规则则为胎臀。

第二步手法:检查者双手手掌分别置于腹部左右两侧,一手固定,另一手轻揉深按检查,两手交替进行。判断胎背及胎儿四肢在母体腹壁的位置。触到平坦饱满一侧为胎背,并确定胎背是向前、向后还是向侧方;触到高低不平,可变形者为胎儿肢体。

第三步手法:检查者右手置于耻骨联合上方,拇指与其余四指分开,握住先露部,再次确认是胎头还是胎臀。左右推动先露部,确定是否衔接。若胎先露部可以左右移动,表示尚未衔接;若胎先露已固定不动,则已衔接。

第四步手法:检查者两手分别置于先露部两侧,沿骨盆入口方向向下深按,再一次核实先露部的判断是否正确,并确定先露部衔接程度。

6. 触诊后护理　协助孕妇整理衣物,给予健康指导。

【注意事项】

1. 触诊时动作轻柔,关注孕妇的感受及反应。

2. 掌握操作要点(表 5-33)。

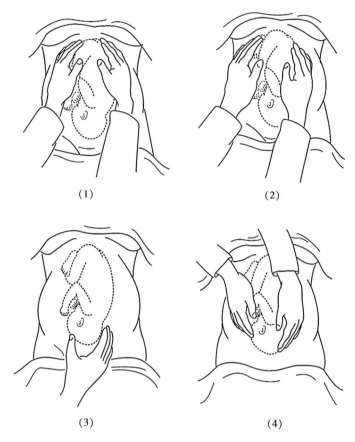

图 5-96 四步触诊法

表 5-33 四步触诊法

易错环节	正确动作要点
1. 检查者体位	前三步触诊时,检查者面向孕产妇头端;第四步触诊时,检查者面向孕产妇足端
2. 测量腹围位置	是皮尺绕脐部一周,而不是绕腹部其他部位

二、拓展

（一）会阴切开缝合术

会阴切开缝合术是在阴道分娩时,切开会阴组织,减少胎儿娩出阻力而采取的产科常用技术。临床常用的术式有会阴后 - 侧切开术和会阴正中切开术。其中前者为多用。

【目的】

1. 扩大产道,减少会阴阻力,避免会阴严重裂伤。

2. 缩短第二产程,减少母婴并发症。

【操作程序】

1. 协助产妇取膀胱截石位。

2. 刷手、穿无菌手术衣、戴无菌手套、打开产包,侧切包、铺好无菌产台。

3. 麻醉　常规消毒,采用阴部神经阻滞和局部皮肤浸润麻醉(图 5-97、图 5-98)。

4. 会阴切开

（1）会阴后 - 侧切开:术者左手示、中指伸入阴道与先露部之间,撑起左侧阴道壁,将侧

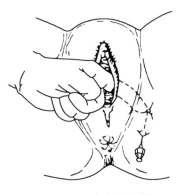

图 5-97 阴部神经阻滞

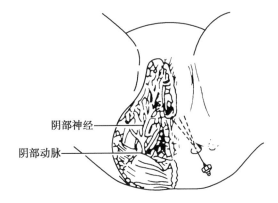

图 5-98 皮肤浸润麻醉

切剪放在会阴后联合中线偏左 45°位置(会阴高度膨隆时为 60°~70°),待子宫收缩时做会阴全层切开,一般情况下长度约 4~5cm(图 5-99)。切开后,用干纱布压迫止血。

(2) 会阴正中切开:宫缩时术者沿会阴后联合正中垂直切开 2.5~3cm(图 5-100),避免发

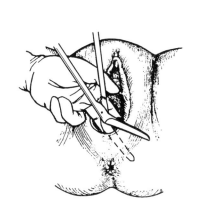

图 5-99 会阴后-侧切开

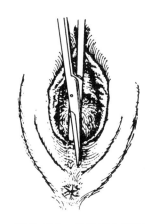

图 5-100 会阴正中切开

生会阴Ⅲ度裂伤。

5. 协助胎儿胎盘娩出 术者一手保护会阴,一手控住胎头娩出速度,使胎头以最小径线在宫缩间歇期娩出,预防会阴撕裂。胎盘娩出后,检查胎盘胎膜是否完整。

6. 缝合 胎盘娩出后,阴道内填塞尾纱,依次缝合黏膜层、肌层、皮下脂肪层及皮肤,缝合后如数取出尾纱。

7. 再次消毒会阴伤口处,并常规做肛门检查,排除缝线穿透直肠黏膜。

【护理】

1. 术前护理

(1) 术前评估:①适应证:估计会阴撕裂不可避免时,如会阴体较紧、过长、过短、有瘢痕、水肿等;需要阴道助产,如胎头吸引术、产钳术、臀位牵引术;需要缩短第二产程,如胎儿宫内窘迫,妊娠合并症和并发症等;早产儿,预防颅内出血。②禁忌证:估计不能阴道分娩者,或因病情需要不宜阴道分娩者。③评估孕产史、本次妊娠的孕周、胎产式、胎先露、胎方位、胎儿大小、胎心音、宫缩持续时间和间歇时间、宫口开大程度与先露下降程度及会阴和阴道情况等。

(2) 术前准备:①解释会阴切开术的目的及配合要点;②密切监测子宫收缩、胎心音、宫

口扩张及先露下降情况;③外阴冲洗、消毒。

2. 术中护理 ①密切观察胎心音的变化;②会阴切开后指导产妇宫缩时正确运用腹压,在宫缩间歇娩出胎儿;③胎儿娩出后立即清理呼吸道,做好新生儿护理;④胎盘娩出后按摩子宫,观察阴道流血量;⑤缝合完毕,清点器械,整理用物,为产妇保暖。

3. 术后护理 ①保持外阴清洁、干燥,及时更换消毒会阴垫,每日会阴擦洗/冲洗2次,便后及时清洁会阴,保持会阴清洁、干燥;②嘱产妇健侧卧位,减少恶露对切口的污染;③密切观察子宫收缩、阴道流血情况及会阴伤口有无红肿、硬结、渗血及脓性分泌物等感染征象;④会阴伤口水肿、疼痛严重者,给予50%硫酸镁局部湿热敷;⑤会阴伤口愈合不良者,产后10天后可用1:5 000高锰酸钾溶液坐浴。

知识链接

会阴后-侧切开与会阴正中切开

会阴后-侧切开切断的组织有会阴皮肤与皮下组织、会阴浅横肌、会阴深横肌、球海绵体肌、部分肛提肌和筋膜及阴道黏膜。该术式的优点是易于掌握。不足是出血较多,术后切口处肿胀和疼痛较正中切开重。

会阴正中切开切断的组织是会阴体皮肤与皮下组织、会阴中心腱、阴道黏膜。该术式的优点是出血不多,术后切口处肿胀和疼痛较轻,切口愈合快。不足是有切口向下延长,导致肛门外括约肌撕裂的危险。该术式对操作者技术水平要求较高。

(二)胎头吸引术

胎头吸引术是利用真空负压吸引的原理,将胎头吸引器放置并吸附在胎头顶部,通过牵引吸引器,协助胎头娩出的助产手术。

【目的】

应用胎头吸引器缩短第二产程,协助胎儿娩出,顺利完成阴道分娩。

【操作程序】

1. 协助产妇取膀胱截石位,导尿,冲洗、消毒外阴。

2. 检查吸引器的性能,确保吸引装置处于完好备用状态。

3. 阴道检查,确认宫口是否开全,胎膜是否破裂及胎方位情况。

4. 刷手、穿无菌手术衣、戴无菌手套、打开产包,铺好无菌台。

5. 协助术者放置胎头吸引器,使胎头吸引器与胎头顶部紧密贴合。确定吸引器与胎头顶部衔接处无宫颈、阴道壁组织、脐带夹入后,调整吸引器横柄与胎头矢状缝方向一致,开启电动负压吸引器形成负压(压力为280~350mmHg),按分娩机转缓慢牵引。

6. 牵引时间主张10~15分钟,最长不超过20分钟,吸引不超过2次。

7. 待胎头双顶径超过骨盆出口时,解除负压,取下胎头吸引器,协助娩出胎头及胎体。

8. 术毕检查软产道有无裂伤,必要时给予缝合。

【护理】

1. 术前护理

(1)术前评估:①适用证:第二产程延长,如宫缩乏力、头盆不称、持续性枕横位及枕后位等;需缩短第二产程,如瘢痕子宫、妊娠合并心脏病、妊娠高血压疾病等。②禁忌证:严重头盆不称、产道梗阻,估计胎儿无法从阴道分娩者;宫口未开全、胎膜未破、胎头未衔接者;除顶先露以外的其他各种异常胎位,如肩先露、面先露、臀先露。③评估孕产史、本次妊娠的孕周、胎产式、胎先露、胎方位、胎儿大小、胎心音、宫缩持续时间和间歇时间、宫口开大程度与先露下降程度及会阴和阴道情况等。

(2) 术前准备:①解释胎头吸引术的目的及配合要点;②给产妇导尿;③检查胎头吸引器及负压装置;④阴道检查宫口是否开全,胎先露是否在棘下 3cm 及以下,未破膜者给予破膜,将胎头转成枕前位;⑤行会阴切开。

2. 术中护理　①密切观察产妇生命体征、子宫收缩及胎心音的变化,根据需要给予吸氧或补充能量;②建立静脉通道,做好新生儿复苏准备;③指导产妇宫缩时正确运用腹压,做到屏气用力与牵引同步;④牵引时,注意保护好会阴;⑤胎儿娩出后立即清理呼吸道,进行新生儿 Apgar 评分,必要时进行复苏术。

3. 术后护理

(1) 产妇护理:①严密观察生命体征、子宫收缩及阴道流血情况,遵医嘱注射缩宫素;②会阴部护理措施详见会阴切口缝合术术后护理。

(2) 新生儿护理:①新生儿少搬动,遵医嘱肌内注射维生素 K_1;②严密观察新生儿有无产伤,如新生儿产瘤较大、头皮损伤、胎头血肿或颅内出血等,要及时处理。

(三) 产钳助产术

产钳助产术是利用产钳作为牵引力,固定并协助胎头下降及胎儿娩出的助产手术。临床上以低位产钳和出口产钳常用。

【目的】

1. 缩短第二产程,帮助产妇顺利完成阴道分娩。

2. 针对剖宫产娩出胎头困难者,可协助顺利娩出胎头。

【操作程序】

1. 行会阴切开术。

2. 产钳左叶、右叶依次放置在胎头左右两侧,检查两个钳叶间无产道软组织及脐带夹入,胎头矢状缝位于两钳叶正中后,合拢产钳。在宫缩时沿产轴方向向下向外徐徐牵拉。当胎头枕骨结节越过耻骨弓下方时,逐渐将钳柄向上提,使胎头仰伸而娩出。撤下产钳,按分娩机制娩出胎儿。

3. 检查软产道,缝合会阴切口。

【护理】

1. 术前护理

(1) 术前评估:①适应证:因宫缩乏力、骨盆狭窄、胎位异常等导致第二产程延长者;因患有妊娠合并症或并发症、瘢痕子宫需避免屏气用力,缩短第二产程者;急性胎儿宫内窘迫,需短时间内结束分娩者;臀位后出头困难者或剖宫产娩出胎头困难者;胎头吸引助产失败后确认无明显头盆不称者。②禁忌证:严重胎儿宫内窘迫,估计短时间内不能经阴道分娩者;畸形儿、死胎、行穿颅术者;颏后位、额先露、高直位等异常胎位。③其他同胎头吸引术。

(2) 术前准备:①解释产钳助产术的目的及配合要点;②消毒会阴、导尿;③阴道检查宫口是否开全;④检查产钳并涂以润滑油。

2. 术中护理　①监测胎心音变化;②保护会阴:术者牵引产钳时,尤其是胎头露出耻骨弓下,术者向上提牵产钳时,是最易发生会阴撕裂的时机,此刻助手一定要保护好会阴;③术者取下产钳后,要按照分娩机制协助胎儿娩出;④其他同胎头吸引术。

3. 术后护理　严密观察产妇有无血尿发生,其他同胎头吸引术。

笔记栏

三、综合实验与思考

1. 李某,29 岁,G_1P_0。平素月经规律,停经 40 余天出现早孕反应,到社区医院测妊娠试验阳性。停经 4 个多月初觉胎动,持续至今。今停经 25^{+4} 周,来院做产前检查。查体:T 36.8℃,P 92 次/min,R 18 次/min,BP 120/80mmHg,体重 60kg。该孕妇既往健康,孕前体重 56kg,基础血压 120/80mmHg。请问:

(1) 该孕妇产科检查的重点内容有哪些?

(2) 采用何种方法确定胎产式、胎先露、胎方位?如何操作?

(3) 如何确定胎心音听诊位置?胎心音正常值是多少?

2. 王某,28 岁,G_1P_1,孕 40 周左枕前位。规律宫缩 4 小时,阴道少许血性黏液。查体:BP 140/90mmHg,宫高 38cm,腹围 106cm,宫缩间隔 5 分钟,持续 40 秒,胎心 148 次/min。阴道检查宫口开大 3cm,先露棘平。临产 8 小时检查:宫缩间隔 3 分钟,持续 50 秒,胎心监护显示胎心 168 次/min,频繁出现晚期减速。胎膜已破,羊水黄绿色。阴道检查宫口开大 10cm,先露棘下 3cm。请问:

(1) 对该产妇的紧急处理是什么?

(2) 产后采用何种护理技术预防会阴部感染?如何操作?

(3) 产后会阴部护理措施有哪些?

PPT 课件

第五节 儿科护理技术

儿科护理的服务对象是从胎儿到青春期的儿童,他们处于不断生长发育的阶段,具有不同于成人的特征和需要,尤其是小年龄儿童,在临床护理中存在更多的风险。因此,对儿科护理技术精确性的要求更高。本节重点介绍婴幼儿期常见的护理技术操作。

一、一般技术

实验 1 新生儿 Apgar 评分法

案例导入

> 李某,孕 41 周,因胎儿宫内窘迫、心动过缓,急行剖宫产,分娩出一男婴,婴儿出生体重 4 100g,无哭声,肤色苍白,无自主呼吸,无心率,四肢软。立即清理呼吸道,气囊正压通气,同步胸外心脏按压,第三个 30 秒评估,无自主呼吸,即予气管插管,气囊正压通气,持续胸外心脏按压,气管内滴入 1:10 000 肾上腺素 0.5ml/kg,5 分钟后,患儿心率恢复到 100~120 次/min。至 NICU,患儿体温:35℃,四肢末梢凉,肤色较前稍红,无自主呼吸,呼吸机辅助通气,心电监护,四肢肌张力低,刺激无反应。
>
> 请评估患儿出生时、出生 5 分钟时的 Apgar 评分。

新生儿 Apgar 评分(Apgar scoring for newborn)又称为阿氏评分或阿普加评分(Apgar score)。通过新生儿的心率、呼吸、肌张力、对刺激的反应及皮肤颜色五项体征进行评估,每项 0~2 分,总共 10 分。娩出 1 分钟评分反映新生儿窒息严重程度,5 分钟评分有助于判断复苏的效果及预后。

【目的】

判断新生儿有无窒息及窒息的严重程度。

【适用指征】

所有新生儿。

【操作资源】

1. 用物 秒表 1 个、听诊器 1 个、一次性吸痰管数根、清洁毛巾 1 个。

2. 环境与设施 红外线辐射保温台、吸引装置、洗手设备及纸巾。

【操作程序】

1. 洗手,戴口罩。

2. 预热红外线辐射台,将清洁毛巾铺于辐射台上。

3. 新生儿出生后立即将其轻放于红外线辐射保温台上,用清洁毛巾擦净身上的羊水,吸出口鼻腔内的黏液及羊水。

4. 评估新生儿心率、呼吸、肌张力、喉反射及皮肤颜色(表 5-34),并记录。

表 5-34 新生儿 Apgar 评分表

体征	0分	1分	2分
每分钟心率	0	<100 次	≥100 次
呼吸	0	浅慢、不规则	正常,哭声响
肌张力	松弛	四肢稍屈曲	四肢屈曲活动好
对刺激的反应	无	有些动作	哭、喷嚏、咳嗽、恶心
皮肤颜色	青紫或苍白	躯干红、四肢青紫	全身红润

5. 根据评分结果(表 5-35),进行后续护理。

表 5-35 新生儿 Apgar 评分判断标准及处理

总评分	判断	处理
8~10	正常新生儿	结扎脐带等一般处理
4~7	轻度窒息(青紫窒息)	清理呼吸道、人工呼吸、给氧等
0~3	重度窒息(苍白窒息)	清理呼吸道、气管插管、胸外按压等

【注意事项】

1. 应提前预热红外线辐射台,使其温度保持在 32~34℃。

2. 新生儿断脐后应立即将其放于辐射台上,用毛巾擦净身上的羊水,以免过度散热。

3. 掌握评分判断标准及处理原则,配合抢救。对缺氧较为严重的新生儿,应于出生后 5 分钟、10 分钟再次进行评分。

4. 在为新生儿 Apgar 评分过程中,注意保暖。

5. 注意神经系统症状,如有异常体征立即报告,避免后遗症的发生。

知识链接

新生儿阿普加评分

新生儿阿普加评分（Apgar score）是 1952 年美国麻醉科医生 Virginia Apgar 发明的。她为了评估分娩时麻醉过程对新生儿的影响，设计出这个评分方法，至今仍是全世界对新生儿出生时健康状况评估应用最普遍的一种方法。此评分法以发明者姓氏命名，而阿普加评分的五项指标——外观（appearance）、脉搏（pulse）、皱眉动作即对刺激的反应（grimace）、活动（activity）和呼吸（respiration）所对应的英文单词首字母也恰好组成 Apgar，便于记忆。

目前认为单独的阿普加评分不应作为评估低氧或产时窒息以及神经系统预后的唯一指标，特别是早产儿、存在其他严重疾病或母亲分娩前应用镇静剂者。脐动脉血气分析有助于理解胎儿在宫内是否存在缺氧、酸中毒的情况。

实验 2　新生儿窒息护理

新生儿窒息（neonatal asphyxia）是指胎儿因宫内缺氧或娩出过程中缺氧引起的呼吸、循环障碍，以致新生儿出生后无自主呼吸或呼吸不规律而导致低氧血症、高碳酸血症和代谢性酸中毒，是新生儿死亡和儿童伤残的重要原因之一。及时采取有效的护理措施，可以帮助新生儿畅通气道，建立呼吸，减轻和防止新生儿窒息并发症的发生。

【目的】

1. 降低新生儿死亡率。

2. 预防远期后遗症。

【适用指征】

1. 有产前或产时危险因素，胎粪污染羊水的新生儿。

2. 娩出后呼吸微弱或无呼吸、无哭声，皮肤青紫的新生儿。

3. 肌张力不佳的新生儿。

4. 未足月的早产儿。

【操作资源】

1. 用物　清洁大毛巾、一次性吸痰管、氧气面罩、新生儿喉镜、气管内插管、胶布、注射器、抢救药品、听诊器。

2. 环境与设施　室内温湿度适宜、整洁明亮，远红外线辐射保暖台、电动负压吸引装置、洗手设备及纸巾。

【操作程序】

1. 洗手，戴口罩。

2. 备好用物，预热远红外线辐射保温台至 32~34℃，将清洁大毛巾铺于保温台上。

3. 胎儿娩出后，立即快速评估四项指标：

（1）是足月儿吗？

（2）羊水清吗？

（3）有呼吸或哭声吗？

（4）肌张力好吗？

4. 如以上任何一项为"否"，立即配合医生进行复苏抢救，全程保暖。

(1) 清理呼吸道:①保暖:新生儿断脐后立即将其置于远红外线辐射保温台上,用暖干毛巾擦干头部;②摆好体位:置新生儿头呈轻度仰伸位(鼻吸气位),肩部抬高,使咽后壁、喉和气管呈一直线;③清理呼吸道:用吸痰管吸出口、咽、鼻内分泌物,先口咽、后鼻腔,吸引时间不应超过 10 秒,吸引负压不超过 100mmHg;④擦干:暖干毛巾擦干全身,拿掉湿毛巾,彻底擦干即对新生的刺激,以诱发自主呼吸。

(2) 建立呼吸:拍打或手指轻弹新生儿足底或按摩背部以诱发自主呼吸,如出现自主呼吸,观察心率 >100 次 /min,皮肤颜色渐红润,即为好转;如有呼吸暂停或喘息样呼吸,观察心率 <100 次 /min,应立即进行正压通气和氧饱和度监测,必要时配合气管插管。通气压力需要 20~25cmH_2O,少数病情严重的新生儿可用 2~3 次 30~40cmH_2O 压力通气,频率为 40~60 次 /min,吸呼比为 1∶2,以可见胸廓起伏、听诊呼吸音正常为宜。

(3) 恢复循环:当正压通气 30 秒后,心率仍低于 60 次 /min,应配合正压通气,同时进行胸外心脏按压。用拇指法或中示指法按压胸骨体下 1/3 处(两乳头连线中点下方),2 人施救时,将双手拇指环绕放在患儿胸部中央,乳线正下方;1 人施救时将两根手指放在患儿胸部中央,乳线正下方。频率为 90 次 /min,按压与正压通气之比为 3∶1,深度为胸廓前后径的 1/3,30 秒后评估心率恢复情况。

(4) 药物治疗:遵医嘱给以肾上腺素、扩容剂、碳酸氢钠等药物。

5. 加强新生儿复苏后的护理

(1) 持续保暖,可于暖箱中护理,目标体温维持在 36.5~37.5℃。

(2) 保持呼吸道通畅,密切观察体温、呼吸、心率、血压、尿量、皮肤颜色,以及是否有窒息导致的神经系统症状,如有异常应及时通知医生,配合处理并做好护理记录。

(3) 延迟哺乳,以静脉营养为主,应保持静脉输液通畅。

6. 心理支持和健康教育 向家长介绍新生儿窒息的相关知识,及时告知家长患儿的病情、抢救情况及可能出现的并发症,做好新生儿家长的心理安慰,给予情感支持。

【注意事项】

1. 对可能发生新生儿窒息者,应提前做好充分的抢救准备,应在分娩前预热好辐射台,备好各种抢救物品及药品等。

2. 在抢救过程中,应动作迅速、轻柔、准确,密切注意观察新生儿的反应。

3. 应注意全程保暖,使新生儿在 32~34℃ 的远红外线辐射台上,目标体温在 36.5~37.5℃,以减少耗氧量。

4. 掌握操作要领(表 5-36)。

表 5-36 新生儿窒息护理

易错环节	正确动作要点
1. 保暖	断脐后立即将新生儿置于远红外线辐射保温台上,用暖干毛巾拭净身上的羊水,防止过度散热
2. 摆体位	取仰卧位,用布卷略垫高肩部,使颈部适度伸仰,咽后壁、喉和气管呈一直线
3. 畅通气道	用吸痰管吸出口内及鼻腔内黏液,吸引时间不应超过 10 秒
4. 建立呼吸	拍打新生儿足底或按摩背部,诱发自主呼吸。如出现自主呼吸,观察心率 >100 次 /min,皮肤颜色渐红润,即为好转;如有呼吸暂停或喘息样呼吸,观察心率 <100 次 /min,应立即进行正压通气和氧饱和度监测,必要时配合气管插管
5. 恢复循环	当正压通气 30 秒后,心率仍低于 60 次 /min,应配合进行胸外心脏按压,按压频率为 90 次 /min,按压与正压通气之比为 3∶1,30 秒后评估心率恢复情况

笔记栏

知识链接

新生儿窒息

　　新生儿窒息是导致新生儿死亡、脑瘫和智力障碍的主要原因之一。据世界卫生组织(WHO)2005年数据统计表明,每年400万新生儿死亡中约有100万死于新生儿窒息,占四分之一。1987年,美国儿科学会(AAP)和美国心脏协会(AHA)共同开发了新生儿复苏项目(NRP),并向全世界推广应用,大大降低了新生儿的死亡率和伤残率。我国于20世纪90年代引进了NRP,在北京、上海等地举办培训班,对新法复苏的广泛应用起到积极的推动作用;2003年我国成立了新生儿窒息复苏项目工作组。

实验3　儿童体格检查技术

　　儿童体格检查技术(physical examination technology of children)是评估儿童体格生长发育状况,应选用易于测量,并具有较好人群代表性的指标来表示。常用指标有体重、身高(长)、坐高(顶臀长)、头围、胸围、上臂围和皮下脂肪厚度等。

【目的】

　　1. 评价儿童各阶段生长发育状况。

　　2. 利于及早发现问题,及早干预,促进健康。

　　3. 儿科临床治疗中,多用体重计算给药量和静脉输液量。

【适用指征】

　　出生至青春前期的儿童,重点为3岁以内小儿。

【操作资源】

　　1. 用物　皮尺、量板、测皮褶卡钳、洗手液或快速手消毒液、一次性床单。

　　2. 环境与设施　调节室温在24~26℃;体重秤,身高量具、量床;洗手设备及纸巾。

【操作程序】

　　1. 操作前洗手,核对患儿身份信息,向家长解释目的。

　　2. 协助小儿脱去鞋帽及外衣,仅穿内衣裤。

　　3. 测量并记录

　　(1) 测体重:以千克为单位,精确至0.5kg。

　　(2) 测身高(长):以厘米为单位,精确至0.1cm。3岁以内小儿,应仰卧位测量身长,将其置于量床上,头顶床头板,两耳在同一水平线,两腿伸直紧贴床面,移动测量滑板至足底,记录头顶与足底之间内距,即为身长;3岁以上小儿,可立位测量身高,协助其直立于带有刻度的墙壁前,双足并拢,两眼平视,后枕部、臀部及足跟紧贴于量尺上,使用量板平头顶的直角尖与量尺交汇处为身高。

　　(3) 测坐高(顶臀长):以厘米为单位。测量头顶至坐骨结节的长度;3岁以下小儿宜取仰卧位测量为顶臀长。

　　(4) 测头围:以厘米为单位,适用于2岁以内小儿。测量范围经眉弓上缘、枕骨结节左右对称环绕一周。

　　(5) 测胸围:以厘米为单位。去除内衣,用卷尺平乳头下缘经肩胛角下缘绕胸一周为胸围。

　　(6) 测上臂围:以厘米为单位。经肩峰与鹰嘴连线中点绕臂一周为上臂围。

（7）测皮下脂肪厚度：以厘米为单位，适用于3岁以内小儿。多采用腹壁测量法，在左或右锁骨中线平脐处，以拇指和示指相距3cm与皮肤表面成直角捏起，应用测皮褶卡钳测量上缘厚度。

4. 为小儿穿好衣物，送回病床交于家长。

5. 整理用物，洗手。

【注意事项】

1. 检查室保持温湿度适宜，并注意为受检儿童保暖，避免着凉。

2. 应保证选用的测量工具的安全性和可靠性，如皮尺应为布制或不易伸缩材料制品，量床禁忌使用热胀冷缩的材质等，以免划伤皮肤和测量数据不准确。

3. 婴幼儿于量床测量时，应注意防护，测量者不得离开，防止坠落伤。

4. 体重应于晨起空腹排尿后或进食后2小时测量为宜，因故不能脱掉外衣者，可于测量后减去外衣重量，力求数据准确。为便于计算儿童用药量和给液量，可用以下公式估计体重（表5-37）。

表 5-37 正常儿童体重、身高估计公式

年龄	体重（kg）	身高（cm）
12 个月	10	75
1~12 岁	年龄（岁）×2+8	年龄（岁）×7+75

📖 **知识链接**

儿童体格检查相关数据的临床意义

头围测量对于2岁以内小儿最有价值。头围 < 均值 −2SD，提示可能有脑发育不良；< 均值 −3SD 以上，则提示脑发育不良；头围增长过速提示脑积水。

上臂围可用于评估5岁以下儿童的营养状况，>13.5cm 表示营养状况良好，12.5~13.5cm 为营养中等，<12.5cm 为营养不良。

皮下脂肪厚度也是营养状况的参考指标之一，1cm 以上为正常，对3岁以内儿童有诊断价值。

实验 4 人工喂养法

人工喂养法（artificial feeding）是指婴儿由于各种原因不能进行母乳喂养时，以配方奶或其他代乳品替代母乳喂养的方法，包括奶瓶喂养法、鼻饲喂养法等。

【目的】

1. 母乳不足或有其他医学指征时，为婴儿提供足够的营养。

2. 为不能吸吮的婴儿获得足够热量。

【适用指征】

1. 鼻饲喂养法适用于吸吮无力的婴儿。

2. 其他医学指征禁忌母乳喂养的婴儿可给予奶瓶喂养法。

【操作资源】

1. 用物 温度适宜的配方奶适量、喂养器具（根据喂养方式准备：无菌奶瓶和奶嘴、

笔记栏

20ml 注射器、广口杯、无菌口杯等)、清洁小毛巾或柔软面巾纸、热水适量(保温用)、尿布(备用)、水温计。

2. 环境与设施 室内安静整洁、室温适宜,洗手设备及纸巾。

【操作程序】

1. 备齐用物至婴儿床旁,评估和解释。

2. 核对身份信息,查看婴儿尿布,必要时给予更换。

3. 洗手,试温,将备好的奶液滴 1~2 滴于前臂内侧,以温热(40℃)不烫为宜。

4. 抱起婴儿,使其保持半坐位,或取右侧卧位,头部略抬高;将小毛巾或面巾纸垫于颈部,开始喂哺。

(1) 奶瓶喂养法:倾斜奶瓶,待奶嘴充满奶液时,将其放在婴儿舌面上,并轻轻移动奶瓶,促使婴儿吸吮。

(2) 鼻饲喂养法:试温,空针抽取鼻饲流质,并排尽空气,空针接妥胃管接口,缓慢灌入。全部食物鼻饲完成后,再注入少量温开水。

5. 喂食后将婴儿抱起伏于肩部,或右侧卧位,抬高头肩部,轻拍其背部,驱尽胃内空气。

6. 将婴儿放回床上,取右侧卧位,若未打嗝则抱起,轻拍半个小时。

7. 整理用物,洗手。

8. 记录婴儿喂奶及其他情况。

【注意事项】

1. 应选择软硬度适宜的奶嘴,且奶嘴孔的大小以奶瓶倒置时奶液呈滴状连续滴出为宜。

2. 哺喂前测奶温,不宜过热或过冷。喂奶时保持婴儿体位适宜,不宜抱起者,可将头部抬高侧卧,以防误吸呛咳。

3. 喂奶过程中应集中注意力,注意观察婴儿面色、呼吸、吸吮能力及进乳情况,如有呛咳应暂停哺喂,轻拍其后背,缓解后再喂。

4. 定时喂哺,一般间隔 3~4 小时喂一次,夜间可适当减少喂哺频率。足月新生儿喂奶量按出生天数、千克体重计算(表 5-38),如新生儿吸吮能力差,胃纳不良,应予少量多次喂哺。

表 5-38 足月新生儿喂奶量

出生天数	每天喂奶量(ml/kg)
1 天	30~60
2 天	60~90
3 天	90~120
4~9 天	+10
10 天以后	体重(g)的 1/5

5. 喂哺后,食具应煮沸消毒。如有新生儿腹泻或其他不适,应查找原因更换配方奶。

6. 新生儿喂养或特殊患儿喂养需严格遵循医嘱执行,喂养前密切观察腹部情况,有无腹胀现象等。

7. 每次确定鼻饲前,均需证实胃管在胃内。

8. 掌握操作要领(表 5-39)。

表 5-39　人工喂养法

易错环节	正确动作要点
1. 试奶温	滴 1~2 滴于前臂内侧,以温热不烫为宜
2. 摆体位	抱起婴儿保持半卧位;如不宜抱起,侧卧位,头部略抬高
3. 喂哺	奶瓶喂养:奶瓶倾斜,待奶嘴和奶瓶前半部充满奶液时,再放入婴儿舌面上 鼻饲喂养:空针抽取鼻饲流质,并排尽空气,空针接妥胃管接口,缓慢灌入
4. 喂哺后	驱尽胃内空气后放回床上,予右侧卧位

🔍 知识链接

配方奶的种类

　　配方奶是以母乳的营养素含量及其组成为依据配制而成的牛乳制品,又称为母乳化奶粉。这种奶粉的各种营养成分虽接近母乳,却不能替代母乳,原因是配方奶中缺乏母乳所含的免疫活性物质和酶。但较鲜奶、全脂奶粉等更容易消化吸收,营养更均衡、全面,冲食即可,操作方便,因此在不能进行母乳喂养时,应首选配方奶粉。

　　配方奶主要包括:①早产儿奶粉:由于早产儿胃肠消化吸收能力不成熟,需含有较多热量和特殊营养素,如脂肪酸(DHA 和 ARA)等,有助于早产儿的发育。②婴儿配方奶粉:是对牛乳的改制品,营养接近母乳。③脱敏奶粉:不含乳糖,适用于患有先天缺乏乳糖酶、皮肤病、哮喘等疾病的婴儿。④水解蛋白奶粉:食用后不需经胃肠消化可直接吸收,多用于急性和长期腹泻的婴儿。⑤其他奶粉:如强化铁奶粉、苯丙酮尿症奶粉等。

实验 5　新生儿脐部护理技术

　　新生儿脐部护理是预防新生儿脐部感染的一项重要护理措施。由于新生儿脐部是细菌侵入体内的一个特殊门户,如果护理不当,容易引起局部感染和出血,严重者可导致新生儿败血症的发生。

【目的】

1. 保持脐部清洁、干燥,预防感染。
2. 观察有无脐部炎症的发生。

【适用指征】

1. 脐带未脱落的新生儿。
2. 脐部感染的新生儿。
3. 脐带新脱落的新生儿。

【操作资源】

1. 用物　根据新生儿脐部情况选择消毒溶液:0.5% 碘伏、75% 乙醇、2.5% 硝酸银溶液、0.9% 氯化钠溶液、3% 过氧化氢溶液、液体石蜡等,无菌棉签、无菌纱布、换药包、胶布、清洁尿布。

2. 环境与设施　室内安静整洁,调节室温在 26~28℃,洗手设备及纸巾。

【操作程序】

1. 备齐用物至床旁,评估新生儿生命体征、脐部情况等,做好解释工作。

2. 洗手,戴口罩。

3. 核对身份信息。

4. 将新生儿置于仰卧位,打开包被,暴露脐部。

5. 观察脐部状况,有无红肿及异味,消毒脐部。

(1) 用无菌棉签蘸取 75% 乙醇环形擦拭脐轮及脐带残端,直径 >7cm。

(2) 若脐部有分泌物,可涂 0.5% 碘伏;若有肉芽组织增生,可用棉签蘸 2.5% 硝酸银溶液烧灼,再用 0.9% 氯化钠溶液棉签擦拭;如有感染及时通知医生,使用抗生素。

6. 为新生儿穿好衣物,取舒适卧位。

7. 整理用物,洗手,记录。

【注意事项】

1. 应保持脐部干燥,沐浴时避免沾湿脐带,并于沐浴后进行脐部护理,观察脐周皮肤有无红肿,分泌物有无异味,以防局部感染。

2. 包裹尿布时应低于脐部,如为男婴,应将阴茎朝下,避免尿液浸湿脐部。

实验 6　新生儿沐浴

新生儿沐浴(neonatal bath)是为了保持新生儿皮肤清洁,促进全身血液循环和皮肤新陈代谢,使新生儿舒适的清洁方法。

【目的】

1. 保持皮肤清洁,促进舒适。

2. 促进全身血液循环和新生儿肢体活动。

3. 利于观察全身皮肤,及时发现异常情况。

4. 促进亲子关系。

5. 协助患儿皮肤排泄和散热。

【适用指征】

生命体征平稳的新生儿。

【操作资源】

1. 用物　干净的浴巾、衣物、包被、大小毛巾、75% 乙醇、棉签、沐浴液、体重秤、尿布、消毒棉签、20% 鞣酸软膏或护臀霜、水温计等。

2. 环境与设施　调节室温在 26~28℃,关闭门窗,避免对流风;平整的操作台、沐浴池及流动水设施或沐浴盆盛温水,水温在 37~39℃;洗手设备及纸巾。

【操作程序】

1. 洗手,松解包布,核对患儿的身份信息。

2. 评估新生儿生命体征、环境温度、新生儿身体皮肤状况,向家长解释目的。

3. 脱去衣服,解开尿布,用大毛巾包裹,称量体重并记录。

4. 将新生儿背部以左前臂托住,头颈部托在左手掌中,下肢夹在左腋下,移至沐浴池或沐浴盆旁,用右前臂内侧皮肤试水温。

5. 擦洗面部　①小毛巾浸湿后,由内眦到外眦擦洗双眼,将小毛巾换位置擦洗外耳,更换面巾以同法擦洗另一侧;②用棉签清洁鼻孔;③清洗面部,顺序为额部→鼻翼→面部→下颌。

6. 清洗头部　将新生儿双耳郭用左手拇指和中指分别向前折按,堵住外耳道口;左臂及腋下夹住小儿臀部及下肢;右手将头发淋湿,用洗发液清洗头、颈、耳后,流水冲净擦干。

7. 清洗全身 解开大毛巾,将新生儿颈部枕于左侧肘部,左手握住其左侧大腿,淋湿全身,右手涂沐浴液依次洗颈部→上肢→腋下→胸→腹→腹股沟→会阴→下肢;交换手,将右手置于新生儿左腋下,托住其前胸呈前倾状,左手清洗新生儿后颈部、背部和臀部。注意洗净皮肤皱褶处。

8. 洗毕,迅速将新生儿抱至操作台上。①用大毛巾包裹并吸干身上水分;②脐部用干棉签拭干,再用75% 乙醇棉签擦拭两遍;③观察全身皮肤情况,肛周涂护臀膏;④垫上尿布,穿好衣服;⑤核对新生儿身份信息,放回婴儿床。

9. 整理用物,洗手,记录。

【注意事项】

1. 沐浴应在新生儿进食1小时后进行。

2. 沐浴时注意观察新生儿全身皮肤及肢体活动等情况,发现异常及时通知医生;沐浴过程中,如有面色、呼吸异常,应停止沐浴。新生儿出生后体温不稳定或皮肤有损伤者不宜沐浴。

3. 沐浴时抱法正确、牢靠,动作宜轻柔,勿将水溅入新生儿眼、耳、口、鼻内。注意洗净皮肤皱褶处,尤其是男婴的阴囊。

4. 沐浴时注意保暖,以防着凉;注意水温适宜,防止烫伤;不可将新生儿单独放在操作台上,防止坠落伤。

5. 新生儿头顶部如有皮脂结痂,不可用力去除,可涂液体石蜡浸润,待结痂软化后再清洗。

6. 沐浴过程中,应注视着新生儿,通过语言和非语言方式与新生儿进行情感交流。

7. 护士操作前剪短指甲,摘掉手表、戒指等饰物。

教师微课堂

【记忆口诀】

面部擦洗顺序:眼、额、鼻、耳、面、下颌。

全身沐浴顺序:①前:颈部、上肢、腋下、胸、腹、腹股沟、会阴、下肢。②后:颈部、背部和臀部。

【实验理解】

将婴儿模型涂上滑石粉,按照沐浴顺序操作,加深沐浴操作理解。

实验7 婴儿抚触

抚触是指有技巧地对婴儿进行全身按摩,通过触摸其皮肤,使温暖柔和的刺激通过皮肤感受器上传到中枢神经系统,促进婴儿身心健康发育的一项护理技术。

【目的】

1. 促进全身血液循环和新陈代谢。

2. 增强机体免疫力,提高应激能力。

3. 促进大脑智力发育。

4. 调节情绪反应,促进安静睡眠。

5. 改善呼吸循环系统功能,呼吸顺畅。

6. 促进胃肠蠕动,改善消化系统功能。

7. 促进亲子关系。

【适用指征】

新生儿出生至 1 周岁。

【操作资源】

1. 用物 干毛巾、尿片、更换的衣物、婴儿润肤油,根据季节备毛巾被或小棉被。

2. 环境与设施 调节室温在 26~28℃,使用调温操作台的温度可在 32℃ 左右;环境安静、整洁,播放舒缓的音乐;洗手设备及纸巾。

3. 人员 操作前剪短指甲,取下戒指、手表等饰物。

【操作程序】

1. 核对婴儿身份信息,评估新生儿情况,向家长解释目的。

2. 洗手,将婴儿仰卧于操作台上,打开包被和衣服。

3. 进行抚触 温暖双手,涂润肤油于掌心,轻轻摩擦双手。抚触顺序是头面部→胸部→腹部→上肢→手→下肢→脚→背部→臀部,每个动作重复做 4~6 次。

(1) 头部:将双手拇指置于新生儿前额,其余四指托住后枕部。①用双手拇指指腹从前额中央向两侧颞部滑动至太阳穴轻压,再从下颌部中央向外、向上推动,使嘴角呈微笑状;②双手掌面从前额发际抚向脑后,避开囟门,止于两耳后乳突部用两中指轻压。

(2) 胸部:将双手分别放在婴儿两侧肋缘,呈交叉状交替滑向对侧肩部,注意避开乳头。

(3) 腹部:双手指指腹分别以顺时针方向,从婴儿右下腹向右上腹、左上腹、左下腹呈半圆状滑动,绕开脐部及膀胱。

(4) 四肢:①双手上下交替握住新生儿一侧上臂,由近心向远心方向,边挤捏边滑至腕部;②按摩手掌心和手指,并轻轻提拉每个手指。同法抚触对侧上肢、双下肢和双足。

(5) 背部:①将新生儿置于俯卧位,头偏向一侧;②双手手掌以脊柱为中线,分别置于背部上端脊柱两侧,由中央向两侧滑动,逐渐下移至臀部;③双手示指与中指并拢,由上至下沿脊柱走行滑动至骶尾部。

(6) 臀部:①婴儿俯卧位,头偏向一侧;②双手指指腹分别从骶尾部由内而外呈圆形滑动。

4. 用干毛巾擦净身体,包好尿布、穿衣,安置舒适体位。

5. 整理用物,洗手,记录。

【注意事项】

1. 婴儿出生后 24 小时开始抚触,宜在午睡后或晚睡前,两次喂奶之间,每日 2~3 次,每次 10~15 分钟。

2. 抚触力度适中,以婴儿舒适为宜,避免过轻或过重。

3. 抚触过程中观察婴儿的反应,如果婴儿疲劳、哭闹、饥饿,应暂停或减少抚触时间。

4. 胸部抚触时避开双侧乳头,腹部抚触时避开脐部和膀胱,四肢抚触时,如果婴儿四肢弯曲,不要强迫其伸直,以免关节脱位。

5. 婴儿润肤油不能接触婴儿的眼睛,也不能直接倒在婴儿的身上。

6. 抚触者应怀有愉悦的心情,满怀爱心去抚触婴儿,这样才会将良好的信息传递给婴儿,自然会使其更加安静、舒适。

7. 掌握操作要领(表 5-40)。

表 5-40　婴儿抚触

易错环节	正确动作要点
1. 体位	婴儿仰卧于操作台上
2. 抚触	抚触顺序是头面部→胸部→腹部→上肢→手→下肢→脚→背部→臀部,每个动作重复做 4~6 次;胸部抚触时避开双侧乳头,腹部抚触时避开脐部和膀胱,四肢抚触时,如果婴儿四肢弯曲,不要强迫其伸直,以免关节脱位;抚触过程中注意观察婴儿的反应,如果婴儿疲劳、哭闹、饥饿,应暂停或减少抚触时间

知识链接

抚　触

抚触源于英语 touch。1958 年,英国心理学家哈利·哈洛(Harry F.Harlow)在灵长目动物实验中发现,一只饥饿的小猕猴宁愿要一个可以抚摸的母猴替代品——布绒玩具,而不去选择食物。证实了接触与安慰比食物更重要,为抚触研究奠定了基础。实际上,胎儿在宫内和自然分娩的过程中,已经接受了羊水和母体产道的特殊抚触,对婴儿的生长发育是一种良好的刺激,也是婴儿的一种生理和心理需求。婴儿抚触于 1995 年引入我国,获得了中华护理学会、中华医学会儿科学分会和中华医学会围产医学分会的推荐和认可。

教师微课堂

【记忆口诀】

抚触要领:头面部画笑脸,胸部交叉循环,腹部顺时按摩,四肢捏挤提拉,背部分分合合、上上下下。

【实验理解】

用婴儿模型,按照抚触要领操作,加深对抚触理解。

实验 8　更换尿布法

更换尿布法是预防新生儿红臀,保持清洁舒适的一项护理技术。

【目的】

1. 防止尿液、粪便等长时间刺激臀部皮肤,预防红臀。

2. 保持臀部皮肤清洁、干燥、舒适。

3. 保持小儿舒适,预防皮肤破损,保持个人清洁。

【适用指征】

不能自主控制大小便的婴儿。

【操作资源】

1. 用物　小毛巾、小盆盛温水、尿布、尿布桶、护臀膏、棉签、洗手设备及纸巾。

2. 环境与设施　温湿度适宜,避免穿堂风。

【操作程序】

1. 洗手,戴口罩。携用物至婴儿床旁,核对新生儿身份信息。

2. 评估新生儿情况,向家长解释目的。

3. 打开包被,松解尿布,一手握住婴儿双脚,轻轻提起,暴露臀部;另一手用尿布前端洁净的部分由前向后轻轻擦拭会阴部和臀部,并遮住尿布污湿的部分垫于臀下。

4. 将小毛巾湿润后由前向后擦净臀部皮肤,拭干。如有大便,用温水洗净,轻轻吸干。

5. 用棉签涂护臀膏于臀部皮肤表面。

6. 握住婴儿双脚并提起,抬高臀部,取出污染尿布,放于尿布桶中。

7. 将清洁尿布垫于腰部,放下婴儿双脚,平整尿布后系好。

8. 拉平婴儿衣服,包好包被。

9. 打开污尿片,观察大便性质后放入尿布桶内。

10. 整理用物及床单位,洗手,记录。

【注意事项】

1. 室内禁忌对流风,操作时动作应轻快,避免过多暴露,以免着凉。

2. 擦拭臀部皮肤时,应注意皮肤皱褶部分的清洁,并观察有无红臀,如有异常,及时通知医生。

3. 涂抹护臀膏时,应注意涂抹接触排泄物或皮肤发红的部位。

4. 如新生儿脐带未脱落,包裹纸尿裤时应使脐带残端处于暴露状态,避免发生脐部感染。

5. 尿布以白色为宜,便于观察排泄物;包裹时应松紧适宜,避免过紧擦伤局部皮肤,过松致使排泄物外溢。

📖 **知识链接**

新生儿红臀

新生儿的皮肤娇嫩,皮脂分泌少,皮肤屏障能力不足,因此,很小的刺激即可引发红臀。红臀,又称为尿布疹,是臀部受到尿液、粪便或不洁净的湿尿布摩擦刺激引起的局部皮肤潮红、表皮剥脱甚至溃烂,严重者继发感染引起败血症。因此,应对新生儿的皮肤悉心护理,预防并发症发生。

实验 9　温箱使用法

温箱使用法是以科学的方法,创造一个温湿度适宜的环境,使低体重儿或未成熟儿保持体温恒定,提高存活率,利于高危新生儿生长发育。

【目的】

1. 提供温湿度适宜的环境,保持患儿体温恒定。

2. 提高患儿存活率。

【适用指征】

1. 体重小于 2 000g 的新生儿。

2. 早产未成熟儿。

3. 体温偏低、硬肿症等异常新生儿。

4. 需要保护性隔离的新生儿。

【操作资源】

1. 用物　温箱、蒸馏水、体温计、记录单、笔。

2. 环境与设施　室内温湿度适宜,洗手设备及纸巾。

【操作程序】

1. 检查温箱功能完好,在水槽内加蒸馏水至刻度。

2. 遵医嘱设置温箱温度、湿度。①接通电源,打开开关,设置温湿度;②预热,一般需30~60分钟,使温湿度达到所需标准。温箱湿度通常设置为60%~80%;温度则依据新生儿体重及日龄而定(表5-41)。如新生儿体温不升,可将箱温设置高出其体温1℃。

表 5-41　不同出生体重及日龄新生儿温箱温度设置参数

出生体重(g)	温箱温度			
	35℃	34℃	33℃	32℃
1 000	10 天内	10 天后	3 周内	5 周后
1 500	—	10 天内	10 天后	4 周后
2 000	—	2 天内	2 天后	3 周后
2 500	—	—	2 天内	2 天后

3. 洗手,戴口罩。

4. 核对新生儿身份信息,解释目的。

5. 评估新生儿,了解日龄及出生体重,测量体温并记录。

6. 将新生儿裹好尿布、换上单衣,抱入温箱内。

7. 定时观察与监测,并做好记录。

(1) 监测新生儿体温:①初入箱2小时内,应30~60分钟测量一次,待体温稳定,可1~4小时测量一次;②若温箱有肤控模式,一般设置探头肤温在36~36.5℃之间,将温度探头固定于患儿腹部平坦处测温。

(2) 观察温箱工作状态:①保持温箱各气孔通畅,设置温度适中;②如有报警,应立即查找原因,妥善处理。

8. 当新生儿体重达2 000g及以上,体温正常,或体重未达2 000g,但情况稳定,在32℃箱内穿单衣能保持正常体温者,可出箱。

9. 整理温箱,进行终末清洁消毒处理,呈备用状态。

10. 洗手,记录。

【注意事项】

1. 定时监测体温,应注意观察是否在适中范围内,一般体温在36.5~37.5℃;如使用肤控模式,应注意探头固定是否可靠,以免出现体温不升的假象。

2. 护理操作应尽量在温箱内集中完成,如喂奶换尿布、观察病情、检查等,可从温箱袖孔伸入进行操作,以保持箱内温湿度恒定。

3. 保证新生儿温箱使用安全

(1) 温箱使用时不宜放置于阳光直射、有对流风或暖气附近,以免影响温箱内温度。

(2) 温箱使用过程中,如有报警,应立即查找原因,将新生儿妥善安置。严禁因温箱温度骤然升高,导致新生儿体温上升而发生不良后果。

(3) 保持温箱清洁,做到每天清洁、消毒温箱内外,并更换蒸馏水;每周更换温箱;用后彻

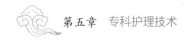

底清洁消毒,每月细菌培养监测。

(4) 严格执行操作规程,定期排查有无故障,保证绝对安全。

🔍 知识链接

新生儿低体温

新生儿体温降至 35℃ 以下,表现为全身冰冷、反应低下,可出现皮肤硬肿、心动过速等,严重者可合并多脏器功能损害,危及生命。主要是由于新生儿体温调节中枢发育不成熟,当环境温度降低而保暖不足、摄入热量过少时,不能通过自身调节产热;新生儿体表面积较大,散热大于产热,寒冷季节保暖不足也会产生低体温。尤其是早产儿、低出生体重儿发生低体温的风险更大。因此,应重视新生儿保暖,采取适宜有效的保暖措施预防新生儿低体温的发生。

实验 10 光 疗 法

光疗法(phototherapy)是治疗新生儿高胆红素血症的一种辅助方法。其作用机制是通过一定波长的光线照射,使血液中未结合胆红素氧化分解为水溶性异构体,随胆汁和尿液排出,从而降低血液中胆红素浓度。

【目的】

降低新生儿血清胆红素浓度,治疗高胆红素血症。

【适用指征】

高胆红素血症的新生儿。

【操作资源】

1. 用物 光疗箱、蒸馏水、体温计、遮光眼罩、干净尿布,记录单、笔。

2. 环境与设施 室内温湿度适宜,洗手设备及纸巾。

【操作程序】

1. 检查光疗箱清洁、功能完好,在水槽内加蒸馏水至刻度。

2. 打开电源,预热光疗箱至适中温湿度。

3. 洗手,戴口罩。

4. 核对新生儿身份信息,向家长解释目的。

5. 脱去新生儿衣物,全身裸露,用尿布遮盖会阴部,并戴上遮光眼罩,将其放入箱内,记录照射开始时间。

6. 单面光疗应每 2 小时翻身一次。

7. 定时监测体温,每 2~4 小时测量一次,或根据新生儿情况遵医嘱测量,以此调节箱温,使新生儿体温维持在 36.5~37.2℃。

8. 观察新生儿精神状态、生命体征、皮肤颜色和完整性、大小便情况,以及四肢张力变化、黄疸部位和程度等,做好记录。

9. 光疗结束,关闭电源,为新生儿摘下眼罩,穿好衣物,放回婴儿床。

10. 光疗箱进行终末清洁消毒处理。

11. 洗手,记录出箱时间和灯管使用时间。

笔记栏

【注意事项】

1. 新生儿进行光疗前,应做好皮肤清洁,禁涂爽身粉及油类等,以免降低光疗效果。

2. 为增加皮肤照射面积,应尽量缩小尿布面积,以遮挡住会阴部为宜;男婴应注意保护阴囊。

3. 黄疸较重的患儿照射时间较长,以不超过 4 天为宜。

4. 光疗过程中,注意观察患儿有无发热、腹泻、皮疹、低血钙、贫血、青铜症等不良反应。

(1) 监测体温,若超过 37.8℃或低于 35℃,应通知医生暂停光照。

(2) 注意观察遮光眼罩、遮盖尿布有无脱落;皮肤有无干燥、发红等;有无意识变化、拒奶、呕吐、腹泻、皮疹等症状,发现异常及时通知医生处置。

5. 每日擦拭灯管及反射板,保持清洁,以免灰尘影响光疗效果。

6. 严格遵照光疗箱使用说明,保持新生儿与灯管的距离安全有效,按规定时限更换灯管等。

🔍 **知识链接**

青 铜 症

青铜症是指患儿经过光疗法治疗后,皮肤、尿液和泪液呈现青铜色改变,可能与胆汁淤积,胆管对胆红素化学反应产物排泄障碍有关。目前发现,当血清结合胆红素高于 68.4μmol/L,且有血清谷丙转氨酶、碱性磷酸酶升高时,进行光疗后可使皮肤呈青铜色,但对大脑和脑脊液无影响,无神经系统损害。停止光疗后,青铜症可逐渐消退,约需 2~3 周的时间,没有明显的后遗症。

二、拓展

(一)婴儿体温测量法

▲电子鼓膜温度测量仪应用

电子鼓膜温度测量仪(electronic membrane temperature measuring instrument)用于耳鼓膜温度的测量,耳鼓膜与体温调节中枢下丘脑位置最为接近,两者均由颈动脉供血。

【目的】

反映体核温度,为治疗提供依据,协助诊治。

【适用指征】

除禁忌证以外的小儿。

【操作要点】

1. 携用物至床旁,核对身份信息;患儿取适宜卧位(家长协助配合)。

2. 洗手,检查耳温计清洁、完好,套上保护套,按下启动按钮。

3. 拉直外耳道,将耳温计轻轻探入耳道与鼓膜贴近,按测量钮,听到"滴"声松开按钮。

4. 将耳温计轻轻退出耳道,读显示屏温度值。

5. 协助患儿取舒适卧位,整理用物。

6. 洗手,记录。

【注意事项】

1. 禁忌证 有耳郭、外耳道和鼓膜疾患者禁测耳温;外耳暴露在严寒或炎热环境下,侧卧时耳受压超过 15 分钟不宜测耳温。

2. 测温时拉直外耳道动作宜轻柔,防止造成损伤;注意观察患儿面色及呼吸情况,如有异常,及时通知医生处理。

3. 出生 90 天、3 年以内免疫系统受损和需重点观察体温的婴幼儿,应在同一侧鼓膜测 3 次温度,如读数不一致,以最高读数为准。

4. 操作后护理

(1) 如有发热,及时通知医生对症处理,监测耳温并做好记录。

(2) 做好终末清洁消毒,用棉签蘸 75% 乙醇溶液轻轻擦拭探头,更换保护套备用。

▲肛温测量法

肛温测量法是将肛表放入直肠内进行体温测量的一种方法。相对于口表及腋表,肛表的球部较为短粗,可防止插入肛门时折断或损伤黏膜等情况发生。

【目的】

动态监测体温,了解疾病转归,协助诊疗。

【适用指征】

婴幼儿、昏迷及精神异常者等不能配合口温及腋温测量者。

【操作要点】

1. 洗手,检查肛表无破损,水银柱应在 35℃以下。备齐用物携至床旁。

2. 核对患儿身份信息。

3. 患儿取仰卧位或侧卧位(家长协助配合),脱裤暴露测温部位。

4. 用棉签蘸取少许液体石蜡润滑肛表水银端。

5. 左手固定患儿,右手将肛表轻轻插入肛门,婴儿约 1.25cm,幼儿约 2.5cm,然后将双臀轻轻合拢,固定。

6. 3 分钟后取出肛表,用卫生纸擦净肛门,再擦拭肛表,读数。

7. 将水银柱甩至 35℃以下,放入消毒盒内浸泡消毒。

8. 核对患儿身份信息,协助其采取舒适卧位。

9. 整理用物,洗手,记录。

【注意事项】

1. 禁忌证 有肛门或直肠手术、腹泻及心脏疾病的婴幼儿。了解患儿情况,如有坐浴或灌肠等处置,应在处置结束 30 分钟后再测肛温。

2. 插入肛表时动作宜轻柔,防止损伤肛门及直肠黏膜。

3. 注意观察患儿面色及呼吸情况,如有异常,及时通知医生处理。

4. 操作后如有发热,及时通知医生对症处理,监测肛温并做好记录。

5. 做好终末清洁消毒,用后先放入消毒液中浸泡 5 分钟,清水冲洗后将水银柱甩至 35℃以下,再于另一消毒容器中浸泡消毒 30 分钟,取出后冲净擦干备用。

(二) 换血疗法

换血疗法(exchangetransfusion)是指用供血者的血液置换受血者血液的方法,换出受血者血液中致敏红细胞和免疫抗体,降低未结合胆红素,减少体内致病菌及毒素,可阻止继续溶血,防止胆红素脑病的发生,同时也可纠正贫血,防止缺氧及心力衰竭。可用于治疗重度新生儿溶血症、高胆红素血症、新生儿败血症等。本书主要介绍外周动静脉同步换血方法。

【目的】

1. 纠正贫血,防止心力衰竭。

2. 移去抗体,减轻溶血。

3. 移去致敏红细胞,防止血清胆红素进一步升高。

4. 降低血清胆红素,防止核黄疸。

【适用指征】

1. 产前确诊为新生儿溶血病,出生时贫血。即脐血 Hb<120g/L,水肿、肝脾肿大及心衰。

2. 经综合治疗,血清总胆红素达到 342μmol/L,以未结合胆红素为主。

3. 早产儿及前一胎有死胎,全身水肿,严重贫血病史者可放宽换血指征。

【操作要点】

1. 核对患儿身份信息,向家属解释目的;遵医嘱于术前 30 分钟肌内注射苯巴比妥。

2. 将患儿置于辐射保温台上,取仰卧位,固定四肢;连接心电监护仪。

3. 建立动、静脉通路,静脉多选择较粗大血管,动脉首选桡动脉,常规消毒皮肤,留置针置管。

4. 接三通管,采集血标本测定胆红素、生化项目。

5. 打开输血器插入血袋中,应用输液泵输入,调节速度为 2~4ml/(kg·min);也可采取全自动注射泵输入。

6. 输入血 20ml 后,由动脉端以相同于输入的速度放血,并于三通管侧孔注入肝素液。

7. 做好观察记录,遵医嘱用药。

8. 备用血余量约 20ml 时,停止放血。

9. 换血结束,协助患儿取舒适卧位,整理用物,洗手,记录。

【注意事项】

1. 操作中给予心电监护,严密观察患儿生命体征、血氧饱和度变化;遵医嘱监测胆红素、血糖及血气指标;遵医嘱准确用药。

2. 换血时,保持输血及放血的速度均匀,尤其使用注射器抽注时,应避免注射器内吸入空气。

3. 操作后患儿继续进行光疗,注意保暖,必要时给予氧气吸入。

4. 换血后禁食水 6 小时后,先试喂少许糖水,如无恶心呕吐等不良反应,方可正常喂养。

5. 保持动静脉穿刺处敷料清洁、无感染。

(三) 新生儿筛查技术

新生儿筛查(neonatal screening)主要包括听力筛查(hearing screening)和遗传代谢性疾病筛查(genetic metabolic disease screening),其目的是通过筛查,使患病新生儿得到早期诊断和早期治疗,最大限度改善预后,避免患儿发生智力低下或严重疾病等。根据原卫生部印发的《新生儿疾病筛查技术规范(2010 年版)》中《新生儿听力筛查技术规范》及《新生儿遗传代谢病筛查技术流程》的要求,护士仅作为筛查人员,对新生儿进行听力仪器检测和血片采集的操作及护理。

▲听力筛查技术

听力筛查是指应用筛查型耳声发射检测仪对新生儿进行听力筛查,从而对有听力障碍的新生儿及早干预,有效的治疗可以帮助患儿实现"不聋不哑"或"聋而不哑"的梦想。

【目的】

早期发现有听力障碍的儿童,并能给予及时干预,减少对语言发育和其他神经精神发育的影响。

【适用指征】

1. 新生儿重症监护室中住院超过 24 小时。

2. 儿童期永久性听力障碍家族史。

3. 巨细胞病毒、风疹病毒、疱疹病毒、梅毒或弓形体等引起的宫内感染。

4. 颅面形态畸形,包括耳郭和耳道畸形等。

5. 出生体重低于 1 500g。

6. 高胆红素血症达到换血要求。

7. 母亲孕期曾使用过耳毒性药物。

8. 细菌性脑膜炎。

9. 阿普加评分,出生后 1 分钟 0~4 分或 5 分钟 0~6 分。

10. 机械通气时间 5 天以上。

11. 临床上存在或怀疑有与听力障碍有关的综合征或遗传病。

【操作要点】

1. 核对新生儿的身份信息,评估生命体征,向家长解释目的。

2. 置新生儿于平卧位或抱于家长怀中。

3. 洗手,清洁外耳道。

4. 将筛查型耳声发射仪开机,输入产妇及新生儿信息。

5. 待新生儿处于安静状态,将发射仪耳塞轻轻插入其外耳道,按确认键开始测试。

6. 仪器自动显示结果:通过或未通过。左右耳交替操作,打印结果,保存于病历中。

7. 协助新生儿取舒适卧位,洗手,记录,宣教。

【注意事项】

1. 操作前向家长解释听力检测仪器使用的目的、操作方法和注意事项。

2. 操作中保持新生儿处于安静状态,操作时动作宜轻柔;观察新生儿有无异常,如有哭闹先停止操作,查找原因妥善处理后再行测试。

3. 向疑有听力损失的新生儿家长讲解疾病相关知识及干预措施,介绍成功病例,帮助其树立信心,积极配合检查、治疗和随访。

▲遗传代谢性疾病筛查

目前,我国遗传代谢性疾病筛查主要是对苯丙酮尿症和先天性甲状腺功能减退的筛查。采用国家推荐的实验室方法对新生儿进行滤纸干血片的检测,防治智力发育及体格发育落后。

【目的】

对新生儿的遗传代谢病、先天性内分泌异常以及某些危害严重的遗传性疾病进行筛查,以提供早期诊断与治疗。

【操作要点】

1. 核对新生儿的身份信息,评估其日龄、出生体重及生命体征,向家长解释目的。

2. 置新生儿于平卧位或抱于家长怀中,按摩足跟。

3. 洗手,戴无菌手套,用 75% 乙醇消毒足跟内侧或外侧皮肤,待干。

4. 用一次性采血针快速刺足跟消毒部位,用无菌棉签拭去第一滴血,从第二滴血开始取样,将滤纸片接触血滴,使血滴自然渗透至滤纸背面,至少采集 3 个血斑。

5. 用消毒干棉球轻压采血部位。

6. 避开阳光悬空平置血片,待其自然晾干至深褐色,置于密封袋内,密闭保存于 2~8℃ 冰箱内,尽快递送。

7. 协助新生儿取舒适卧位,洗手,记录。

8. 将新生儿筛查证明交监护人保存,宣教。

【注意事项】

1. 操作前向家长解释血片采集的目的、操作方法和注意事项。

2. 操作中保持新生儿舒适体位,防止溢乳;针刺足跟时深度不宜超过 3mm,动作熟练快捷;取血样时,避免滤纸片触及皮肤和重复滴血。

3. 操作后滤纸干血片应当在采集后及时送检,最迟不超过 5 个工作日。对于特殊传染病标本,如梅毒、艾滋病等应做好标识,单独包装。

4. 复核血片采集相关信息的记录是否完整。

三、综合实验与思考

1. 李某,初产妇,30 岁。足月妊娠,自然分娩一男活婴,体重 3 500g,新生儿 1 分钟 Apgar 评分 10 分。于生后 10 分钟进行皮肤接触、早吸吮,促进乳汁分泌,防止新生儿低血糖。产妇已有少量乳汁分泌,新生儿出现有力的、有节奏的吸吮动作,护士鼓励并指导其正确母乳喂养方法,宣教母乳喂养的好处,增加产妇母乳喂养信心。请问:

(1) 母乳喂养正确的哺乳技巧是什么?

(2) 母乳喂养禁忌证有哪些?

2. 足月新生儿,生后第 4 日。护士在日常护理中发现新生儿脐周皮肤红肿,脐带已结痂,未脱落,脐周黄色分泌物较多,并伴有轻微臭味,新生儿一般状况尚可,纯母乳喂养,大小便均正常。请问:

(1) 此新生儿有可能出现了什么问题?

(2) 对此新生儿进行脐部护理,应如何具体操作?

(3) 操作结束后如何对家属进行相关知识宣教及护理指导?

（代培方　吕利明　郭　红　丁艳萍　徐　然）

扫一扫
测一测

第六章

临床决策训练

学习目标

1. 初级　能正确判读医嘱,明确所需要执行的操作;根据护理评估的结果,正确执行操作并评价效果。

2. 中级　能全面准确地分析病情,列出主要的护理诊断,排列护理诊断的优先顺序;能针对首优的护理问题,制定相应的护理措施并执行。

3. 高级　能全面准确地分析病例,明确病情的轻重缓急,根据患者院前、急诊、住院及出院前不同阶段的病情变化及生理、心理需求,列出主要的护理诊断,制定相应的护理措施并执行;明确抢救的程序和方法,根据病情,配合小组成员,给予及时、准确的抢救措施,为患者实施全程、全面的救治及护理。

4. 通过对各级案例循序渐进的练习,具备接诊、护理、救护的综合护理能力。并在模拟的情景案例中感受到整个救治护理过程中的团队协作精神及人文关怀理念,培养关爱患者、团结协作的积极职业情感。

一、初级案例

案例 1

宋某,男,28 岁。因腹部不适,黑便 2 天,呕血 1 天急诊入院。患者于入院前 1 天午饭后先感上腹部饱胀不适,随后解柏油便 3 次,总量约 600g,至 23 点又解暗红色血便多次,不成形,量无法估计,今晨呕咖啡色血性液体约 1 000ml,自感头昏、四肢无力、心慌、冷汗、恶心。生命体征:T 37.0℃,P 106 次/min,R 24 次/min,BP 80/40mmHg。医嘱:林格液 500ml 静脉滴注,立即执行!

临床决策与思维导图

1. 护理评估	(1) 判断失血量:评估呕血和黑便的量、色、质;考虑失血量达到多少毫升可引起休克。
	(2) 监测生命体征:T、P、R、BP(重点监测哪项指标);皮肤温度、颜色,尿量;考虑周围循环衰竭上述指标有何变化。
	(3) 周围循环衰竭决策:短期、快速扩充血容量,结合血常规结果,做好输血准备。

2. 技术实施

(1) 快速扩容
1) 开放静脉通路(立即开放两条以上的静脉通路)。
2) 扩充血容量(遵医嘱输入葡萄糖盐水及右旋糖酐等溶液)。
3) 输液速度 >60 滴 /min(如果患者心功能不全,输液速度应为多少)。

(2) 控制体温:注意患者保暖,并配合医生进行必要的升温治疗。

3. 效果评价

(1) 补充血容量有效:呼吸、心率减慢,血压上升、肢体温暖、尿量增加。
(2) 继续出血:血压持续下降,呼吸、心率加快,呕血、黑便次数增加,颜色鲜红。

继续出血决策
1) 报告医生;立即给予快速输血准备。
2) 做好手术止血的术前准备(手术准备有哪些技术)。

案例 2

陈某,女,46 岁。主诉:便血、排便习惯改变 1 年余。患者于 1 年前无明显诱因出现便血,呈鲜红色,后又出现大便次数增多,每天 3~4 次,便稀、黏液血便,有排便不尽、肛门下坠感。近 3 个月体重下降约 4kg,为进一步诊治入院。入院后纤维结肠镜检查:距肛缘 5cm 处可见一菜花状肿物,范围 3cm×4cm,表面糜烂有溃疡。病理报告示:直肠腺癌。医生拟行 Miles 手术。医嘱:术前清洁灌肠。

临床决策与实施导图

1. 护理评估

评估肠腔大小(患者癌肿大小为 3cm×4cm,距离肛门 5cm);配合程度。

2. 技术实施

清洁灌肠
(1) 选择管径大小适宜的肛管。
(2) 插管过程中动作应轻柔(考虑若遇插管阻力大应如何处理)。
(3) 肠液高度宜低,速度不可过快,避免高压灌肠导致癌肿扩散。
(4) 灌肠过程中注意保护患者的隐私,倾听患者主诉。

3. 效果评价

灌肠后 10 分钟,嘱患者排便,观察大便的颜色、量、性状,必要时留取标本送检,以判断肠道清洁情况。

案例 3

王某,男,75 岁。因下腹胀痛 2 小时,持续不缓解急诊入院。患者入院前 10 小时与朋友大量饮用啤酒后出现尿频、排尿不畅,入院前 2 小时出现下腹部胀痛难忍,持续不缓解,辗转不安,排尿困难。入院体检:耻骨上膨隆,叩诊浊音,压痛明显。患者有前列腺增生病史 10 年。医嘱:导尿。

临床决策与实施导图

1. 护理评估	评估腹痛部位、性质、持续时间,腹部体征情况。

2. 技术实施	导尿 (1) 插管时应使阴茎与腹壁呈 60° 角,插管动作轻柔(若遇插管阻力大应如何处理)。 (2) 第一次放尿不得超过 1 000ml(为什么)。 (3) 根据膀胱储尿情况,酌情给予留置导尿,进行多次放尿。 (4) 导尿时注意保护患者隐私,冬季导尿做好保暖工作。

3. 效果评价	观察尿液的颜色、性质,量;患者的血压情况;下腹疼痛改善情况及膀胱膨隆程度。

案例 4

张某,女,60 岁。主诉:视力模糊、头晕 1 天。患者今晨起床时出现视力模糊,头晕入院治疗。入院检查:T 37℃,P 102 次 /min,R 22 次 /min,BP 180/118mmHg,神志清楚,焦虑,两肺底闻及湿啰音,心尖搏动位于左侧第 6 肋间锁骨中线外 1cm,心律齐。高血压病史 6 年,未规律服药,血压波动较大。初步诊断:原发性高血压 3 级(极高危)、左心衰竭。医嘱:硝普钠 50mg+ 生理盐水 50ml 静脉推注。

临床决策与实施导图

1. 护理评估	监测生命体征:T、P、R、BP(重点监测哪项指标,如何监测)。

2. 技术实施	静脉推注药物 (1) 推注过程中应用避光纸或避光布遮挡输液瓶,使用避光输液器。 (2) 建议使用推泵静脉推注,开始速度宜慢(3~5ml/h),根据患者血压情况调整推注速度。 (3) 宣教:体位改变"三部曲",以免血压骤降引起跌倒。

3. 效果评价	(1) 用药效果好:在 2~6 小时血压缓慢降至安全水平,即 160/100mmHg,24~48 小时降至正常水平; (2) 用药副作用:患者可能出现低血压、恶心、呕吐、心律失常等情况。 副作用的处理决策:立即停止注药,报告医生,对症处理。

案例 5

简某,男,65 岁。主诉:呼吸困难 1 个月,加重 3 天。患者 1 个月前无明显诱因出现呼吸困难,静息即有喘息,伴口唇、肢体末端发绀,夜间不能平卧,咳嗽、咳痰,近 3

日加重入院治疗。入院检查：血常规示：白细胞 10.7×10^9/L，血气分析 pH 7.13，$PaCO_2$ 123mmHg，PaO_2 56mmHg，Ⅱ型呼吸衰竭，予以气管插管，呼吸机辅助通气，现发现患者潮气量明显下降，SaO_2 和 PaO_2 明显下降，请立即给予处理。

临床决策与实施导图

1. 护理评估

(1) 缺氧程度的判断：评估患者呼吸、心率、咳嗽、咳痰、发绀情况及血气分析结果（该患者的缺氧程度如何）。

(2) 监测肺部情况：进行肺部听诊，根据呼吸音变化判断呼吸道分泌物情况；监测呼吸机参数变化情况（患者出现了什么变化？应如何处理）。

2. 技术实施

吸痰
(1) 吸痰前：给予高浓度氧气吸入 2 分钟；痰液黏稠者先湿化；清醒患者做好解释工作。
(2) 每次吸痰时间不超过 15 秒。
(3) 先吸气管内痰液，后吸口鼻部痰液。

3. 效果评价

(1) 监测：吸出痰液的量、颜色、性质；血气分析；肺部痰鸣音变化情况。

(2) 吸痰效果好：患者呼吸、心率减慢，痰鸣音减少，发绀减轻，潮气量增加，SaO_2 和 PaO_2 上升。

案例6

赖某，女，68 岁。主诉：头痛伴右侧肢体活动障碍 6 小时。患者于 6 小时前因生气突发头痛，伴恶心、呕吐，右侧肢体活动障碍。此后病情迅速加重，出现意识不清，大小便失禁，无抽搐。既往高血压病史 6 年，不规律服降压药。入院检查：T 36.2℃，P 70 次/min，R 14 次/min，BP 182/102mmHg，昏迷，双侧瞳孔直径 2mm，等大，对光反射迟钝，右侧鼻唇沟浅，右侧肢体偏瘫，右侧病理征阳性。初步诊断：脑出血。医嘱：口腔护理，每日 2 次。

临床决策与实施导图

1. 护理评估

(1) 评估昏迷程度（该患者的昏迷程度如何）。

(2) 监测口腔卫生情况（有无活动性义齿、溃疡、出血、分泌物情况、气味、湿润程度等）；口腔感染情况（可进行口腔分泌物培养）。

2. 技术实施	口腔护理 (1) 头偏向一侧,动作应轻柔,取体位时患者头部转动幅度不可过大,冬季口腔护理时注意口腔护理液的温度。 (2) 使用开口器协助张口。 (3) 禁忌漱口(为什么)。 (4) 一次只夹取一个棉球。 (5) 清点棉球,棉球干湿合适,以防误吸。
3. 效果评价	(1) 监测:口腔卫生和口腔感染情况。
	(2) 口腔护理效果好:患者未发生误吸,无口臭、溃疡及出血,无异常分泌物,口腔湿润。

案例 7

吴某,女,55 岁。主诉:右髋部疼痛不能活动,无法站立 1 天。患者 1 天前骑自行车时不慎摔倒,右侧肢体着地后出现右髋部疼痛难忍,不能活动及站立。X 线示:右股骨颈骨折头下型。今晨在联合硬膜外麻醉下行"右髋关节置换术"。术后第 2 天,护士在交接班时发现伤口渗血渗液,床单污染严重,请给予更换。

临床决策与实施导图

1. 护理评估	评估手术部位、手术方式、麻醉方式,肢体活动情况,伤口及周围皮肤情况,床单污染情况。
2. 技术实施	更换床单 (1) 先更换敷料并妥善固定后再行更换床单(因患者伤口渗血渗液严重)。 (2) 更换床单前评估患者的疼痛程度,疼痛剧烈时先止痛再换床单。 (3) 换单前应先妥善放置引流管和导尿管等。 (4) 应双人或三人更换床单,尽量减少搬动或移动患者,搬动时应将髋关节与患肢整个托起。
3. 效果评价	(1) 监测:伤口情况、受压处皮肤及床单情况。
	(2) 更换床单效果好:未发生坠床等意外;受压处皮肤完好无破损;伤口干燥无渗血;床单清洁、干燥、平整。

案例 8

刘某,男,18 岁。主诉:口干、多饮、多尿、体重减轻 10 个月。患者近 2 天因劳累,食欲减退、恶心、呕吐、腹痛入院。入院检查:T 36℃,P 98 次 /min,R 18 次 /min,BP 100/70mmHg,皮肤干燥。空腹血糖 8.7mmol/L,餐后 2 小时血糖 13.4mmol/L,胰岛素自身抗体(IAA)(+),胰岛细胞抗体(ICA)(+)。初步诊断:1 型糖尿病。医嘱:胰岛素 8U,皮下注射,立即执行!

临床决策与实施导图

1. 护理评估	密切观察血糖、尿糖情况,评估注射部位皮肤情况(如有无出血、破损、感染、瘢痕及皮下硬结等)。

2. 技术实施

(1) 皮下注射
1) 注射部位:选择皮肤疏松处如上臂三角肌、腹部、臀大肌、大腿前侧(其中腹部吸收最快,臀部吸收最慢)。
2) 经常更换注射部位,同一区域注射应间隔 1cm 以上。
3) 注射剂量:0.2ml。
4) 多种胰岛素混合使用时,应先抽吸短效胰岛素,再抽吸长效胰岛素,混合均匀。
5) 妥善保存未用完胰岛素。

(2) 宣教(首次确诊患者)
1) 胰岛素注射及自我血糖监测方法。
2) 低血糖反应表现及自我应急处理。
① 低血糖表现:四肢发冷、面色苍白、出冷汗、头晕、心慌、恶心等,严重者出现神志改变。
② 应急处理:口服含糖量高的饮料及食品。

3. 效果评价

(1) 监测:血糖、尿糖变化情况。

(2) 异常情况的处理:血糖波动过大或高血糖应立即报告医生;对症处理。
1) 皮肤产生硬结:可给予热敷。
2) 低血糖反应:遵医嘱静脉推注 50% 的葡萄糖 50~100ml,继而 10% 的葡萄糖静脉滴注,注意监测血糖变化。

案例 9

詹某,女,26 岁。与丈夫争吵后自服农药(敌敌畏),神志不清、呼之不应,被家人发现后送入急诊抢救。入院时:T 36.2℃,P 88 次/min,R 32 次/min,BP 100/70mmHg,患者神志不清,瞳孔呈针尖样改变,大汗淋漓,肌束震颤,两肺闻及湿啰音,口腔闻及蒜臭味。医嘱:洗胃,阿托品及双复磷静脉推注。

临床决策与实施导图

1. 护理评估

(1) 评估患者服用农药的种类、量及时间;口鼻黏膜有无损伤,有无活动性义齿。

(2) 密切观察患者的生命体征、神志、瞳孔情况,每 15 分钟观察 1 次。

2. 技术实施	(1) 洗胃 1) 洗胃方法:①口服催吐法;②胃管洗胃法。 2) 洗胃液种类:可选择 2%~4% 碳酸氢钠、1% 盐水、1 : 15 000~1 : 20 000 高锰酸钾溶液或清水。 3) 洗胃液温度:25~38℃。 4) 每次洗胃量:口服法,每次饮液量 300~500ml。 5) 体位:头偏向一侧,以防误吸。 6) 停止洗胃时间:反复灌洗,直至洗出液澄清无味,灌洗液的量和洗出液的量及颜色相同方可停止。
	(2) 遵医嘱用药 1) 胆碱能神经抑制剂(阿托品):早期、足量、反复给药,中、重度中毒患者均须静脉给予,达到"阿托品化"(何谓阿托品化)。 2) 胆碱酯酶复能剂(氯解磷定、碘解磷定)。
	(3) 安全防护:遵医嘱适当约束,以免阿托品化后患者躁动引发坠床或者伤人情况。
3. 效果评价	(1) 可能出现的异常情况及处理:患者可能出现腹痛、休克、血性洗出液、误吸等表现,应立即报告医生,采取急救措施。
	(2) 监测:洗出液的量、颜色、性质及气味;患者神志、面色、脉搏、瞳孔、呼吸、血压变化及大小便情况。

案例 10

王某,男,52 岁。因呼吸困难 2 天入院。患者咳嗽、咳痰,上楼梯、快步行走时感到心悸、气促,休息后缓解。患者咳嗽、咳痰、呼吸困难反复发作 11 年,近年加剧,心悸、气促明显,曾在当地医院诊断为"慢性支气管炎、肺气肿、肺心病"。本次因受凉后上述症状加重。PaO_2 48mmHg,SaO_2 80%,$PaCO_2$ 60mmHg。医嘱:低流量吸氧。

临床决策与实施导图

1. 护理评估	评估缺氧的原因及程度(该患者属于何种缺氧? 缺氧程度如何)。
2. 技术实施	给氧 (1) 吸氧浓度:患者需要低浓度氧疗,氧流量 1~2L/min,氧浓度低于 40%(为什么? 如果 $PaCO_2$ 持续升高则采取何种吸氧方式)。 (2) 吸氧方式:鼻导管持续给氧。 (3) 吸氧时间:每天持续 15 小时以上。 (4) 用氧安全宣教:禁明火、禁自行调节氧流量。

3. 效果评价

(1) 监测:患者面色、神志,氧饱和度;氧疗 30 分钟后,须复查动脉血气。

(2) 用氧效果好:患者在静息状态下,达到 $PaO_2 \geqslant 60mmHg$ 和 / 或 SaO_2 升至 90%;呼吸困难程度减轻,呼吸频率、心率减慢,活动耐力增加。

(3) 用氧效果差的表现及处理措施:患者出现胸骨后不适伴轻咳、面部肌肉抽搐表示氧中毒,需要降低给氧浓度或立即停止给氧。

知识链接

吸氧方式的选择

氧流量需求在 1~5L/min 时,宜选择鼻导管吸氧。氧流量需求在 5~10L/min,不存在高碳酸血症风险时,宜选择普通面罩。氧流量需求在 6~15L/min,不存在高碳酸血症风险时,宜选择储氧面罩。氧流量需求在 2~15L/min,存在高碳酸血症风险时,宜选择可调式通气面罩(又称文丘里面罩)。氧流量需求在 8~80L/min、pH>7.3 时,可选择经鼻高流量湿化氧疗,氧流量需求 ≥15L/min 者尤其适用。

案例 11

刘某,男,45 岁。因脑出血行"开颅血肿清除术 + 气管切开术",术后呼吸机辅助通气,术后 15 天患者脱机后予以更换金属气管套管。医嘱:更换气管内套管,每日 2 次(上午 9 时至晚上 9 时)。

临床决策与实施导图

1. 护理评估

评估患者的意识状态、是否配合;呼吸是否通畅、气管套管的类型。

2. 技术实施

更换气管内套管

(1) 吸痰。

(2) 一手固定外套管,另一手持无菌镊子将内套管外口的缺口转至上方,取出内套管。

(3) 用另一把无菌镊子夹取已消毒内套管,沿外管的弯曲度缓慢插入固定。

(4) 无菌生理盐水纱布覆盖气管套管外口处。

(5) 换下的气管内套管消毒备用。

(6) 清醒患者做好解释工作,减少恐惧心理,取得配合。

3. 效果评价

(1) 监测:患者面色、神志,痰液的性质、呼吸是否通畅及氧饱和度情况。

(2) 异常情况处理:拟更换的气管内套管在更换过程中如被污染,需重新更换新套管。

案例 12

宋某,男,83 岁。因高热不醒急诊入院。患者于入院前长期卧床,双侧臀部皮肤破溃、水疱,但未予以重视,近期偶有发热,今日体温高热不退。入院后评估:T 39.8℃,P 122 次 /min,R 24 次 /min,BP 186/64mmHg,两侧臀部各 4cm×4cmⅢ期压力性损伤,可见焦痂伴有渗液,局部皮温稍高,伴有恶臭,无筋膜、肌肉、肌腱、韧带等暴露。医嘱:生理盐水 100ml+ 美罗培南 1g 静脉滴注,每日 2 次;冰袋物理降温;外科清创后敷料使用。

临床决策与实施导图

1. 护理评估	(1) 压力性损伤评估:评估患者皮肤是否有红斑、是否疼痛、皮温、硬度、颜色、皮肤破损程度。
	(2) 监测生命体征:T、P、R、BP(重点监测哪项指标)。
2. 技术实施	(1) 外科清创及敷料使用 1) 完全减压。 2) 生理盐水清洗伤口。 3) 外科清创,使用水凝胶敷料处理焦痂和渗液少的情况,使用泡沫敷料管理渗液,有感染则使用银离子敷料。 4) 经过以上处理,伤口床变为红色后,使用泡沫敷料。
	(2) 降温措施:患者住院期间是否出现持续反复高热,须严密监测患者体温,除了遵医嘱予以药物降温、压力性损伤部位进行处理外,还可以对患者进行温水擦浴、冰袋冰敷等物理降温;在高热期采集血液进行细菌培养;调节室内温度,及时为患者更换被汗液浸湿的衣物。
3. 效果评价	(1) 压力性损伤的愈合情况:观察患者住院期间压力性损伤部位是否还有渗液,恶臭等情况;观察患者皮肤的颜色、温度等是否恢复正常;若压力性损伤皮肤恶化,及时通知医生予以对症处理。 (2) 体温是否恢复正常。

案例 13

刘某,53 岁,因交通事故急诊入院。患者入院前感胸廓、右肩及腰部剧烈疼痛,活动受限,继而出现呼吸困难,胸背部疼痛随呼吸而逐渐加重。入院后,患者生命体征:T 37.4℃,P 110 次 /min,R 24 次 /min,BP 80/50mmHg,随后患者呼之不应,脉细弱,皮肤湿冷,血压测不出,外周静脉穿刺困难,请问该如何迅速建立补液通路?

临床决策与实施导图

1. 护理评估

评估
(1) 患者是否需要快速建立静脉通路,快速补充血容量?
(2) 穿刺部位的解剖学标志及是否存在禁忌证(哪些禁忌证)?
(3) 患者及家属对骨髓腔穿刺的接受程度。

2. 技术实施

骨髓腔穿刺技术
(1) 定位穿刺点并消毒。
(2) 将针尖穿过皮肤直至接触骨面后扣动扳机,至感受到"落空感"后松开扳机。
(3) 固定针柄,拔下驱动钻。
(4) 固定针柄,旋转套针针芯,并取下针芯,放入锐器盒中。
(5) 将固定器固定于套针上。
(6) 将预冲好的延长管与针柄连接,旋转固定。
(7) 将固定器粘于皮肤上。
(8) 使用注射器回抽可见血液骨髓液,确认置入骨髓腔内。
(9) 用生理盐水快速冲洗套针,输液前后进行冲洗。
(10) 根据需要进行相关药物液体输注,建议用加压袋加压输液。
(11) 拔除套针:移除延长管和固定器,单手固定套针,把鲁尔锁注射器与针柄连接固定后,保持轴向对齐并一起拔除,轻压穿刺点后,用敷料覆盖。

3. 疗效监测

(1) 穿刺成功的监测:拔出穿刺针芯,接上 10ml 的生理盐水注射器,回抽出骨髓证明穿刺成功;若未抽出骨髓,缓慢注射 10~20ml 生理盐水,注入时无阻力,且局部软组织无肿胀也代表穿刺成功。

(2) 并发症的监测:是否出现皮下药物外渗、骨髓炎、穿刺处骨折等其他并发症。

二、中级案例

案例 1

王某,女,39 岁。因心悸、气促入院。患者原有风湿性心瓣膜病、二尖瓣狭窄兼关闭不全 6 年,反复活动后心悸、气促 3 年。近 1 周以来心悸、气促症状加重,不能平卧,双下肢水肿、尿量减少,现安静状态下亦有心悸、呼吸困难。入院检查:T 37℃,P 110 次/min,R 24 次/min,BP 110/70mmHg,颈静脉怒张,两肺底可闻及湿啰音,啰音的分布可随体位改变而变化,心界向两侧扩大,肝肋下 3cm。初步诊断为:风湿性心瓣膜病、二尖瓣狭窄并关闭不全,全心衰竭,心功能Ⅳ级。

问题1:按照轻重缓急(入院后时间顺序)的原则列出患者的主要护理诊断。

问题2:针对该患者的首优护理问题,列出主要护理措施。

1. 病情分析策略

(1) 患者既往有风湿性心瓣膜病、二尖瓣狭窄兼关闭不全 6 年,活动后心悸、气促 3 年,现安静状态即出现心悸、呼吸困难。体检:P 110 次/min,R 24 次/min,两肺底可闻及湿啰音。

护理诊断 1

气体交换受损　与心脏瓣膜病导致的肺循环淤血有关。

情景思考 1

　　患者的临床症状、体征揭示患者因左心衰竭导致呼吸困难,R 24 次 /min,需要给氧。给氧时应采取何种体位? 给氧浓度是多少? 宜选择何种方式给氧?

　　(2) 随着疾病的进一步发展,患者出现尿少、水肿。体检:颈静脉怒张,心界向两侧扩大,肝肋下 3cm,说明患者出现右心衰竭的表现。

护理诊断 2

体液过多　与水钠潴留、体循环淤血有关。

情景思考 2

　　患者出现水肿、尿少的症状,需要静脉给予强心、利尿、扩张血管的药物。给药过程中应注意哪些问题?

　　(3) 医疗检查:患者无法平卧,双下肢水肿,医疗诊断:心功能Ⅳ级。

护理诊断 3

活动无耐力　与心力衰竭、心排血量下降,下肢水肿有关。

情景思考 3

医学诊断提示患者的心功能为Ⅳ级,应如何安排患者的日常活动?

　　2. 关键的护理措施

　　(1) 病情监测:①呼吸困难有无改善、肺部听诊湿啰音是否减少,密切监测 SaO_2,若呼吸加快、SaO_2 降低到 94% 以下,说明病情加重,应立即报告医生。②每天同一时间、同类着装,用同一体重计测量体重;定期于膝关节上 20cm、膝关节下 15cm 测量下肢周径,了解体液变化情况。③密切监测尿量,若尿量少于 30ml/h,应立即报告医生。④详细记录 24 小时出入量,维持体液平衡。

　　(2) 体位与活动:①给予高枕卧位或半卧位以减轻呼吸困难症状。②由于患者心功能Ⅳ级,为减少心肌耗氧量,应指导患者绝对卧床休息,协助满足患者日常生活需要。③经常指导和协助患者进行肢体的被动或主动运动,以防深静脉血栓。④加床栏防止坠床。

　　(3) 用药护理:①遵医嘱给予利尿剂,密切监测尿量、电解质情况,若患者出现腹胀、肠鸣音减弱、心电图 U 波增高,说明出现低钾血症,立即报告医生,必要时口服或静脉补钾;利尿剂宜在早晨或日间使用,避免夜尿过多影响患者休息。②使用强心药物如洋地黄类药,应密切观察患者的心率、心律、心电图情况,若脉搏低于 60 次 /min 或节律不规则,心电图提示室性期前收缩如二联律、三联律或房性期前收缩如房室传导阻滞,说明可能是洋地黄中毒,应立即停药、报告医生。③使用扩张血管的药物如血管紧张素转化酶抑制剂时,应密切观察血压变化,同时注意观察患者是否出现干咳,一旦发现说明患者不能耐受,应报告医生。

(4) 饮食护理:①给予低盐清淡易消化饮食,少量多餐。②食盐摄入量 <5g/d,限制含钠盐高的食物,如腌制食品、罐头食品等。③保持大便通畅,避免排便过于用力,增加心肌耗氧量。④服用排钾利尿剂期间注意多补充富含钾的食物,如鲜橙汁、西红柿汁、深色蔬菜、香蕉等;若口服补钾宜饭后服,以减轻胃肠道不适。

(5) 保护皮肤,预防压力性损伤:①使用气垫床,定时变换体位,至少每 2 小时翻身一次。②由于患者全心衰竭、呼吸困难,被迫采取高枕卧位或半卧位,使得骶尾部易发生压力性损伤,故应局部垫减压敷料,避免压力性损伤。③患者双下肢水肿,应在膝部、踝部及足跟部垫软枕以减轻局部压力,预防压力性损伤。

(6) 照顾者指导:教育家属给予患者积极的支持,帮助其树立战胜疾病的信心,保持情绪稳定,积极配合治疗。必要时教会主要照顾者 CPR 技术。

3. 护理操作要点

(1) 给氧:①抬高床头,给予半坐卧位或高枕卧位,提高吸氧效率。②持续吸氧,氧流量 2~4L/min,以减轻呼吸困难、保护心脏功能、减少重要脏器的损害。③结合患者的呼吸情况,用鼻导管吸氧。④密切监测呼吸的频率、节律、血氧及神志变化情况。

(2) 静脉滴注/推注:①注意严格控制输液量和速度,补液量应以"量出为入"为原则。患者在 24 小时内输液总量控制在 1 500ml 以内,鼓励口服补液,严格控制输液速度为 20~30 滴/min。②记录 24 小时出入量。③避免输入氯化钠溶液,以防引起水钠潴留加重心脏负荷。④静脉推注洋地黄类药物速度宜慢。

(3) 心电监护:①病情严重者需给予持续心电监护,监测生命体征和血氧饱和度情况。②指导患者及家属避免在监护仪附近使用手机,以免干扰波形。③注意观察电极片周围皮肤情况,若出现瘙痒或痛感,表示皮肤过敏,应立即更换电极片及粘贴部位。④避免活动幅度过大,以免电极脱落。

案例 2

张某,女,70 岁,因突发胸闷、恶心、呕吐急诊入院。患者于入院前 1 天受凉后出现咳嗽、咳痰症状,今晨突发胸闷,恶心、呕吐,呕吐胃内容物 3 次,由家人急诊送入院。入院后出现头晕、心悸,精神萎靡,嗜睡,皮肤弹性减退,口唇干燥,尿少。生命体征:T 38.3℃,P 118 次/min,R 28 次/min,BP 90/62mmHg,SpO$_2$ 98%。快测血糖 25mmol/L,血电解质:Na$^+$ 140mmol/L,K$^+$ 3.3mmol/L。血常规:WBC 13.4×10^9/L,N 85%。患者原有 2 型糖尿病病史 5 年,规律服药,血糖控制良好。

问题 1:按照轻重缓急(入院后时间顺序)的原则列出患者的主要护理诊断。

问题 2:针对该患者的首优护理问题,列出主要护理措施。

1. 病情分析策略

(1) 患者原有糖尿病病史 5 年,于入院前 1 天受凉后出现咳嗽、咳痰的呼吸道感染症状,加上今晨呕吐 3 次的失液情况,容易诱发出现糖尿病急性并发症如糖尿病酮症酸中毒、高血糖高渗状态、低血糖等。患者入院后出现精神萎靡、嗜睡,尿少,快测血糖 25mmol/L。说明患者出现高血糖高渗状态,需立即处理,以防疾病进一步发展至昏迷的严重状态。

笔记栏

护理诊断 1

急性意识障碍　与高血糖、血渗透压增高有关。

情景思考 1

根据患者的临床表现,为控制病情,其首要的抢救措施是什么?

（2）患者今晨呕吐胃内容物 3 次,表现为皮肤弹性减退,口唇干燥,尿少,BP 90/62mmHg 说明患者出现体液不足的表现。

护理诊断 2

体液不足　与多次呕吐导致水液代谢失调有关。

情景思考 2

糖尿病患者的典型症状为"三多一少",本案例患者出现了尿少,为什么? 应如何处理?

（3）患者于入院前 1 天受凉后出现咳嗽、咳痰症状,T 38.3℃,R 28 次 /min,SpO$_2$98%,血常规:WBC13.4×10^9/L,N85%。

护理诊断 3

体温过高　与呼吸道感染有关。

低效性呼吸形态　与呼吸道感染有关。

情景思考 3

患者需要给氧吗? 应如何改善患者呼吸情况?

2. 关键的护理措施

（1）快速补液:快速补液是高血糖高渗状态抢救的首要和关键措施,只有在组织灌注得到改善后,胰岛素的生物效应才能充分发挥。①补液性质:患者血压较低,血钠小于150mmol/L,应首先用等渗液以恢复血容量和血压。治疗前已有严重的低钾血症,应立即补钾,当血钾升至 3.5mmol/L 时再开始胰岛素治疗,整个过程中注意观察血钾水平。②补液量:根据患者的血压、心率、尿量、末梢循环等情况决定,一般在第 1 个 24 小时输液总量为4 000~6 000ml,严重失水者可达 6 000~8 000ml。③补液速度:由患者的心、肾功能决定,按先快后慢的原则。若患者无心力衰竭,应快速补,在 2 小时内输入 1 000~2 000ml,在 2~6 小时输入 1 000~2 000ml,必要时根据中心静脉压补液。

（2）病情监测:①密切监测患者的意识状态、生命体征、24 小时出入量、血氧饱和度。②留置导尿管,密切监测尿量变化。③严格记录输液量和输液速度,以防补液过度导致脑水肿。④密切监测血糖、血酮、尿糖、电解质、血气指标。⑤密切监测皮肤脱水情况。

（3）高热护理:T 38.3℃,说明患者处于中度发热状态,应给予降温处理,以减少耗氧量。

①密切监测体温变化,每 4 小时测量 1 次。②鼓励多饮水,口服温开水,但由于存在恶心呕吐、嗜睡,摄食和摄水意愿低,可以酌情管喂,每 2 小时 1 次,每次 200ml。③可给予温水擦浴、冰袋降温,若体温超过 39.5℃,应给予冰帽以保护脑组织。④做好口腔护理、皮肤护理,预防感染。

(4) 维持有效呼吸:①虽然患者 $SpO_2$98% 处于正常状态,但其呼吸急促达 28 次 /min,存在嗜睡等神经精神损害症状,仍然需要给氧,改善组织供氧,保护脑组织,可给予低流量给氧。②遵医嘱给予抗生素、止咳化痰等药物,密切观察疗效和不良反应。③给予雾化吸入、翻身拍背等,促进排痰,保持呼吸道通畅。

(5) 心理护理:患者病情进展迅速,症状严重,容易出现焦虑、恐惧心理,应及时给予心理护理。①向患者解释发病的原因,病情发展、治疗方法及预后。②评估患者焦虑、恐惧的程度,指导自我调节。③采取有效措施,及时缓解患者症状,让患者产生信任。

3. 护理操作要点 静脉输液:①快速输入等渗液。因大量等渗液不容易引起溶血,有利于恢复血容量和防止血浆渗透压下降过快导致的脑水肿。②开放 2 条以上的静脉通路,快速补液。③患者血钾为 3.3mmol/L,偏低,需要补钾,此患者无法口服,可选用静脉补钾。静脉补钾常用方法为静脉滴入,严禁静脉推注,以防血钾急剧升高导致心搏骤停。

案例 3

患儿,男,出生 1 小时。于 1 小时前由妊娠 33 周孕母顺产娩出,娩出后呼吸微弱,心率 60 次 /min,躯体红,四肢青紫稍屈曲,弹足底会皱眉,脐血血糖值 2.5mmol/L,出生体重 1 800g。母亲妊娠期糖耐量异常。

问题1:按照轻重缓急(出生后时间顺序)的原则列出患儿的主要护理诊断。

问题2:针对该患儿的首优护理问题,列出主要护理措施。

1. 病情分析策略

(1) 该患儿未满 37 周出生属于早产儿,未及时建立有效呼吸,心率 60 次 /min,躯体红,四肢青紫稍屈曲,弹足底会皱眉,以上的评估结果可以得出该患儿 Apgar 评分 5 分,属于轻度窒息状态。

护理诊断 1

自主呼吸障碍 与呼吸中枢发育不成熟、肺发育不良、呼吸肌无力有关。

情景思考 1

根据临床表现,该患儿是否需要抢救?若需要抢救,应如何进行?

(2) 该患儿断脐后,测量脐带血血糖值 2.5mmol/L,虽然未达到新生低血糖症的诊断标准,但仍低于界限值 2.6mmol/L,需要进行临床处理。

> **护理诊断2**
> 营养失调:低于机体需要量　与摄入不足、消耗增加有关。
> **情景思考2**
> 该患儿血糖偏低,应如何处理?

(3) 该患儿胎龄33周,体温调节功能差,且出生体重只有1 800g,故容易出现体温过低或体温不升。

> **护理诊断3**
> 体温过低　与体温调节功能差有关。
> **情景思考3**
> 如何为该患儿做好保暖?

2. 关键护理措施

(1) 保持有效呼吸:①仰卧位时肩下垫软枕,避免颈部弯曲、呼吸道梗阻。②擦干全身,吸球吸净口、咽、鼻黏液,保持呼吸道通畅。③查明发绀原因,给予氧气吸入,保持血氧饱和度在85%~95%。注意密切监测血氧饱和度,一旦改善应立即停止氧疗,防止氧疗并发症。④必要时给予气道内负压吸引或气管插管辅助呼吸。

(2) 病情观察:①早产儿病情变化快,应密切监测体温、呼吸、脉搏的变化,及早发现呼吸暂停等生命体征的改变。②观察该患儿的进食情况、精神反应、哭声、皮肤、面色、肢端末梢的温度等。③监测酸碱度、电解质、大小便情况。密切监测血糖,防止发生低血糖。

(3) 预防新生儿低血糖:因该患儿属早产儿,糖原、蛋白质、脂肪储备不足,且母亲妊娠期糖耐量异常,易导致新生儿高胰岛素血症,两个原因导致新生儿容易发生低血糖,因此即使出生时脐带血血糖值正常,此类新生儿都应警惕和预防低血糖的发生。①可能发生低血糖者从生后1小时即开始喂奶或鼻饲配方奶,24小时内每2小时喂1次。②血糖值介于2.2~2.6mmol/L,无症状者应静脉滴注葡萄糖溶液,6~8mg/(kg·min);有症状者静滴或静推10%葡萄糖溶液。③每小时监测血糖1次。

(4) 保暖:①调节环境温度:24~26℃。②先将患儿置于婴儿辐射保暖台上进行抢救,待病情稳定后置于温箱保暖。③保持肛温在36.5~37℃。④持续监测体温。

(5) 心理护理:耐心向家属解释病情,及时告诉患儿目前的情况及可能的预后,帮助家属建立信心。

3. 护理操作要点

(1) 新生儿窒息复苏术:该患儿为轻度窒息,应立即进入新生儿窒息复苏抢救的流程。①置于预热好的婴儿辐射保暖台上,取鼻吸气体位。②复苏顺序:A(畅通气道)→B(建立呼吸)→C(恢复循环)→D(药物治疗)。③畅通气道:需要在出生后15~20秒完成,吸球吸净呼吸道内的黏液,先吸口腔,后吸鼻腔。胎粪吸入者,酌情气管插管。④该患儿心率为60次/min,应立即给予复苏器加压给氧,监测氧饱和度,根据氧饱和度调节氧浓度,早产儿用30%~40%氧气,频率为40~60次/min,吸呼比为1:2。⑤30秒后评估心率,若心

率 <60 次 /min,继续人工呼吸并给予胸外按压,方法可用拇指法或中示指法,深度为前后胸直径的 1/3,胸外按压与人工呼吸的比例为 3∶1;若心率 >60 次 /min 则继续正压人工呼吸。⑥30 秒后评估心率,若心率 <60 次 /min,进一步药物治疗、气管插管;若心率 >60 次 /min且 <100 次 /min,则可停止按压,但仍需继续保持正压通气。若心率 >100 次 /min 则转入进一步生命支持。

(2)温箱使用:①温箱预热,温度为 34℃,湿度为 60%~80%。若体温不升,则箱温应比体温高 1℃。②取平卧位,抬高上身 15°~30°。③置温度探头在腹部平坦处,最初 2 小时,每 30~60 分钟测量体温 1 次,体温稳定后每 1~4 小时测 1 次。④所有操作尽量在箱内集中进行。

(3)新生儿气道内吸痰:①吸痰压力 <100mmHg,吸引时间不超过 10 秒。②该患儿体重 <2kg,应选择导管内径为 3.0mm 的吸痰管,插入深度为 8cm。

案例 4

刘某,女,40 岁。主诉:右侧颈部肿物 1 年。患者于 3 年前体检时发现右颈部肿物,红枣大小,1 年前出现多食消瘦,性情急躁,失眠,怕热多汗。入院前 1 天出现心悸,心率最高达 140 次 /min。入院检查:甲状腺扫描示"双侧甲状腺肿大",T_3 453ng/dl,T_4 29ng/dl。入院后给予碘化钾治疗 2 周后 T_3、T_4 恢复正常,今晨在全身麻醉下行双侧甲状腺叶次全切除。术后 10 小时引流出血性液体达 200ml,患者呼吸急促达 40 次 /min,嘴唇发绀,心率 160 次 /min,血压 120/90mmHg,烦躁不安。

问题 1:按照轻重缓急(入院后时间顺序)的原则列出患者的主要护理诊断。

问题 2:针对该患者的首优护理问题,列出主要护理措施。

1. 病情分析策略

(1)患者存在右颈部肿物 3 年,1 年前出现多食消瘦,性情急躁,失眠,怕热多汗,入院前 1 天出现心悸,心率最高达 140 次 /min。入院检查发现 T_3、T_4 增高,其中 T_3 为 453ng/dl,T_4 为 29ng/dl,以上症状、体征和相关检查表明患者出现甲亢表现。

> **护理诊断 1**
> 营养失调:低于机体需要量　与甲亢所致代谢需求增高有关。
> **情景思考 1**
> 患者存在双侧甲状腺肿大和甲亢,是否应该立即手术?为什么?

(2)患者今晨在全身麻醉下行双侧甲状腺叶次全切除术,由于存在手术切口,切口渗血、渗液易使患者出现切口疼痛。

> **护理诊断 2**
> 疼痛　与手术切口有关。

情景思考2
如何预防和处理术后疼痛?

（3）患者在行甲状腺次全切除术后10小时发现引流出血性液体达200ml,呼吸达40次/min,嘴唇发绀,心率160次/min,BP 120/90mmHg,烦躁不安。表明患者出现了甲状腺手术最危急并发症:呼吸困难和窒息,应立即抢救。

护理诊断3
气体交换受损　与术后切口内出血压迫气管、喉头水肿或喉返神经损伤有关。
情景思考3
术后患者出现了窒息表现,应如何处理?

2. 关键的护理措施

（1）病情监测:①术前病情观察要点:观察脉率、脉压、基础代谢率、T_3、T_4水平等,若患者脉率<90次/min、脉压正常、基础代谢率<+20%、情绪平稳,T_3、T_4正常,表示病情控制良好,可以进行手术。②术后病情观察要点:生命体征、发音和吞咽情况,及早发现术后并发症如呼吸困难、窒息、喉返神经损伤、喉上神经损伤、手足抽搐等。

（2）保持呼吸道通畅,改善缺氧:患者出现呼吸困难、窒息,应立即进行床边抢救。①准备抢救用物,协助医生剪开缝线,敞开伤口,去除血肿,若呼吸仍无改善协助气管切开、高流量给氧,病情稳定后送手术室进一步处理。②喉头水肿者立即静脉滴入大剂量激素。

（3）用药护理:患者服用碘剂控制症状,碘剂具有抑制甲状腺素释放的作用,但不能抑制甲状腺素的合成,一旦停服,可致甲状腺球蛋白大量分解,使甲亢症状重新出现,甚至加重,故应嘱患者严格按照医嘱服药,避免停药。

（4）饮食护理:甲亢属于高代谢性疾病,可引起营养不良。①应给予高热量、高蛋白、高维生素饮食,增加水分摄入。②避免咖啡、浓茶等刺激性饮料,戒烟限酒,避免进食高纤维素饮食以防腹泻。

（5）疼痛护理:①评估疼痛的原因、部位、程度、性质及持续时间。②术前告知患者疼痛的必然性及可能持续的时间。③术后遵医嘱给予镇痛药物。④术后肠功能恢复后给予温凉流质饮食,减轻吞咽疼痛。⑤避免颈部过快过屈转动,活动时可协助其用手托住头、肩部,避免牵拉疼痛。⑥咳嗽时可用手保护伤口。⑦提供放松疗法,如听音乐、聊天等。

（6）心理护理:多与患者交谈,消除顾虑和恐惧心理,避免情绪激动。精神过度紧张或失眠者,适当应用镇静剂或者安眠药物。

（7）康复指导:指导患者正确面对疾病,自我控制情绪,保持心情愉快。合理安排休息与饮食,维持机体代谢需求。鼓励患者学会自我护理方法,促进康复。

3. 护理操作要点　口服碘化钾:一旦服用,不可停药。①术前服药:口服复方碘化钾,每日3次。第1日每次3滴,第2日每次4滴,每次增加1滴,逐日增加至16滴,然后维持此剂量,直至甲亢症状得到控制。②术后服药:继续口服复方碘化钾,每日3次。第1日每次16滴,第2日每次15滴,逐日每次减少1滴,直至病情平稳。可将碘剂滴在面包、馒头上,一起服下,以保证剂量准确。

案例 5

　　李某,男,35 岁。主诉:突发上腹部疼痛伴呕吐 10 小时。患者于 10 小时前与朋友聚会,饮白酒 300ml 后,突发上腹偏左剧烈疼痛,呈持续性胀痛,无法忍受,呕吐数次,呕吐物为胃内容物,呕吐后腹痛无缓解。入院检查:T 37.6℃,P 80 次 /min,R 20 次 /min,BP 130/70mmHg。左中上腹部压痛,腹肌紧张,肠鸣音 2 次 /min。急查血淀粉酶 90U/L,血白细胞 14×10^9/L。B 超:肝区脂质沉积;胰液回声改变,胰周积液。

　　问题 1:按照轻重缓急(入院后时间顺序)的原则列出患者的主要护理诊断。

　　问题 2:针对该患者的首优护理问题,列出主要护理措施。

　　1. 病情分析策略

　　(1)患者饮高度白酒后出现左中上腹剧烈疼痛、胀痛,持续不缓解,无法忍受。体检:左中上腹部压痛,腹肌紧张,肠鸣音 2 次 /min。实验室检查:血淀粉酶 90U/L,血白细胞 14×10^9/L。B 超:肝区脂质沉积;胰液回声改变,胰周积液。说明患者因急性胰腺炎导致急性腹痛,需要立即处理。

> **护理诊断 1**
> 急性疼痛:腹痛　 与胰腺及周围组织炎症有关。
> **情景思考 1**
> 患者上腹剧烈疼痛,应该如何处理?

　　(2)患者呕吐数次,呕吐物为胃内容物,急性胰腺炎非手术治疗的处理原则之一是禁食、胃肠减压以减少胰液对胰腺及周围组织的刺激,故患者有可能发生营养失调。

> **护理诊断 2**
> 营养失调:低于机体需要量　 与炎性渗出、呕吐、禁食及消耗增加有关。
> **情景思考 2**
> 根据疾病特点,应给予患者何种饮食?为什么?

　　(3)医学检查:血淀粉酶 90U/L,血白细胞 14×10^9/L。由于急性胰腺炎发病急、发展迅速、病情凶险,易发展至重症,故应密切观察病情变化,及时预防及处理。

> **护理诊断 3**
> 多器官功能障碍综合征　 与疾病进展有关。
> **情景思考 3**
> 多器官功能障碍综合征的表现是什么?如何预防?

2. 关键的护理措施

(1) 缓解疼痛:①半卧位,膝关节弯曲,靠近胸部以缓解疼痛。②禁食、持续胃肠减压以减少胰液分泌,减轻腹胀。③遵医嘱给予抑制胰液分泌及抗胰酶药物,如奥曲肽、乌司他丁等。④疼痛剧烈给予解痉、止痛药,如阿托品、盐酸曲马多。⑤转移注意力:听音乐,腹式呼吸等。

(2) 病情观察:密切观察病情变化,及时发现并发症。①心电监护,密切监测血压、呼吸、心率、血氧饱和度和体温。②注意有无出现意识障碍、皮肤弹性下降、口唇黏膜发绀、尿量减少等体液不足表现,一旦出现应立即采取抢救措施。③密切观察腹痛的部位、性质、程度、持续时间,腹胀的程度,肠鸣音的变化情况,以判断腹膜刺激征情况。④观察腹部皮肤情况有无出现 Grey-Turner 征(表现为腰部、季肋部和下腹部皮肤出现大片青紫色瘀斑)和 Cullen 征(表现为脐周皮肤出现蓝色改变),如果出现,则说明患者发生急性坏死性胰腺炎,应立即采取抢救措施。

(3) 维持营养供给:因患者需采取禁食、持续胃肠减压,使得营养摄入减少,加上炎症刺激使得消耗增多,易出现营养不良。①密切监测血红蛋白、血浆蛋白情况,皮肤弹性、皮褶厚度及体重变化。②禁食期间遵医嘱给予肠外营养,但应避免输入脂肪乳。③待病情稳定、血淀粉酶恢复正常、腹部症状体征消失后,及早进行肠内营养支持,从少量无脂流质饮食,逐步恢复至低脂半流质饮食,严格控制脂肪的摄入,以免刺激胰液分泌,使病情反复。④通过鼻肠管给予肠内营养期间,应做好管道护理,保持通畅,注意喂食的速度、量、间隔时间及食物的温度,预防出现腹泻、腹胀等并发症。

(4) 心理护理:患者突然发病,症状严重,病情变化快,病程长,容易出现焦虑、恐惧心理,应及时给予心理护理。①向患者解释发病的原因,病情发展、治疗方法及预后。②评估患者焦虑、恐惧的程度,指导自我调节。③采取有效措施,及时缓解疼痛等症状,让患者产生信任。④鼓励患者说出有关病情、治疗等方面的问题,及时解释。

(5) 预防并发症:胰腺炎发展至重症可出现休克及多器官功能障碍的表现,如早期可见大量失液引发低血容量性休克,晚期合并感染性休克;急性肺功能衰竭可出现呼吸困难和发绀;中枢神经损伤可出现意识障碍。故积极采取措施,减少胰液和防止感染,必要时进行手术处理。

3. 护理操作要点 胃肠减压术:①妥善固定胃管,防止脱落。②定期检查负压装置是否完好,引流是否通畅。③口腔护理,每日 2 次。④由于留管时间长,应密切观察体温变化,定期更换胃管,以防感染。

案例 6

廖某,男,20 岁,因恶心、呕吐入院。患者 2 天前聚餐后出现腹痛、恶心、呕吐。呕吐物为胃内容物,味苦,无反酸及烧心感,吐后腹痛减轻。患者两天来频繁呕吐,未进饮食,现全身软弱无力,浑身麻木感,脉搏细速,血压下降,面色苍白,尿少。实验室检查:血清 K^+ 2.4mmol/L,血清 Na^+ 140mmol/L;心电图显示:S-T 段压低,T 波低平和增宽,有 U 波。

问题 1:按照轻重缓急(入院后时间顺序)的原则列出患者的主要护理诊断。

问题 2:针对该患者的首优护理问题,列出主要护理措施。

1. 病情分析策略

(1) 患者现频繁呕吐,2 天未进饮食,同时全身软弱无力,脉搏细速,血压下降,面色苍白,尿少。

> **护理诊断 1**
> 体液不足 与大量呕吐导致体液急性丧失有关。
> **情景思考 1**
> 根据临床表现,判断患者此时体液丧失达体重的 5%,此时患者急需补液。应补何种液体?

(2) 医学检查:患者血清钠为 140mmol/L,血清钾为 2.4mmol/L,全身软弱无力,浑身麻木感,为等渗性脱水、低血钾。S-T 段压低,T 波低平和增宽,有 U 波为低血钾心电图表现。

> **护理诊断 2**
> 活动无耐力 与低血钾导致肌无力有关。
> **情景思考 2**
> Na$^+$ 140mmol/L 是等渗性脱水的表现。等渗性脱水时需要静脉补液,常用等渗溶液如 0.9% NaCl 或平衡盐溶液如乳酸钠溶液。患者此时低钾,需要补钾。补钾原则是什么?

(3) 患者两天来频繁呕吐,未进饮食,全身软弱无力。

> **护理诊断 3**
> 有受伤的危险 与软弱无力有关。
> **情景思考 3**
> 肌无力是低钾最早的临床表现。补钾的原则是:尽量口服补钾、速度不宜过快、浓度不宜过高、总量不宜过多、补钾不宜过早。

2. 关键护理措施

(1) 用药护理:静脉输液补充水、电解质,纠正电解质失衡。必要时遵医嘱肌内注射止吐药,以减轻呕吐,逐步耐受后增加进食量。患者低血钾,补钾应遵循以下原则:①补钾不宜过早,每小时尿量 >40ml 或每日尿量 >500ml 时方可补钾;②浓度不宜过高,不宜超过 3%;③速度不宜过快,成人静脉补钾的速度不宜超过 60 滴 /min;④总量不宜过多,依据血清钾降低程度计算每日补钾量。

(2) 病情监测:心率加快、脉搏细速、血压不稳或降低是血容量不足的表现,输液时要观察生命体征变化。尿量是反映微循环灌注的重要指标,密切关注尿量变化。观察呕吐的特点,记录呕吐的次数、性质、量、颜色和气味。患者血钾降低导致心功能异常,建议进行心电监护。

(3)饮食护理:根据病情采取禁食→流质→半流质→清淡饮食。

(4)安全防护:①监测血压,告诉血压偏低或不稳定者在改变体位时动作宜慢,以免发生直立性低血压、眩晕等导致跌倒。②移去环境中的危险物品,减少意外受伤的可能。③建立安全的活动模式:与患者和家属共同制定活动时间、量及形式。

3. 护理操作要点 静脉输液:脱水时一般可采用等渗盐水或平衡盐溶液补充血容量,但常用 0.9%NaCl 溶液,因其 Cl⁻ 含量高于血清 Cl⁻ 含量,大量补充有导致高氯性酸中毒的危险。平衡盐溶液因电解质含量与血浆相似,用于治疗更安全合理,常用的有乳酸钠和复方氯化钠溶液。

三、高级案例

案例 1

张某,男,48 岁。今日凌晨出现胸闷、左胸心前区剧痛,伴大汗、恶心、呕吐,家人拨打"120"急救。患者既往有高血压、冠心病史。平日工作繁忙。2 天前患者胸前时有烧灼感,几分钟可自行缓解,以为胃病发作,未就医治疗。昨晚 22 时就餐时突然再次发生胸闷、胸骨中段压榨性疼痛伴左臂麻木,有濒死感,休息后不能缓解,伴大汗、恶心、呕吐两次。现患者意识逐渐模糊,面唇青紫。

问题 1:按照轻重缓急(发病后时间顺序)的原则列出患者的主要护理诊断。

问题 2:根据上述所列护理诊断,各列出一项护理抢救措施。

问题 3:两位护士协同完成相关护理操作。

(一)院前急救

1. 急救护理策略

(1)院外电话指导:患者胸闷、胸骨中段压榨性疼痛伴左臂麻木,有濒死感,休息后不能缓解。患者此时最可能发生了心肌梗死。

护理诊断 1

恐惧 与害怕急性心肌梗死导致死亡有关。

知识缺乏 与缺乏心肌梗死急救的知识有关。

院外抢救 1

根据临床表现,判断患者此时发生了心肌梗死需要急救。此时电话告知家属将患者绝对卧床,避免离床,若倒地上,应就地平卧,等待急救人员到来。指导舌下含服硝酸甘油或者速效救心丸,嚼服阿司匹林 300mg。

(2)现场急救:此时患者意识逐渐模糊,面唇青紫。需要医务人员不耽误抢救的同时完善院前检查。出诊前检查急救箱,备齐各种抢救药品及气管插管、呼吸囊等抢救物品。保证心电图、除颤器等仪器完好,处于备用状态。减少因物品准备不齐而延误病情的抢救机会,为抢救患者生命争取宝贵时间。

护理诊断 2

心前区疼痛　与心肌缺血有关。

院外抢救 2

- 紧急评估并行心肺复苏

急救护士到现场后,护士 A 站立患者右边迅速判断患者下列情况,有无气道阻塞、有无脉搏。迅速清除气道异物,保持气道通畅;可采用大管径吸痰、气管切开或者插管。护士 B 站立患者左边随时准备实施心肺复苏(C-A-B)。在条件许可下,要立即给予电除颤,在电击前后要尽量避免中断胸部按压,每次电击后立即以按压重新开始 CPR。

- 快速评估(<5 分钟)

患者生命体征平稳或实施 CPR 有效后,护士 A 迅速完成 12 导联心电图,询问病史和体格检查。

- 药物注射

护士 A 按情况需要完成医嘱用药。常用药物有:

止痛药:哌替啶、吗啡。

抗室性心律失常药:利多卡因。

升压药:阿托品。

---

(3) 转运:患者病情危重。需要边抢救边转运。

护理诊断 3

心源性休克　与疾病发展有关。

院外抢救 3

护士 B 继续途中实施 CPR 或电除颤,护士 A 协助完成下列医嘱。

- 绝对卧床休息。
- 高流量吸氧,保持血氧饱和度 95% 以上。
- 硝酸甘油 0.5mg(舌下含化),无效者 5~20μg/min 静脉滴注。
- 胸痛不能缓解者遵医嘱给予吗啡 2~4mg 静脉注射,必要时重复。
- 建立大静脉通道,监测心电、血压、脉搏和呼吸。

---

2. 关键护理措施

(1) 立即平卧:发现患者出现心绞痛、心肌梗死时应立即让患者平卧,减少心肌耗氧量。

（2）脑复苏：脑组织在人体器官中是最易受缺血伤害的。心搏骤停后引起的无氧性缺血，使脑组织中的 ATP 含量减少 90%。因此心搏停止后最早出现的症状之一是深昏迷。所以，心肺脑复苏的过程中，脑复苏是很重要的一环，为患者预后的生活质量奠定了基础。心搏骤停会直接导致脑缺氧，因此尽早进行脑细胞的保护尤为重要。院前急救条件有限，医务人员应就地取材，将患者家中冰箱里的冰块用毛巾包裹后围在患者头部，以达到物理降温目的，减少复苏后脑细胞迅速坏死的可能性。

（3）用药护理：应用吗啡或哌替啶缓解疼痛时，应注意有无呼吸抑制、脉搏加快、血压下降等不良反应。急性心肌梗死 24 小时之内不宜用洋地黄制剂，有右心室梗死的患者慎用利尿剂。

3. 护理操作要点

（1）心肺复苏：①实施人员应在非常短暂的时间内，迅速判断患者有无反应、呼吸及循环体征，评价时间不要超过 10 秒。②操作顺序：C 胸外按压→A 开放气道→B 人工呼吸。保证胸外按压的频率和深度：频率 100~120 次 /min，胸骨下陷 5~6cm。③最大限度地减少中断，将中断时间控制在 10 秒内。④保证 CPR 效果：在条件允许的情况下，医护人员每 2 分钟轮换按压。⑤在条件许可下，要立即给予电除颤，在电击前后要尽量避免中断胸部按压，每次电击后立即以按压重新开始 CPR。

（2）给氧：抢救转运中高流量吸氧，保持血氧饱和度 95% 以上。病情稳定后持续吸氧，一般采用鼻导管吸氧，氧流量 2~5L/min，以减轻心肌缺血缺氧。

（3）电除颤：发生心室颤动或持续多形性室性心动过速时，尽快采用非同步直流电除颤或同步直流电复律。确保电极片和皮肤接触良好，由于除颤器释放的是大电流，只有减少电极和皮肤接触面的阻抗，才能避免皮肤烧伤。另外，当接触不好而导致阻抗增加时，能量的消耗增加而实际作用于心肌的能量减少，这样，除了烧伤皮肤外，也会因心肌得到的能量不够而造成除颤失败，为了保证电极和皮肤的接触良好，通常要求电极的表面积要足够大。尽管皮肤有导电膏保护，但经多次除颤，此例患者除颤部位皮肤发红，向家属做好解释工作，同时保持除颤部位皮肤清洁，避免皮肤摩擦，避开粘贴心电监护的电极片，必要时可用烧伤膏外涂以促进皮肤康复。

（4）转运护理：在搬运过程中，担架员要轻抬轻放，使患者平卧于担架上，保持各种管路通畅。使患者处于相对稳定的状态。同时医护人员应在担架两侧随时观察患者的病情变化，发现问题及时解决。在车辆转运途中，应尽量保持车厢的平稳，要密切观察患者病情变化，持续心电、血压、血氧饱和度监护，保证静脉通路、气管插管、氧气管通畅。

（二）院内救护

1. 急救护理策略　急诊抢救及手术治疗：在急诊抢救室完善各项医学检查，并于规定时间内完成溶栓治疗或介入治疗。

护理诊断 4
潜在并发症　猝死。
院内抢救 4
● 完善医学检查
（1）心电图：重复心电图并回顾初次的 12 导联心电图。

（2）检查心肌标志物水平、电解质和凝血功能。

（3）必要时床边 X 线检查。

- 溶栓治疗
- 介入治疗

2. 关键护理措施

（1）用药护理：维持静脉通道，遵医嘱准确及时给药。使用溶栓药物前，询问患者有无活动性出血、脑血管疾病等溶栓禁忌证，检查血常规、凝血时间和血型；溶栓过程中观察有无过敏反应如寒战、发热、皮疹、低血压和出血等，严重时应立即停止治疗；用药后监测心电图、心肌酶及凝血时间，以判断溶栓疗效。

（2）心理护理：向患者及家属讲明手术的方法和意义、手术的必要性和安全性，以消除患者的紧张情绪，增强其战胜疾病的信心，告知患者术中如何配合医生，如做深吸气、屏气等。

（3）病情观察：术中严密观察患者的生命体征、心率、心律变化，及时、准确做好记录，发现异常及时通知医生并配合处理。

（4）经皮冠状动脉介入治疗（PCI）禁忌证：①无心肌缺血或心肌梗死症状和证据者；②冠状动脉轻度狭窄（<50%）或仅有痉挛者；③近期有严重出血史，凝血功能障碍，不能耐受抗血小板和抗凝剂双重治疗者。④造影剂过敏、严重心肺功能不全，不能耐受手术、晚期肿瘤、消耗性恶病质、严重肝肾衰竭者。以上禁忌证是相对的，若因冠脉原因而危及患者生命急需行 PCI 时，则无须考虑禁忌证，但应做好充分的术前准备。

（5）急救准备：备齐抢救药品、物品及器械，以供急需。

（三）住院期间的护理

1. 病情分析策略

（1）患者在局麻下行冠状动脉内支架植入术。手术顺利，进入 CCU 病房进一步治疗。术后带回压板止血器及静脉留置针 1 根。患者神志清楚，BP 120/78mmHg，HR100 次 /min，R20 次 /min。护士做好入院宣教及术后护理评估，并按照心内科护理常规予以护理。

转运至 CCU	入院宣教	向患者 / 家属介绍病区环境、相关制度（探视、作息、查房、收费、权利与义务等）、生活设施使用、床位医生护士等。
	护理评估	重点评估患者的心率、心律、血压、穿刺点出血情况、胸闷、胸痛情况。
	护理记录	及时完成入院评估单、护理记录单及生命体征监测记录。

住院期间护理	病情观察	观察心率、心律、血压和胸闷、胸痛情况; 观察精神和意识状态及有无出血倾向; 观察动脉搏动情况及尿量。
	饮食指导	低盐低脂饮食,多食新鲜蔬菜水果,预防便秘。 鼓励饮水,预防造影剂肾病(心衰患者适当减量)。
	心理护理	指导患者正确对待自己的病情,保持乐观平和的心情;创造良好的身心休养环境,在患者出现不良情绪时适时疏导。
	用药护理	遵医嘱给予患者口服抗血小板药物,观察有无出血。
	并发症护理	出血与血肿:重新压迫止血;给予必要的镇静、调控血压等处理,血肿太大或出血过多时,行必要检查并及时补充血容量,停用抗凝药物。
	健康教育	排尿:心理疏导,解除床上排尿的紧张心理,必要时诱导排尿或行导尿。 活动:嘱患者卧床休息,术侧肢体制动;协助向术侧翻身。下肢按摩预防深静脉血栓;桡动脉穿刺适当抬高前臂做握拳松拳动作,促进血液循环。

(2) 术后第 2 日,患者主诉,术侧手臂肿胀不适,观察穿刺部位,有局部渗血现象。根据上述表现,患者可能出现了术后并发症。

护理诊断 5
前臂血肿 与穿刺部位出血或压迫不当有关。
院内急救
- 及时通知医生。
- 标记血肿范围,再次确认有效压迫,防止血肿扩大。
- 密切观察术侧肢体的皮肤颜色、温度及动脉搏动情况。

(3)术后第 5 天,患者生命体征平稳,次日出院。

出院时	护理评估	评估患者对疾病康复运动及饮食相关知识的掌握程度。
	出院指导	预防疾病、管理疾病、康复指导。

护理诊断 6
知识缺乏 缺乏控制诱发因素及预防心绞痛发作的知识。
出院指导
- 预防疾病

指导患者避免诱发因素、日常生活劳逸结合。

● 管理疾病

包括低盐低脂饮食、避免饱食、防止便秘,按医嘱用药。

● 康复指导

进行温和的低强度体育锻炼,根据患者的心功能制定运动计划。

2. 关键护理措施

(1) 病情观察:安置患者于冠心病监护病房(CCU),监测心电图、血压、呼吸、意识、皮肤黏膜色泽、心率、心律及尿量等。对于严重心衰者还需监测肺毛细血管压和静脉压。备好除颤器和各种急救药品。若发现心律失常、心力衰竭和休克等早期征象应立即报告医师并协助抢救。

(2) 生活护理:了解患者日常的排便习惯、排便次数及形态,指导患者养成每日定时排便的习惯。多食蔬菜和水果等粗纤维食物,无糖尿病者可服用蜂蜜水。每日行腹部环形按摩以促进肠蠕动;也可遵医嘱给予缓泻剂,必要时给予甘油灌肠;嘱患者排便时避免用力,以防诱发心力衰竭、肺梗死甚至心搏骤停。

(3) 饮食护理:在最初 2~3 日应以流质为主,以后随着症状的减轻而逐渐过渡到低钠、低脂、低胆固醇清淡饮食,提倡少量多餐。

(4) 心理护理:疼痛发作时应有专人陪伴,鼓励患者表达内心感受,给予心理支持。向患者讲明住进 CCU 后,病情的任何变化都在医护人员的严密监护下,并能得到及时的治疗,以缓解患者的恐惧心理。简要地解释疾病过程与治疗配合,说明不良情绪会增加心肌耗氧量,不利于病情的控制。医护人员进行各项抢救操作时,应沉着冷静,忙而不乱。

(5) 体位与活动:制定个性化运动处方,指导患者出院后的运动康复训练。个人卫生活动、家务劳动、娱乐活动等也对患者有益。患者康复分为住院期间康复、门诊康复和家庭持续康复几个阶段。①运动原则:有序、有度、有恒。②运动形式:以行走、慢跑、简化太极拳、游泳等有氧运动为主,可联合静力训练和负重等抗阻运动。③运动强度:根据个体心肺功能,循环渐进,一般选择 60%~70%VO$_{2max}$ 靶心率(即最大心率的 70%~85%)范围控制运动强度。其他确定运动强度的方法包括:心率储备法、自我感知劳累程度分级法(Borg 评分)等。④持续时间:初始是每次 6~10 分钟,含各 1 分钟左右的热身活动和整理活动;随着患者对运动的适应和心功能的改善,可逐渐延长每次运动持续时间至 30~60 分钟。⑤运动频率:有氧运动每周 3~5 天,最好每天运动,抗阻运动、柔韧性运动每周 2~3 天,至少间隔 1 天。无并发症的患者,急性心肌梗死(AMI)后 6~8 周可恢复性生活。性生活应适度,若性生活后出现心率、呼吸增快持续 20~30 分钟,感到胸痛、心悸持续 1 分钟或疲惫等情况,应节制性生活。经 2~4 个月的体力活动锻炼后,酌情恢复部分或轻工作,以后部分患者可恢复全天工作。但对重体力劳动、驾驶员、高空作业及其他精神紧张或工作量过大的工作应予以更换。

3. 护理操作要点 不同穿刺部位的观察与护理:①经桡动脉穿刺者,术后可立即拔除鞘管,对穿刺点局部压迫 4~6 小时后去除加压弹力绷带。目前国内开始使用专门的桡动脉压迫装置进行止血,有气囊充气式的,也有螺旋式的,使用此种止血方法时,保持腕部制动即可,痛苦相对较小。一般术后使用压迫器压迫 2~4 小时后开始减压,气囊充气式压迫器每 2 小时缓慢抽气 1~2ml,螺旋式压迫器每 2 小时旋转按钮放松一圈,注意边减压边观察,若发现渗血,及时适当还原压力,直至止血,必要时报告手术医生,给予重新压迫。②经股动脉穿刺行 PCI 治疗的患者因在术中追加肝素,需在拔除鞘管之前常规监测活化部分凝血活酶时间(APTT),APTT 降低到正常值的 1.5~2 倍范围内,可拔除鞘管。常规压迫穿刺点 5~20 分钟后,若穿刺点无活动性出血可进行制动并加压包扎,1kg 沙袋压迫 6~8 小时穿刺侧肢体限制屈曲活动 24 小时后,拆除弹力绷带即可自由活动。

案例 2

某三甲医院附近外环某路段一辆小轿车与公交车相撞,其中 10 人受伤,"120"接诊后将所有受伤人员紧急送往该医院急诊科进行救治。10 名伤员的具体伤情如下:

伤员 1:神志清楚,口腔及鼻部外伤,口腔活动性出血。

伤员 2:神志清楚,情绪紧张,极度烦躁,面色苍白,全腹明显压痛,左季肋区为甚,腹稍隆,1 小时尿量 10ml,四肢无异常,辅助检查:腹腔穿刺抽出不凝固的血液。

伤员 3:因伤势过重来院已死亡。

伤员 4:儿童,8 岁,呼之能应,痛苦貌,左上肢肿胀畸形。

伤员 5:神志清楚,痛苦貌,右踝关节肿胀,生命体征平稳。

伤员 6:神志清楚,救护车已行颈托固定,生命体征平稳,诉颈部疼痛明显,余未见明显异常。

伤员 7:神志清楚,头前额皮肤外伤出血,诉头晕,无头痛等。

伤员 8:神志清楚,精神软,头部、鼻子、手肘多部位擦伤。

伤员 9:神志清楚,头部外伤,头皮流血。

伤员 10:神志清楚,精神软,左眼角外伤。

问题 1:按照轻重缓急(入院后时间顺序)的原则列出伤员 2 的主要护理诊断。

问题 2:根据上述所列护理诊断,各列出 1 项护理抢救措施。

问题 3:护理人员配合完成相关护理操作。

（一）急诊救治

1. 急救护理策略

（1）启动批量伤应急预案:急诊预检护士接"120"传报外环某路段发生"重大车祸",受伤人员 10 名,分 3 辆救护车分批送至我院。预检护士询问具体情况,立即上报,启动批量伤应急预案。

（2）检伤分诊:按照患者伤情的严重程度进行检伤分诊,根据分区及各区伤员的人数安排护理人力,启动绿色通道。

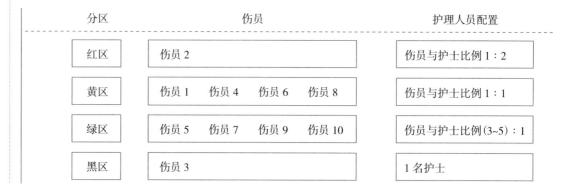

分区	伤员	护理人员配置
红区	伤员 2	伤员与护士比例 1:2
黄区	伤员 1　伤员 4　伤员 6　伤员 8	伤员与护士比例 1:1
绿区	伤员 5　伤员 7　伤员 9　伤员 10	伤员与护士比例(3~5):1
黑区	伤员 3	1 名护士

(3) 现场急救:医务人员根据每位患者的伤情进行相应的检查及治疗。

伤员	诊断	救治	去向
伤员 1	口鼻外伤	清创缝合 + 破伤风抗毒素(TAT)注射	门诊随访
伤员 2	脾破裂	心电血压监测 + 二路静脉 + 吸氧 + 腹部 CT+B 超 + 输血 + 普外科会诊 + 术前准备	手术室
伤员 3	死亡	心电图	太平间
伤员 4	左肱骨骨折	监测生命体征 +X 线片 + 骨折固定 + 抽血	儿科病房
伤员 5	关节扭伤	测量生命体征 + X 线片 + 冰敷	门诊随访
伤员 6	颈部挫伤	监测生命体征 + 静脉 + 头颅 CT+ 颈部 CT	门诊随访
伤员 7	头面部挫伤	监测生命体征 + 头部清创 + 头颅 CT+ 破伤风抗毒素注射	留院观察
伤员 8	手部擦伤	消毒清创 + 破伤风抗毒素注射	门诊随访
伤员 9	头皮挫伤	消毒清创缝合 + 破伤风抗毒素注射	门诊随访
伤员 10	眼外伤	消毒清创缝合 + 破伤风抗毒素注射	门诊随访

护理诊断 1

体液不足 与损伤所致腹腔内出血液体渗出等有关。

院内抢救

- 抗休克治疗
(1) 开放两路以上的静脉通路,遵医嘱输液输血。
(2) 心电血压氧饱和度监测。
(3) 必要时床边 B 超检查。
(4) 做好术前准备。
- 手术治疗
- 介入治疗

(4) 转运:伤员 2 病情危重,需转运至手术室立即手术治疗。

2. 关键护理措施

(1) 检伤分诊:采用 START 检伤分类法进行检伤分诊。其中红区安置伤情非常紧急,危及生命,需要立即进行医疗处理,有望救护的伤员。黄区安置伤情较重,救治需要紧急,治疗处理延迟几个小时不会威胁生命,但可能留有功能障碍者。绿区安置仅需要简单处理的轻伤员,如体表擦伤、挫伤、创口出血较少,关节扭伤等伤员。黑区安置伤情过于危重、即便给予强有力救治也少有存活希望者或者已经死亡患者。不同区域的患者佩戴与所在区域颜色相同的标识进行区分。

(2) 抗休克:严密观察病情变化,包括:脉率、血压、神志、氧饱和度及腹部体征等,建立治疗时的数据,为动态监测患者生命体征提供依据;并迅速建立 2~3 路静脉通路,快速输入平衡盐溶液及血浆或代用品,扩充血容量,维持水、电解质及酸碱平衡,改善休克状态,必要时根据血压情况输血;密切观察尿量变化,尽快留置导尿管,观察单位时间内的尿量,如尿量大于 30ml/h,说明休克已纠正或处于代偿期。如尿量小于 30ml/h 甚至无尿,则提示患者已经进入休克或肾功能衰竭期。

（3）保持呼吸道通畅：及时吸氧，改善因失血而导致的机体缺氧状态，改善有效通气量，清除口腔内异物，防止误吸。

（4）抗感染：应用广谱抗生素，预防或治疗可能存在的腹腔内感染。

（5）镇静、镇痛：诊断明确时镇静镇痛治疗。

（6）术前准备：皮试，备皮，留置导尿管。

3. 护理操作要点

（1）心电监护：①准确粘贴电极片；②设置合理的报警阈值及自动测量间隔；③选择合适的心电监测波形；④设置合适的报警音。

（2）给氧：抢救转运中高流量吸氧，保持血氧饱和度 95% 以上。

（3）转运护理：在搬运过程中，要轻抬轻放，使患者平卧于平车上，保持各种管路通畅。同时，医护人员应随时观察患者的病情变化，发现问题及时解决。

（二）住院期间的护理

1. 病情分析策略

（1）患者在全身麻醉下行全脾切除术，手术顺利，转入 ICU 进一步治疗。术后带回导尿管、镇痛泵、腹腔引流管、深静脉置管、氧气管各 1 根。患者神志清，精神软，BP 90/60mmHg，HR 102 次/min，SpO_2 97%。护理人员为其做好术后护理评估，并遵医嘱按脾切除术后护理常规进行护理。

术后评估	手术情况	评估患者的麻醉方式和手术方式。
	生命体征	评估意识、心率、血压、氧饱和度等。
	疼痛	疼痛的部位、性质、程度。
	导管情况	引流管、导尿管、静脉导管。
	皮肤情况	全身皮肤情况，特别是手术切口及受压部位。
术后护理	术后常规	按医嘱正确执行脾切除术后护理常规。
	病情观察	观察患者生命体征、切口、引流管等情况。重视患者主诉，有不适立即报告医生并处理。
	体位护理	全身麻醉清醒后给予半坐卧位，术后根据恢复情况确定下床活动的时机。
	饮食护理	待肠蠕动恢复、肛门排气后可进流质饮食，逐渐过渡到普食。必要时给予完全胃肠外营养。
	疼痛护理	进行疼痛相关知识宣教；正确评估疼痛的原因、性质；正确规范地使用止痛药。
	伤口护理	密切观察伤口敷料的渗血情况，如有渗出或污染，应立即更换。
	引流管护理	保持引流管引流通畅，并密切观察引流液的色、质、量。
	并发症护理	出血、血栓。

（2）术后当日晚，患者主诉疼痛明显，无法入睡，采用数字分级评分法（numerical rating scale）进行疼痛评估，评估分值 5 分，患者有中度疼痛，需要立即给予干预。

护理诊断 2

疼痛　与手术创伤有关。

处理要点

- 镇静镇痛

（1）遵医嘱使用镇静镇痛药物，有镇痛泵的患者可按压 1 次。

（2）通过分散患者注意力、改变体位、控制环境因素来缓解疼痛。

（3）实施镇痛措施后，定时复评疼痛程度并记录。

- 中医技术

使用腕踝针、熨烫治疗等缓解患者疼痛。

（3）术后第 2 天，患者主诉小腿部疼痛，有肿胀感，腓肠肌压痛（+），小腿部轻度肿胀，Homans 征（+），患者体温 37.8℃，说明患者下肢深静脉血栓形成。

护理诊断 3

下肢深静脉血栓　与手术及卧床有关。

处理要点

- 密切观察患肢疼痛的部位、持续时间、性质、程度、皮温、皮肤颜色、动脉搏动及肢体感觉情况等，并每日进行测量、记录、比较。
- 体位与活动：卧床休息 1~2 周，禁止热敷、按摩，避免活动幅度过大，避免用力排便，以免血栓脱落。休息时患肢高于心脏平面 20~30cm，改善静脉回流，减轻水肿和疼痛；下床活动时穿弹力袜或用弹力绷带。
- 饮食护理：宜进食低脂、高纤维素食物、多饮水，保持大便通畅，避免用力排便引起腹内压增高而影响下肢静脉回流。
- 缓解疼痛：采用各种非药物手段缓解疼痛，必要时遵医嘱给予镇痛药物。
- 用药护理：遵医嘱给予抗凝、溶栓等药物。用药期间避免碰撞及跌倒，用软毛牙刷刷牙。

（4）术后第 4 天，患者突然出现面色苍白，四肢湿冷，呼吸及脉搏增快，心电监护提示：HR 128 次/min，BP 90/50mmHg，腹腔引流管内持续引流出鲜红血液。以上症状体征说明患者出现了腹腔内出血，需要紧急处理。

护理诊断 4

体液不足的风险　与腹腔内出血有关。

院内急救
- 护士 A：开放两路及以上静脉通路，及时通知医生。
- 医生：给予止血、扩容治疗，下达医嘱。
- 护士 B：严密监测生命体征，给予心电监护，做好再次开腹止血的术前准备。

（5）患者入院第 5 天（二次术后第 2 天）开始，持续体温升高在 38~39.5℃之间。判断患者此时可能出现"脾热"，及时通知医生，对症处理。

护理诊断 5

体温过高　与疾病有关。

处理要点：
- 医生：开具医嘱，物理降温，及时补充水、电解质，观察并记录生命体征。
- 护士 A：遵医嘱给予冰袋物理降温及用药。
- 护士 B：给予心电监护，密切观察生命体征。

（6）患者术后第 14 天，生命体征平稳，遵医嘱次日出院，通过交谈，了解到患者对出院后疾病预防及康复知识比较缺乏。

| 出院时 | 护理评估 | 评估患者对疾病康复相关知识的掌握程度。 |
| | 出院指导 | 预防疾病、管理疾病、康复指导。 |

护理诊断 6

知识缺乏　与缺乏疾病康复相关知识有关。

出院指导

- 预防疾病

（1）脾切除后，患者免疫力低下，注意保暖，预防感染，避免进入人员拥挤的场所。

（2）注意继续休息，保护腹部。

（3）避免增加腹压，保持排便通畅。

- 管理疾病

每月复诊，如出现腹痛、腹胀、肛门停止排气排便等不适，立即来院就诊。

- 康复指导

注意休息，适当锻炼，增加营养，促进健康。

2. 关键护理措施

(1) 术后评估：评估患者麻醉方式和手术方式、意识、生命体征、疼痛、伤口、引流管数量及放置位置、导尿管尿液量、留置静脉导管情况，全身皮肤情况。

(2) 病情观察：观察患者生命体征、切口、引流管等情况。部分患者脾切除术后会持续发热 2~3 周，体温在 38~40℃，称为"脾热"。产生脾热的原因有：①脾脏切除术的手术时间长，创伤面积较大，因而导致手术吸收热的持续时间长。②脾脏的静脉系统与门静脉相连通，脾静脉的切断可导致门静脉系统的部分血栓形成，引起门静脉系统的血栓炎性发热。③脾脏是人体内最大的实体性免疫器官，脾切除后会引起一系列免疫系统功能性改变性发热。科学家曾在脾切除患者体内发现一种称作白细胞聚集抗体的物质，这种物质可导致人体发热。④脾脏在解剖位置上毗邻胰脏尾部，脾切除时往往会伤及胰尾，导致少量胰液渗漏，胰液可使部分组织溶解吸收，从而引起发热。⑤膈下积液也可引起发热。

(3) 体位护理：全身麻醉清醒后，血压平稳者给予半卧位，以利于腹腔引流，减轻腹痛，改善呼吸循环功能。术后多翻身，鼓励患者早期下床活动，促进肠蠕动，预防并发症。

(4) 饮食护理：待肠蠕动恢复、肛门排气后可进流质饮食，逐渐过渡到普食。必要时给予完全胃肠外营养，禁忌油腻、辛辣、刺激性食物。

(5) 疼痛护理：进行疼痛相关知识宣教；正确评估疼痛的原因、性质、部位；正确规范地使用止痛药。

(6) 伤口护理：密切观察伤口敷料的渗血情况，如有渗出或污染，应立即更换。

(7) 引流管护理：保持引流管引流通畅，妥善固定，密切观察引流液的色、质、量并做好记录。做好患者及家属的宣教，谨防导管滑脱。

3. 护理操作要点

(1) 物理降温：①冰袋放置位置：高热降温冰袋放于前额、头顶部和体表大血管流经处（颈部两侧、腋温、腹股沟等）。②放置时间不超过 30 分钟。③半小时后复测体温。④密切观察局部皮肤情况，如局部皮肤出现发紫、麻木感，则停止使用。⑤记录用冷的部位、时间、效果、反应，便于评价。

(2) 引流管护理：①引流管：妥善固定，标识清晰，保持通畅，引流管不能高于腹腔引流出口，以免引起逆行感染。②引流袋：普通引流袋每日更换，抗反流引流袋可 2~3 天更换 1 次，更换时严格遵守无菌操作原则。③引流液：观察并记录引流液的色质量，若发现引流液突然减少，患者伴有腹胀、发热，应及时检查管腔有无堵塞或引流管是否滑脱。对行负压引流者需根据引流液抽吸的情况及时调整负压，维持有效引流。④皮肤护理：保持引流管周围皮肤干燥清洁，有渗液及时更换敷料。⑤拔管指征：引流液的量 <10ml/d，且非脓性、无发热、无腹胀、白细胞计数恢复正常时，可考虑拔除腹腔引流管。

案例 3

患者，女，28 岁。因"右侧下腹部突发撕裂样疼痛"由"120"送至医院急诊科。患者面色苍白，四肢湿冷，HR 130 次 /min，BP 80/40mmHg，T 36.8℃。患者主诉近日有不规则阴道流血史，恶心、呕吐两次，现有肛门坠胀感，立即平车推入急诊室紧急抢救，心电血压监护。腹部检查，下腹部压痛（+）、反跳痛（+）、肌紧张（+），叩诊有移动性浊音，腹腔穿刺出不凝血，盆腔检查：子宫大、软，后穹隆饱满，触痛；宫颈举痛明显（主要体征）；患侧附件区压痛，可触及包块。

问题 1：按照轻重缓急（根据时间顺序）的原则列出患者的主要护理诊断。

问题2:根据上述所列护理诊断,各列出1项护理抢救措施。

问题3:护理人员协同完成相关护理操作。

(一) 急诊抢救

1. 急救护理策略

(1) 患者来院时临床表现为面色苍白,四肢湿冷,HR 130次/min,BP 80/40mmHg,有休克征象。根据患者主诉近日有不规则阴道流血史,恶心、呕吐两次,有肛门坠胀感,且下腹部压痛(+)、反跳痛(+)、肌紧张(+),叩诊有移动性浊音,腹腔穿刺出不凝血。盆腔检查:子宫大、软;后穹隆饱满,触痛;宫颈举痛明显(主要体征);患侧附件区压痛,可触及包块,判断为异位妊娠破裂,有出血性休克的危险,应立即实施抢救。

护理诊断1

有休克的危险　与出血有关。

院内抢救1

护士发现患者面色苍白,心率增快,血压下降,有休克征象,立即给予心电血压监测,再次监测血压及心率情况。

- 护士A:开放两路及以上静脉通路,交叉配血,做好输血输液准备。
- 护士B:做好术前准备,备皮、留置导尿,完成用药医嘱及记录。
- 医生:下达补液医嘱,快速滴入。

(1) 止血治疗;

(2) 扩容治疗。

---

(2) 转运:患者病情紧急,需要立即转运至手术室紧急手术。

护理诊断2

恐惧　与担心手术失败有关。

处理要点

- 向患者及家属讲明手术的必要性。
- 态度亲切,赢得患者及家属信任。
- 保持环境安静有序,减轻患者紧张焦虑感。
- 患者接受手术治疗方案。

---

(3) 转运:手术顺利,转入妇科病房进一步治疗。

2. 关键护理措施

(1) 严密观察病情:将患者立即送入抢救室,绝对卧床,置平卧位,下肢抬高15°~20°,头偏向一侧,保持呼吸道通畅,及时清除呼吸道分泌物、呕吐物,严密观察患者生命体征、尿量、面色,末梢皮肤温度、湿度及色泽,并注意腹痛的性质部位,持续时间以及腹部特征的变化,尽量减少不必要的搬动及腹部按压,以防加重出血,注意保暖,防止患者受凉,不要行体表加温,以免皮肤血管扩张,影响重要器官的血灌流量,将室温调至22~28℃,避免过多暴露患者。

(2)吸氧:充分有效的供氧是重要抢救措施,烦躁不安、神志不清者,立即给予高浓度氧气吸入,氧流量4~6L/min,,保证氧气输入通畅,同时密切观察给氧的效果,监护患者的生命体征,查看口唇、指甲、耳垂等颜色的变化。

(3)抗休克治疗:迅速补充血容量,静脉通道的畅通是抢救成功的关键,迅速建立两条静脉通道,并保持输液通畅,选用16~18号静脉留置针,穿刺困难者立即予以深静脉置入,输液速度早期宜快,可根据患者血压、心率情况调节输液速度,常用林格液,由于平衡液接近于细胞外液,因此大量输入并不妨碍氧的输送,还可维持有效循环功能,是目前抗休克的理想液体,对大量输血的患者,应及时加压补血,从而维持机体血液循环,改善机体缺血缺氧情况,输血最好是成分血,如红细胞悬液,有凝血障碍时用新鲜血浆或血小板,每输1 000ml库血,应加10%葡萄糖酸钙溶液10ml,防止枸橼酸钠中毒,在没有血源的情况下,输低分子右旋糖酐、血浆等补充血容量,右旋糖酐每24小时不应超过1 000ml,输液过程中,注意患者有无咳嗽、心率加快、血性泡沫痰等,以防止肺水肿、心力衰竭等并发症,尿量维持在30ml/h以上。

(4)做好术前准备:建立静脉通道时,立即抽取血标本,急查血气分析、血凝四项、血型、交叉配血、人绒毛膜促性腺激素(HCG)、肝肾功能等,插导尿管,协助医生做腹腔穿刺,确诊后迅速做好术前准备:备皮、药物过敏试验、留置导尿管,通知手术室准备手术,用平车护送患者至手术室,向手术室护士详细交代病情、用药情况、各种实验室检查结果及急救措施。

(5)心理护理:患者由于出血过多,以及需手术产生恐惧、焦虑心理,有生育要求的患者担心术后影响生育能力,护理人员应镇静自如,简要明确地向患者家属交代疾病的危险性及手术的必要性,并介绍医院相关设备,告知患者宫外孕的生育能力主要取决于对侧卵巢及输卵管的正常与否,使患者对以后生育、生殖问题有所了解,解除其心理压力,有利于恢复和伤口愈合。

3. 护理操作要点

(1)静脉输血:①采血:严禁同时采集两个患者的血标本。②交叉配血:做到"三查十一对"。三查:血的有效期、血的质量和输血装置是否完好。十一对:核对床号、姓名、性别、年龄、身份识别号、血型、交叉配血试验结果(献血者和受血者)、血编号、采血日期、血的种类、剂量。③取血:由护士/专门的人员到血库取血;血液取回后勿震荡、加温,避免血液成分破坏引起不良反应。④输血:两人核对无误后方可输入;在两袋血液之间输入0.9%Nacl溶液,防止发生反应;开始输血时速度宜慢,观察15分钟,无不良反应后,将流速调节至要求速度;输血袋用后需保存回收。

(2)留置导尿:①留置导尿操作,严格落实无菌原则,并注意保护患者隐私。②消毒顺序:由外向内,自下而上,初次消毒(阴阜—大阴唇—小阴唇—尿道口);再次消毒(尿道口—小阴唇—大阴唇—尿道口)。③每个棉球限用1次,第一次导尿不宜超过1 000ml,以免出现虚脱和血尿。

(3)转运护理:在搬运过程中要轻抬轻放,使患者平卧于平车上,同时医护人员应随时观察患者的病情变化,保证静脉通路、氧气管、导尿管等各类管路通畅,在转运过程中随时观察患者的病情变化。

(二)住院期间的护理

1. 病情分析策略

(1)患者在全身麻醉下行右侧输卵管切除术,术后转至妇科病房,带回外周静脉留置针、导尿管、止痛泵及腹腔引流管各 1 根。患者神志清、精神软，BP 90/60mmHg，HR 98 次 /min，SpO$_2$ 98%。做好术后护理评估，并遵医嘱按妇科术后护理常规护理。

术后评估	手术情况	评估患者的麻醉方式和手术方式。
	生命体征	评估患者的意识、神志、心率、血压等。
	疼痛	疼痛的部位、性质、程度。
	导管情况	引流管、导尿管、静脉导管。
	伤口情况	伤口敷料是否有渗血、渗液。
术后护理	术后常规	按医嘱正确执行妇科术后护理常规。
	病情观察	观察患者生命体征、切口、引流管等情况。重视患者主诉，有不适立即报告医生并处理。
	体位护理	术后 6 小时督促协助患者翻身，术后 24 小时鼓励患者下床活动。
	饮食护理	肛门未排气前禁食，排气后，予无糖、无乳流质饮食，逐渐改为半流质、普食饮食。
	疼痛护理	进行疼痛相关知识宣教；正确评估疼痛的原因、性质；正确规范地使用止痛药。
	伤口护理	密切观察伤口敷料的渗血情况，如有渗出或污染，应立即更换。
	引流管护理	保持引流管引流通畅，并密切观察引流液的色、质、量。
	并发症护理	腹腔出血。

（2）术后第 1 日 22∶00，患者主诉恶心，呕吐胃内容物 2 次，BP 88/60mmHg，R 22 次 /min，P 118 次 /min，可能与麻醉及镇痛泵使用有关。

护理诊断 3
有体液不足的危险　与麻醉、镇痛所致恶心呕吐有关。
处理要点
- 头偏向一侧，防止误吸，通知医生。
- 密切观察患者的生命体征。
- 遵医嘱给予止吐药物。
- 必要时静脉营养支持。
- 评估患者的疼痛情况，必要时遵医嘱拔除止痛泵。

（3）术后第2天,遵医嘱予以拔除导尿管,患者主诉小便排出困难,腹部胀痛明显,说明患者出现了尿潴留。

护理诊断 4

尿潴留　与留置导尿有关。

处理要点

（1）进行耐心细致的心理护理,鼓励患者。

（2）讲解疾病知识,在不影响病情的前提下,可扶患者坐起排尿或下床边排尿。

（3）若下床也不能排尿者,可给患者听流水声,或用温水冲洗会阴,或用手轻轻按压耻骨上膀胱区,以促进排尿。

（4）还可用热水袋放置在患者耻骨上区做热敷,以刺激膀胱收缩,促进排尿。伤口疼痛引起的不能排尿者,可给止痛剂。

（5）上述方法都不能排尿者,要立即按无菌操作原则进行导尿。

（4）术后第6天,患者生命体征平稳,遵医嘱次日出院。患者初婚未育,询问:出院后注意事项,何时可再次怀孕。

出院护理	护理评估	评估患者对疾病康复、生育保健相关知识的掌握程度。
	出院指导	预防疾病、管理疾病、康复指导。

护理诊断 5

知识缺乏　与缺乏生育保健相关知识有关。

出院指导

● 生育管理

（1）1个月内禁性生活。

（2）6个月内采取避孕措施。

（3）再次妊娠时就医检查。

● 康复指导

合理锻炼,健康饮食。

---

2. 关键护理措施

（1）一般护理:①按妇科手术后护理常规及相应麻醉护理常规。②饮食:术后6小时肛门未排气前禁食,肛门排气后,可予无糖、无乳流质饮食,逐渐改为半流质普食。③体位:术后6小时督促协助患者翻身,术后24小时鼓励患者下床活动,防止肠粘连,起床活动要有人搀扶,防止直立性低血压。

（2）病情观察:①固定好尿管、引流管,保持通畅,密切观察并记录引流液的颜色、性质、数量。②腹腔内出血的观察:密切观察引流管引流液和伤口渗出液的数量、颜色、性质,保持引流管通畅,防止折叠、弯曲、受压。若术后引流液增多,颜色鲜红,应及时报告医生处理,并采取相应的护理措施。③术后监测 HCG 值正常方可出院。④保持伤口敷料干燥,如有渗血、渗液,及时通知医生更换。

(3) 用药护理:①按医嘱应用抗生素,并注意观察用药后的反应,及时做好药物不良反应的处理。②观察术后贫血情况,及时予以纠正贫血的药物。

(4) 健康教育:①术后 1 个月内禁性生活,禁盆浴,注意个人卫生。②术后 6 个月注意采取避孕措施,以防再次受孕。再次妊娠时一定要就医检查。已生育患者,应积极采取避孕措施。③坚持适当的体育锻炼,劳逸结合;定期复查。④加强营养,高蛋白高纤维饮食,保持大便通畅。

3. 护理操作要点

(1) 拔除导尿管:①拔管方法:拔管前先夹闭导尿管 2~3 小时,或注入一定量的生理盐水,待膀胱充盈后,将导尿管前端水囊抽净。②抬高床头以利增加腹压,便于排尿。③拔管后鼓励患者适量喝水,增加尿量,刺激尿道及膀胱。

(2) 镇痛泵使用:①监测生命体征,观察是否有呼吸抑制、皮肤瘙痒、恶心呕吐等不良反应。②保护导管,防止脱落,将其放置于患者枕边,下床时置于上衣口袋。③教会患者正确的使用方法,疼痛时可自行按压一次,增加用量。④及时观察并记录镇痛效果。

扫一扫
测一测

● （张翠娣　邱英莲）

主要参考书目

［1］陈燕.护理综合技能［M］.北京:人民卫生出版社,2016.

［2］李小寒,尚少梅.基础护理学［M］.6版.北京:人民卫生出版社,2017.

［3］姜安丽,钱晓路.新编护理学基础［M］.3版.北京:人民卫生出版社,2018.

［4］张美琴,邢爱红.护理综合实训［M］.2版.北京:人民卫生出版社,2018.

［5］李丽,石国凤,肖政华.实用护理综合技能实践［M］.北京:中国中医药出版社,2020.

［6］张展,迟玉香.健康评估［M］.2版.北京:人民卫生出版社,2015.

［7］周建军,顾润国.临床医学实践技能［M］.北京:人民卫生出版社,2015.

［8］尹志勤,王瑞莉.健康评估［M］.2版.北京:人民卫生出版社,2015.

［9］孙玉梅,张立力.健康评估［M］.4版.北京:人民卫生出版社,2017.

［10］万学红,卢雪峰.诊断学［M］.9版.北京:人民卫生出版社,2018.

［11］孙秋华,陈莉军.中医护理学基础［M］.北京:人民卫生出版社,2016.

［12］陈佩仪.中医护理学基础［M］.2版.北京:人民卫生出版社,2017.

［13］尤黎明,吴瑛.内科护理学［M］.6版.北京:人民卫生出版社,2017.

［14］陈燕.内科护理学［M］.北京:中国中医药出版社,2016.

［15］李乐之,路潜.外科护理学［M］.6版.北京:人民卫生出版社,2017.

［16］李丹.临床护理技能实训［M］.北京:人民卫生出版社,2018.

［17］郎永和.中华妇产科杂志临床指南荟萃(2015版)［M］.北京:人民卫生出版社,2015.

［18］余艳红,陈叙.助产学［M］.北京:人民卫生出版社,2017.

［19］王卫平,孙锟,常立文.儿科学［M］.9版.北京:人民卫生出版社,2018.

［20］崔焱,仰曙芬.儿科护理学［M］.6版.北京:人民卫生出版社,2017.

［21］朱蕾.机械通气［M］.4版.上海:上海科学技术出版社,2016.

［22］管向东,陈德昌,严静.中国重症医学专科资质培训教材［M］.3版.北京:人民卫生出版社,2019.

［23］芦良花,张红梅,臧舒婷.实用急诊急救护理手册［M］.郑州:河南科学技术出版社,2017.

［24］朱华云.护理技能综合应用及临床思维训练［M］.成都:西南交通大学出版社,2019.

［25］张波,桂莉.急危重症护理学［M］.4版,北京:人民卫生出版社,2017.

［26］许虹.急救护理学［M］.2版.北京:人民卫生出版社,2016.

综合实验与
思考答案
要点

模拟试卷